NEUROGRAFIA PERIFÉRICA

RESSONÂNCIA E ULTRASSONOGRAFIA DE ALTA RESOLUÇÃO

NEUROGRAFIA PERIFÉRICA

RESSONÂNCIA E ULTRASSONOGRAFIA DE ALTA RESOLUÇÃO

EDITORES
Marcelo Bordalo
Marcos Felippe de P. Corrêa
Giovanni Guido Cerri

manole
editora

A edição desta obra foi financiada com recursos da Editora Manole Ltda., um projeto de iniciativa da Fundação Faculdade de Medica em conjunto e com a anuência da Faculdade de Medicina da Universidade de São Paulo – FMUSP.

Produção editorial: Rosana Arruda da Silva
Projeto gráfico: Departamento de arte da Editora Manole
Editoração eletrônica e ilustrações: Estúdio Castellani
Capa: Ricardo Yoshiaki Nitta Rodrigues
Imagens de capa: fotos fornecidas pelos autores

CIP-BRASIL. CATALOGAÇÃO NA PUBLICAÇÃO
SINDICATO NACIONAL DOS EDITORES DE LIVROS, RJ

N414

Neurografia periférica : ressonância e ultrassonografia de alta resolução / editores Giovanni Guido Cerri, Marcelo Bordalo, Marcos Felippe de P. Corrêa. - 1. ed. - Santana de Parnaíba [SP] : Manole, 2024.
320 p. ; 28 cm.

ISBN 9786555766714

1. Sistema nervoso - Imagem de ressonância magnética. 2. Sistema nervoso - Ultrassonografia. 3. Diagnóstico por imagem. I. Cerri, Giovanni Guido. II. Bordalo, Marcelo. III. Corrêa, Marcos Felippe de P.

CDD: 616.80475
24-88682 CDU: 616.8-073

Meri Gleice Rodrigues de Souza - Bibliotecária - CRB-7/6439

Editora Manole Ltda.
Alameda América, 876
06543-315 – Santana de Parnaíba – SP – Brasil
Tel.: (11) 4196-6000
www.manole.com.br
https://atendimento.manole.com.br

Impresso no Brasil
Printed in Brazil

Dedicatória

À minha amada esposa, Alyne, à minha querida filha, Isadora, e aos meus pais, Maria José e Marcos Tadeu, expresso uma gratidão profunda e sincera pelo apoio inabalável, compreensão durante minhas ausências frequentes e pelo amor incondicional. Aos meus estimados colegas de trabalho, sou imensamente grato por terem abraçado essa ideia com entusiasmo e por compartilharem generosamente seus valiosos conhecimentos para esta obra. Aos dedicados leitores, que buscam incansavelmente aprimorar suas práticas profissionais, inspirados pelo genuíno desejo de melhorar a qualidade de vida de seus pacientes, minha mais sincera admiração e gratidão.

Marcos Felippe de P. Corrêa

Aos meus pais, Solano e Dyrce, por terem me ensinado o sentido da vida.
À minha esposa, Luana, pelo amor, companheirismo e apoio em todos os momentos.
Às minhas filhas, Olívia e Martina, por me inspirarem todos os dias.

Marcelo Bordalo

Agradecimentos

Expressamos nossa profunda gratidão a todos os autores que tornaram possível este projeto ambicioso. Cada um contribuiu com seu conhecimento singular, resultando em uma obra rica em conhecimento técnico e *insights* inovadores.

Queremos estender nossos agradecimentos especiais às famílias dos autores, cujo apoio e compreensão foram fundamentais.

Além disso, agradecemos a todos os profissionais da saúde, pesquisadores e educadores que, indiretamente, contribuíram para o enriquecimento desta obra.

Por fim, expressamos nossa gratidão aos leitores e entusiastas da área, que encontrarão neste livro uma fonte valiosa de conhecimento. Que esta obra seja uma ferramenta inspiradora e educativa para as gerações presentes e futuras.

Editores

Marcelo Bordalo

Chefe da Radiologia do Hospital Ortopédico e de Medicina do Esporte Aspetar (Doha, Catar). Graduado em Medicina pela Faculdade de Medicina da Universidade de São Paulo (FMUSP). Residência médica em Radiologia e especialização em Radiologia Músculoesquelética pelo Instituto de Radiologia (InRad) do Hospital das Clínicas da FMUSP. Doutorado em Radiologia pela FMUSP.

Marcos Felippe de P. Corrêa

Responsável pelo Departamento de Ressonância Magnética do Hospital Sírio-Libanês (HSL). Chefe da Radiologia Musculoesquelética do HSL. Residência médica em Radiologia e Diagnóstico por Imagem no HSL e Instituto de Radiologia do Hospital das Clínicas da Faculdade de Medicina da Universidade de São Paulo (InRad-HCFMUSP). Título de especialista pelo Colégio Brasileiro de Radiologia (CBR). Atua como médico radiologista no HSL.

Giovanni Guido Cerri

Professor Titular de Radiologia da Faculdade de Medicina da Universidade de São Paulo (FMUSP). Presidente dos Conselhos dos Institutos de Radiologia (InRad) e de Inovação (InovaHC), do Hospital das Clínicas da FMUSP. Presidente do Instituto Coalizão Saúde (ICOS) e Titular da Academia Nacional de Medicina.

Autores

Affonso Cardoso de Oliveira Neto
Graduado em Medicina na Universidade de São Paulo (USP) e residência médica em Radiologia no Instituto de Radiologia do Hospital das Clínicas da Faculdade de Medicina da Universidade de São Paulo (InRad-HCFMUSP). *Fellow* de Radiologia Musculoesquelética no Instituto de Ortopedia e Traumatologia do HCFMUSP (IOT-HCFMUSP). Colaborador do IOT-HCFMUSP e da NOVA Medicina Diagnóstica. Coordenador do grupo de musculoesquelético do Centro Médico São José.

Afrânio dos Reis Teixeira Neto
Médico radiologista musculoesquelético do Hospital Sírio-Libanês (HSL).

Cristyano Bismark Ferreira Leite
Médico graduado pela Universidade Federal do Rio de Janeiro (UFRJ). Residência em Radiologia e Diagnóstico por Imagem no Hospital Sírio-Libanês (HSL). Especialista em Radiologia Musculoesquelética pelo HSL.

Denise Tokechi Amaral
Graduação pela Universidade Estadual de Londrina (UEL). Residência médica pela Universidade Federal de São Paulo-Escola Paulista de Medicina (Unifesp-EPM). Mestrado e doutorado pela Unifesp. Médica radiologista do Hospital Sírio-Libanês (HSL).

Diogo Guilherme Leão Edelmuth
Médico pela Pontifícia Universidade Católica de São Paulo (PUC-SP). Radiologista e especialista em Radiologia Musculoesquelética pelo Hospital das Clínicas da Faculdade de Medicina da Universidade de São Paulo (HCFMUSP). Coordenador do Centro de Diagnóstico do Instituto de Ortopedia do HCFMUSP. Radiologista no Hospital Sírio-Libanês (HSL).

Eduarda Castelo Branco Araújo Bernal
Médica pela Universidade de Uberaba. Radiologista especialista em musculoesquelético pelo Hospital Sírio-Libanês (HSL).

Eduardo Luis Bizetto
Médico radiologista musculoesquelético do Hospital Sírio-Libanês (HSL) e do Hospital Samaritano.

Faissal Matsubara Saad
Médico e radiologista pela Faculdade de Medicina de Botucatu da Universidade Estadual Paulista (FMB-Unesp,) com especialização em Sistema Musculoesquelético pelo Hospital Sírio-Libanês (HSL). Membro da Sociedade Paulista de Radiologia (SPR) com registro de qualificação de especialista (RQE: 91413). Atua no Grupo Rede D'Or São Luiz como radiologista do sistema musculoesquelético.

Felipe Veiga Rodrigues
Graduação médica pela Universidade Federal de São Paulo-Escola Paulista de Medicina (Unifesp-EPM). Especialista em Radiologia e Diagnóstico por Imagem pelo Instituto de Radiologia do Hospital das Clínicas da Faculdade de Medicina da Universidade de São Paulo (InRad-HCFMUSP). Especialista em Radiologia Musculoesquelética pelo InRad-HCFMUSP e Instituto de Ortopedia e Traumatologia do HCFMUSP (IOT-HCFMUSP). MBA pela Fundação Getulio Vargas (FGV). Atua como radiologista no Hospital Sírio-Libanês (HSL).

Gabriela Ribeiro Camerin
Médica graduada pela Pontifícia Universidade Católica de Campinas. Residência em Radiologia e Diagnóstico por Imagem e *fellowship* em Radiologia Musculoesquelética pelo Hospital Sírio-Libanês (HSL) com título de especialista pelo Colégio Brasileiro de Radiologia (CBR).

Hugo Pereira Costa
Graduação em Medicina e residência médica em Radiologia e Diagnóstico por Imagem pela Universidade de São Paulo (USP). Especialização em Radiologia Musculoesquelética no Instituto de Radiologia do Hospital das Clínicas da Faculdade de Medicina da Universidade de São Paulo (InRad-HCFMUSP). Radiologista no Hospital Sírio-Libanês (HSL).

João Carlos Cerioni Souto Vilhena
Médico pela Faculdade de Medicina da Universidade de São Paulo (FMUSP). Residência médica em Radiologia e Diagnóstico por Imagem no Instituto de Radiologia do Hospital das Clínicas da Universidade de São Paulo (InRad-HCFMUSP). Especialização em Radiologia Musculoesquelética no InRad-HCFMUSP. Médico radiologista do Hospital Sírio-Libanês (HSL) e do Fleury Medicina Diagnóstica.

Luciana Carmen Zattar
Médica radiologista do Hospital Sírio-Libanês (HSL). Especialista em Musculoesquelético pelo Colégio Brasileiro de Radiologia (CBR). Responsável pelo ultrassom dermatológico (pele e partes moles) do HSL.

Marcelo Bordalo
Chefe da Radiologia do Hospital Ortopédico e de Medicina do Esporte Aspetar (Doha, Catar). Graduado em Medicina pela Faculdade de Medicina da Universidade de São Paulo (FMUSP). Residência médica em Radiologia e especialização em Radiologia Músculoesquelética pelo Instituto de Radiologia (InRad) do Hospital das Clínicas da FMUSP. Doutorado em Radiologia pela FMUSP.

Marcelo Rosa de Rezende
Professor livre-docente em Ortopedia e Traumatologia da Faculdade de Medicina da Universidade de São Paulo (FMUSP). Chefe do Grupo de Mão do Instituto de Ortopedia e Traumatologia do Hospital das Clínicas da Universidade de São Paulo (IOT-HCFMUSP).

Marcos Felippe de P. Corrêa
Responsável pelo Departamento de Ressonância Magnética do Hospital Sírio-Libanês (HSL). Chefe da Radiologia Musculoesquelética do HSL. Residência médica em Radiologia e Diagnóstico por Imagem no HSL e Instituto de Radiologia do Hospital das Clínicas da Faculdade de Medicina da Universidade de São Paulo (InRad-HCFMUSP). Título de especialista pelo Colégio Brasileiro de Radiologia (CBR). Atua como médico radiologista no HSL.

Maria Helena Teixeira Rodrigues
Médica assistente dos grupos de Musculoesquelético do Hospital Sírio-Libanês (HSL). Residência médica em Radiologia e Diagnóstico por Imagem pelo Instituto de Radiologia do Hospital das Clínicas da FMUSP (InRad-HCFMUSP). Especialista em Radiologia do Sistema Musculoesquelético no InRad-HCFMUSP.

Mario Gilberto Siqueira
Doutor. Grupo de Cirurgia de Nervos Periféricos. Disciplina de Neurocirurgia do Hospital das Clínicas da Faculdade de Medicina da Universidade de São Paulo (HCFMUSP).

Otavio Takassi Moritsugu
Médico graduado pela Faculdade de Medicina de Ribeirão Preto da Universidade de São Paulo (FMRP-USP). Residência em Radiologia e Diagnóstico por Imagem no Hospital das Clínicas da FMRP-USP. Especialização em Radiologia Musculoesquelética no Hospital das Clínicas de FMRP-USP e no Hospital Sírio-Libanês (HSL).

Paulo Victor Partezani Helito
Graduação em Medicina pela Universidade de São Paulo (USP). Residência médica em Radiologia e Diagnóstico por Imagem no Instituto de Radiologia do Hospital das Clínicas da Faculdade de Medicina da Universidade de São Paulo (InRad-HCFMUSP). Especialização em Diagnóstico e Intervenção Musculoesquelética no InRad e Instituto de Ortopedia e Traumatologia do HCFMUSP (IOT-HCFMUSP). Doutorado em Ciências Médicas pela FMUSP em 2022. Atualmente é radiologista no Hospital Aspetar (Doha, Catar) e pesquisador voluntário no InRad-HCFMUSP.

Raul de Omena Martins
Residência médica em Radiologia pelo Hospital de Base do Distrito Federal. Especialização em Radiologia Musculoesquelética pelo Hospital Sírio-Libanês de São Paulo. Título de especialista pelo Colégio Brasileiro de Radiologia (CBR). Médico radiologista do Hospital Sírio-Libanês do Distrito Federal, Laboratório Exame (DASA) e Imagens Médicas de Brasília (IMEB).

Renata Fernandes Batista Pereira
Graduada em Medicina pela Universidade Federal da Bahia (UFBA). Residência médica em Radiologia e Diagnóstico por Imagem e especialização em Radiologia Musculoesquelética pelo Hospital Sírio-Libanês (HSL). Título de especialista pelo Colégio Brasileiro de Radiologia (CBR). Atualmente é médica radiologista do HSL e do Grupo Fleury.

Renata Vidal Leão Sanford
Radiologista do Grupo Musculoesquelético do Hospital Sírio-Libanês (HSL) e do Hospital das Clínicas da Faculdade de Medicina da Universidade de São Paulo (HCFMUSP).

Ricardo Cartolano
Preceptor do Grupo de Mão e Microcirurgia do Instituto de Ortopedia e Traumatologia do Hospital das Clínicas da Universidade de São Paulo (IOT-HCFMUSP). Médico do Pronto Atendimento do Hospital Sírio-Libanês (HSL).

Roberto Sergio Martins
Professor livre-docente da disciplina de Neurocirurgia do Hospital das Clínicas da Faculdade de Medicina da Universidade de São Paulo (HCFMUSP). Médico assistente do Grupo de Cirurgia de Nervos Periféricos da disciplina de Neurocirurgia do HCFMUSP.

Rodrigo Yacubian Fernandes
Médico radiologista com formação em Musculoesquelético pelo Hospital das Clínicas da Faculdade de Medicina da Universidade de São Paulo (HCFMUSP) e pela Universidade da Califórnia em San Diego. Atua no Hospital Sírio-Libanês (HSL).

Teng Hsiang Wei
Professor livre-docente do Departamento de Ortopedia e Traumatologia do Hospital das Clínicas da Faculdade de Medicina da Universidade de São Paulo (IOT-HCFMUSP) e coordenador do Laboratório de Microcirurgia do IOT-HCFMUSP.

Thaís Rossana Cruz de Souza
Médica graduada pela Universidade Potiguar (UnP). Residência médica em Radiologia e Diagnóstico por Imagem pelo Hospital Sírio-Libanês (HSL). *Fellow* de Radiologia Musculoesquelética no HSL.

Vinícius Roeffero Brambilla
Graduado em Medicina pela Faculdade de Ciências Médicas da Santa Casa de São Paulo (FCMSCSP). Residência em Radiologia no Instituto de Radiologia do Hospital das Clínicas da Faculdade de Medicina da Universidade de São Paulo (InRad-HCFMUSP). *Fellow* de Radiologia e Intervenção do Sistema Musculoesquelético no Instituto de Ortopedia e Traumatologia do HCFMUSP (IOT-HCFMUSP). Assistência médica atual no IOT/InRad-HCFMUSP e no Grupo Fleury.

Vitor Tavares Paula
Residência médica em Radiologia e especialização em Radiologia Musculoesquelética no Hospital das Clínicas da Faculdade de Medicina da Universidade de São Paulo (HCFMUSP). Membro titular do Colégio Brasileiro de Radiologia. Médico radiologista musculoesquelético do HCFMUSP e do Hospital Israelita Albert Einstein (HIAE).

Viviane Sayuri Yamachira Dwan
Graduação em Medicina pela Universidade de São Paulo (USP). Residência em Radiologia e especialização em Radiologia Musculoesquelética pelo Hospital das Clínicas da Faculdade de Medicina da Universidade de São Paulo (HCFMUSP). Atuação como radiologista musculoesquelética no Hospital Sírio-Libanês (HSL).

Sumário

Apresentação

O livro *Neurografia periférica: ressonância e ultrassonografia de alta resolução* nasceu no Instituto de Radiologia (InRad) do Hospital das Clínicas da Faculdade de Medicina da Universidade de São Paulo e no Hospital Sírio-Libanês, idealizado por nós. Esta obra foi concebida para atender às necessidades dos especialistas interessados no diagnóstico e tratamento das afecções dos nervos periféricos.

Exploramos as técnicas fundamentais para a realização da ultrassonografia de alta resolução e da neurografia por ressonância magnética, fornecendo orientações sobre como elaborar relatórios de imagem específicos para nervos periféricos. Além disso, abordamos os aspectos clínicos e cirúrgicos, juntamente com uma análise detalhada da anatomia por imagem dos principais plexos nervosos e nervos periféricos do corpo humano.

Destacamos os vídeos especialmente produzidos para demonstrar as técnicas de obtenção de imagens dos nervos periféricos pela ultrassonografia, anatomia dos nervos pela ressonância magnética e suas principais afecções. Esta obra foi meticulosamente elaborada com rigor científico, mas sempre com uma abordagem prática, direcionada ao especialista em nervo periférico, visando facilitar a aplicação, na prática clínica diária, dos conceitos aqui apresentados.

Marcelo Bordalo
Marcos Felippe de P. Corrêa

Prefácio 1

O livro *Neurografia periférica – ressonância e ultrassonografia de alta resolução* revela como o diagnóstico por imagem (DI) continua buscando novas fronteiras de desenvolvimento, proporcionando aos pacientes e profissionais de saúde uma segurança cada vez maior nas condutas clínicas e cirúrgicas. Até recentemente, os nervos eram avaliados de forma muito limitada pelo DI, mas as inovações tecnológicas como os transdutores de alta resolução e novas bobinas permitiram criar condições para que a caracterização de nervos pudesse ser feita de forma precisa, criando um campo para estudos e possibilidades diagnósticas.

Se a inovação tecnológica teve um papel importante para que essa área se desenvolvesse, a participação de radiologistas e pesquisadores teve enorme relevância para a determinação do potencial diagnóstico e anatômico na caracterização dos nervos e plexos nervosos.

Marcelo Bordalo e Marcos Felippe de P. Corrêa foram pioneiros nesses estudos, contribuindo para definir o real potencial da utilização da ultrassonografia e da ressonância magnética no diagnóstico de doenças que acometem essas estruturas, assim como da possibilidade de intervenções dirigidas terapêuticas, que representam outro campo de grande potencial de crescimento.

Eu, que tive a oportunidade de ser pioneiro na introdução da ultrassonografia, fico impactado pelas imagens produzidas em alta resolução, de qualidade extraordinária e de definição anatômica primorosa. Este livro traz imagens que falam por si, revelando o potencial da tecnologia quando associada à inteligência humana. Nesta era da inteligência artificial, vemos quanto é importante essa associação para o desenvolvimento da ciência.

Destaco o papel essencial da Editora Manole, com seu trabalho de extrema qualidade na diagramação e reprodução das imagens – aliás, uma editora que tem sido parceira nas nossas publicações ao entender as necessidades da radiologia.

Parabéns aos editores pelo belo trabalho e por permitir que o conhecimento acumulado ao longo de anos possa ser dividido com outros especialistas.

Prof. Dr. Giovanni Guido Cerri
Professor Titular de Radiologia da Faculdade de Medicina da Universidade Federal de São Paulo (FMUSP)
Presidente dos Conselhos dos Institutos de Radiologia (InRad) e de Inovação (InovaHC), do Hospital das Clínicas da FMUSP
Presidente do Instituto Coalizão Saúde
Titular da Academia Nacional de Medicina

Prefácio 2

A integridade do sistema nervoso periférico é fundamental para a harmonia funcional do corpo humano. Sua lesão pode resultar em grave incapacidade e implicar alto grau de sofrimento. A caracterização anatômica e nosológica das lesões de nervos periféricos é, por vezes, desafiadora, mas fundamental para direcionar adequadamente o tratamento e mitigar suas consequências. É nesse contexto que os autores nos ofertam a presente obra, direcionada a esclarecer e ampliar o conhecimento de técnicas avançadas de imagem e sua aplicação no estudo das lesões dos nervos periféricos.

O livro nos proporciona um mergulho literal pela elucidação dos intrincados aspectos técnicos de recentes técnicas de imagem, a neurografia por ressonância magnética e a ultrassonografia de alta resolução, além da avaliação e classificação das lesões. Os capítulos se seguem discorrendo sobre os métodos aplicados nos principais nervos do corpo humano, esclarecendo suas particularidades e relações anatômicas fundamentais, trazendo informações cruciais tanto para aquele que se inicia na área como para o profissional mais experimentado no assunto. Importantes temas práticos, como os bloqueios de nervos guiados por imagem e a avaliação pós-operatória, não foram esquecidos, enriquecendo o conteúdo que será de utilidade inestimável a profissionais de diferentes áreas.

Esta obra procura trazer ao leitor informações práticas que certamente o auxiliarão no desafio de trazer à tona os intrincados aspectos da anatomia e patologia dessas lesões. Os editores, renomados e experimentados radiologistas, dedicam grande parte de sua atividade profissional à prática da investigação radiológica dos nervos periféricos, ofertando-nos seu conhecimento sobre o tema e sua capacidade de organizar essa importante obra a partir da contribuição de respeitados colaboradores. O resultado é a presente produção científica, que aprimora nosso entendimento e auxilia-nos no estabelecimento do diagnóstico e tratamento das lesões de nervos periféricos.

Prof. Dr. Roberto Sergio Martins
Prof. Livre-Docente da Disciplina de Neurocirurgia
Grupo de Cirurgia de Nervos Periféricos,
Hospital das Clínicas da Faculdade de Medicina
da Universidade de São Paulo

Conteúdo complementar

Este livro contém conteúdo complementar disponibilizado em uma plataforma digital exclusiva.

Nela, estão reunidos os vídeos dos capítulos correspondentes.

Para ingressar no ambiente virtual, utilize o QR code abaixo, faça seu cadastro e digite o código do voucher: neurografiaperi.*

VOUCHER: neurografiaperi

*O prazo para acesso a esse material limita-se à vigência desta edição.

1

Introdução à ultrassonografia

Gabriela Ribeiro Camerin
Marcos Felippe de P. Corrêa

INTRODUÇÃO

A ultrassonografia (US) é um método de imagem que utiliza ondas sonoras de alta frequência para formação da imagem e avaliação das estruturas. É um método amplamente disponível, de fácil transporte, não afetado por artefatos metálicos e que não utiliza radiação ionizante.

As imagens são adquiridas em tempo real e de maneira dinâmica, possibilitando uma avaliação mais fidedigna da fisiologia, anatomia e estruturas em movimento, com utilização de ferramentas como o modo Doppler.

Uma limitação do método é a necessidade do treinamento necessário para sua execução. Por esse motivo, é um método operador-dependente. Além disso, a US não é capaz de avaliar a estrutura interna de tecidos com alta impedância acústica (p. ex., ossos e ar).[1]

ONDAS

As ondas são definidas como perturbações que se propagam em meios materiais ou não, deslocando-os e transportando energia. Podem ser classificadas de acordo com a natureza, direção e energia de propagação. Nos meios materiais, geram o fenômeno de compressão-rarefação.[2,3]

A onda sonora consiste em uma onda mecânica, longitudinal, que gera o fenômeno de compressão-rarefação e transporta energia.

PARÂMETROS ACÚSTICOS (FIGURA 1)

Comprimento de onda (λ): λ = *velocidade* (*v*)/*frequência* (*f*)

Extensão de um ciclo da onda medida em unidades de distância. Corresponde à distância entre dois pon-

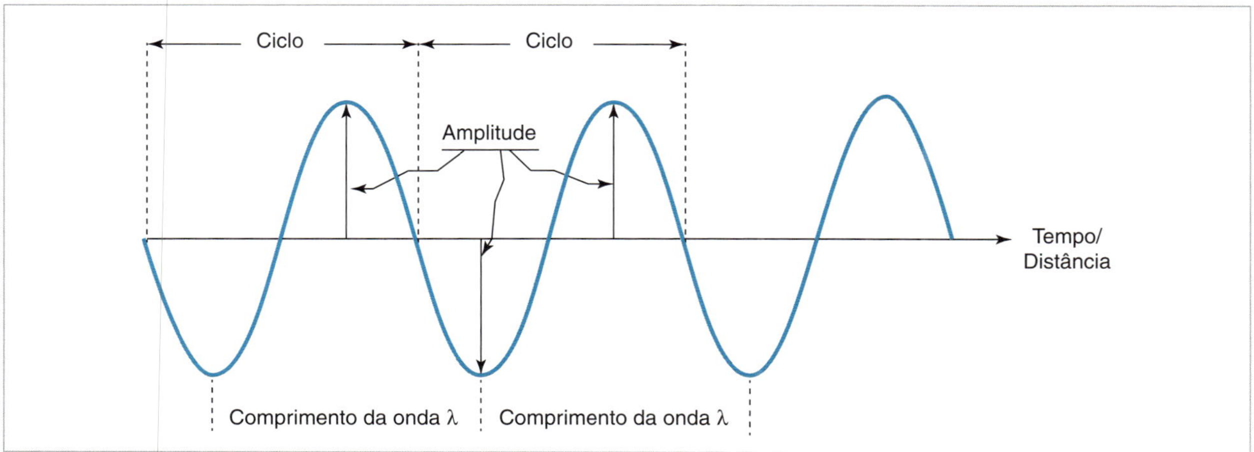

FIGURA 1
Representação gráfica dos parâmetros acústicos inerentes às ondas.

tos equivalentes na curva compressão-rarefação. Em um mesmo meio, quanto maior a frequência, menor o comprimento de onda e maior a resolução espacial (axial).

Período (*T*)

O tempo necessário para que uma onda sonora complete um ciclo (compressão-rarefação), medido em microssegundos (μs).

Frequência (*f*)

A quantidade de ciclos em determinada unidade de tempo, medida em Hertz (Hz).

Velocidade de propagação (v): $v = \lambda \cdot f$

A velocidade de propagação de uma onda é definida pelo meio que ela percorre. Diferentes materiais exibem diferentes velocidades de propagação (Figura 2).[2,3]

A ULTRASSONOGRAFIA

Representa uma onda sonora com frequência situada acima do limite audível para o homem para propósitos de obtenção de imagens, atuando em frequências entre 2 e 20 milhões de Hertz.

Apresenta velocidades de propagação variáveis de acordo com os diferentes meios e pode sofrer interação com o meio.[2,3]

INTERAÇÕES ENTRE SOM E MEIO (FIGURA 3)

Atenuação

Consiste na energia acústica dissipada em um meio. Ocorre como resultado da absorção da energia sonora, da reflexão e da divergência do feixe redistribuindo a energia sonora em uma área maior. É diretamente proporcional à frequência do transdutor, ou seja, quanto maior a frequência do transdutor, maior será a atenuação do feixe sonoro.

Atenuação = Dispersão + Reflexão + Absorção

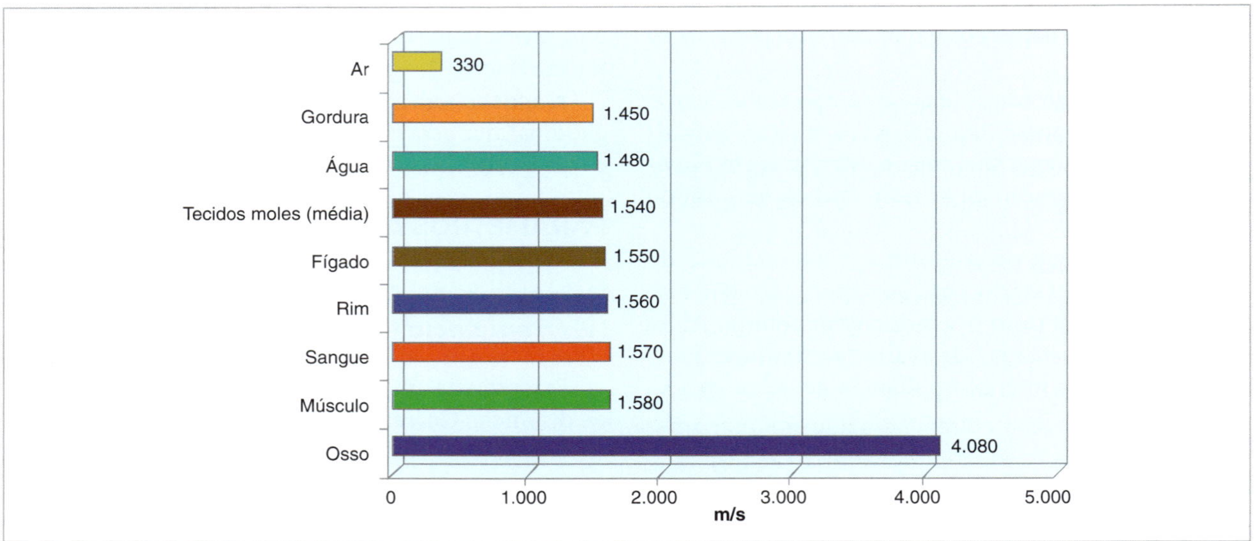

FIGURA 2
Velocidade média de propagação das ondas nos tecidos humanos.

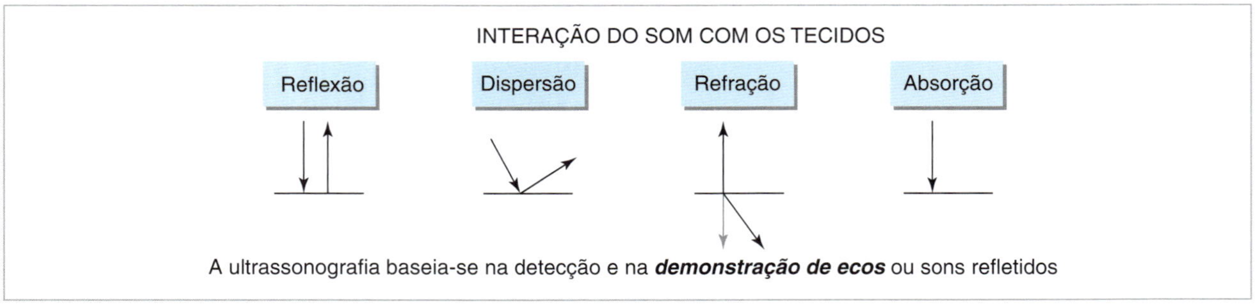

FIGURA 3
Representação gráfica da interação da onda sonora com os tecidos e os possíveis fenômenos a que está suscetível.

Impedância acústica

Consiste na resistência ou dificuldade do meio à passagem do som. Corresponde ao produto da densidade do material (kg/m³) pela velocidade do som (m/s), medida em *rayls*. A diferença de impedância acústica entre dois meios define a quantidade de reflexão na interface, promovendo sua identificação na imagem.

Absorção

Energia do feixe que é convertida em calor, porém, com as intensidades utilizadas para diagnóstico, o aumento de temperatura é imperceptível. Tal fenômeno é proporcional à frequência e dependente da viscosidade do meio.

- **Transmissão:** ausência de reflexão do feixe sonoro que atravessa uma interface entre dois meios com a mesma impedância acústica, pois toda onda é transmitida ao segundo meio.
- **Reflexão:** ocorre quando há diferença de impedância acústica entre os dois meios, em ângulo igual de incidência. Quanto maior a reflexão do feixe sonoro, maior a intensidade do eco recebido e menor a transmissão do som de um meio para o outro.
- **Refração:** alteração da direção do feixe transmitido em relação ao feixe incidente (desvio do feixe sonoro). Ocorre quando o som atinge a interface com diferentes velocidades de propagação sonora em ângulo diferente de 90º.
- **Difração:** capacidade de uma onda contornar espaços pequenos. Ocorre quando as extremidades de uma estrutura interposta no trajeto do feixe acústico assumem o papel de fonte sonora. A reflexão gerada não se dá preferencialmente em uma única direção, mas ocorre em ondas esféricas (espalhamento).
- **Espalhamento:** ocorre quando o comprimento de onda do feixe acústico é maior que as partículas que compõem o meio, originando ecos de baixa amplitude, independentemente do ângulo de incidência.[2,3]

TRANSDUTORES

Definição

Dispositivo que converte energia elétrica em energia mecânica e vice-versa. Feito de materiais piezoelétricos (material capaz de gerar tensão elétrica em resposta a uma pressão mecânica), funcionando como emissor e detector de sinal de ultrassom.[2]

Classificação

Tipo de imagem produzida

- **Setoriais e convexos:** dão origem a feixes sonoros divergentes, com campos de imagem em forma de cunha.
- **Lineares:** produzem um feixe sonoro de linhas paralelas, dando origem a um campo de imagem retangular.

Frequência

- **Baixa frequência:** 2 a 5 MHz: maior penetração e menor resolução.
- **Alta frequência:** 7 a 24 MHz: menor penetração e maior resolução.

TIPOS DE ULTRASSOM

Quanto aos tipos de ultrassom, podem-se ter: modo A, modo B, modo M, Doppler contínuo, Doppler pulsado, Doppler duplex e Doppler triplex.[2,3]

- **Modo A:** modo de imagem estático. Conhecido como "modo amplitude", foi uma das primeiras formas de estudo de eco. Pulsos de ultrassom de curta duração são enviados por um único transdutor que também funciona como receptor dos ecos refletidos nas interfaces.
- **Modo B:** conhecido como "modo brilho", é o sistema mais usado para a obtenção de imagens do interior do corpo humano ou de animais. Sistemas mais sofisticados permitem o uso de vários transdutores, multifrequenciais, e inúmeros recursos de pré-processamento na geração da imagem e de pós-processamento da imagem congelada no monitor (Figura 4).
- **Modo M:** também conhecido como "modo movimento", corresponde à representação gráfica de estruturas em movimento. Utilizado para avaliar a movimentação das válvulas e paredes cardíacas e para a obtenção de medidas das câmaras e grandes vasos da base do coração, além do estudo de mobilidade das pleuras e do diafragma.
- **Doppler contínuo:** emite sinais constantes e recebe ecos ininterruptamente. Para a realização deste método, são necessários dois cristais piezoelétricos (um receptor e outro emissor) justapostos, um ao lado do outro.
- **Doppler pulsado:** aparelho composto por um só cristal piezoelétrico, obtendo a função de receptor e emissor ao mesmo tempo.
- **Doppler duplex (modo B + Doppler pulsado):** avalia o sistema circulatório produzindo imagem e medidas de fluxo sanguíneo.

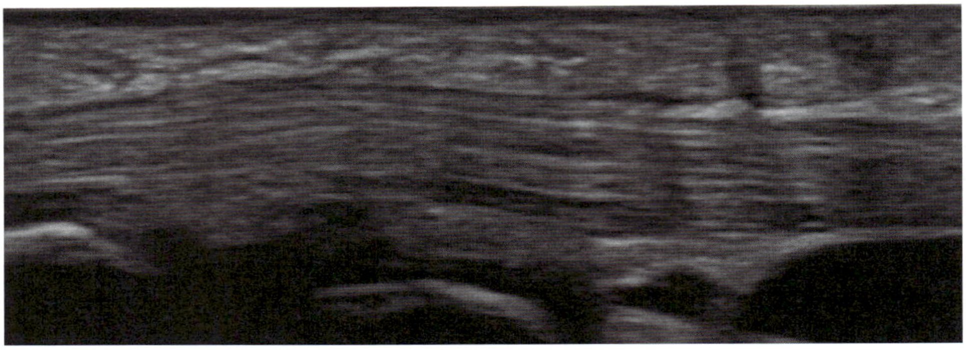

FIGURA 4
Imagem no modo B com transdutor de 24 MHz representando os tendões flexores do II dedo da mão esquerda ao nível da falange média.

- **Doppler triplex (modo B + Doppler pulsado + Doppler colorido):** a associação da imagem modo B em tempo real, com Doppler pulsado e com o mapeamento colorido (Figura 5).

FORMAÇÃO DA IMAGEM ULTRASSONOGRÁFICA

A ultrassonografia consiste em uma modalidade diagnóstica que utiliza o eco produzido pelo som para caracterizar em tempo real as estruturas avaliadas. Para isso, utiliza-se um transdutor com cristais piezoelétricos que vibram produzindo ondas sonoras de uma determinada frequência. Essas ondas caminham em velocidade constante pelo corpo do paciente, sofrendo atenuação pelos tecidos, e são parcialmente refletidas pelas interfaces de volta ao transdutor. Os ecos refletidos ou dispersos são transformados em energia elétrica pelo transdutor e processados eletronicamente pelo equipamento para a formação da imagem.

O equipamento detecta o tempo gasto entre a emissão do pulso e a recepção do eco, transformando-o em distância percorrida, na representação do eco na tela, com calibração para uma velocidade fixa de 1.540 m/s. Assim, quanto maior o tempo gasto para receber o eco de uma interface, mais longe da superfície da imagem o equipamento a coloca. Dessa forma, quanto mais longe está a estrutura da superfície do transdutor, mais ela aparecerá em situação inferior na tela.[2]

TIPOS DE IMAGEM

O ultrassom forma diferentes tipos de imagem, dependendo da intensidade de eco produzido pelos teci-

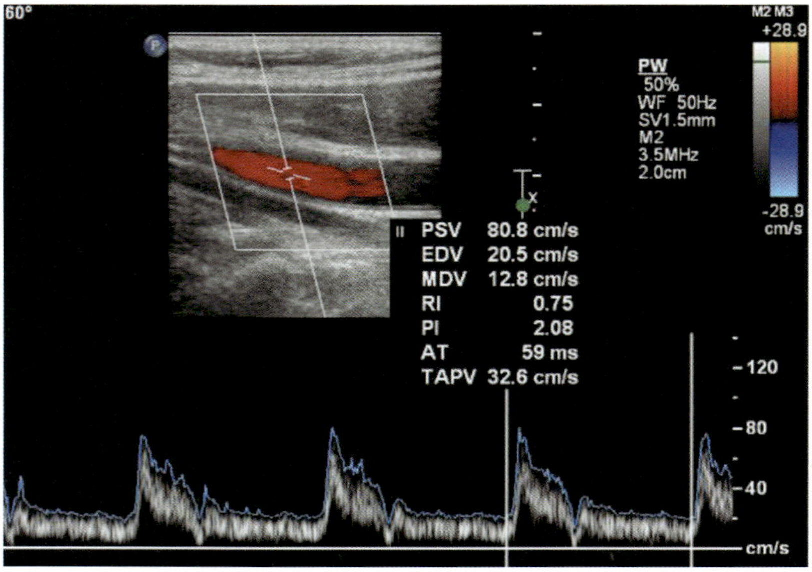

FIGURA 5
Doppler triplex da artéria carótida comum.

dos. São denominados de acordo com o grau de reflexão que produzem e exibidos através de uma escala de tons de cinza, assim classificadas:

- **Hipoecoicas:** imagens de intensidade de eco inferior às dos tecidos adjacentes. Encontradas em diversos tipos tissulares, como linfonodos, útero, ovários, adrenais e outros.
- **Hiperecoicas:** imagens de intensidade de eco superior à dos tecidos adjacentes. Produzem ecos brilhantes na tela.
- **Isoecoicas:** imagens com intensidade semelhante às dos tecidos vizinhos.
- **Anecoicas:** ausência completa de ecos nos tecidos ou a completa transmissão do som. As estruturas com essa ecogenicidade aparecem na tela com coloração escura.[2,3]

RESOLUÇÃO

É a capacidade de diferenciar objetos muito próximos como estruturas distintas. Pode ser dividida em três planos: axial, lateral ou de elevação.

- **Resolução axial (Figura 6A):** capacidade de distinguir dois pontos ao longo do eixo do feixe ultrassonográfico. Quanto maior a frequência do transdutor, menor o comprimento de onda e melhor a resolução axial.
- **Resolução lateral (Figura 6B):** capacidade de distinguir dois pontos no plano perpendicular da direção do feixe sonoro e paralelo ao transdutor. Determinada pela largura do feixe e pela alteração de seu foco.
- **Resolução azimutal ou em elevação (Figura 6C):** capacidade de distinguir dois pontos perpendicularmente ao plano de insonação. Determinada pela espessura do material piezoelétrico.

Artefatos

- **Sombra acústica posterior:** quando há estruturas com alta reflexão ou alta atenuação, impedindo o estudo de estruturas posteriores. Exemplos: ossos e gás.
- **Imagem em espelho:** quando há reflexão em grandes interfaces, as imagens abaixo dela são projetadas acima. Exemplo: parênquima hepático em espelho acima do diafragma/pulmão.
- **Imagem fantasma/dupla:** quando há refração levando a erro de posicionamento de estruturas e piora da qualidade da imagem.
- **Reverberação:** quando há reflexão para trás e para a frente entre o transdutor e uma superfície fortemente refletora.

Ajustes da imagem

Inúmeros parâmetros podem ser ajustados além da seleção adequada do transdutor e do "*preset*" específico para o tipo de exame, dentre os quais se destacam:

- **Profundidade:** diminuindo-se a profundidade, aumenta-se a taxa de quadros por segundo.
- **Foco:** deve estar idealmente no mesmo nível do objeto de interesse para melhor resolução lateral.
- **Ganho:** controle do grau de amplificação dos sinais que retornam ao transdutor.

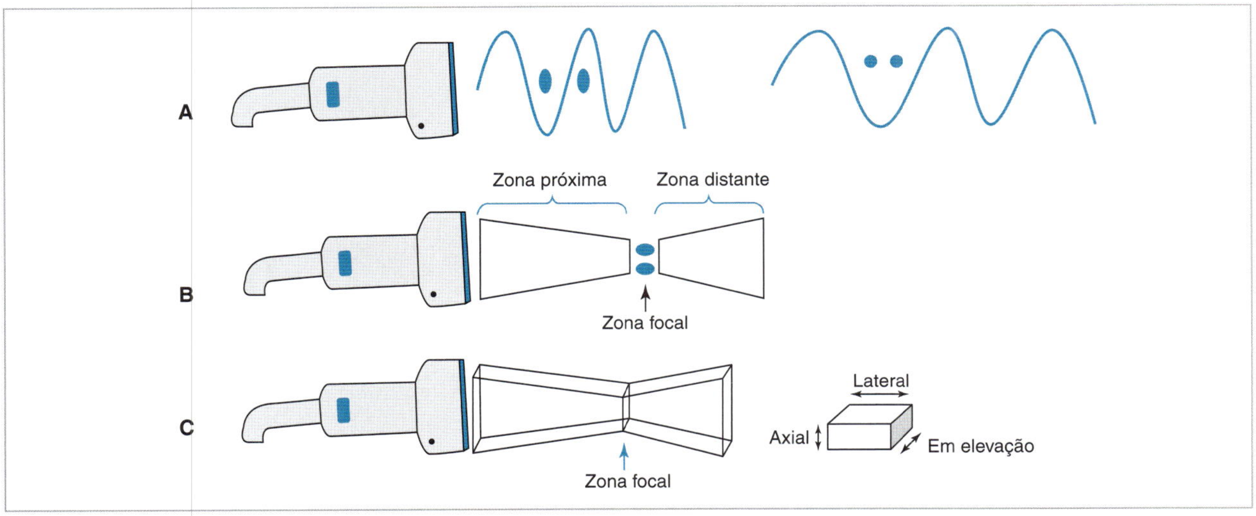

FIGURA 6
Representação dos tipos de resolução ultrassonográfica. A: axial; B: lateral; C: azimutal.

  - *Ganho de compensação em profundidade* (*time gain compensation* – TCG): compensa perdas com atenuação.
  - *Curva de ganho lateral*: ganho seletivo no sentido axial da imagem alterando-se o ganho vertical.
- **Harmônica:** modo especial de formação de imagem para redução do efeito de deformidade de fase que ocorre pela variação da velocidade do som nos tecidos próximos ao transdutor, reduzindo ruído e distorção, com menos artefato de reverberação e melhor resolução de contraste.[2]

FÍSICA DO DOPPLER

Efeito Doppler

Variação na frequência e no comprimento observada nas ondas quando emitidas ou refletidas por um objeto em movimento em relação ao observador. A variação da frequência é diretamente proporcional à velocidade do objeto:

- Quando o objeto se aproxima, a onda tem maior frequência.
- Quando o objeto se afasta, a onda tem menor frequência (Figura 7).

O papel do ângulo

Na ultrassonografia diagnóstica, a onda sonora não incide de forma paralela ao fluxo vascular, mas de forma oblíqua. Portanto, o ângulo de incidência (Θ) altera a variação de frequência e, consequentemente, também influencia no cálculo da velocidade.

O ângulo deve ser menor que 60°. Isso é explicado pela variação do cosseno, que é maior entre 60 e 90° que entre 0 e 60°.

Ajustes

- ***Pulse repetition frequency*** **(PRF)/escala:** quantidade de pulsos que o aparelho emite e recebe em determinado tempo. O limite de Nyquist é a maior variação de frequência que o aparelho pode detectar, correspondendo à metade do PRF. A ultrapassagem desse limite gera *aliasing*.
- **Box:** deve ser adequado ao sentido do fluxo. Box muito grande reduz a resolução temporal e piora os artefatos.
- **Volume de amostragem/*gate*:** deve ser posicionado no centro do vaso ou no local de maior *aliasing*. O ângulo deve estar paralelo ao fluxo e entre 0 e 60°.
- **Linha de base:** ajustar para mostrar todo o gráfico.
- **Filtro de parede:** elimina ruído de baixa frequência de estruturas adjacentes (exemplo: contração muscular da parede do vaso). Se muito alto, pode mascarar fluxo de baixa velocidade.
- **Prioridade:** acentua o colorido em relação ao modo B.
- **Persistência:** aumenta o número de quadros por segundo no *box* (o vaso fica colorido por mais tempo). Pode falsear a presença de refluxo no exame de varizes.[2,3]

Artefatos

- ***Aliasing*:** ocorre quando a velocidade no vaso avaliado excede a capacidade de detecção da variação de frequência permitida pela escala, impedindo que o aparelho determine a direção do fluxo. Não ocorre

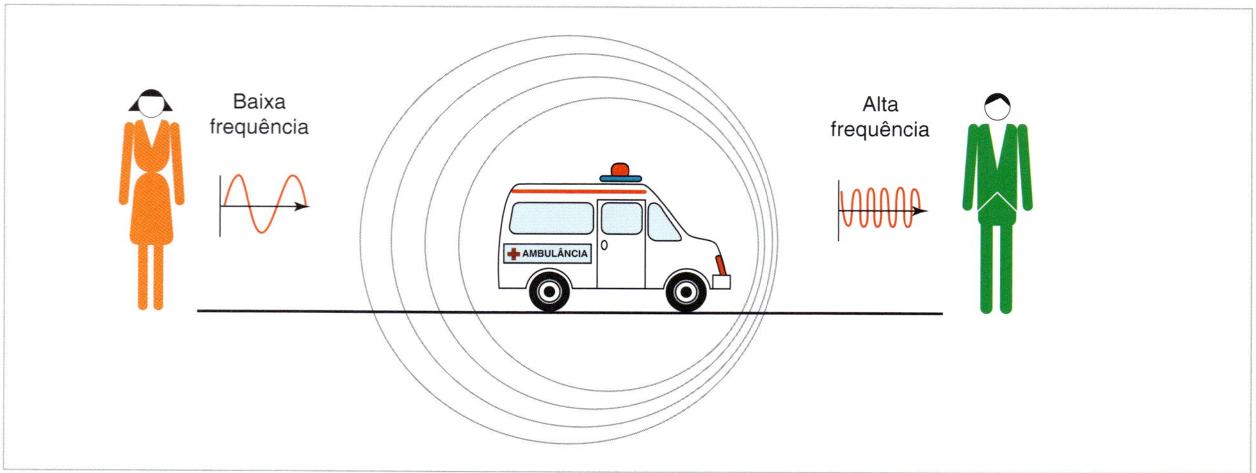

FIGURA 7
Representação gráfica do efeito Doppler.

no Power Doppler. É útil na detecção de estenoses, assim como na detecção de cálculos renais.

- ***Twinkling*:** observado em superfícies hiperecogênicas, irregulares e altamente refletoras (p. ex., cálculos calcificados).
- **Extravasamento (*blooming*):** efeito do excesso de ganho do Color Doppler. Prejudica a avaliação do conteúdo vascular.
- **Ambiguidade direcional:** mais comum em pequenos vasos, especialmente aqueles que entram e saem do plano da imagem. A onda sonora atinge o fluxo a 90°.
- **Imagem em espelho:** artefato similar ao verificado no modo B.[2]

AVALIAÇÃO ULTRASSONOGRÁFICA DOS NERVOS PERIFÉRICOS

Anatomia

Os nervos periféricos são formados por um conjunto de fascículos neurais, compostos por axônios, células de Schwann, colágeno e líquido endoneural circundado por perineuro.

Os fascículos individuais são separados por colágeno e agrupados pelo epineuro para formar nervos (Figura 8). Esse arranjo dá aos nervos periféricos a aparência de um "favo de mel" no plano axial.

Ao ultrassom, no eixo curto, é possível ver os fascículos hipoecoicos circundados por tecido conjunto e colágeno (epineuro) hiperecogênicos. O conjunto de fascículos apresenta outra fina camada que os envolve, também hiperecogênica, que consiste no perineuro (Figura 9A e B). Já no plano longitudinal, observa-se uma aparência ondulada, com múltiplas bandas hipoecoicas paralelas (fascículos/feixes), separadas por linhas hiperecogênicas (perineuro).[4]

Os nervos podem ser encontrados na gordura ou nos planos fasciais entre os músculos ou superficialmente. É característico ver cada nervo circundado por uma pequena quantidade de gordura ecogênica.[5]

Além disso, a ecogenicidade dos músculos supridos pelo nervo deve ser avaliada. Músculos são normalmente hipoecoicos com finos septos ecogênicos internos. Quando denervados, no entanto, o músculo torna-se ecogênico e reduzido em tamanho, consistente com atrofia e infiltração gordurosa.

Alguns fatores locais específicos devem ser considerados na avaliação dos nervos periféricos, entre eles a localização, a passagem por túneis fibrosos, os artefatos de anisotropia e a composição dos tecidos que circundam o trajeto neural.[3]

- **Localização:** nervos com localização mais profunda tendem a perder o padrão fascicular típico.

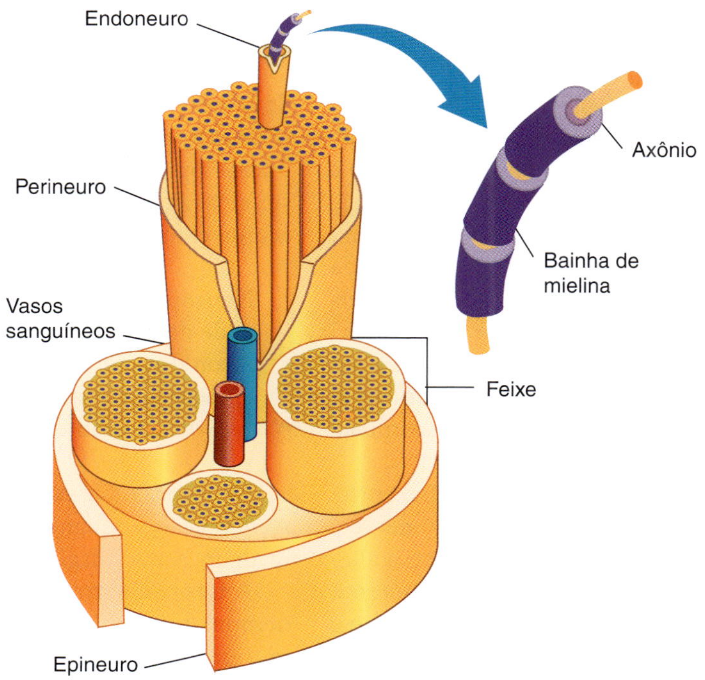

FIGURA 8
Estrutura interna dos nervos periféricos.

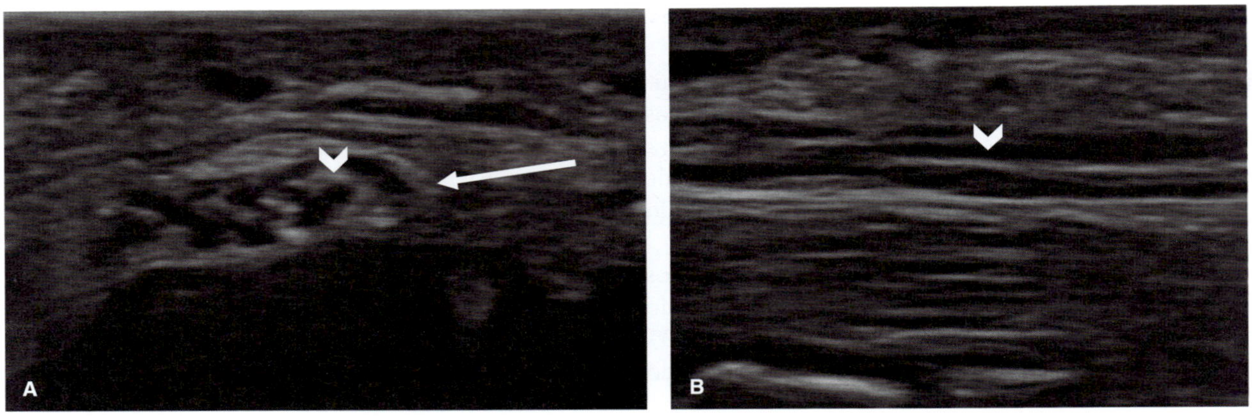

FIGURA 9
A e B: imagem ultrassonográfica com transdutor de 24 MHz do nervo mediano, evidenciando o padrão em "favo de mel", com epineuro (seta) e perineuro (cabeça de seta) hiperecogênicos.

- **Passagem por túneis fibrosos/compressão:** o espaço reduzido gera aproximação dos fascículos, determinando uma aparência hipoecogênica.
- **Artefato de anisotropia:** o ângulo de insonação pode acentuar a hipoecogenicidade do nervo e aumentar a ecogenicidade dos tendões. Tal artefato é especialmente útil na diferenciação dessas estruturas.
- **Tecidos:** estruturas hipoecogênicas tendem a acentuar o aspecto axial em "favo de mel", enquanto estruturas hiperecogênicas podem indefinir os contornos neurais e conferir uma aparência mais hipoecogênica.[3]

Técnica do exame

Para que o exame seja executado de maneira correta, é importante que o trajeto anatômico do nervo a ser avaliado seja conhecido pelo operador e que seja usado um transdutor de alta frequência (14-24 MHz) para obter a resolução adequada. A alta resolução da ultrassonografia permite a avaliação de pequenos nervos, sobretudo com o uso do transdutor de 24 MHz, como no caso dos nervos digitais, que podem ser difíceis com a ressonância magnética. A partir disso, inicia-se o exame a partir de um marco anatômico próximo ao nervo a ser estudado.

Uma vez que o nervo está localizado no eixo curto, deve-se avaliar todo o trajeto craniocaudal do nervo à procura de alterações morfológicas. Assim que a alteração é encontrada, a atenção é focada no segmento alterado, que deve ser avaliado nos eixos longitudinal e axial. O uso abundante de gel, a adequação da zona focal e a profundidade melhoram a qualidade da imagem para avaliação.

Os nervos geralmente encontram-se ao longo das bordas de outras estruturas, especialmente entre os diferentes grupos musculares. É importante ter um padrão de pesquisa praticado para cada nervo usando marcos anatômicos predefinidos.

O movimento do membro ajuda na diferenciação entre nervos e tendões, enquanto o Doppler colorido ajuda a diferenciar os nervos dos vasos. Linfonodos são esféricos, apresentam um hilo gorduroso e podem ser facilmente diferenciados dos nervos por sua forma e incapacidade de segui-los no eixo longitudinal.[5]

Aspectos patológicos

As lesões nervosas periféricas podem ser classificadas de acordo com o mecanismo da lesão (estiramento, laceração e compressão) ou considerando-se as alterações microscópicas (neuropraxia, axoniotmese e neurotmese), cujas alterações de imagem estão pormenorizadas de acordo com a classificação de Seddon (Tabela 1):[6]

- **Neuropraxia:** lesão com manutenção da continuidade do nervo.
- **Axoniotmese:** interrupção de axônios e mielina com epineuro e perineuro preservados.
- **Neurotmese:** interrupção completa do nervo.

Neuropraxia e axoniotmese têm boas chances de recuperação, enquanto neurotmese geralmente não se recupera sem cirurgia.

A ultrassonografia pode ser usada para detectar e demonstrar o sítio de lesão, diferenciar lesão nervosa transfixante de não transfixante, avaliar a causa da compressão, detectar corpos estranhos, neuromas ou cicatrizes (Figuras 10, 11 e 12).

TABELA 1 Achados de imagem e eletroneurografia nas neuropatias pós-traumáticas, de acordo com a classificação de Seddon

Seddon	RM	US	ENMG
Neuropraxia	▪ Aumento focal do sinal neural em T2/STIR ▪ Pode ou não haver sinal de denervação muscular (geralmente ausente)	Redução da ecogenicidade do nervo	Bloqueio focal ou desaceleração da condução elétrica
Axoniotmese	▪ Aumento transitório do sinal neural em T2/STIR distal ao sítio do trauma ▪ Sinais de denervação muscular com início 24-48 h após o trauma ▪ Pode haver formação de neuroma em continuidade	Redução da ecogenicidade e aumento do calibre do nervo	Bloqueio ou desaceleração da condução elétrica com pico em 1-2 semanas
Neurotmese	▪ O aumento do sinal em T2/STIR tende a desaparecer tardiamente ▪ Evolui com sinais de denervação muscular crônica: atrofia e lipossubstituição muscular ▪ Pode haver transecção do nervo com formação de neuroma no coto proximal	▪ Hipoecogenicidade persistente ▪ Formação de neuroma no coto proximal ▪ Sinais de denervação muscular crônica	Ausência persistente da condução neural distal ao trauma

ENMG: eletroneuromiografia; RM: ressonância magnética; US: ultrassonografia.

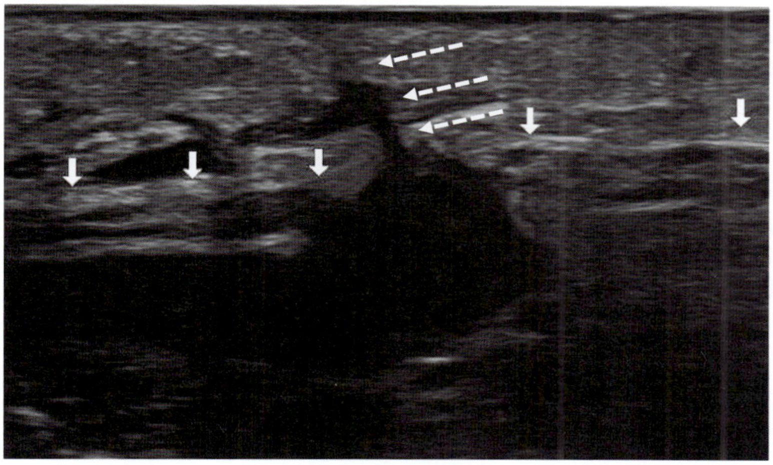

FIGURA 10
Descontinuidade transfixante do nervo digital palmar comum. Os cotos neurais podem ser identificados (setas sólidas), assim como a área de *gap* e o trajeto do material perfurocortante (setas tracejadas).

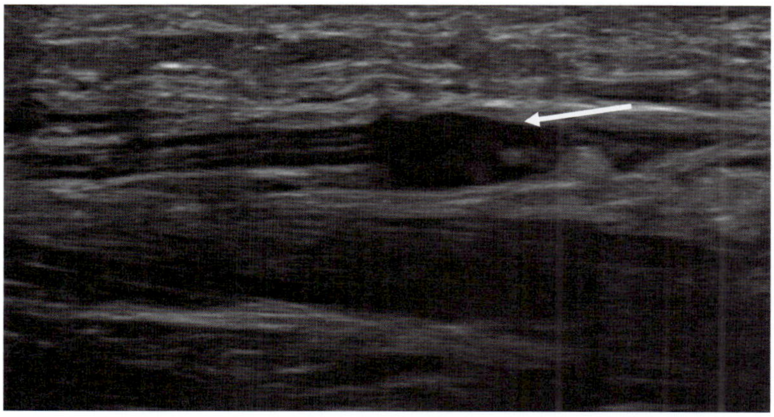

FIGURA 11
Descontinuidade transfixante no nervo sural (neurotmese) no plano do terço distal da perna, evidenciando-se espessamento nodular dos fascículos neurais (seta) no segmento imediatamente proximal à rotura (neuroma de coto).

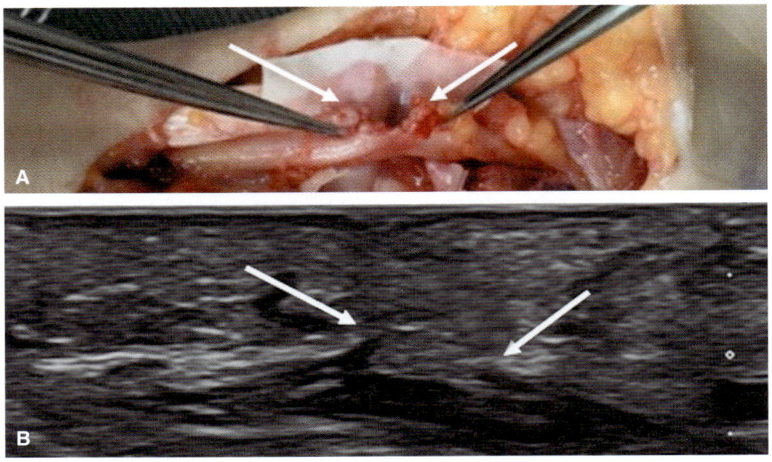

FIGURA 12
A: lesão parcial do nervo ulnar visualizada durante a abordagem cirúrgica em perfeita correlação anatomopatológica com o exame ultrassonográfico pré-operatório. B: descontinuidade parcial do nervo ulnar previamente visualizada na ultrassonografia, evidenciando alguns fascículos rotos e outros íntegros.

Tumores

Os tumores nervosos mais comuns são tumores de bainha nervosa que incluem schwannomas e neurofibromas.[5] Eles são vistos como lesões bem definidas, hipoecoicas, homogêneas, com o nervo entrando e saindo delas.

A. **Neurofibromas:** tumores benignos de bainha neural, que podem estar relacionados à neurofibromatose tipo 1 (NF1). Clinicamente, são lesões nodulares de forma localizada (forma mais comum e não relacionada à NF1), difusa ou plexiforme.[3,7] À ultrassonografia, quando na forma localizada, apresentam-se como nódulos fusiformes, hipoecoicos, centrais ao nervo, zona de transição mais infiltrativa e hipovascularizados (Figura 13).

B. **Schwannomas:** tumores benignos originados das células de Schwann, contidas por cápsula de epineuro. Podem ser esporádicos (cerca de 90%) ou relacionados à neurofibromatose tipo II (NF2). São tumores mais comuns que os neurofibromas e

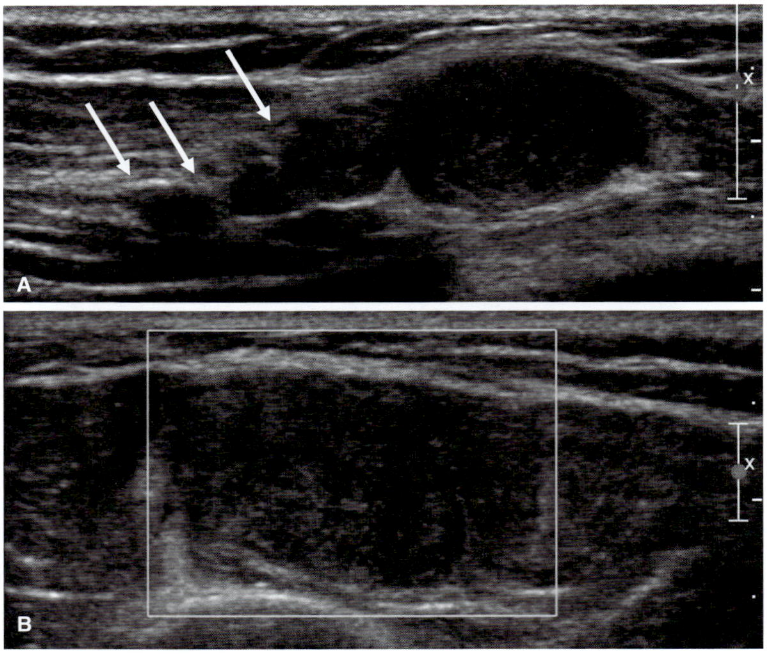

FIGURA 13
A: neurofibroma caracterizado por nódulo sólido, central ao nervo e em aspecto de "contas de rosário" apresentando zona de transição mais infiltrativa (setas sólidas). B: não há fluxo significativo ao Doppler.

clinicamente são nódulos palpáveis, predominantemente na face extensora dos membros.[3,7] À ultrassonografia, apresentam-se como lesões nodulares ou massas bem delimitadas, hipoecogênicas, ovaladas ou fusiformes, encapsuladas, com zona de transição bem definida, geralmente excêntrica ao nervo e hipervascularizadas ao Doppler. Outros achados possíveis são presença de reforço acústico posterior, "sinal do alvo", focos de calcificação e degeneração cística[3] (Figura 14).

Lesões infecciosas

A hanseníase é uma condição infecciosa tratável comum cuja característica é espessamento e inflamação dos nervos. A detecção precoce do comprometimento neural pode ajudar a prevenir a incapacidade.

A ultrassonografia pode fornecer evidências objetivas de espessamento do nervo e avaliar sua arquitetura interna. Na hanseníase, perda de arquitetura fascicular e aumento da vascularização ao Doppler podem sugerir tal etiologia.[5]

Neuropatias compressivas

Neuropatias compressivas são causa comum de dor e comprometimento motor e sensitivo. Os locais mais comuns de compressão são as áreas anatômicas rígidas, sobretudo os túneis osteofibrosos. O nervo mediano no túnel do carpo, o nervo ulnar no canal de Guyon e o túnel cubital são os locais comuns de neuropatia compressiva no membro superior. Nervo fibular comum junto ao colo da fíbula e nervo tibial posterior no túnel do tarso são comumente envolvidos no membro inferior.[4,5]

Os principais achados ultrassonográficos detectados mostram espessamento dos nervos nos túneis fibrosos e mudança abrupta no calibre, além de hipoecogenicidade e perda do padrão fascicular (Figura 15). No exame dinâmico, há redução do movimento deslizante em alguns casos e, eventualmente, na comparação com o nervo correspondente contralateral, pode ajudar na detecção de sinais mais sutis.[3]

No entanto, deve-se lembrar que um nervo normal não exclui o diagnóstico de neuropatia.[5]

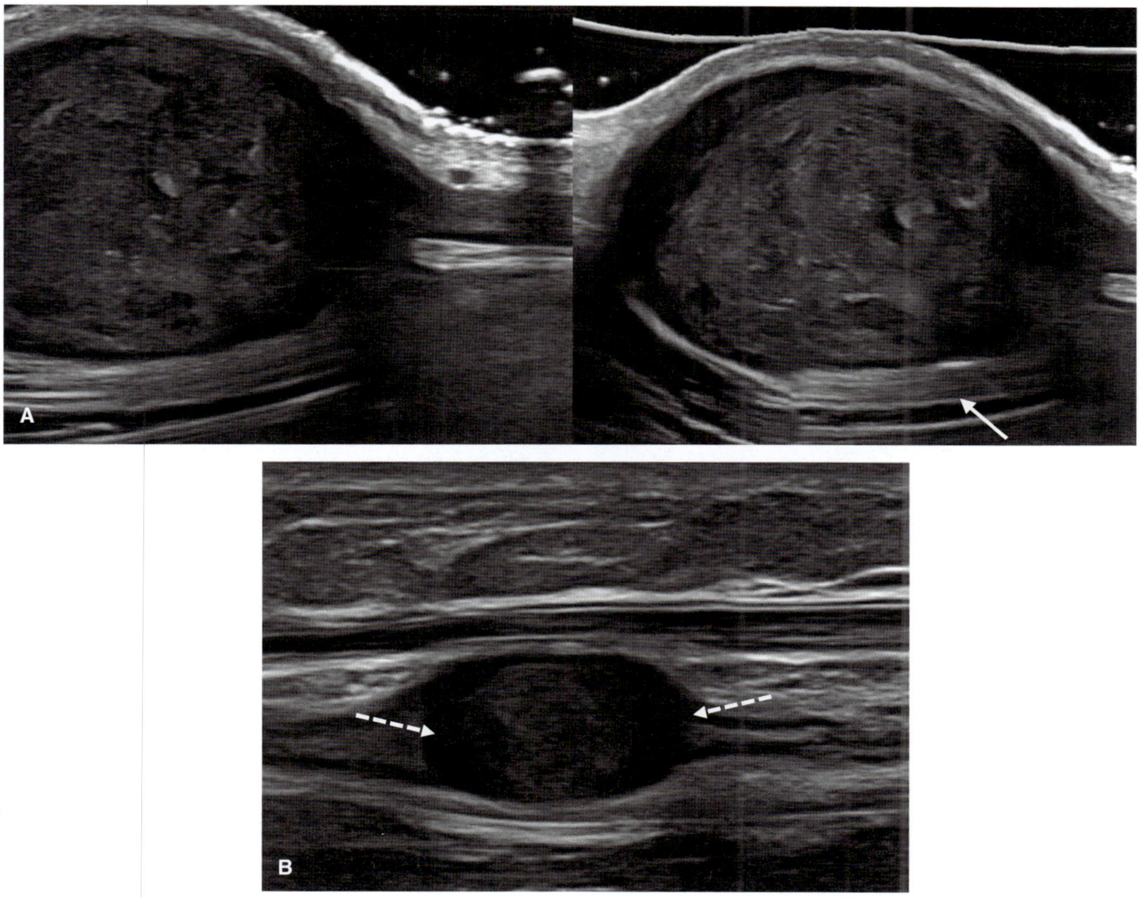

FIGURA 14
A: schwannoma do nervo ulnar, com localização excêntrica ao nervo, fascículos íntegros na periferia e presença de cápsula (seta). B: outro schwannoma demonstrando zona de transição bem definida (setas tracejadas).

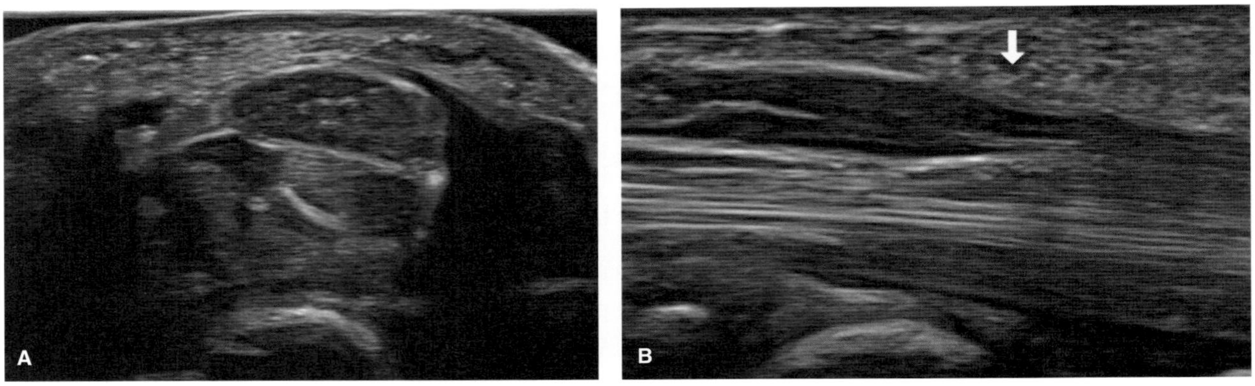

FIGURA 15
A: nervo mediano espessado na entrada do túnel do carpo. B: nervo com mudança abrupta do seu calibre (seta).

Além dos achados diretos de neuropatia já descritos, alguns achados indiretos podem contribuir para esse diagnóstico, sendo o principal deles a presença de lipossubstituição e hipotrofia/atrofia da musculatura inervada.

Assim, a ultrassonografia é uma modalidade útil na avaliação de quase todas as doenças dos nervos periféricos. No entanto, para que seja um bom método diagnóstico, deve ser realizado de forma padronizada, por operador treinado e com conhecimento amplo das doenças neurais.

REFERÊNCIAS

1. Kremkau FW, Forsberg F. Sonography principles and instruments. St. Louis: Elsevier/Saunders; 2011.
2. Zattar L, Viana PCV, Cerri GG, editores. Radiologia diagnóstica prática: manual da residência do Hospital Sírio-Libanês. Barueri: Manole; 2017.
3. Zattar L, Cerri GG, editores. Ultrassonografia dermatológica. Barueri: Manole; 2021.
4. Yablon CM, Hammer MR, Morag Y, Brandon CJ, Fessell DP, Jacobson JA. US of the peripheral nerves of the lower extremity: a landmark approach. RadioGraphics. 2016;36(2):464-78.
5. Lawande AD, Warrier SS, Joshi MS. Role of ultrasound in evaluation of peripheral nerves. Indian J Radiol Imaging. 2014;24(3):254-8.
6. Seddon H. Surgical disorders of the peripheral nerves. Edinburgh: Churchill Livingstone; 1975.
7. Ryu JA, Lee SH, Cha EY, Kim TY, Kim SM, Shin MJ. Sonographic differentiation between schwannomas and neurofibromas in the musculoskeletal system. J Ultrasound Med. 2015;34(12):2253-60.

2

Neurografia por ressonância magnética – técnicas de imagem, interpretação dos achados e laudo radiológico

Marcelo Bordalo

INTRODUÇÃO

A neurografia por ressonância magnética (RM) é uma técnica de imagem específica otimizada para o estudo dos nervos periféricos que foi introduzida em 1992.[1] O desenvolvimento da tecnologia dedicada, assim como das técnicas de imagem, possibilitou a visualização de pequenos nervos e consolidou o papel cada vez maior da neurografia por RM na avaliação de patologias dos nervos periféricos.[2-4] O conceito básico da neurografia por RM é avaliar alterações morfológicas sutis e específicas dos nervos periféricos, como alterações de sinal, tamanho e morfologia dos fascículos, além de obliteração da gordura perineural.[5]

TÉCNICAS DE IMAGEM

O uso de magnetos com maiores campos, bobinas dedicadas de alta resolução e sequências de pulso específicas facilita a obtenção de imagens de alta resolução dos nervos periféricos.

A neurografia por RM pode ser realizada em magnetos de 1,5 T, com a desvantagem de maiores tempos de aquisição para obter uma boa relação sinal-ruído, o que pode afetar a qualidade da imagem por artefatos de movimentação. Nesses magnetos, as sequências volumétricas têm uma limitação na supressão de gordura. A vantagem dos magnetos de 1,5 T ocorre quando o paciente tem algum implante de metal próximo à região a ser avaliada.

Os magnetos de 3 T permitem maior relação sinal-ruído, imagens mais finas de aquisição e maior tamanho da matriz, possibilitando maior resolução espacial. O uso de técnicas de aceleração também possibilita a redução dos tempos de obtenção da imagem.[6]

Várias técnicas foram descritas para sensibilizar a visualização dos nervos periféricos, especialmente a supressão de gordura, as sequências tridimensionais (3D) volumétricas e as ponderadas em difusão.[3,4,7,8]

As sequências ponderadas em T1 são excelentes para demonstrar a anatomia do nervo, possibilitando alto contraste com a gordura circunjacente. No entanto, essa sequência é limitada em termos de caracterização intraneural (Figura 1).[9] As sequências ponderadas em T2, por sua vez, demonstram variações no conteúdo de fluido no tecido endoneural. Para demonstrar melhor as características do sinal T2, são obtidos tempos de eco (TE) longos, de 30 a 90 milissegundos. A morfologia, o calibre e a configuração dos fascículos nervosos são bem demonstrados nas sequências ponderadas em T2 (Figura 2).[10]

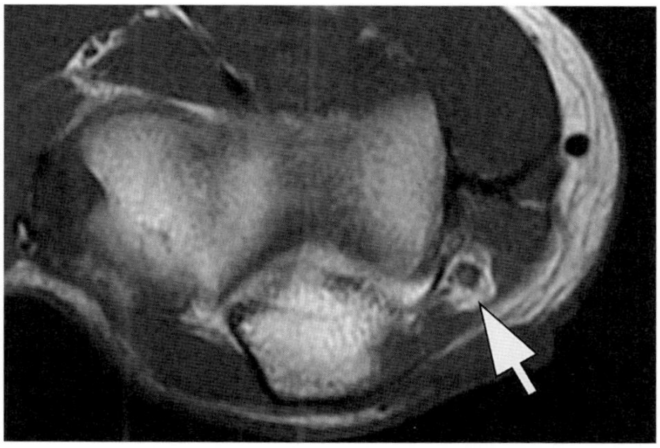

FIGURA 1
Anatomia normal do nervo. Imagem de ressonância do cotovelo no plano axial ponderada em T1 demonstra o nervo ulnar normal (seta) com alto contraste em relação à gordura circunjacente.

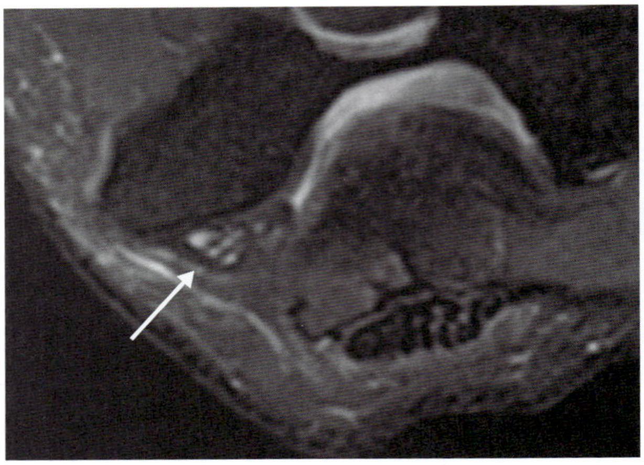

FIGURA 2
Anatomia normal do nervo. Imagem de ressonância do cotovelo no plano axial ponderada em T2 com saturação de gordura demonstra o nervo ulnar normal (seta), apresentando calibre e morfologia normais, intensidade de sinal habitual e padrão fascicular preservado.

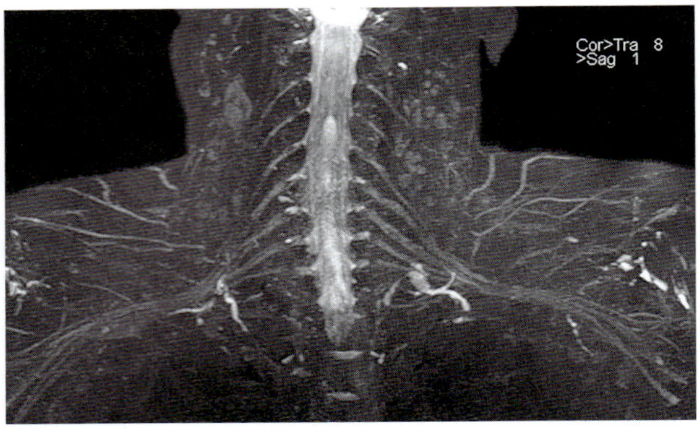

FIGURA 3
Imagem de reconstrução MIP em aquisição volumétrica STIR SPACE de um plexo braquial normal.

SEQUÊNCIAS VOLUMÉTRICAS

As sequências volumétricas 3D são essenciais para o exame dos nervos periféricos. O pequeno calibre e o trajeto tortuoso dessas estruturas permitem que imagens 3D demonstrem melhor sua anatomia e alterações de sinal quando comparadas com imagens bidimensionais da rotina. Sua desvantagem é o aumento significativo dos tempos de aquisição.

As sequências *spin*-eco volumétricas estão disponíveis nos principais fornecedores com os nomes comerciais de CUBE (GE®), SPACE (*Sampling Perfection with Application optimized contrasts using different flip angle Evolution*, Siemens®), VISTA (*Volume Isotropic Turbo Spin-echo Acquisition*, Philips®) e 3D MVOX (*Three-dimensional Multi-VOXel*, Canon®). Essas sequências oferecem uma resolução isotrópica de 1 mm em tempos de imagem aceitáveis (5 a 7 minutos) e permitem imagens pesadas em T1, T2 e DP, além das sequências *inversion recovery* (STIR, SPAIR). As reconstruções multiplanares em MIP (*maximum intensity projection*) permitem excelente visualização da anatomia do nervo, com ótimas relações sinal-ruído e contraste-ruído (Figura 3). A supressão de gordura pode ser obtida com as técnicas SPAIR ou STIR. As sequências volumétricas de gradiente-eco são reservadas para avaliar o realce pós-contraste.[11]

O uso da sequência STIR 3D com contraste pode atenuar ou suprimir o sinal das estruturas vasculares adjacentes aos nervos por redução do tempo de relaxamento T1 do sangue com o uso do contraste paramagnético[12,13] (Figura 4).

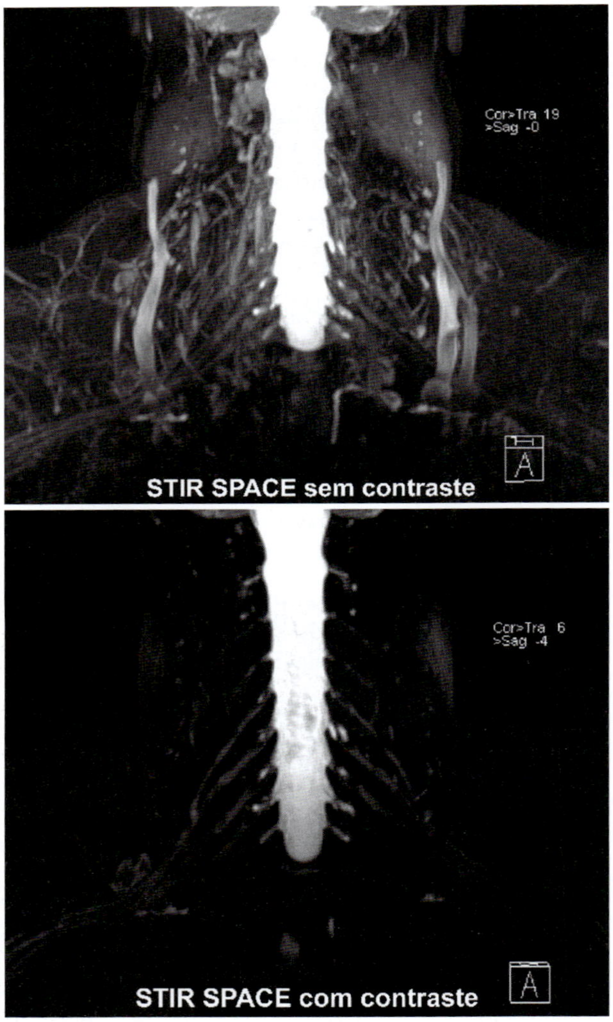

FIGURA 4
Imagens de reconstruções MIP de aquisições volumétricas STIR SPACE de um plexo braquial normal obtidas sem e com a injeção intravenosa de contraste paramagnético (gadolínio). Repare a importante supressão do sinal dos vasos após a injeção de gadolínio.

As sequências *steady-state* são baseadas em aquisições gradiente-eco rápidas e realçam o sinal de tecidos com altos tempos de relaxação T2, como os nervos periféricos.[14] As sequências FIESTA (*Fast Imaging Employing STeady-state Acquisition*, GE®), *True*-FISP (*Fast Imaging with Steady-state Precession*, Siemens®) e *Balanced* FFE (*Fast Field Echo*, Philips®) fornecem uma alta resolução de pequenos nervos periféricos e são usadas principalmente para a visualização de raízes emergentes da coluna cervical (Figura 5). As sequências MENSA (*MultiEcho iN the Steady-state Acquisition*, GE®), DESS (*Dual-Echo Steady-State*, Siemens®) e PSIF (*Reversed Steady-State Free Precession*, Siemens®) fornecem uma alta relação sinal-ruído de pequenos nervos periféricos (Figura 6).

Em virtude da difusão restrita dos nervos periféricos em comparação com os tecidos circundantes, eles são mais bem avaliados com sequências pesadas em difusão, aparecendo com alto sinal nas sequências pesadas em difusão. A fim de maximizar a relação sinal-ruído, os valores *b* na faixa de 100 a 300 mm^2 são preferidos (Figura 7).[15]

As sequências DTI (*diffusion tensor imaging*) ou tractografia ainda não são amplamente usadas na rotina clínica pela dificuldade de aquisição dos pequenos nervos periféricos e ausência de informação fisiopatológica. Sua principal utilidade ainda se baseia na avaliação de tumores de bainha neural.[16]

Em nossa opinião, o exame minimamente aceitável para avaliar uma lesão neural deve compreender uma sequência ponderada em T2 com saturação de gordura e uma sequência ponderada em T1 sem saturação de gordura em, pelo menos, um plano ortogonal ao maior eixo longitudinal do nervo (em geral é o plano axial) e com cobertura completa da lesão neural. As sequências volumétricas não são obrigatórias, porém são altamente sugeridas, em nossa opinião.

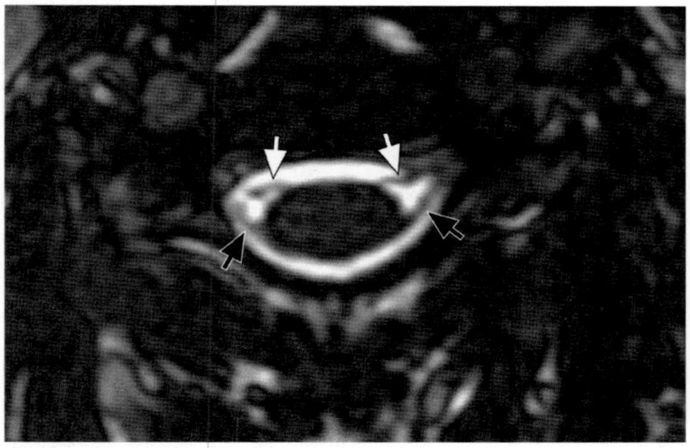

FIGURA 5
Imagem axial 3D FIESTA da coluna cervical mostra as raízes emergentes ventrais (setas brancas) e dorsais (setas pretas).

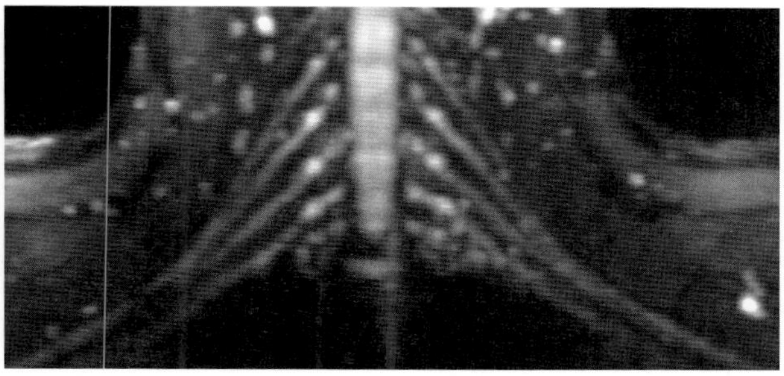

FIGURA 7
Imagem de reconstrução MIP em sequência pesada em difusão de um plexo braquial normal (valor b de 150 s/mm^2).

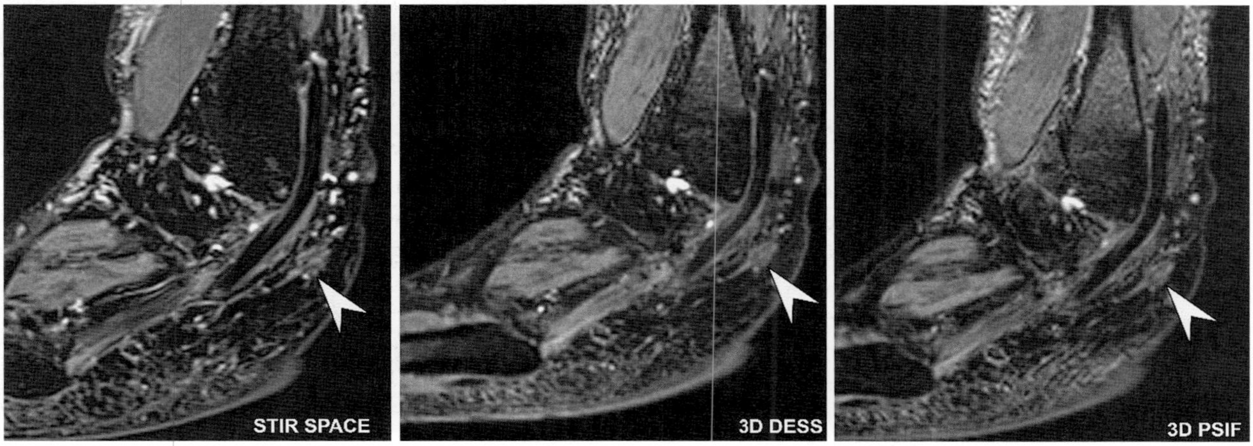

FIGURA 6
Lesão traumática do nervo sural. Imagens do tornozelo no plano sagital nas sequências 3D STIR SPACE, DESS e PSIF. Repare no nervo sural (cabeças de seta) com espessamento fusiforme e distorção arquitetural, compatível com uma lesão de alto grau (ou Sunderland IV). As sequências *steady-state* fornecem melhor conspicuidade do nervo e maior supressão das estruturas vasculares adjacentes.

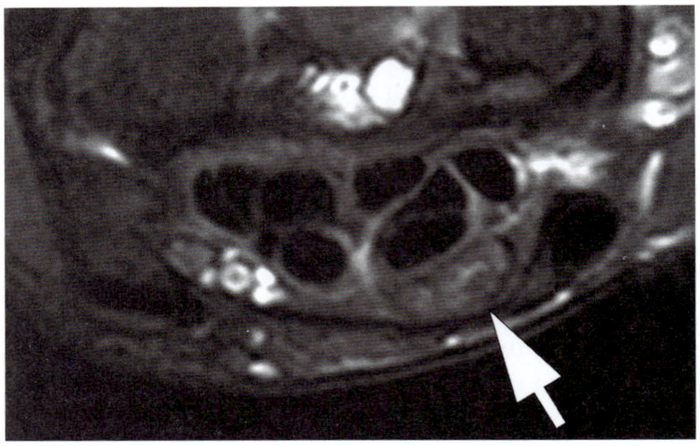

FIGURA 8
Neuropatia do mediano. Imagem axial do punho ponderada em T2 com supressão de gordura demonstrando espessamento do nervo mediano, leve aumento de sinal e perda do padrão fascicular normal (seta). Não há alterações musculares. NS-RADS: E1 M0.

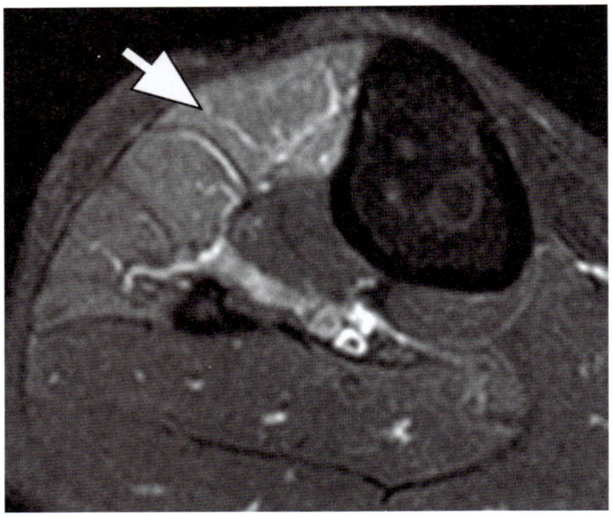

FIGURA 9
Denervação muscular aguda. Imagem axial da perna ponderada em T2 com supressão de gordura mostra edema dos músculos extensores (seta), relacionada à compressão do nervo fibular comum.

AVALIAÇÃO DOS ACHADOS DE IMAGEM

A abordagem inicial da neurografia por RM inclui a avaliação de imagens de alto campo de visão (Field Of View – FOV) para reconhecimento global da área anatômica e avaliação de condições relacionadas a uma patologia nervosa específica, como a presença de tumores, fraturas e alterações da denervação muscular (atrofia e edema). Imagens axiais *spin*-eco de rotina e imagens volumétricas 3D são usadas para diferenciar os nervos dos vasos sanguíneos adjacentes e retratar a morfologia do nervo, calibre, sinal e configuração do fascículo neural.

Nas neuropatias, o nervo permanece isointenso nas imagens ponderadas em T1, mas apresenta hipersinal em relação ao músculo nas sequências sensíveis a fluidos pelo aumento da água livre endoneural. Pode haver espessamento fusiforme ou focal, geralmente proximal ou no nível da compressão. No entanto, a neuropatia compressiva pode não levar a alterações morfológicas ou de sinal, apesar da evidência clínica de neuropatia. Ao nível da compressão, pode haver um desvio abrupto no trajeto do nervo. A avaliação do padrão fascicular é possível em nervos mais espessos que 3 mm.[17] O nervo lesado pode apresentar distorção da arquitetura fascicular normal (Figura 8). Na lesão traumática, a descontinuidade do nervo é indicativa de lesão neural de alto grau.

Podem ocorrer anormalidades de sinal em músculos desnervados. Na denervação aguda, o prolongamento dos tempos de relaxamento T2 pode ocorrer até quatro dias após a lesão do nervo e apresentar alto sinal nas sequências sensíveis a fluidos (Figura 9). A denervação crônica pode levar à atrofia e substituição gordurosa dos músculos, achado observado nas imagens ponderadas em T1 (Figura 10).[18,19]

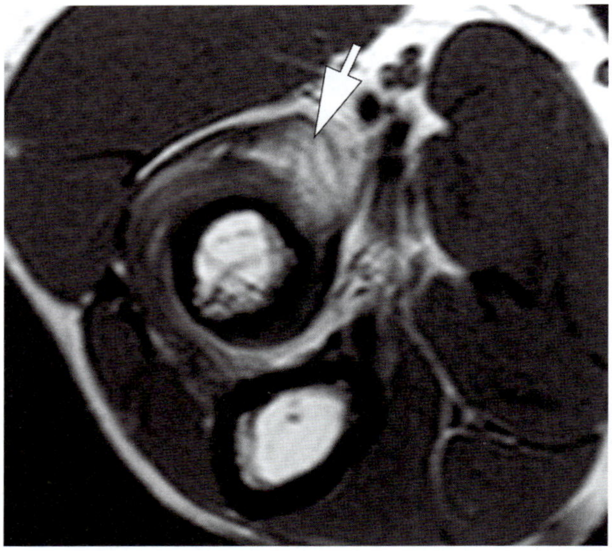

FIGURA 10
Denervação muscular crônica. Imagem axial do cotovelo ponderada em T1 mostra atrofia gordurosa do músculo supinador (seta), relacionada à compressão do nervo interósseo posterior.

LAUDO DA NEUROGRAFIA POR RESSONÂNCIA MAGNÉTICA

Com o objetivo de fornecer uma informação prognóstica e guiar o tratamento, o radiologista pode indicar no laudo uma graduação da lesão neural, correlacionando-se com as lesões de Sunderland ou Seddon (Tabela 1),[10,19] para proporcionar um prognóstico ao médico solicitante:

TABELA 1 Classificação de Sunderland correlacionada à histologia, ao aspecto de ressonância, à classificação de Seddon e ao prognóstico

Classificação de Sunderland	Histologia	Neurografia por RM	Ressonância do músculo	Classificação de Seddon	Prognóstico
Grau 1	Lesão da bainha de mielina (axônio intacto)	Aumento de sinal e calibre	Normal	Neuropraxia	Nervo pode se regenerar
Grau 2	Lesão axonal (endoneuro intacto)	Aumento de sinal e calibre	Denervação	Axoniotmese	Nervo pode se regenerar
Grau 3	Lesão do endoneuro	Aumento de sinal e calibre	Denervação	Axoniotmese	Nervo pode se regenerar
Grau 4	Lesão do perineuro	Neuroma-em--continuidade, perda do padrão fascicular	Denervação	Axoniotmese	Pouca chance de regeneração do nervo
Grau 5	Transecção completa do nervo	Transecção neural, pode ter neuroma de amputação	Denervação	Neurotmese	O nervo não se regenera

1. **Lesão de baixo grau (neuropraxia ou Sunderland grau I):** nervo com continuidade preservada, com alto sinal e sem espessamento (Figura 11).
2. **Lesão de grau intermediário (axoniotmese ou Sunderland grau II/III):** nervo com continuidade preservada, espessado e com alto sinal (Figura 12).
3. **Lesão de alto grau (Sunderland grau IV):** nervo contínuo, com alteração abrupta do calibre, distorção arquitetural dos fascículos e alto sinal (Figura 6).
4. **Lesão severa (neurotmese ou Sunderland grau V):** transecção do nervo ou avulsão da raiz nervosa com ou sem a formação de um neuroma de amputação (Figura 13).

LAUDO SISTEMATIZADO (NS-RADS)

Com o objetivo de uniformizar as descrições dos achados de imagem e os diagnósticos na neurografia por RM, além de diminuir as falhas na comunicação

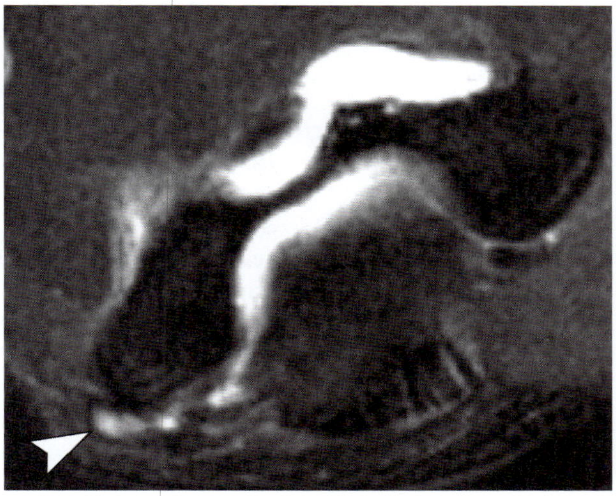

FIGURA 11
Subluxação do nervo ulnar com lesão de baixo grau. Imagem axial do cotovelo ponderada em T2 com supressão de gordura mostra nervo ulnar subluxado no ápice do epicôndilo medial com leve aumento de sinal, sem alteração do calibre (cabeça de seta), compatível com lesão de baixo grau (neuropraxia ou Sunderland grau I). Não há nenhuma alteração muscular. NS-RADS: E1 M0.

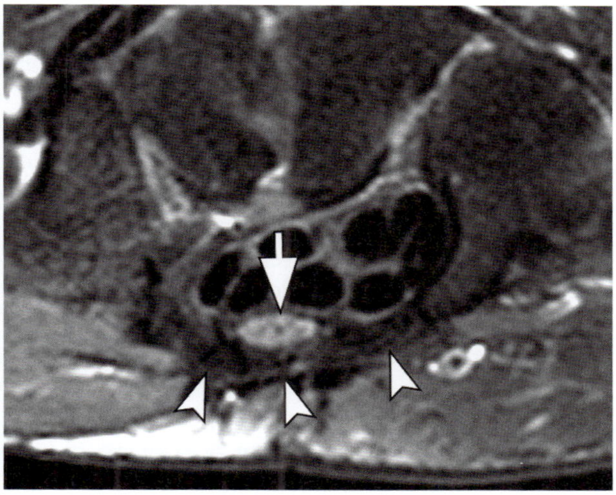

FIGURA 12
Síndrome do túnel do carpo pós-operatória. Imagem axial do punho ponderada em T2 com supressão de gordura mostra retináculo flexor incompletamente seccionado e com tecido fibroso (cabeças de seta). O nervo mediano está espessado e com alto sinal (seta), indicando lesão de grau intermediário (axoniotmese ou Sunderland grau II/III). Não há alterações musculares. NS-RADS: PI3 M0.

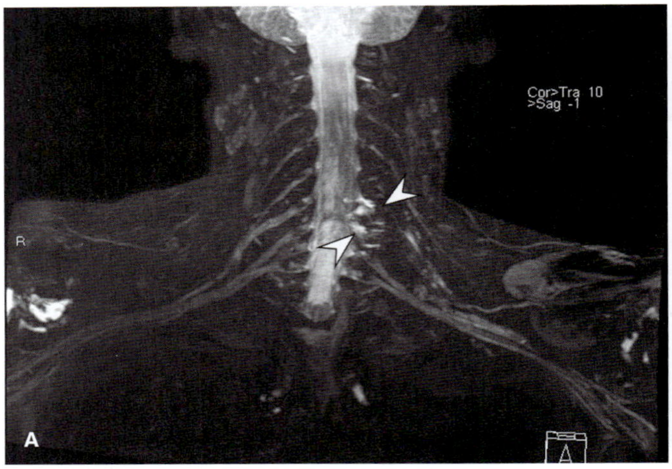

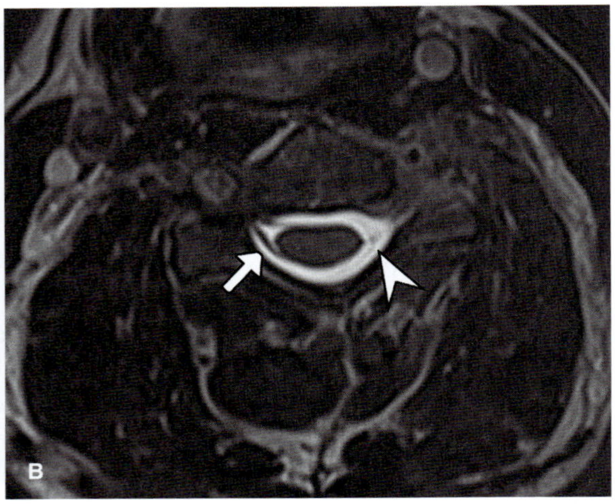

FIGURA 13
Avulsão traumática do plexo braquial. A: imagem de reconstrução coronal MIP em aquisição volumétrica STIR SPACE do plexo braquial mostra ausência de sinal das raízes nervosas esquerdas de C5 e C6 (cabeças de setas em A), indicando lesão severa com avulsão neural (neurotmese ou Sunderland grau V). B: imagem axial FISP confirma a avulsão pré-ganglionar de C5 do lado esquerdo (cabeça de seta em B). Compare com as raízes pré-ganglionares dorsal e ventral normais do lado direito (seta). A avaliação da denervação muscular não foi possível, pois os músculos da cintura escapular não estão no campo de visão do exame. NS-RADS: I5 MNOS.

relacionadas ao manejo dos pacientes, foi proposto um sistema de relatório estruturado e classificação das neuropatias periféricas baseadas na RM, denominado NS-RADS (*Neuropathy Score Reporting and Data System*).[20,21]

Terminologia

Com o objetivo de uniformizar a terminologia relacionada às doenças de nervos periféricos, alguns termos foram definidos:

- **Neuropatia:** termo genérico para qualquer lesão de nervo.
- **Neurite:** realce do nervo após administração de contraste paramagnético em suspeitas clínicas de neuropatias inflamatórias ou infecciosas.
- **Lesão neural de segmento curto:** anormalidade focal de sinal e/ou calibre do nervo estendendo-se por 2 a 6 cm.
- **Lesão neural de segmento longo**: acometimento mais extenso do nervo, > 6 cm de extensão, indicativo de uma lesão neural difusa.

Classificação

O NS-RADS envolve a classificação das alterações musculares e os diferentes tipos de patologias de nervos, denominados injúria (I), neoplasia (N), compressão (E, de *entrapment*), neuropatia difusa (D), pós-intervenção (PI) e não especificado (NOS). Dentro de cada uma dessas classes, uma subclassificação define a gravidade e a extensão da alteração neural (Tabela 2).

Se o exame de neurografia por RM não for minimamente aceitável (qualidade técnica inadequada, cobertura incompleta da lesão ou falta de alguma sequência essencial), é considerado um NS-RADS N-O. O exame normal em termos de nervos periféricos e músculos é denominado NS-RADS N-U.

Injúria do nervo (I)

NS-RADS I-1 a I-5 correspondem aos achados de imagens considerando a classificação de Sunderland. Em termos práticos, é difícil fazer a distinção entre as subclassificações I-2 e I-3, e o termo I-2/3 pode ser utilizado. O subtipo I-4 é representado por um neuroma-em-continuidade. O subtipo I-5 é a transecção completa do nervo (Figura 13).

Neoplasia do nervo (N)

NS-RADS N-1 a N-4 definem a agressividade do tumor neural. Em N1 (definitivamente benigno), o tumor apresenta continuidade com o nervo ou se localiza em sua periferia, tendo os aspectos de imagem clássicos de um tumor de bainha neural ou tumor neural, sem necrose associada (Figura 14). Em N2 (provavelmente benigno), o tumor pode apresentar conteúdo cístico e calcificações, mas sem necrose, representando classicamente um schwannoma antigo. O tumor N-3 (provavelmente maligno) apresenta sinais de malignidade que incluem crescimento rápido (em exame evolutivo), degeneração mixoide, edema peritumoral, necrose, hemorragia e realce heterogêneo ao contraste paramagnético. O subtipo N-4 (recidiva) representa alterações pós-terapêuticas com tumor recidivado.

Neuropatia compressiva (E)

NS-RADS E1 (compressão leve) e E2 (compressão moderada) ocorrem quando, na suspeita clínica de uma compressão nervosa, o nervo apresenta hipersinal focal/de segmento curto leve (E1) ou moderado (E2) no sítio da compressão (Figuras 8 e 11). Na prática, a distinção entre NS-RADS E1 e E2 é desafiadora. O subtipo E3 (compressão severa) define hipersinal e achatamento do nervo no nível da compressão, espessamentos proximal e distal à compressão.

TABELA 2 Descrição do NS-RADS

Classe e subclasse	Descrição
I (injúria do nervo)	
I-1	Sunderland grau 1
I-2	Sunderland grau 2
I-3	Sunderland grau 3
I-4	Sunderland grau 4
I-5	Sunderland grau 5
N (neoplasia do nervo)	
N-1	Definitivamente benigno
N-2	Provavelmente benigno
N-3	Provavelmente maligno
N-4	Recidiva
E (*entrapment* – compressão do nervo)	
E-1	Leve
E-2	Moderada
E-3	Severa
D (neuropatia difusa)	
D-1	Mononeuropatia
D-2	Polineuropatia
PI (pós-intervenção)	
PI-1	Quase normal
PI-2	Possível neuropatia persistente
PI-3	Definitivamente persistente ou agravamento da neuropatia
NOS	Diagnóstico incerto ou achados indeterminados

Neuropatia difusa (D)

NS-RADS D1 (mononeuropatia) caracteriza hipersinal em um segmento longo de um único nervo (Figura 15). O subtipo D2 (polineuropatia) acomete múltiplos nervos, unilateral ou bilateral.

Pós-intervenção (PI)

Esta classificação é utilizada após uma cirurgia ou outro procedimento intervencionista. O subtipo PI-1 (quase normal) é caracterizado por leve hipersinal, com ou sem alteração de calibre depois de um procedimento, indicando alterações pós-manipulação. O subtipo PI-2 (possível neuropatia persistente) demonstra possível melhora com hipersinal persistente. Em PI-3 (definitivamente persistente ou agravamento da neuropatia), há piora das alterações de sinal e/ou calibre do nervo em relação ao exame pré-procedimento, representando lesões iatrogênicas ou recidiva da neuropatia (Figura 12). Os casos de fibrose pós-operatória estão mais relacionados com PI-2 e PI-3.

NS-RADS NOS

Ocorre quando os achados são incaracterísticos, não há história clínica disponível ou diagnóstico indeterminado. É utilizado quando o radiologista não consegue fazer o diagnóstico da alteração neural.

Classificação das alterações musculares (M)

Alterações musculares relacionadas à denervação são avaliadas pela classe M e demonstram a progressão e gravidade da denervação na área de distribuição do nervo avaliado (Tabela 3).

TABELA 3 Classificação NS-RADS para as lesões musculares

M (alteração muscular)	Descrição
M-0	Músculo normal
M-1	Edema muscular
M-2	Edema muscular e leve substituição gordurosa/atrofia muscular
M-3	Substituição gordurosa parcial/completa. Atrofia muscular moderada/severa
M-NOS	Dúvida se é denervação ou miopatia. Miopatia não incluída no campo de visão do exame

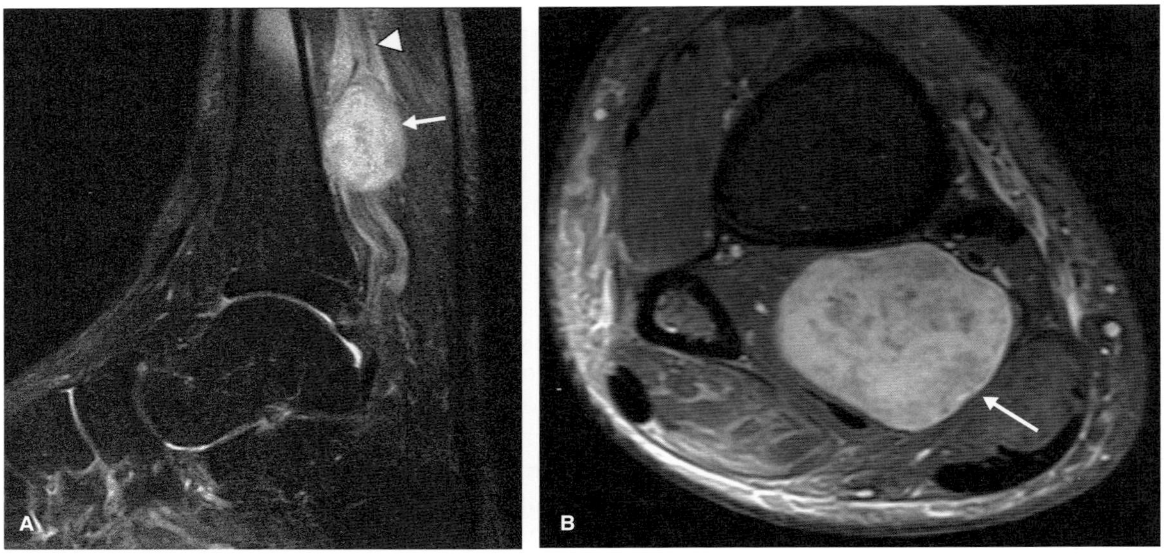

FIGURA 14

Neoplasia de nervo. Imagens sagital (A) e axial (B) ponderadas em T2 com saturação de gordura do tornozelo demonstram lesão tumoral (setas) localizada na periferia do nervo tibial posterior (cabeça de seta), com conteúdo homogêneo, sugestivo de um tumor de bainha neural benigno, sem denervação muscular. NS-RADS: N1 M0. O paciente foi submetido a ressecção do tumor, cujo exame anatomopatológico confirmou um schwannoma benigno.

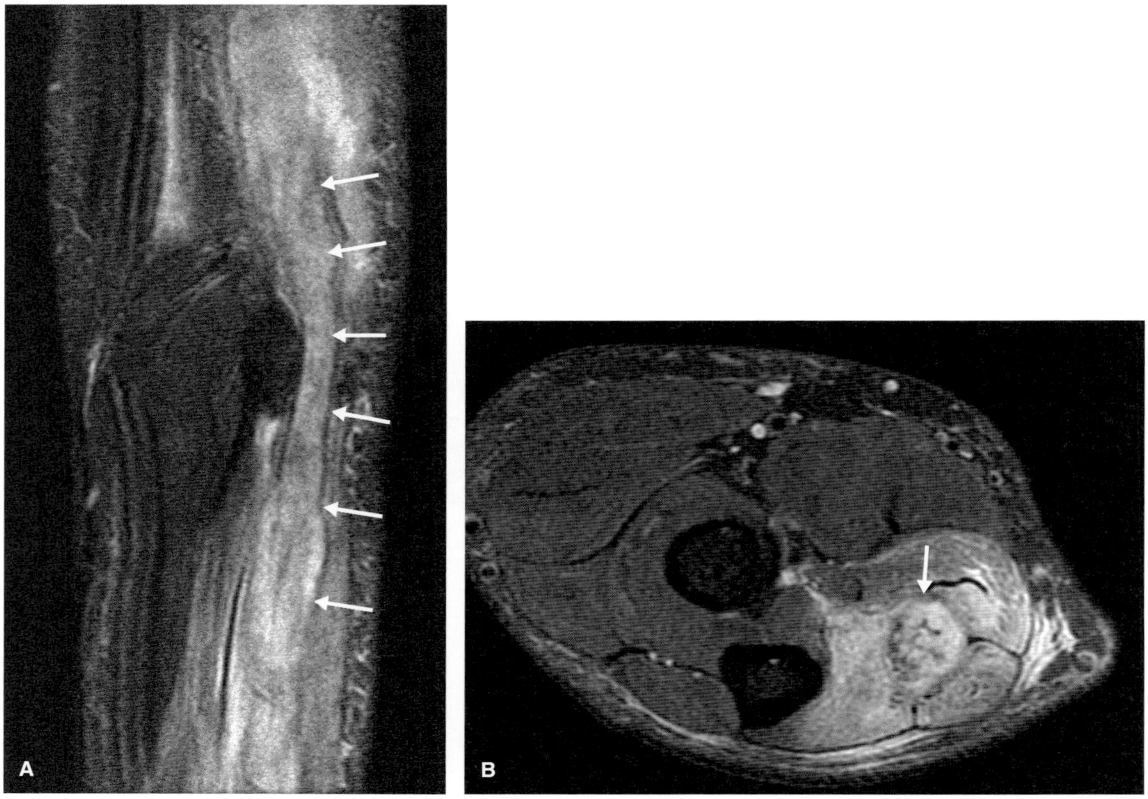

FIGURA 15

Neuropatia difusa. Imagens sagital (A) e axial (B) ponderadas em T2 com saturação de gordura do cotovelo evidenciam espessamento difuso de um segmento longo do nervo ulnar (setas), com acentuado edema da musculatura circunjacente, sem evidências de denervação muscular no território do nervo ulnar. NS-RADS: D1 M0, sugestivo de uma reação reversa da hanseníase, confirmado na investigação clínica.

CONSIDERAÇÕES FINAIS

O domínio das técnicas adequadas de RM para obtenção de uma imagem satisfatória do nervo periférico e o conhecimento dos achados normais e anormais são condições essenciais para o diagnóstico das alterações dos nervos periféricos pela neurografia por RM. O uso de um laudo estruturado como o NS-RADS uniformiza as descrições e atenua as falhas na comunicação.

REFERÊNCIAS

1. Howe FA, Filler AG, Bell BA, Griffiths JR. Magnetic resonance neurography. Magn Reson Med. 1992;28(2):328-38.
2. Aagaard BD, Maravilla KR, Kliot M. MR neurography. MR imaging of peripheral nerves. Magn Reson Imaging Clin N Am. 1998;6(1):179-94.
3. Aagaard BD, Maravilla KR, Kliot M. Magnetic resonance neurography: magnetic resonance imaging of peripheral nerves. Neuroimaging Clin N Am. 2001;11(1):viii, 131-46.
4. Kuntz C 4th, Blake L, Britz G, Filler A, Hayes CE, Goodkin R, et al. Magnetic resonance neurography of peripheral nerve lesions in the lower extremity. Neurosurgery. 1996;39(4):750-6; discussion 756-7.
5. Dailey AT, Tsuruda JS, Filler AG, Maravilla KR, Goodkin R, Kliot M. Magnetic resonance neurography of peripheral nerve degeneration and regeneration. Lancet. 1997;350(9086):1221-2.
6. Chhabra A, Zhao L, Carrino JA, Trueblood E, Koceski S, Shteriev F, et al. MR neurography: advances. Radiol Res Pract. 2013;2013:809568.
7. Filler AG, Maravilla KR, Tsuruda JS. MR neurography and muscle MR imaging for image diagnosis of disorders affecting the peripheral nerves and musculature. Neurol Clin. 2004;22(3):643-82, vi-vii.
8. Grant GA, Goodkin R, Maravilla KR, Kliot M. MR neurography: diagnostic utility in the surgical treatment of peripheral nerve disorders. Neuroimaging Clin N Am. 2004;14(1):115-33.
9. Bordalo-Rodrigues M, Rosenberg ZS. MR imaging of entrapment neuropathies at the elbow. Magn Reson Imaging Clin N Am. 2004;12(2):247-63, vi.
10. Chalian M, Chhabra A. Top-10 tips for getting started with magnetic resonance neurography. Semin Musculoskelet Radiol. 2019;23(4):347-60.
11. Chhabra A, Flammang A, Padua A, Carrino JA, Andreisek G. Magnetic resonance neurography: technical considerations. Neuroimaging Clin N Am. 2014;24(1):67-78.
12. Chen WC, Tsai YH, Weng HH, Wang SC, Liu HL, Peng SL, Chen CF. Value of enhancement technique in 3D-T2-STIR images of the brachial plexus. J Comput Assist Tomogr. 2014;38(3):335-9.
13. Wang X, Harrison C, Mariappan YK, Gopalakrishnan K, Chhabra A, Lenkinski RE, Madhuranthakam AJ. MR neurography of brachial plexus at 3.0 T with robust fat and blood suppression. Radiology. 2017;283(2):538-46.
14. Chavhan GB, Babyn PS, Jankharia BG, Cheng HL, Shroff MM. Steady-state MR imaging sequences: physics, classification, and clinical applications. Radiographics. 2008;28(4):1147-60.
15. Takahara T, Hendrikse J, Yamashita T, Mali WP, Kwee TC, Imai Y, Luijten PR. Diffusion-weighted MR neurography of the brachial plexus: feasibility study. Radiology. 2008;249(2):653-60.
16. Martín Noguerol T, Barousse R, Gómez Cabrera M, Socolovsky M, Bencardino JT, Luna A. Functional MR neurography in evaluation of peripheral nerve trauma and postsurgical assessment. Radiographics. 2019;39(2):427-46.
17. Andreisek G, Chhabra A. MR neurography: pitfalls in imaging and interpretation. Semin Musculoskelet Radiol. 2015; 19(2):94-102.
18. Chhabra A. Peripheral MR neurography: approach to interpretation. Neuroimaging Clin N Am. 2014;24(1):79-89.
19. Chhabra A, Ahlawat S, Belzberg A, Andreseik G. Peripheral nerve injury grading simplified on MR neurography: as referenced to Seddon and Sunderland classifications. Indian J Radiol Imaging. 2014;24(3):217-24.
20. Chhabra A, Deshmukh SD, Lutz AM, Fritz J, Sneag DB, Mogharrabi B, et al. Neuropathy Score Reporting and Data System (NS-RADS): MRI reporting guideline of peripheral neuropathy explained and reviewed. Skeletal Radiol. 2022;51(10):1909-22.
21. Chhabra A, Deshmukh SD, Lutz AM, Fritz J, Andreisek G, Sneag DB, et al. Neuropathy score reporting and data system: a reporting guideline for MRI of peripheral neuropathy with a multicenter validation study. AJR Am J Roentgenol. 2022;219(2):279-91.

3

Avaliação clínica das lesões dos nervos periféricos

Marcelo Rosa de Rezende
Ricardo Cartolano

INTRODUÇÃO

A compreensão do acometimento das lesões dos nervos periféricos só é possível com o conhecimento anatômico das estruturas neurais que vão conduzir o impulso nervoso.[1] A área onde esse impulso vai atuar, seja ela motora, seja sensitiva, segue padrões predefinidos, que devem ser de conhecimento dos profissionais que avaliam pacientes com acometimento de nervos periféricos. A partir da emergência das raízes nervosas do segmento axial medular, vamos ter uma rede de condutores eferentes e aferentes, levando e trazendo informações, que vão ser devidamente decodificadas pelo sistema nervoso central.

Através de fibras motoras eferentes, há o comando para que haja a contração muscular, ao passo que as fibras sensitivas aferentes retornarão as informações referentes à identificação de estímulos sensitivos em áreas específicas, definidas na região cutânea como dermátomos. Apesar de possíveis variações anatômicas, pode-se supor que existe um padrão que correlaciona um nervo específico a uma função motora ou mesmo a um estímulo de uma área sensitiva. Dessa forma, o conhecimento anatômico dessas correlações permite, com uma boa margem de segurança, definir a estrutura neural acometida, bem como sua localização topográfica.

Assim, serão apresentados os sinais clínicos que poderão ser obtidos a partir do exame físico detalhado do paciente e que permitem identificar o nervo acometido e eventualmente graduar a extensão da lesão.[2] Como premissa básica da medicina, a avaliação clínica detalhada é fundamental,[3] e os exames eletrofisiológicos ou mesmo de imagem serão complementos importantes na confirmação da suspeita clínica, bem como mais detalhes sobre a localização do acometimento e eventual estadiamento da lesão.

FISIOPATOLOGIA DA LESÃO NEURAL

O tipo de lesão poderá estar relacionado a uma condição traumática e que, portanto, envolveu uma energia de grau variável, em que se pode ou não ter uma solução de continuidade do revestimento cutâneo. Por outro lado, pode-se ter uma situação compressiva da estrutura neural, de forma intrínseca ou extrínseca, acarretando uma compressão nervosa caracterizada por alterações dos testes de sensibilidade, sintomas parestésicos e/ou paréticos concomitantes às alterações histopatológicas. Na medida em que a compressão nervosa ocorre, há alterações desses três parâmetros, que estão diretamente relacionados à progressão ou à persistência do processo compressivo.[4]

No início, os sinais de compressão somente aparecem quando se realizam manobras provocativas, realizando-se movimentos que levam a um aumento da pressão sobre o nervo no sítio de compressão, o que estará associado ao quadro de parestesia temporária e edema endoneural do nervo acometido.[5] Se houver persistência da compressão, o quadro de parestesia e perda de força se torna constante, associado à atrofia muscular, histologicamente caracterizado pelo espessamento do tecido intersticial do nervo, denotando um processo de cronicidade. O quadro final será caracterizado inicialmente pela desmielinização focal do nervo acometido, seguida de uma evolução para um quadro difuso.

É importante ressaltar que, nas compressões crônicas, de longa evolução, pode-se ter alteração estrutural definitiva e, portanto, déficits sensitivo e motor irreversíveis, a despeito de eventual descompressão cirúrgica.

AVALIAÇÃO CLÍNICA DOS MEMBROS SUPERIORES

Anamnese

No espectro das lesões nervosas, existem as de causas traumáticas,[6] em que se observa um agente externo que leva ao acometimento do nervo em graus variáveis. Segundo a classificação de Seddon,[7] tem-se:

- **Neuropraxia:** quando ocorre apenas a lesão focal da bainha de mielina ao redor dos axônios, tipicamente reversível, sendo que a melhora ocorre dentro de dias ou semanas com resolução completa
- **Axoniotmese:** lesão direta dos axônios, contudo com integridade do tecido conectivo neural (bainha de Schwann, perineuro e endoneuro). Ainda é possível ocorrer a regeneração espontânea do nervo, no entanto deverá ser incompleta e demorar vários meses.
- **Neurotmese:** lesão completa do axônio e estruturas adjacentes, que se apresentam descontínuas. A regeneração espontânea não é possível.

Nas lesões não traumáticas, o acometimento do nervo ocorre por um processo inflamatório intrínseco ou por fatores extrínsecos locais, que levam a diferentes níveis de lesão estrutural.[8] Neste caso, sabe-se que existe uma íntima correlação entre o grau de compressão e a lesão tecidual, que se refletirá clinicamente nas manifestações sensitivas e motoras, que poderão ser confirmadas por exame clínico cuidadoso e testes específicos.[1]

Na fase compressiva inicial, as queixas do paciente são de episódios de dor e parestesia intermitente, que aparecerão ao serem feitas as manobras provocativas.[9,10] Se a compressão nervosa persistir, ocorre um espessamento do tecido conectivo que permeia os fascículos; neste caso, os episódios de parestesia e fraqueza muscular se tornam persistentes, com alterações sensitivas nos testes estáticos.[5] Na fase final do processo compressivo ocorre a desmielinização, que poderá ser localizada ou difusa, culminando com a degeneração walleriana, em que serão observados sinais evidentes de atrofia muscular e aumento do padrão observado no teste de dois pontos de discriminação.[2]

Os sintomas relacionados ao acometimento nervoso poderão variar de forma significativa, desde um quadro localizado a dores difusas. Nas causas traumáticas, o diagnóstico pode ser facilitado pela localização da lesão; no entanto, nas compressões nervosas, é necessário questionar o paciente sobre o início dos sintomas, sua progressão temporal e sinais clínicos de acometimento distal.[11]

Considerando os vários pontos em potencial para ocorrência de compressão de nervos periféricos, fatores posturais, atividades de repetição ou mudanças de hábitos relacionados à vida diária devem ser pesquisados, pois muitas vezes eles reproduzem situações compressivas dos nervos.[12]

Os pacientes em geral referem sensação de choque ou dormência e uma dor do tipo queimação ou "agulhada". Alguns aspectos devem ser investigados, como a associação da dor com determinados períodos ou atividades, por exemplo no período menstrual, em que as mudanças hormonais levam a alterações dos moduladores da dor e da transmissão sensitiva, agravadas pelo edema perineural, que poderá levar a uma compressão neural.[12]

O agravamento dos sintomas no período noturno pode estar relacionado ao decúbito horizontal e a longos períodos na mesma posição. Um exemplo bastante comum é os dos sintomas noturnos associados à síndrome do túnel do carpo ou à neuropatia compressiva do nervo ulnar no cotovelo, agravados pela habitual atitude em flexão de punho e cotovelo, respectivamente, descrita como posição fetal.

Doenças ou condições que estejam associadas a alterações hormonais, como distúrbios da tireoide, diabetes, gestação ou mesmo ganho de peso excessivo, estão mais comumente relacionadas ao surgimento de sintomas compressivos neurais. No caso do diabetes, a possível neurite difusa é agravada em áreas com potencial anatômico favorável à compressão neural, como no caso do nervo ulnar no cotovelo e do nervo mediano no canal carpiano.

A presença de possíveis processos expansivos, relacionados ao crescimento de massa tumoral, sempre devem ser considerados, tanto para aqueles que já tenham um histórico para tal como sendo parte do processo investigativo de um diagnóstico primário, cabendo então recorrer aos exames de imagem.

O questionário básico para pacientes com suspeita de comprometimento neural deve incluir a identificação do sítio primário da dor e sua possível irradiação, fatores que levam a sua piora ou melhora, principalmente relacionados à postura. Neste caso, eventuais mudanças recentes de hábitos posturais ou atividades repetitivas podem dar subsídios para uma eventual suspeita clínica.

Entender o processo inicial da dor e sua forma evolutiva em uma linha temporal fornece dados na tentativa de identificar o foco do problema. Como relatado previamente, o quadro compressivo crônico levará a alterações sensitivas ou tróficas musculares, dando subsídios bastante consistentes para o diagnóstico final.

Pode-se afirmar que, em geral, o diagnóstico de uma síndrome compressiva está camuflado na história relatada pelo paciente, cabendo ao profissional da saúde ordenar a queixa e correlacioná-la à anatomia de possíveis alterações sensitivas e motoras.

Dor

A dor em pacientes com acometimento de nervos periféricos pode ser bastante variável, podendo ser localizada ou difusa.[13] O quadro doloroso poderá vir acompanhado de um conjunto de alterações, que pode caracterizar uma distrofia simpática reflexa, que muitas vezes teve seu surgimento relacionado a uma lesão primária de nervo periférico (distrofia simpaticorreflexa – DSR).[14] Neste caso, o diagnóstico é feito a partir de um conjunto de sintomas, caracterizado por rigidez articular, alterações tróficas de pele e unha, associadas a um quadro doloroso, muitas vezes difuso, e que sugere ao paciente a necessidade de evitar o movimento do membro.[15] Entretanto, o tratamento da DSR envolve não só o uso de medicações analgésicas potentes, mas principalmente a necessidade de um intenso processo de reabilitação, que deve ser instituído o mais precocemente possível. Trata-se de buscar retirar o paciente do círculo vicioso da dor que suscita o imobilismo e o agravamento do quadro doloroso. Como agravante, há o comprometimento do aspecto psicológico relacionado à condição de dor crônica, sendo, portanto, outra faceta da distrofia que merece especial atenção.

A mensuração da dor apresentada pelo paciente pode ser feita utilizando vários métodos e questionários.[16] À semelhança do que ocorre com o uso da escala da British Medical Research Council (BMRC) para avaliação da força muscular, para a mensuração da dor, dispomos da Escala Visual Analógica (EVA), que, por ser objetiva e de fácil execução, é de longe a mais utilizada.[17] Por meio de uma escala de dor que varia de 0 (nenhuma dor) até 10 (dor de máxima intensidade), ao paciente é sugerido que faça uma mensuração da dor a partir de um questionamento oral ou mesmo visual – neste último, a partir de uma escala métrica, ele deverá assinalar o ponto de intensidade da dor, uma vez que se trata de uma avaliação visual e analógica.

Teste de sensibilidade

A avaliação da sensibilidade tem grande importância para o diagnóstico do nervo acometido, a partir do delineamento da área de alteração sensitiva.[18] A sensibilidade cutânea é dada a partir de receptores sensoriais que, a partir de estímulos, enviarão mensagens aferentes. O aumento do limiar sensitivo é a primeira manifestação das alterações sensoriais cutâneas, sendo necessário o uso do diapasão para caracterizar essa alteração.[19,20] Somente nos acometimentos mais severos dos nervos é que vamos observar alterações do teste de dois pontos de discriminação.[21]

Como testes disponíveis,[22] há o uso de monofilamentos, proposto por Semmes-Weinstein, que, a partir de dez variáveis e feito de forma comparativa com o lado contralateral, permite o estadiamento da sensibilidade ao toque (de pressão).[23] Os testes de vibração permitem avaliar o limiar dos receptores de adaptação rápida, sendo o diapasão o melhor instrumental para isso.[24]

O teste estático ou dinâmico dos dois pontos de discriminação avalia a sensibilidade discriminatória. Estudos apontam para uma forte correlação entre os bons resultados de dois pontos de discriminação com teste de identificação de objetos.[25] A partir de um aparelho padronizado, há uma escala de 2 a 15 mm, em que a menor distância que permite a identificação dos dois pontos fornecerá subsídios para eventuais alterações (o normal é em torno de 7 mm).[26]

Os testes provocativos estimulam o desencadeamento dos sintomas sensitivos a partir de posições extremas que em última instância levam ao aumento da pressão sobre o nervo avaliado. O teste de Phallen para o túnel do carpo e o da hiperflexão do cotovelo favorecem o surgimento dos sintomas relacionados à compressão do nervo mediano e do nervo ulnar, respectivamente.

Ao longo de seu percurso, desde a emergência radicular até o extremo distal os nervos podem ser acometidos, o que poderá ser identificado pelas alterações sensitivas e motoras específicas que permitirão localizar o sítio de lesão.

Lesões nervosas próximas à emergência das raízes nervosas podem ser caracterizadas utilizando o mapeamento dos dermátomos (Figura 1) ou o acometimento

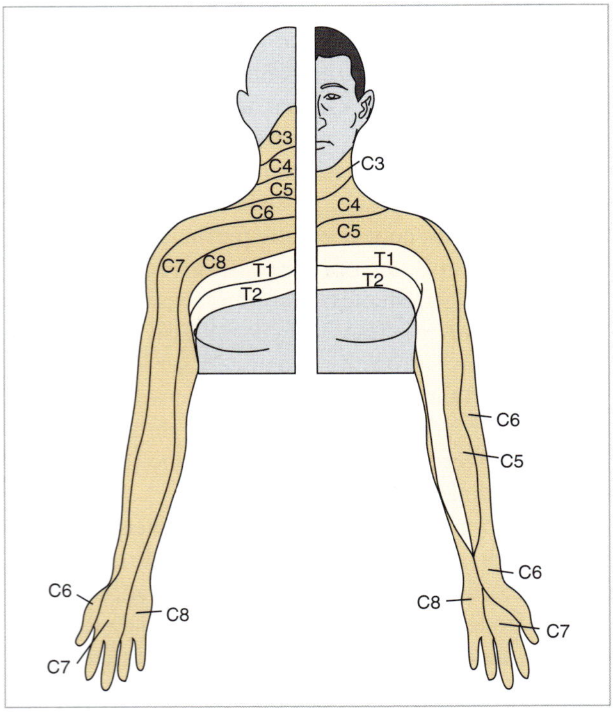

FIGURA 1
Representação esquemática dos dermátomos do membro superior (face posterior/anterior).

de grupamentos musculares (Tabela 1). Dessa forma, dermátomos são áreas de pele inervadas por fibras nervosas sensitivas (um único par de raízes por região), que se originam de um único gânglio nervoso dorsal da coluna vertebral, ao passo que miótomos são áreas musculares inervadas por fibras nervosas motoras (um único par de raízes por região), que se originam de um núcleo gânglio nervoso ventral da coluna vertebral.

À semelhança dos dermátomos, há uma correlação muito estreita entre a raiz e os músculos acometidos, o que também permite a identificação do sítio de lesão neural.

Nas lesões mais distais, devem-se avaliar os nervos individualmente, levando em conta qual o músculo acometido e as áreas sensitivas correspondentes. A seguir é apresentado um breve sumário dos principais nervos do membro superior e suas áreas de inervação:

- **Nervo axilar:** responsável pela inervação do músculo deltoide e área sensitiva no bordo lateral do ombro.
- **Nervo radial:** desce o braço inferolateralmente com a artéria braquial profunda no sulco do nervo radial. Antes de entrar no sulco, dá ramos para as cabeças longa e lateral do músculo tríceps braquial. Quando alcança a margem lateral do úmero, perfura o septo intermuscular lateral e continua inferiormente no compartimento anterior do braço entre os músculos braquial e braquiorradial até o nível do epicôndilo lateral do úmero, onde se divide em ramos superficial (sensitivo) e profundo (motor). Responsável pela extensão do cotovelo/punho e dedos. A área sensitiva corresponde à região dorsal do polegar e 2º dedo.
- **Nervo musculocutâneo:** depois de perfurar o músculo coracobraquial, passa no intervalo entre os músculos bíceps e braquial e, depois de suprir esses três músculos, torna-se o nervo cutâneo lateral do antebraço, que continua através da face anterior do cotovelo para suprir uma grande área de pele do antebraço. O nervo musculocutâneo é o grande responsável pela flexão do cotovelo.

TABELA 1 Tabela de correlação entre as raízes cervicais altas e o movimento que elas proporcionam

Raiz nervosa	Movimento
C1-C2	Flexão do pescoço
C3	Flexão lateral do pescoço
C4	Elevação do ombro
C5	Abdução do braço
C6	Flexão do cotovelo e extensão do punho
C7	Extensão do cotovelo e flexão do punho
C8	Extensão e desvio ulnar do polegar
T1	Abdução do quinto dedo (mindinho)

- **Nervo mediano:** corre ao lado da artéria braquial até o meio do braço, onde cruza para o lado medial e faz contato com o músculo braquial. Desce para a fossa cubital, onde se situa profundamente à aponeurose do bíceps. Responsável pela flexão do 1º, 2º e 3º dedos, além de abdução e oponência do polegar. A área sensitiva inclui a parte volar do polegar, 2º e 3º dedos
- **Nervo ulnar:** passa pelo sulco do nervo ulnar, situado entre o epicôndilo medial e o olécrano, onde é superficial, sendo facilmente palpável e, portanto, vulnerável à lesão. Fornece ramos articulares para a articulação do cotovelo e penetra no antebraço entre as duas cabeças do nervo flexor ulnar do carpo. Além de inervar a musculatura extrínseca dos flexores profundos do 4º e 5º dedos + flexor ulnar do carpo, é responsável pela inervação de grande parte da musculatura intrínseca da mão. Área sensitiva associada à face volar do 4º e 5º dedos. No caso de lesão alta do nervo ulnar, também se observa alteração sensitiva na região dorsoulnar da mão, dado o comprometimento do nervo sensitivo ulnar que emerge antes da entrada do nervo ulnar no canal de Guyon, no punho.

Testes motores

A ocorrência da atrofia muscular está associada a uma lesão traumática aguda ou a um longo processo compressivo nervoso, caracterizado como severo. Diferentemente dos testes sensitivos capazes de detectar fases precoces da compressão nervosa, as alterações tróficas musculares somente vão ocorrer no momento da degeneração walleriana.

A avaliação motora permite que se faça uma mensuração qualitativa e quantitativa de um músculo ou grupamento muscular. Dentre as inúmeras classificações que tentam estadiar a lesão nervosa, existem a BMRC, que, a despeito de ter sido proposta em 1943, ainda é a mais utilizada, especialmente em artigos científicos.[27] Ela gradua a força muscular de um músculo ou grupamento muscular em cinco tipos, que variam de uma função zero, caracterizada pela ausência de movimento ou esboço de contração, até o tipo 5, em que a força é normal. Por ser uma avaliação com um grande componente de subjetividade, está sujeita à variação de interpretação; no entanto, por ser simples, objetiva e de fácil realização, a despeito das imperfeições, tem sido a mais utilizada. Assim, tem-se M-0 quando não há qualquer contração muscular, M-1 quando existe um leve esboço de contração, M-2 na vigência de movimento contra a gravidade, M3 quando da contração muscular contra a gravidade, M-4, o mesmo que ocorre em M-3 mesmo quando se força um movimento de resistência e, por fim, M5, com retorno integral da força muscular.

SINAIS E TESTES ESPECÍFICOS

Nervo ulnar

Sinal de Duchenne

Observa-se uma hiperextensão das articulações metacarpofalangianas do 4º e 5º dedos, acompanhada de uma flexão de articulação interfalângica proximal e distal. Esse sinal poderá ser potencializado ao realizar a flexão do punho (sinal de André-Thomas).

Teste de Egawa

Caracteriza a deficiência dos músculos interósseos, quando se solicita que, com a mão espalmada sobre uma mesa, o paciente faça a elevação do terceiro dedo, seguida da tentativa de desviá-lo para o lado radial e ulnar. A impossibilidade de realização desse movimento caracteriza o comprometimento dos músculos interósseos.

Teste de Froment

Solicita-se que o paciente tente segurar uma folha de papel entre o polegar e o 2º dedo, sem realizar a flexão da interfalângica do polegar. No caso da lesão do nervo ulnar, observa-se uma grande dificuldade de realizar essa manobra, havendo uma tendência do paciente a realizar a flexão no sentido de segurar o papel. Isso se deve ao comprometimento da musculatura adutora do polegar. Nos casos de lesão parcial do nervo ulnar, pode-se realizar este teste de forma comparativa em relação ao lado contralateral.

Sinal de Wartenberg

Ocorre a incapacidade do paciente em realizar o movimento de adução ativa do dedo mínimo quando este estiver em extensão. Isso se deve à ação abdutora do extensor próprio do dedo mínimo e à incapacidade funcional do interósseo palmar.

Sinal de Bouvier

Neste caso, observa-se que o paciente não consegue realizar a extensão da articulação interfalângica do dedo na posição de hiperextensão da metacarpofalângica (MTCF); no entanto, consegue realizar o movimento quando se faz a flexão da MTCF. Este sinal caracteriza a ausência de musculatura intrínseca da mão e de integridade da musculatura extensora extrínseca.

Nervo mediano

Teste de Tinel

Neste caso, realiza-se a percussão digital no trajeto do nervo mediano proximal à prega flexora distal do punho e o paciente relata a sensação de "um choque".

Teste de Durkan

Neste caso, realiza-se a digitopressão sobre o nervo mediano proximal à prega flexora distal do punho por 30 segundos, quando, em caso positivo, o paciente relata o surgimento de sensação de dormência (parestesia) no território do nervo mediano.

Teste de Phalen

Solicita-se que o paciente realize a flexão dos punhos, tendo como anteparo o dorso das mãos, e mantenha essa posição por 1 minuto. Em caso positivo, o paciente relata o surgimento de sensação de dormência no território do nervo mediano.

AVALIAÇÃO CLÍNICA DOS MEMBROS INFERIORES

Introdução

Os membros inferiores são compostos por quatro partes: os quadris, as coxas, as pernas e os pés. Têm como principal função a capacidade de sustentar o peso do corpo e proporcionar a locomoção.[28]

Sua inervação, tanto sensitiva quanto motora, se origina dos plexos lombar e sacral. O plexo lombar, formado dentro do músculo psoas, é composto por ramos anteriores das raízes L1 a L4. O plexo sacral, por sua vez, situa-se anterior ao músculo piriforme, sendo formado por ramos anteriores das raízes L4 a S3.[29] Qualquer acometimento nesses plexos, seja na região radicular, seja nos nervos periféricos, pode ocasionar alterações de sensibilidade ou fraqueza muscular, o que implica dificuldades para sustentação e marcha.

A avaliação clínica dos membros inferiores, focada no exame neurológico, é dividida em três etapas: testes motores, testes de sensibilidade e testes de reflexos. Com base nos achados do exame físico e no conhecimento anatômico, é possível identificar possíveis lesões de raízes ou de seus nervos periféricos.

Desenvolvimento

O exame físico neurológico minucioso dos membros inferiores auxilia no diagnóstico de condições que interferem no correto funcionamento da transmissão de sinal através dos nervos, podendo estas ser causadas por traumas, síndromes compressivas, infecções ou qualquer outra agressão ao tecido neurológico.

Uma forma de exame neurológico simplificada, porém bastante eficiente, foi desenvolvida pela American Spinal Injury Association (ASIA – Figura 2), que identificou os elementos mínimos essenciais para a avaliação de pacientes com trauma raquimedular. A função

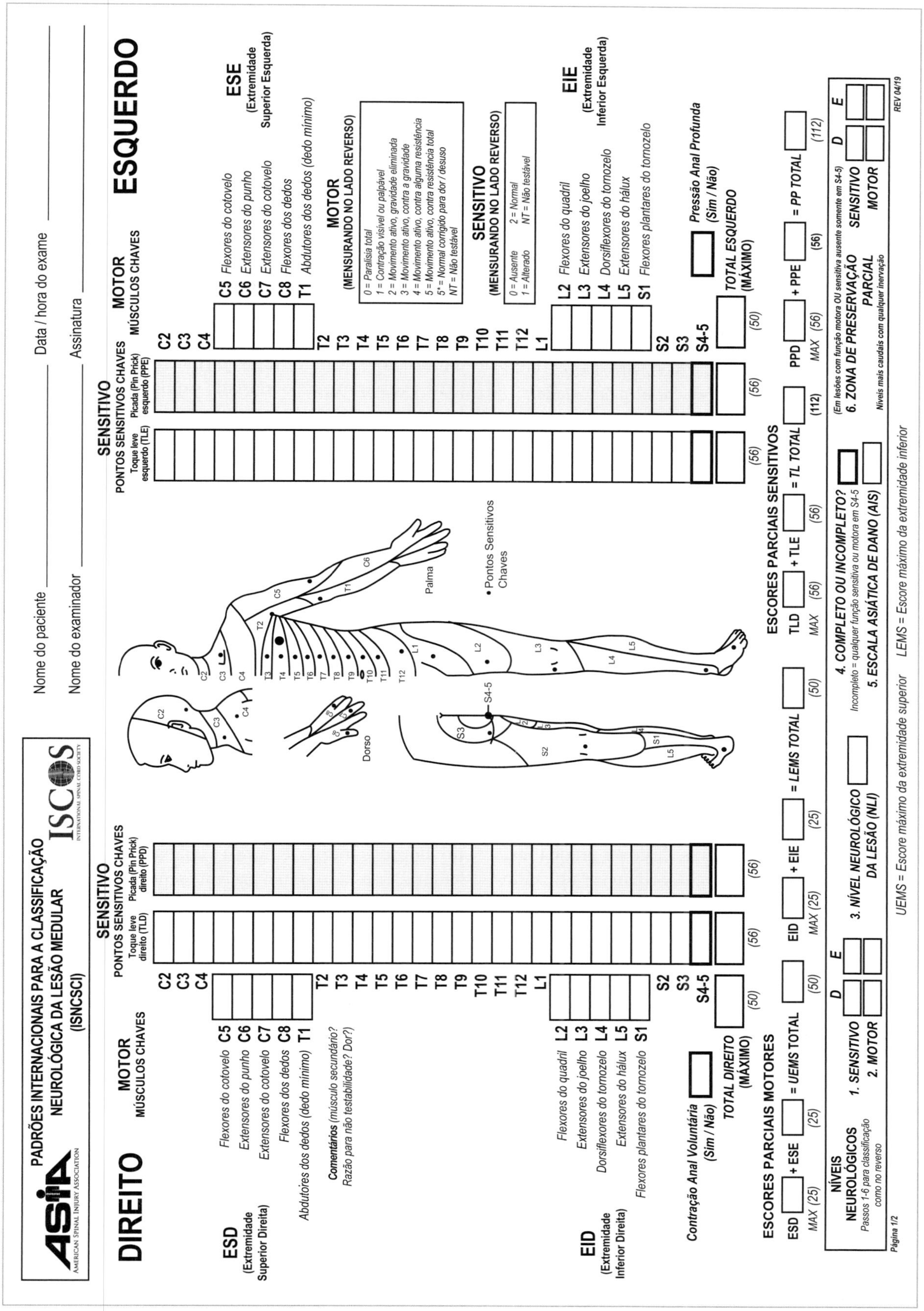

ASIA — American Spinal Injury Association | ISCOS — International Spinal Cord Society

PADRÕES INTERNACIONAIS PARA A CLASSIFICAÇÃO NEUROLÓGICA DA LESÃO MEDULAR (ISNCSCI)

Nome do paciente ______ Data / hora do exame ______

Nome do examinador ______ Assinatura ______

DIREITO

MOTOR — MÚSCULOS CHAVES | SENSITIVO — PONTOS SENSITIVOS CHAVES: Toque leve direito (TLD), Picada (Pin Prick) direito (PPD)

ESD (Extremidade Superior Direita): Flexores do cotovelo C5; Extensores do punho C6; Extensores do cotovelo C7; Flexores dos dedos C8; Abdutores dos dedos (dedo mínimo) T1

C2, C3, C4, T2, T3, T4, T5, T6, T7, T8, T9, T10, T11, T12, L1, S2, S3, S4-5

Comentários (músculo secundário? Razão para não testabilidade? Dor?)

EID (Extremidade Inferior Direita): Flexores do quadril L2; Extensores do joelho L3; Dorsiflexores do tornozelo L4; Extensores do hálux L5; Flexores plantares do tornozelo S1

Contração Anal Voluntária (Sim / Não)

TOTAL DIREITO (MÁXIMO) (50) (56) (56)

ESQUERDO

MOTOR — MÚSCULOS CHAVES | SENSITIVO — PONTOS SENSITIVOS CHAVES: Toque leve esquerdo (TLE), Picada (Pin Prick) esquerdo (PPE)

ESE (Extremidade Superior Esquerda): C5 Flexores do cotovelo; C6 Extensores do punho; C7 Extensores do cotovelo; C8 Flexores dos dedos; T1 Abdutores dos dedos (dedo mínimo)

EIE (Extremidade Inferior Esquerda): L2 Flexores do quadril; L3 Extensores do joelho; L4 Dorsiflexores do tornozelo; L5 Extensores do hálux; S1 Flexores plantares do tornozelo

Pressão Anal Profunda (Sim / Não)

TOTAL ESQUERDO (MÁXIMO) (56) (56) (50)

MOTOR (MENSURANDO NO LADO REVERSO)
0 = Paralisia total
1 = Contração visível ou palpável
2 = Movimento ativo, gravidade eliminada
3 = Movimento ativo, contra a gravidade
4 = Movimento ativo, contra alguma resistência
5 = Movimento ativo, contra resistência total
5* = Normal corrigido para dor / desuso
NT = Não testável

SENSITIVO (MENSURANDO NO LADO REVERSO)
0 = Ausente
1 = Alterado
2 = Normal
NT = Não testável

• Pontos Sensitivos Chaves — Dorso — Palma

ESCORES PARCIAIS MOTORES
ESD ___ + ESE ___ = UEMS TOTAL ___ ; MAX (25) (25) (50)
EID ___ + EIE ___ = LEMS TOTAL ___ ; MAX (25) (25) (50)

ESCORES PARCIAIS SENSITIVOS
TLD ___ + TLE ___ = TL TOTAL ___ ; MAX (56) (56) (112)
PPD ___ + PPE ___ = PP TOTAL ___ ; MAX (56) (56) (112)

NÍVEIS NEUROLÓGICOS — Passos 1-6 para classificação como no reverso
1. SENSITIVO (D, E)
2. MOTOR (D, E)
3. NÍVEL NEUROLÓGICO DA LESÃO (NLI)
4. COMPLETO OU INCOMPLETO? — Incompleto = qualquer função sensitiva ou motora em S4-5
5. ESCALA ASIÁTICA DE DANO (AIS)
6. ZONA DE PRESERVAÇÃO PARCIAL (Em lesões com função motora OU sensitiva ausente somente em S4-5) — SENSITIVO, MOTOR (D, E) — Níveis mais caudais com qualquer inervação

UEMS = Escore máximo da extremidade superior   LEMS = Escore máximo da extremidade inferior

Página 1/2   REV 04/19

FIGURA 2
Formulário de avaliação adaptado da American Spinal Injury Association.

motora é avaliada por dez pares de miótomos, sendo cinco deles correspondentes aos membros inferiores. Já a função sensitiva foi dividida em 28 pares de dermátomos, dos quais 10 (L1 a L5 e S1 a S5) estão localizados nos membros inferiores.[30]

A avaliação da motricidade é realizada por meio de manobras de oposição, nas quais o examinador fará resistência aos movimentos solicitados ao paciente. O exame deve ser feito no sentido craniocaudal, comparando um lado com o outro. A força é graduada de 0 a 5:

ESCALA DE FORÇA MUSCULAR:

0: nenhuma contração visível.
1: presença de contração sem movimento.
2: movimento ativo com eliminação da gravidade.
3: amplitude total de movimento contra a gravidade, mas não contra a resistência.
4: movimento ativo contra a gravidade e a resistência.
5: força normal.

Apesar de não existirem provas específicas para determinar a força muscular de cada raiz, os músculos a serem examinados foram escolhidos por serem inervados, preferencialmente, por determinadas raízes, e de fácil avaliação.

MÚSCULOS AVALIADOS PARA AS RAÍZES LOMBARES:

L2: flexor do quadril.
L3: extensor do joelho.
L4: dorsiflexor do tornozelo.
L5: extensor longo do hálux.
S1: flexor plantar do tornozelo.

A sensibilidade é testada com o toque leve e com uma agulha em todos os dermátomos. Pode ser graduada de 0 a 2. Alguns marcos anatômicos podem ser utilizados como referência aos dermátomos correspondentes.[30]

ESCALA DE SENSIBILIDADE:

0 = ausente.
1 = comprometido.
2 = normal.

DERMÁTOMOS E MARCOS ANATÔMICOS:

L2: porção anteromedial da coxa.
L3: côndilo medial femoral.
L4: maléolo medial.
L5: porção proximal do hálux.
S1: superfície lateral do calcanhar.
S2: linha média da fossa poplítea.
S3: tuberosidade isquiática.
S4 e S5: área perianal.

Anatomia nervosa – quadril e coxa

O plexo lombar é composto pelos ramos anteriores das raízes de L1 a L4, podendo ser dividido em divisões anterior e posterior. A divisão anterior dá origem aos nervos subcostal (T12), ílio-hipogástrico (L1), ilioinguinal (L1), genitofemoral (L1-L2) e obturatório (L2-L4). Já os nervos cutâneo femoral lateral (L2-L3) e femoral (L2-L4) se originam da divisão posterior.

O plexo sacral é mais largo e está situado mais caudal em relação ao plexo lombar, sendo composto pelas raízes de L4 a S3, também dividido em divisão anterior e posterior. A divisão anterior origina os nervos para o músculo quadrado femoral (L4-S1), nervo para o músculo obturador interno (L5-S2), nervo pudendo (S2-S4) e nervo para o músculo isquiococcígeo (S3-S4). Já a divisão posterior é composta pelos nervos glúteo superior (L4-S1), glúteo inferior (L5-S2) e nervo para o músculo piriforme (S1-S2).

O nervo isquiático (L4-S3) é o maior nervo do corpo, sendo formado por dois componentes do plexo sacral: tibial (divisão anterior) e fibular (divisão posterior). O nervo cutâneo femoral posterior (S1-S3) também tem contribuições de ambas as divisões.[29] Os nervos clúnios superiores (L1-L3) e mediais (S1-S3) não fazem parte do plexo sacral, porém fornecem sensibilidade às regiões das nádegas e sacral.

Exame físico

O exame neurológico motor do quadril visa avaliar a integridade do suprimento nervoso de quatro grupamentos musculares: flexores, extensores, abdutores e adutores do quadril. A força é graduada de 0 a 5.

O grupamento flexor é composto pelo flexor primário iliopsoas (nervo femoral) e o flexor secundário reto femoral. É testado com o paciente sentado na maca, com as pernas para fora. Solicita-se que seja realizada a flexão do quadril contra a resistência imposta pelo examinador.

O músculo glúteo máximo (nervo glúteo inferior) é o extensor primário do quadril, sendo testado com o paciente em decúbito ventral, quando ele realiza uma força contra a resistência, afastando sua coxa da maca.

Novamente com o paciente sentado, pode ser testada a musculatura abdutora do quadril, composta pelo abdutor primário músculo glúteo médio (nervo glúteo superior) e o secundário, músculo glúteo mínimo. O examinador deve apoiar as mãos nas faces laterais dos joelhos e solicitar que o paciente realize a abdução das coxas contra a resistência.

Por fim, o teste dos adutores é realizado também com o paciente sentado, com as mãos do examinador posicionadas na face interna dos joelhos, quando é solicitado que o paciente faça adução dos membros. Esse grupamento é composto pelo adutor primário, que é o adutor longo (nervo obturatório) e os adutores secundários curto, magno, grácil e pectíneo.[30]

O exame sensitivo pode ser feito baseado nos dermátomos T10 a S2, referentes à pelve e ao quadril. Em relação aos nervos periféricos, o genitofemoral inerva a região anteromedial proximal da coxa, o obturatório dá sensibilidade à região inferomedial da coxa, o cutâneo femoral lateral é responsável pela região lateral da coxa, o femoral inerva a região anteromedial da coxa e o cutâneo femoral posterior dá sensibilidade à região posterior da coxa.[29] Não existem reflexos a serem testados na pelve.

Anatomia nervosa – joelho e perna

No terço inferior da coxa ocorre a divisão do nervo isquiático em nervos tibial e fibular comum. O nervo tibial (L4-S3) desce entre as cabeças do músculo gastrocnêmio e vai em direção ao tornozelo, passando pelo compartimento posterior profundo. O nervo fibular comum (L4-S2) se divide em dois ramos: nervo fibular profundo, que segue no compartimento anterior da perna com a artéria tibial anterior, e nervo fibular superficial, que segue no compartimento lateral da perna.

O nervo safeno (L2-L4), que é ramo do nervo femoral, tem seu trajeto superficial à fáscia do músculo sartório e emite um ramo infrapatelar. Por fim, o nervo sural é formado a partir dos nervos cutâneo sural medial (nervo tibial) e cutâneo sural lateral (nervo fibular), tendo seu trajeto na região subcutânea da face posterolateral da perna.

Exame físico

O exame neurológico motor do joelho tem como objetivo o teste da musculatura flexora e extensora da perna. Com o paciente sentado na maca, apoia-se a mão do examinador na região anterior da perna e solicita-se que o paciente realize a extensão contra a resistência do joelho. Este teste visa avaliar a força do quadríceps femoral, que é inervado pelo nervo femoral (L2-L4).

Para realizar o teste do grupamento flexor do joelho, o paciente é colocado em decúbito ventral e solicita-se que realize a flexão do joelho contra a resistência imposta pelo examinador no terço distal posterior da perna. Os músculos semitendíneo e semimembranáceo são inervados pela divisão tibial do nervo isquiático (L5-S2), enquanto o músculo bíceps femoral tem sua cabeça longa também inervada pela divisão tibial do nervo isquiático e a cabeça curta é inervada pela divisão fibular comum do nervo isquiático (L5-S2). Os três músculos participam da flexão do joelho.[28]

O exame sensitivo do joelho e perna visa avaliar os dermátomos de L3 a S2. O nervo femoral/safeno (L4) inerva a região medial da perna. A região lateral da perna é inervada pelo nervo fibular comum (L5), através de seus ramos nervos cutâneo sural lateral e fibular superficial. O nervo cutâneo sural medial, ramo do nervo tibial (S1), é responsável pela sensibilidade da região posterolateral proximal da perna, enquanto o nervo sural dá sensibilidade à parte posterolateral distal da perna.[29] O reflexo patelar é realizado com o paciente sentado na maca, joelhos flexionados a 90° e pernas pendentes. Realiza-se a percussão do tendão patelar com um martelo e é esperado que haja extensão dos joelhos. As raízes responsáveis por esse reflexo são L3 e L4.

Com o paciente em decúbito ventral, é possível testar o reflexo dos músculos semitendíneo e bíceps femoral. Os joelhos devem estar levemente flexionados para relaxar a musculatura posterior da coxa. Coloca-se o polegar sobre o tendão do músculo a ser testado e é feita a percussão do tendão. A resposta esperada é a flexão do joelho, onde as raízes L5 e S1 participam do reflexo do músculo semitendíneo enquanto as raízes S1 e S2 participam da resposta do bíceps femoral.[30]

Anatomia nervosa – tornozelo e pé

O nervo tibial (L4-S3) tem seu trajeto posterior ao maléolo medial, no túnel do tarso, e divide-se em nervos plantar medial e plantar lateral para a face plantar. O nervo plantar medial segue medialmente pelo pé na segunda camada plantar e, quando comprimido, pode causar dor na região medial e no arco do pé. O nervo plantar lateral emite um ramo para o músculo abdutor do dedo mínimo, seguindo lateralmente na segunda camada plantar.

O nervo fibular profundo segue pelo compartimento anterior da perna e divide-se em ramos motor (lateral) e sensitivo (medial). Já o nervo fibular superficial encontra-se no compartimento lateral da perna, cruzando anteriormente a aproximadamente 12 cm do maléolo lateral, em direção ao dorso do pé.

Também fazem parte da inervação sensitiva do pé o nervo safeno (L2-L4) e o nervo sural.[29]

Exame físico

Uma forma simplificada de realizar o exame motor do tornozelo e pé é solicitar que o paciente caminhe na ponta dos pés e, em seguida, com o calcanhar. Este teste avalia tanto a musculatura responsável pela flexão plantar como o grupamento que realiza a dorsiflexão do tornozelo.

Com o paciente sentado na maca, com as pernas pendentes, apoia-se a mão do examinador sobre a face plantar do pé e solicita-se que o paciente realize a flexão plantar contra a resistência. O músculo tríceps sural (nervo tibial) é o flexor plantar primário, enquanto os músculos tibial posterior, fibular longo, flexor longo dos dedos, flexor longo do hálux e plantar são os flexores secundários.

Mantendo o paciente na mesma posição, o examinador posiciona a mão no dorso do pé e solicita que o paciente realize a dorsiflexão. Os músculos tibial anterior (nervo fibular profundo) e extensor longo dos dedos (nervo fibular profundo), quando acionados simultaneamente, realizam a dorsiflexão do pé, anulando suas ações individuais de inversão e eversão. Como dorsiflexores secundários há os músculos extensor longo do hálux e fibular terceiro.

O movimento de inversão do pé é realizado pelo músculo tibial posterior, com auxílio dos inversores secundários tríceps sural e flexor longo dos dedos. Já o movimento de eversão é feito pelos músculos fibular longo e fibular curto.[30]

A musculatura intrínseca do pé está dividida em quatro camadas plantares e uma dorsal. Na primeira camada plantar, há o abdutor do hálux (nervo plantar medial), que realiza a abdução do hálux, o flexor curto dos dedos (nervo plantar medial), que flexiona os quatro dedos laterais, e o abdutor do dedo mínimo (nervo plantar lateral), que abduz o dedo mínimo.

A segunda camada é composta pelo quadrado plantar (nervo plantar lateral), que ajuda o flexor longo dos dedos a realizar a flexão dos dedos, e os músculos lumbricais, que flexionam a articulação metatarsofalangiana e estendem a articulação interfalangiana. O primeiro lumbrical é inervado pelo nervo plantar medial, enquanto os três restantes são inervados pelo nervo plantar lateral.

Na terceira camada encontram-se o flexor curto do hálux (nervo plantar medial), o adutor do hálux (nervo plantar lateral) e o flexor curto do dedo mínimo (nervo plantar lateral).

Na quarta camada estão presentes os três interósseos plantares que fazem adução dos dedos, flexão da articulação metatarsofalangiana e extensão da articulação interfalangiana, e quatro interósseos dorsais, que realizam abdução dos dedos. Todos os interósseos são inervados pelo nervo plantar lateral.

Por fim, na camada dorsal estão presentes o extensor curto do hálux e o extensor curto do dedo mínimo, inervados pelo nervo fibular profundo.[29] A avaliação sensitiva do pé deve ser feita de forma cautelosa, especialmente em pacientes com doenças sistêmicas como diabetes ou insuficiência arterial periférica, nas quais a sensibilidade tátil é a primeira a ser alterada e deve ser avaliada através do monofilamento.

A região dorsal do pé é inervada por três nervos. O nervo fibular superficial abrange praticamente todo o dorso do pé, com exceção da área em torno da primeira comissura, que é inervada pelo nervo fibular profundo. Além dos nervos fibulares superficial e profundo, o nervo sural dá sensibilidade para a região lateral do calcanhar e a região lateral do pé.

A face plantar tem sua inervação sensitiva dividida em cinco áreas. O nervo tibial se divide em três, emitindo ramos calcâneos mediais, que dão sensibilidade ao calcâneo, nervo plantar medial, que dá sensibilidade à região medial da face plantar do pé e dos dedos, até metade do 4º dedo, e nervo plantar lateral, que inerva a região lateral da face plantar do pé e dos dedos. Na parte medial do tornozelo e arco do pé tem-se a inervação do nervo safeno, enquanto a parte lateral do tornozelo é inervada pelo nervo safeno.[29]

A presença de disestesia no dorso, com irradiação para a primeira comissura, associada a sinal de Tinel na região dorsomedial do pé, é sugestiva de compressão do nervo fibular profundo, recebendo o nome de síndrome do túnel do tarso.

A busca de processos inflamatórios ou expansivos na região intermetatarsal, onde os nervos digitais comuns estão localizados, pode ser feita pelo teste da compressão do antepé. Com uma mão, o examinador prende as cabeças metatarsais enquanto aplica uma pressão plantar na região suspeita com o polegar da outra mão. Caso haja um estalido associado com disestesia, isso é chamado sinal de Mulder, que pode corresponder à presença do neuroma de Morton.[30]

A pesquisa do reflexo aquileu é feita pela percussão do tendão de Aquiles, em que o esperado é a realização da flexão plantar do pé. Esse reflexo é mediado pela raiz de S1.

CONSIDERAÇÕES FINAIS

Se forem observados todos os dados obtidos por uma boa anamnese, com a realização de avaliação da função motora e sensitiva, pode-se afirmar que há uma grande chance de identificação do nervo acometido e mesmo sua localização.

Nas lesões traumáticas, a avaliação clínica é fundamental, para que se possa indicar um procedimento cirúrgico ou mesmo avaliar o resultado de cirurgias reconstrutivas nervosas. Da mesma forma, nas síndromes compressivas a eficácia da terapêutica proposta, cirúrgica ou não, poderá ser aferida com o exame clínico evolutivo utilizando os diferentes testes.

REFERÊNCIAS

1. DeSouza RM, Choi D. Peripheral nerve lesions. Neurosurgery. 2012;30.
2. Menorca RMG, Fussell TS, Elfar JC. Nerve physiology. Mechanisms of injury and recovery. Hand Clin. 2013;29(3):317-30.
3. MacDermid J. Accuracy of clinical tests used in the detection of carpal tunnel syndrome: a literature review. J Hand Ther. 1991;4(4):169-76.
4. Tang DT, Barbour JR, Davidge KM, Yee A, Mackinnon SE. Nerve entrapment: update. Plast Reconstr Surg. 2015;135(1).
5. Szabo RM, Gelberman RH. The pathophysiology of nerve entrapment syndromes. J Hand Surg Am. 1987;12(5).
6. Markus J, van Montfoort M, de Jong JR, de Beer SA, Aronica EMA, Gorter RR. Histopathologic examination of resected nerves from children with anterior cutaneous nerve entrapment syndrome: Clues for pathogenesis? J Pediatr Surg. 2020;55(12).
7. Spinner M, Spencer PS. Nerve compression lesions of the upper extremity. A clinical and experimental review. Clin Orthop Relat Res. 1974;(104):46-67.
8. Fern R, Harrison PJ. The effects of compression upon conduction in myelinated axons of the isolated frog sciatic nerve. J Physiol. 1991;432(1).
9. Gelberman RH, Yamaguchi K, Hollstien SB, Winn SS, Heidenreich FP, Bindra RR, et al. Changes in interstitial pressure and cross-sectional area of the cubital tunnel and of the ulnar nerve with flexion of the elbow: An experimental study in human cadavera. J Bone Jt Surg. 1998;80(4).
10. Novak CB, Lee GW, Mackinnon SE, Lay L. Provocative testing for cubital tunnel syndrome. J Hand Surg Am. 1994;19(5).
11. Novak CB, Mackinnon SE. Evaluation of nerve injury and nerve compression in the upper quadrant. J Hand Ther. 2005;18(2).
12. Mackinnon SE, Novak CB. Pathogenesis of cumulative trauma disorder. J Hand Surg Am. 1994;19(5).
13. Harden RN, Oaklander AL, Burton AW, Perez RSGM, Richardson K, Swan M, et al. Complex regional pain syndrome: Practical diagnostic and treatment guidelines, 4th edition. Pain Med (United States). 2013;14(2).
14. Bruehl S. An update on the pathophysiology of complex regional pain syndrome. Anesthesiology. 2010;113.
15. Jensen MP, Chodroff MJ, Dworkin RH. The impact of neuropathic pain on health-related quality of life: review and implications. Neurology. 2007;68.
16. Novak CB, Katz J. Neuropathic pain in patients with upper-extremity nerve injury. Physiother Canada. 2010;62(3).
17. Novak CB, Anastakis DJ, Beaton DE, Katz J. Evaluation of pain measurement practices and opinions of peripheral nerve surgeons. Hand. 2009;4(4).
18. Novak CB, Mackinnon SE, Ivan Williams J, Kelly L. Establishment of reliability in the evaluation of hand sensibility. Plast Reconstr Surg. 1993;92(2).
19. Dale AM, Novak CB, Mackinnon SE. Utility of vibration thresholds in patients with brachial plexus nerve compression. Ann Plast Surg. 1999;42(6).
20. Dellon AL. Clinical use of vibratory stimuli to evaluate peripheral nerve injury and compression neuropathy. Plast Reconstr Surg. 1980;65(4).
21. Hermann RP, Novak CB, Mackinnon SE. Establishing normal values of moving two-point discrimination in children and adolescents. Dev Med Child Neurol. 1996;38(3).
22. Patel MR, Bassini L. A comparison of five tests for determining hand sensibility. J Reconstr Microsurg. 1999; 15(7).
23. Bell J. Light touch-deep pressure testing using Semmes-Weinstein monofilaments. In: Hunter JM, Jaeger SH, Mackin EJ. Rehabilitation of the hand. 3. ed. St. Louis/Toronto: C.V. Mosby Company; 1989.
24. de Krom MCTFM, Knipschild PG, Spaans F, Kester ADM. Efficacy of provocative tests for diagnosis of carpal tunnel syndrome. Lancet. 1990;335(8686).
25. Dellon AL. The moving two-point discrimination test: clinical evaluation of the quickly adapting fiber/receptor system. J Hand Surg Am. 1978;3(5).
26. Dellon AL, Mackinnon SE, Crosby PMD. Reliability of two-point discrimination measurements. J Hand Surg Am. 1987;12(5).
27. De Rezende MR, Veronesi BA, Paulos RG, Cho AB, Ribak S, Junior RM. Free gracilis muscle transfer with ulnar nerve neurotization for elbow flexion restoration. Int Orthop. 2021;45(3).
28. Moore KL, Dalley II AF, Agur AMR. Clinically oriented anatomy. 8. ed. Philadelphia: Lippincott Williams & Wilkins; 2018.
29. Thompson J, Netter F. Atlas práctico de anatomía ortopédica. v. 2. Barcelona: Elsevier; 2011.
30. Hoppenfeld S. Propedêutica ortopédica: coluna e extremidades. São Paulo: Atheneu; 2001.

4

Classificação das lesões traumáticas do nervo periférico

Teng Hsiang Wei

INTRODUÇÃO

A classificação das lesões do nervo periférico baseia-se na microanatomia neural e na intensidade do fator que causou a lesão.

Uma lesão que não altera significativamente a continuidade física do tubo neural é denominada **apraxia**. Nesta situação, toda microarquitetura interna do nervo permanece intacta. A camada lesada na apraxia é basicamente o epineuro – a camada mais externa de um nervo.

Os graus avançam na medida em que aumenta a magnitude da lesão, passando a haver lesão das camadas mais internas, formando *gaps* de tecido, agora tanto na camada epineural como na perineural, e graus variáveis de endoneuro contendo os axônios. Esse estágio de lesão é denominado **axoniotmese**.

Quando há ruptura da camada mais interna, que é o endoneuro, abrangendo os axônios, pode culminar na solução de continuidade do tubo neural – estágio denominado **neurotmese**.

Essa classificação, que é muito qualitativa, foi descrita por Seddon em 1943.[1]

Para o entendimento dessas lesões, é importante conhecer a anatomia de um nervo periférico, principalmente sua microarquitetura interna, e a fisiopatologia de um processo de regeneração do nervo.

Em 1951, Sunderland classificou as lesões do nervo periférico em cinco graus:[2]

- **Primeiro grau:** há uma interrupção da condutividade do nervo, porém estruturalmente o nervo está íntegro, podendo haver algum grau de desmielinização e diminuição segmentar do diâmetro. Não ocorre o fenômeno de degeneração walleriana. Corresponde à apraxia de Seddon. O prognóstico normalmente é de uma recuperação funcional espontânea.
- **Segundo grau:** ocorre interrupção dos axônios no interior do nervo. O endoneuro, porém, está preservado, o que permitirá uma regeneração que reconstituirá praticamente a arquitetura neural interna original e, por conseguinte, a capacidade funcional.
- **Terceiro grau:** há lesão do endoneuro, com preservação da camada mais profunda do nervo, o perineuro. Ocorre uma desorganização maior da arquitetura interna, com intensos fenômenos de hemorragia, isquemia, edema e neovascularização. Portanto, a regeneração não consegue restituir a condução fisiológica *ad integrum* do nervo.
- **Quarto grau:** ocorre lesão de todas as camadas internas do nervo, o endoneuro e o perineuro. Há formação de um grande volume de tecido cicatricial, o neuroma.
- **Quinto grau:** acontece a solução de continuidade do nervo em dois cotos, proximal e distal, com *gap* variável. Corresponde à neurotmese de Seddon. Decorre disso a perda da função sensitiva, motora e autonômica. Há formação maciça de tecido cicatricial, que impede a regeneração e a reconexão dos tubos neurais, e os poucos axônios que conseguem se regenerar através da lesão muitas vezes não conseguem estabelecer conexões funcionais. O prognóstico geralmente é reduzido. Neste tipo de lesão está indicado tratamento cirúrgico para ressecção do neuroma e sutura dos cotos com técnicas microcirúrgicas.

Sunderland ainda descreve lesões parciais e mistas e o tipo irritativo, com neurite decorrente de condições neurológicas periféricas, afetando a sensibilidade (parestesia, dor e disestesia), a motricidade (espasmos e fasciculações) e funções simpáticas (hiperidrose e alterações vasomotoras).

Makinnon e Dellon, em 1988, ainda acrescentaram um sexto grau de lesão, correspondente a uma lesão mais proximal, no nível de um tronco de nervo como no plexo braquial.[3]

Todas essas classificações ajudam a graduar a severidade da lesão anatômica e o prognóstico.

LESÕES DE NERVO E EXAMES DE IMAGEM

Tradicionalmente, a função de um nervo pode ser objetivamente avaliada por testes eletroneurofisiológicos, como eletroneuromiografia ou testes de velocidade de condução do nervo. Esses testes quantificam a capacidade de transmissão elétrica do nervo lesado e, além de fornecerem dados no momento do teste, ajudam a montar sequencialmente um quadro evolutivo da regeneração do nervo. Os testes elétricos têm uma importância especial nos tipos intermediários de lesão, nos quais não há alteração da integridade externa do nervo ou quando há um neuroma em continuidade. Ocasionalmente, os testes elétricos também podem ser solicitados após procedimentos cirúrgicos neurológicos.

Em relação a informações sobre a morfologia na lesão do nervos, atualmente temos auxílio de modernos métodos de imagem, como ultrassonografia e ressonância magnética, que nos fornecem dados anatômicos da lesão neural: existência de solução de continuidade, severidade da lesão da microarquitetura interna do nervo (tanto a ultrassonografia como a ressonância magnética podem obter imagens de alta qualidade com a visualização da lesão nas camadas anatômicas do nervo) e processo inflamatório e/ou de regeneração perineural. Indiretamente, o sinal e o volume da musculatura inervada indicam o progresso da lesão/regeneração de um nervo motor.

FISIOPATOLOGIA DOS DIFERENTES GRAUS DE LESÃO DE NERVO

Após uma lesão de nervo, ocorre um fenômeno denominado degeneração walleriana (descrito por Waller).[6] Os tubos neurais ou axônios no sítio da lesão são reabsorvidos gradualmente até a parte distal, por falta do fluxo axoplasmático. O corpo celular sofre transformações anabólicas proximalmente, para gerar o processo de brotamento (*sprouting*) de novos axônios pelo coto proximal, que são guiados mecanicamente pelo exoesqueleto do nervo, e quimicamente por fatores de crescimento neurotróficos e neurotrópicos. Esse brotamento e crescimento em direção distal ocorrem em uma velocidade aproximada de 1 mm/dia.[4,5] A qualidade desse processo de regeneração do nervo lesado depende do grau de lesão e de quão precisamente os cotos proximal e distal permanecem alinhados. O objetivo do tratamento é obter o máximo de axônios que transmitem corretamente a informação elétrica de maneira tanto anterógrada como retrógrada.

TRATAMENTO DOS DIFERENTES GRAUS DE LESÃO DE NERVO

Basicamente, os graus iniciais de lesão de nervo não requerem intervenção, pois a regeneração de nervo, que não é maciça, ocorre com a guia do tubo neural íntegro, ao passo que, com a secção do nervo, geralmente é necessária uma coaptação microcirúrgica dos cotos para que haja condições mais favoráveis para uma regeneração de boa qualidade.[7] Os tipos intermediários demandam um diagnóstico preciso e muitas vezes a indicação da cirurgia ocorre somente após um período de observação em que não há constatação de um processo de regeneração efetiva – isso geralmente compreende três meses de evolução.[8]

LESÃO DE DIFERENTES TIPOS DE NERVO

Os nervos podem ser motores, sensitivos ou mistos. Os nervos sensitivos geralmente possuem melhor prognóstico de recuperação por transmitirem informações mais simples para o córtex sensitivo e a regeneração ocorre por um tempo longo, de 1 a 2 anos. Um nervo motor, além de transmitir informação para múltiplos alvos (músculos), ainda tem de cumprir o tempo de regeneração de até um ano, pois após esse período ocorre uma atrofia definitiva da placa motora. Os nervos mistos, por sua vez, dependem muito de um alinhamento dos cotos e de uma cooptação precisa, para que o brotamento de axônios motores atinja preferencialmente a parte motora do tubo neural distal e idem em relação aos axônios sensitivos, mesmo com a ajuda de fatores de crescimento que promovem a quimiotaxia que guia o brotamento, tornando-o menos randômico.[9]

CONSIDERAÇÕES FINAIS

Uma lesão de nervo desencadeia um complexo processo de reparação e regeneração que requer um diagnóstico mais acurado possível para que o tratamento possa ser indicado corretamente e realizado no tempo adequado.

A classificação supramencionada ajuda a conduzir o tratamento, apoiado no exame clínico seriado e nos exames eletrofisiológicos e de imagem.

REFERÊNCIAS

1. Seddon HJ. Three types of nerve injury. Brain. 1943;66 (Pt 4):237-88.
2. Sunderland S. A classification of peripheral nerve injuries producing loss of function. Brain. 1951;74(4):491-516.
3. Mackinnon SE, Dellon AL. Surgery of the peripheral nerve. Stuttgart, New York: Thieme Medical Publishers; 1988.
4. American Society for Surgery of the Hand. The nerve: anatomy, physiology, injury. In: Green DP, Hotchkiss RN, Pederson WC, editors. Green's operative hand surgery. 6. ed. Philadelphia: Churchill Livingstone; 2011. p.3-24.
5. International Federation of Societies for Surgery of the Hand (IFSSH). Classification of nerve injuries. 2016.
6. Kim DH, Murovic JA. Traction injury to peripheral nerves. J Am Acad Orthop Surg. 2005;13(6):383-91.
7. Dahlin LB. Nerve injuries. Hand Clin. 2016;32(2):127-40.
8. Midha R. Classification of nerve injuries. In: Midha R, editor. Peripheral nerve injuries: a clinical guide. New York: Springer Science+Business Media; 1997. p.33-56.
9. Robinson LR. Traumatic injury to peripheral nerves. Muscle Nerve. 2000;23(6):863-73.

5

Plexo braquial

Eduardo Luis Bizetto
Marcos Felippe de P. Corrêa

INTRODUÇÃO

O plexo braquial é uma intrincada rede neural que fornece a inervação somatossensorial de braço, ombro e parte superior do tórax, atravessando os forames intervertebrais cervicais até a região axilar. Pode ser afetado por traumas, radiação, neoplasias, lesões compressivas e doenças inflamatórias autoimunes.

Em muitos casos, a imagem tem um papel importante na localização e caracterização da lesão, afetando o manejo das plexopatias traumáticas e atraumáticas. A ressonância magnética (RM) é a modalidade diagnóstica preferida para lesões pré e pós-ganglionares. Recentemente, a ultrassonografia (US) de alta resolução também emergiu como uma ferramenta importante na avaliação dos distúrbios nervosos pós-ganglionares.

A familiaridade com a anatomia normal e uma avaliação sistemática são essenciais, pois lesões sutis podem causar déficits neurológicos significativos. Neste capítulo, será descrita a anatomia do plexo braquial e apresentada uma abordagem simples e prática para a interpretação das imagens de RM e US.

ANATOMIA E CORRELAÇÃO POR IMAGEM

Anatomia

Nervos espinhais

Dentro do canal vertebral emergem da medula espinhal as radículas ventral e dorsal. A radícula ventral carrega fibras motoras, enquanto a dorsal carrega as fibras sensitivas. As radículas ventral e dorsal se fundem no forame neural para formar o nervo espinhal.

O forame neural também contém o gânglio da raiz dorsal, uma estrutura bulbosa ao longo da radícula dorsal, localizada proximal à união das radículas, que contém corpos de células sensoriais de primeira ordem e que serve como um marco importante para diferenciação das lesões em pré ou pós-ganglionares[1] (Figura 1).

Plexo braquial

Classicamente, o plexo braquial é formado pelos ramos ventrais dos nervos espinhais de C5 a T1. Essas raízes conectam-se para dar origem aos troncos superior (C5 e C6), médio (C7) e inferior (C8 e T1), cada um dos quais se divide em divisões anterior e posterior. As divisões se unem para formar os fascículos (ou cordões): lateral (divisão anterior dos troncos superior e médio), posterior (divisão posterior dos três troncos) e medial (divisão anterior do tronco inferior). Esses fascículos dão origem aos ramos terminais do plexo, ou seja, os nervos musculocutâneo, radial, axilar, ulnar e mediano[2] (Figura 2).

Além dos ramos terminais, outros nervos importantes emergem do plexo braquial ao logo do seu curso, sendo os principais:

- Nervo torácico longo, formado diretamente das raízes de C5 a C7.
- Nervo supraescapular, formado a partir do tronco superior.
- Nervos subescapulares superior e inferior e nervo toracodorsal, que emergem do fascículo posterior.
- Nervos peitoral lateral e medial, que emergem das cordas lateral e medial, respectivamente.
- Nervos cutâneos medial do braço e do antebraço, que emergem do fascículo medial.

O arranjo clássico do plexo braquial é encontrado em 84% da população, sendo possível haver variação anatômica em todos os seus segmentos. A variação mais comum é a contribuição adicional da raiz de C4 (11%),

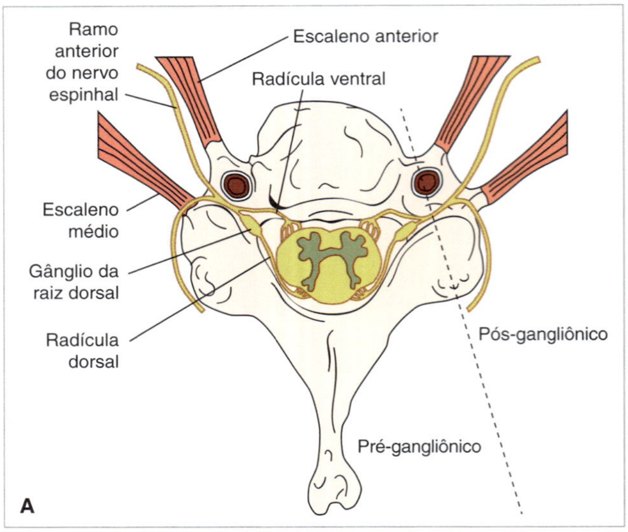

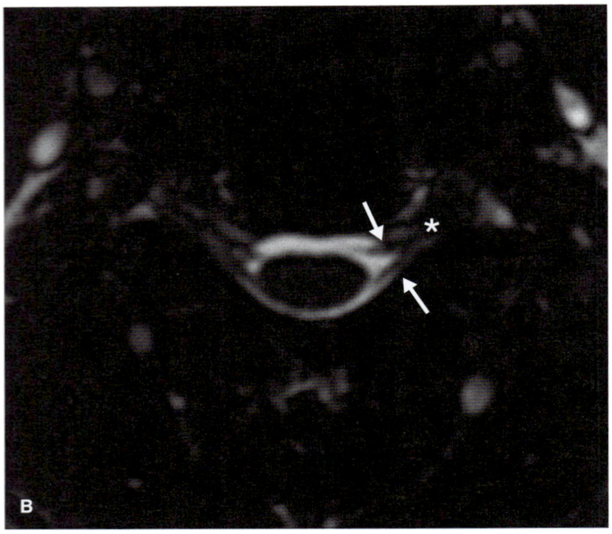

FIGURA 1
A: desenho esquemático ilustrando a formação dos nervos espinhais a partir da medula espinhal. B: imagem axial T2 da coluna cervical demonstrando a emergência da raízes ventral e dorsal da medula espinhal (setas) e o gânglio da raiz dorsal na região foraminal (*).

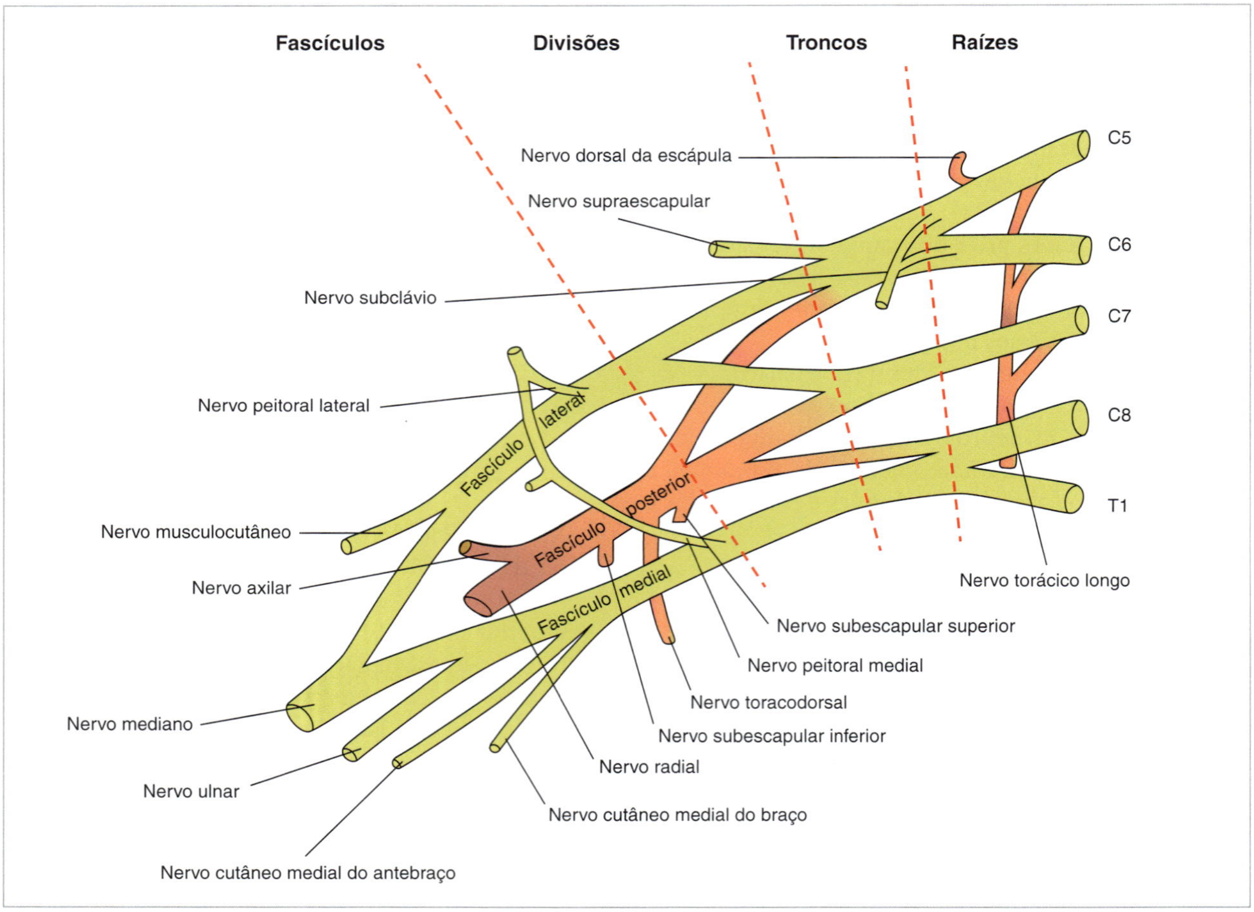

FIGURA 2
Desenho esquemático ilustrando a formação do plexo braquial a partir do ramo anterior dos nervos espinhais até a emergência dos ramos terminais.

sendo denominado plexo braquial prefixado. Quando o plexo braquial recebe contribuição adicional de T2 (1%), é denominado pós-fixado e, em menos de 0,1% dos casos, o plexo braquial recebe contribuições tanto de C4 quanto de T2 (pré e pós-fixado). Para as divisões que formam os fascículos, o arranjo regular é observado em 96% dos casos. Comunicações adicionais entre os demais componentes do plexo braquial aparecem em 5% dos casos.[3]

Desfiladeiro torácico

O **desfiladeiro torácico** compreende os espaços anatômicos pelos quais percorre o plexo braquial a partir dos forames cervicais até a emergência de seus ramos terminais na região axilar. Pode ser divido em três porções: espaço interescaleno, espaço costoclavicular e espaço retropeitoral menor.[4]

Triângulo interescaleno

O triângulo interescaleno é o espaço delimitado entre os ventres musculares escaleno anterior e médio. Esses músculos se originam dos tubérculos anteriores e posteriores dos processos transversos da coluna cervical e se inserem na primeira costela. O músculo escaleno anterior origina-se dos processos C3 a C6, enquanto o músculo escaleno médio se origina de C2 a C6. A artéria subclávia ascende ao espaço interescaleno e o percorre posteriormente ao músculo anterior (Figura 3A). No aspecto mais medial do triângulo, as raízes de C5 a C7 são superiores à artéria, enquanto as raízes C8 e T1 são posteriores à artéria (Figura 4). No aspecto mais lateral do espaço, os três troncos (superior, médio e inferior) podem ser detectados. Os troncos aparecem como três pontos ovalados nas imagens sagitais de RM e US (Figura 5).

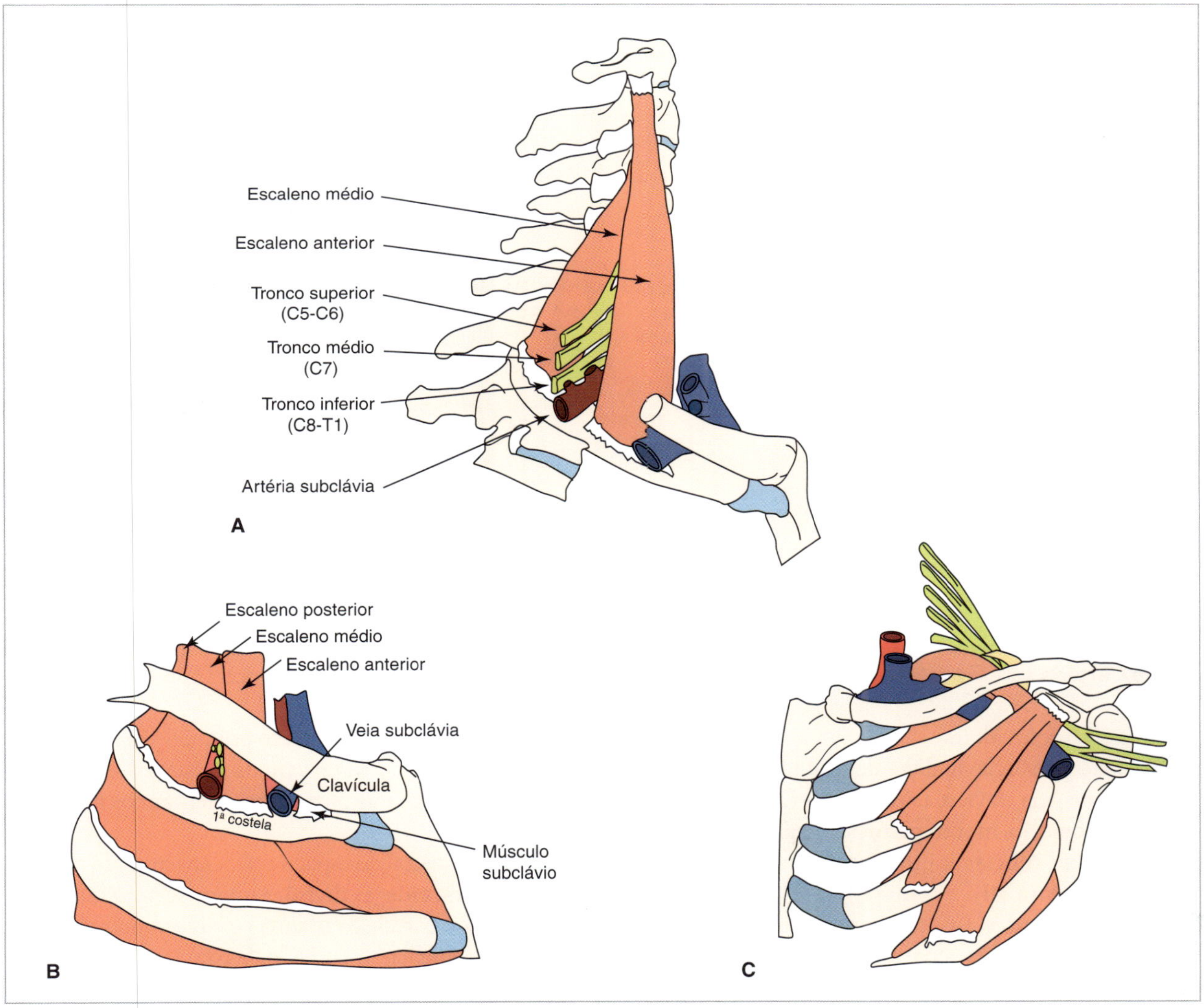

FIGURA 3
Desenho esquemático ilustrando a configuração das estruturas do plexo braquial no triângulo interescaleno (A), no espaço costoclavicular (B) e no espaço retropeitoral menor (C).

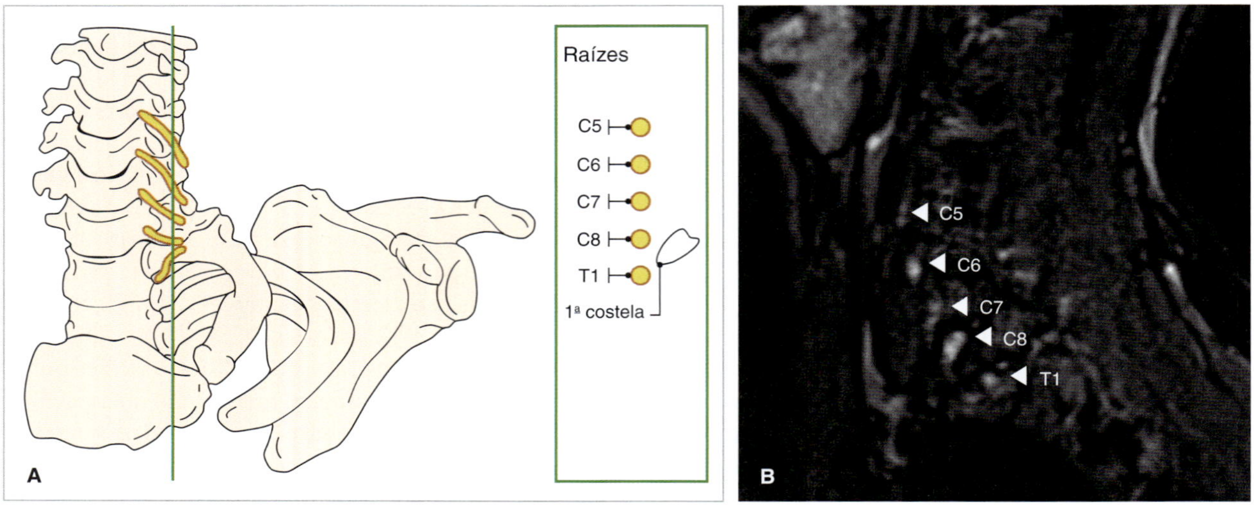

FIGURA 4
A: desenho esquemático ilustrando a configuração das raízes após a emergência dos forames no aspecto mais medial do espaço interescaleno. B: imagem sagital STIR no plano delimitado em A demonstrando as raízes como imagens ovaladas com alto sinal de C5 a T1.

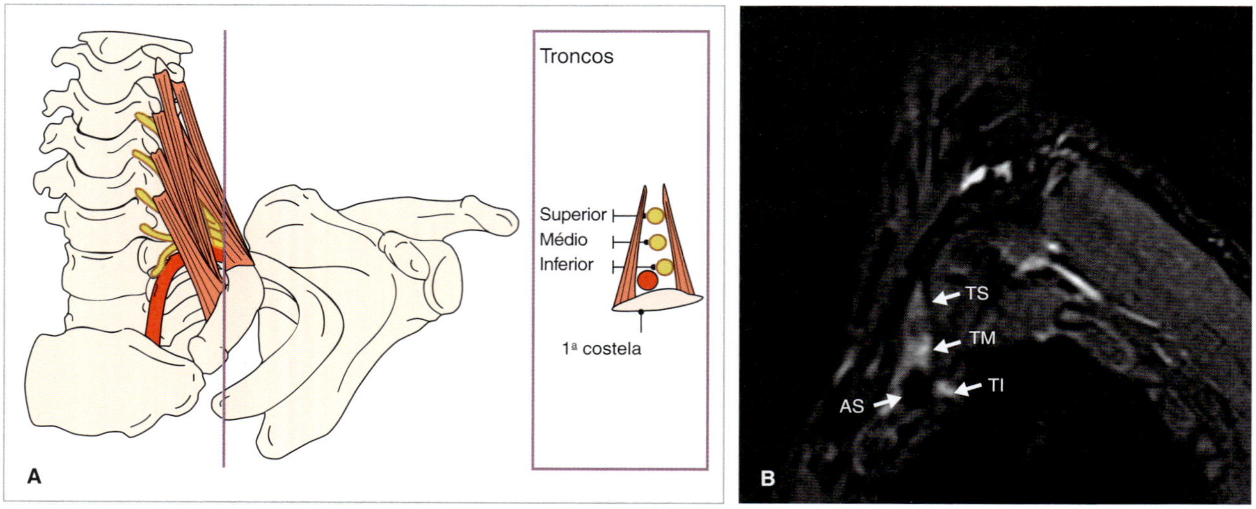

FIGURA 5
A: desenho esquemático ilustrando a configuração dos troncos do plexo braquial no aspecto mais lateral do triângulo interescaleno. B: imagem de RM no plano sagital T2 FS demonstrando os troncos (setas em B) dispostos posteriormente à artéria subclávia. AS: artéria subclávia; TI: tronco inferior; TM: tronco médio; TS: tronco superior.

Espaço costoclavicular

O espaço costoclavicular é delimitado anterior e superiormente pela clavícula, inferiormente pela primeira costela e posteriormente pelo escaleno médio. Nesse espaço, a veia subclávia junta-se ao trajeto da artéria subclávia (Figura 3B).

À medida que os troncos continuam inferolateralmente, cada tronco se separa em uma divisão anterior e outra posterior, perto da borda lateral da primeira costela. Juntas, as três divisões anteriores e posteriores formam um aglomerado triangular de seis pontos superiores à artéria e posteriores ao terço médio da clavícula (Figura 6). As divisões do plexo braquial são funcionais: as divisões anteriores inervam os músculos flexores do membro superior e as posteriores inervam os músculos extensores.

Na borda lateral do espaço costoclavicular, ao nível do processo coracoide, as divisões unem-se para formar os fascículos (ou cordões) em uma configuração sobre a artéria axilar semelhante a uma "pata com três dedos", sendo o fascículo posterior localizada entre as cordas lateral e medial (Figura 7). Os músculos flexores são inervados por ramos dos fascículos lateral e medial, enquanto os extensores são inervados por ramos do fascículo posterior.

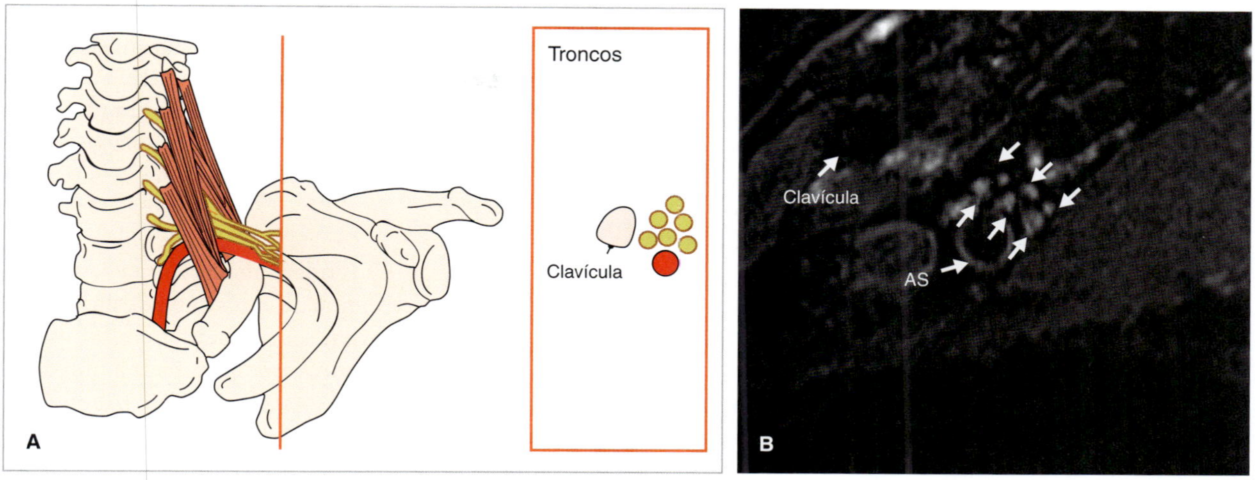

FIGURA 6
A: desenho esquemático ilustrando a configuração das divisões anterior e posteriores dos troncos do plexo braquial no espaço costocolavicular. B: imagem de RM no plano sagital T2 FS demonstrando as divisões (setas em B) dispostas sobre a artéria subclávia. AS: artéria subclávia.

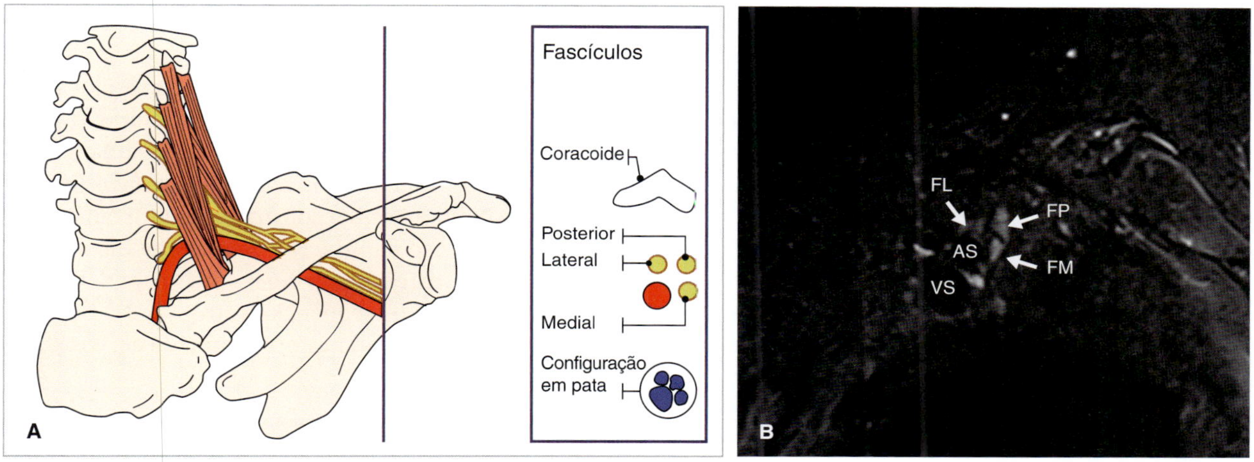

FIGURA 7
A: desenho esquemático ilustrando a configuração dos fascículos lateral, posterior e medial sobre a artéria subclávia na transição entre os espaços costoclavicular e retropeitoral menor. B: imagem de RM no plano sagital T2 FS demonstrando os fascículos (setas em B) dispostos sobre artéria subclávia. VS: veia subclávia; AS: artéria subclávia; FL: fascículo lateral; FM: fascículo medial; FP: fascículo posterior.

Espaço retropeitoral menor e região axilar

O espaço retropeitoral menor é delimitado anteriormente pelo peitoral menor e posteriormente pela parede torácica e músculo subescapular (Figura 3C). No interior desse espaço, o arranjo dos fascículos é semelhante ao espaço costoclavicular. A partir da borda lateral do peitoral menor, os fascículos se dividem nos cinco ramos terminais.

Conforme o fascículo posterior viaja inferolateralmente, ela emite um ramo posteriormente que contorna o colo da escápula e se torna o nervo axilar. Os demais quatro ramos estão centrados em torno da artéria axilar. A posição desses ramos pode ser dividida em quadrantes, como em um relógio. O nervo mediano está localizado dentro do quadrante anteroinferior (entre 9 e 6 h), onde se forma a partir da contribuição dos fascículos lateral e medial. O nervo musculocutâneo se forma no quadrante anterossuperior (entre 9 e 12 h), o nervo radial na transição dos quadrantes posteriores (cerca de 3 h) e o nervo ulnar, no quadrante posteroinferior (entre 3 e 6 h)[2] (Figura 8 e Vídeo 1).

VOUCHER: neurografiaperi

VÍDEO 1. Avaliação do plexo braquial no plano sagital, com identificação dos principais ramos e reparos anatômicos.

AVALIAÇÃO POR RESSONÂNCIA MAGNÉTICA

A RM permite uma avaliação abrangente do plexo braquial desde a medula espinhal até os ramos terminais, assim como suas relações com as demais estruturas do desfiladeiro torácico.

O exame permite a identificação de mudanças estruturais e microscópicas como edema neural, degeneração e inflamação, que se manifestam como mudança de intensidade de sinal em T2 ou realce anormal pós-contraste.

Além de revelar lesões nervosas diretas, a ressonância magnética é útil para avaliar sinais indiretos de lesão, como a denervação muscular, na fase aguda ou na crônica. A denervação aguda resulta em edema muscular dentro de alguns dias após uma lesão, mais rápido que as mudanças eletromiográficas, que podem levar semanas para se desenvolver. A denervação crônica se manifesta como perda de massa muscular e substituição gordurosa. Nas primeiras quatro semanas após a lesão pode haver aumento do realce muscular pós-contraste, o que possivelmente decorre de uma alteração no tônus vascular simpático.[5]

Assim, a ressonância magnética pode ajudar na localização do envolvimento nervoso e caracterizar a cronicidade da lesão.

Protocolo de imagem

O maior desafio na realização dos exames de RM do plexo braquial está em obter imagens de alta resolução espacial das pequenas estruturas nervosas na região do pescoço, onde as interfaces ar-tecido causam significativos artefatos de suscetibilidade magnética.

Um exame dedicado de RM do plexo braquial tipicamente envolve uma combinação de aquisições bidimensionais (2D) e tridimensionais (3D).

Protocolo básico

As sequências 2D rendem melhor uma resolução espacial com menor tempo de aquisição. Idealmente, as aquisições sagitais devem ser orientadas em um plano ortogonal aos feixes neurovasculares para a obtenção de imagens perpendiculares ao plexo, possibilitando melhor visualização do padrão fascicular neural. Uma sequência ponderada em T1 sem supressão de gordura é útil para delinear os nervos contra o tecido gorduroso perineural, delimitar as estruturas anatômicas e avaliar atrofia muscular gordurosa.

As sequências ponderadas em T2 com saturação de gordura permitem avaliar anormalidades do sinal da raiz nervosa e edema muscular, além de identificar tumores ou outras entidades patológicas.

Embora as aquisições 3D tendam a ter resolução espacial ligeiramente menor, em razão do tempo de aquisição mais longo necessário para alcançar uma relação sinal-ruído equivalente às imagens 2D, os dados isotrópicos possibilitam uma reconstrução multiplanar mais precisa com o uso da projeção de máxima intensidade (MIP) e reconstruções curvilíneas úteis para delinear o curso dos nervos. A sequência isotrópica 3D deve ser projetada para aumentar a conspicuidade nervosa com

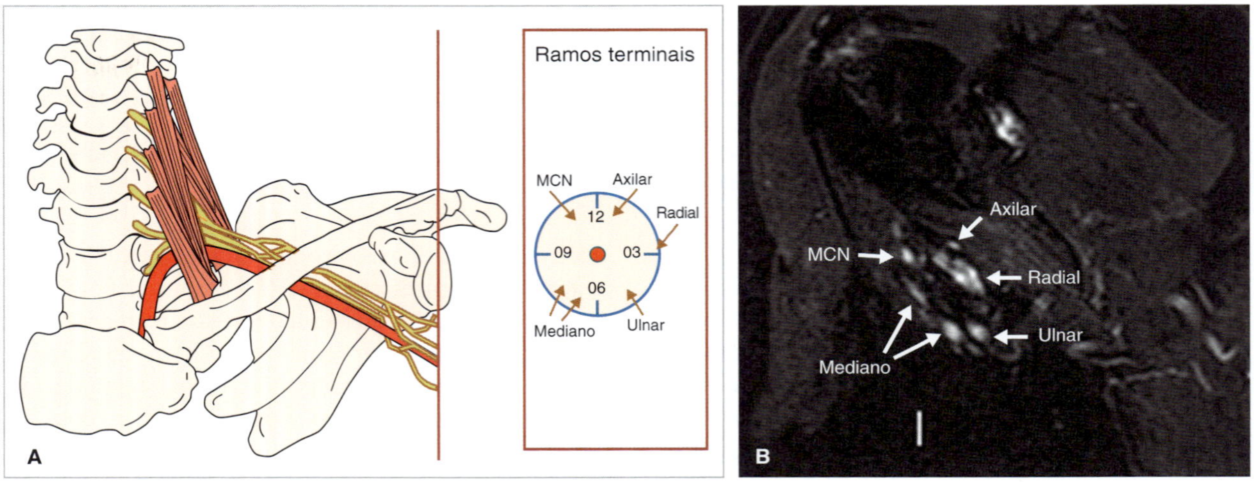

FIGURA 8
A: desenho esquemático ilustrando a disposição dos ramos terminais do plexo braquial como em um relógio cujo centro é a artéria subclávia no plano da borda lateral do peitoral menor. B: imagem de RM no plano sagital T2 FS demonstrando os cinco principais ramos terminais dispostos sobre a artéria subclávia. Note que neste plano ainda não houve a fusão dos componentes do nervo mediano vindos dos fascículos lateral e posterior (entre 6 e 9 h). MCN: nervo musculocutâneo.

o uso de uma ponderação pesada em T2, supressão da gordura e técnicas de supressão vascular. A ponderação pesada em T2 destaca o tecido neural contra a musculatura adjacente. A supressão de gordura pode ser alcançada usando técnicas como supressão química, Dixon ou inversão da gordura (STIR).[6]

A supressão do sinal vascular relacionado ao movimento mais lento do sangue (geralmente venoso) ajuda a isolar o sinal neural e é útil para diferenciar os nervos dos vasos. O uso de contraste intravenoso nas sequências volumétricas 3D STIR é um método simples e eficaz para alcançar a supressão vascular explorando o mecanismo de anulação de sinal com base no tempo de relaxamento T1. O gadolínio causa encurtamento do tempo de relaxamento T1 do sinal intravascular, tal que o tempo se aproxima do tempo de relaxamento da gordura, assim suprimindo em simultâneo a gordura e o sinal vascular. Recomenda-se a administração de 0,15 mmol/kg de gadolínio seguida de *bolus* de 20 mL de soro fisiológico e imediata aquisição da sequência.[7]

Uma sugestão de protocolo básico de RM do plexo braquial é demostrada na Tabela 1.

Sequências opcionais

Sequências axiais isotrópicas com 1 ou 2 mm, fortemente ponderadas em T2 e com alta resolução espacial (p. ex., SPACE, CISS, FIESTA), são úteis para avaliação das lesões pré-ganglionares e devem ser realizadas no contexto de trauma.

As sequências de difusão têm boa sensibilidade para avaliação das alterações do sinal neural, contudo sua baixa resolução espacial limita a avaliação de pequenos ramos neurais.

Recentemente, a técnica de tractografia por difusão tem ganhado espaço, sendo possível extrair valores numéricos de difusividade, os quais podem ser usados para estimar o grau de organização das fibras e a integridade do tecido conjuntivo da mielina, embora dados sobre o valor clínico desses parâmetros ainda sejam limitados. Além disso, as dificuldades técnicas em obter imagens de qualidade pelos intensos artefatos de suscetibilidade da região torácica ainda limitam seu uso na prática clínica.

Bobinas

A seleção ideal das bobinas afeta diretamente a relação sinal-ruído do exame. Embora o exame possa ser realizado usando uma bobina neurovascular rígida, esta geralmente oferece menos canais e tem cobertura limitada do plexo infraclavicular. A combinação da bobina da coluna cervical incorporada à mesa com as bobinas de pescoço e corpo fornece melhor cobertura anatômica e, em geral, tem maior quantidade de canais disponíveis. Uma opção para a avaliação unilateral do plexo é o uso das bobinas de superfície flexíveis cobrindo as regiões anterior e posterior do tórax no lado de interesse, maximizando o sinal e a qualidade das imagens.

Exames unilaterais têm melhores resultados na qualidade da imagem pelo uso de um FOV menor; contudo, isso deve ser equilibrado contra o benefício de ter simetria para comparação no caso da cobertura bilateral.

Artefatos relacionados com a respiração podem ser limitantes, porém podem ser mitigados usando técnicas de *gating* respiratório em circunstâncias selecionadas à custa de um maior tempo de exame.

Uma sugestão de avaliação sistematizada do plexo é demonstrada no Quadro 1.

TABELA 1 Sugestão de protocolo básico para o exame de RM do plexo braquial

Sequência	Espessura (mm)	TR/TE/TI	Matriz	FOV	NEX	Bandwidth (khz)	Aceleração	Tempo
Sagital T2 coluna cervical	3,5	3.500/105	384	220 × 220	2	303	2	1 m 21 s
Axial T2 coluna cervical	3,5	4.300/118	320	200 × 200	2	332	2	1 m 54 s
Sagital T1 plexo (2 blocos)	3,5	684/23	256	200 × 200	1	287	2 × 2 (sms)	2 m 40 s
Sagital STIR plexo (2 blocos)	3,5	4.680/68/220	256	200 × 200	2	292	2	5 m 12 s
Administração de contraste								
Coronal 3D STIR (FOV ombro a ombro)	1,0	3.500/198/220	256	250 × 250	1,4	292	2	6 m 16 s
Coronal 3D Dixon T1 (FOV ombro a ombro)	1,0	100/5,44	256	320 × 320	1	410	2	3 m

QUADRO 1 Sugestão de avaliação sistematizada do plexo braquial na RM

1. **Avaliação da coluna cervical:** busca por discopatia e estenoses foraminais, avulsões radiculares e pseudomeningoceles.
2. **Coronal 3D STIR com reformatação MIP (10 a 40 mm):** avaliação de simetria de sinal das raízes, nervos, troncos e fascículos do plexo braquial.
3. **Sagital T1:** busca por costelas cervicais, variações anatômicas musculares, obliteração da gordura perineural, tumores e compressões ósseas.
4. **Sagital T2 STIR:** avaliação da intensidade do sinal neural e observação se o padrão fascicular está mantido. Busca por espessamentos nodulares que possam corresponder a neuromas ou lesões tumorais.
5. **Coronal 3D STIR pós-contraste:** utilização das reformatações multiplanares com espessura de 5 mm, principalmente o sagital. Avaliação dos ramos neurais menores como o nervo supraescapular e os cinco ramos terminais.
6. **Coronal 3D Dixon pós-contraste:** útil para a avaliação do realce neural em doenças inflamatórias e tumorais. Avaliação da fibrose perineural como nas plexites actínicas ou no pós-operatório.

AVALIAÇÃO POR ULTRASSONOGRAFIA

Recentemente a ultrassonografia de alta resolução surgiu como uma ferramenta importante para avaliar os nervos periféricos. Embora esteja limitada à detecção de lesões pós-ganglionares (devido aos componentes ósseos vertebrais), tem as vantagens da portabilidade, baixo custo, imagem em tempo real e facilidade de acesso para procedimentos guiados.

Técnica

O paciente pode ser examinado tanto na posição sentada ou supina como com a cabeça inclinada aproximadamente 30 a 45°. O paciente deve estender ligeiramente o pescoço e virar-se para o lado contralateral. A avaliação da porção infraclavicular do plexo pode ser facilitada com o braço abduzido e em rotação externa (ABER).

Uma vez que, na maior parte do seu curso, o plexo braquial é uma estrutura relativamente superficial, um transdutor linear de alta frequência pode ser utilizado (14 a 18 MHz).[8]

O exame geralmente se inicia com o transdutor em uma orientação transversal ao longo da região anterolateral do pescoço (Figura 9). Isso permite a identificação das raízes emergindo entre os processos transversos, lateralmente à carótida. Enquanto as raízes de C5 a C7 são facilmente visualizadas, as raízes nervosas C8 e T1 podem ser difíceis de identificar em alguns indivíduos.

A raiz de C7 pode ser identificada superficialmente ao processo transverso de C7, o qual serve como um bom reparo anatômico por ser mais alongado e não ter o tubérculo anterior, como nas demais vértebras cervicais. A partir da identificação de C7, é possível visualizar proximalmente às raízes de C6 e C5, entre os tubérculos anterior e posterior dos respectivos processos transversos, e da mesma forma distalmente às raízes de C8 e T1 (Figura 10A e B).

Seguindo distalmente com o transdutor em posição transversa oblíqua às raízes distais, os troncos são identificados entre os músculos escalenos anterior e médio. A artéria subclávia serve como uma referência anatômica útil, uma vez que passa entre os músculos escalenos anterior e médio e separa as raízes de C5 a C7 (acima da artéria) das raízes nervosas C8 e T1 (abaixo da artéria).

Seguindo mais lateralmente, as divisões do plexo braquial são identificadas sobre a artéria subclávia como pontos formando um "cacho de uva"[8] (Figura 10C).

Uma técnica que pode facilitar a identificação das estruturas é iniciar o exame na fossa supraclavicular, identificando a artéria e as divisões dos troncos e seguir retrogradamente às raízes até o plano dos processos transversos cervicais (Vídeo 2).

VÍDEO 2. Plexo branquial: avaliação da formação do plexo braquial no espaço interescaleno.

VOUCHER: neurografiaperi

A avaliação infraclavicular do plexo braquial permite a visualização dos fascículos com o transdutor em uma orientação longitudinal e medial ao processo coracoide. Usando a artéria axilar como referência anatômica, o fascículo lateral é superficial e ligeiramente lateral à artéria, o fascículo posterior é profundo e lateral à artéria, e o cordão medial é profundo e medial à artéria (Vídeo 3).

A visualização dos principais ramos terminais requer uma janela axilar com o uso da artéria axilar-braquial como marco anatômico. O nervo mediano é lateral à artéria, o nervo ulnar é medial à artéria e o nervo radial é posterior à artéria[9] (Figura 11).

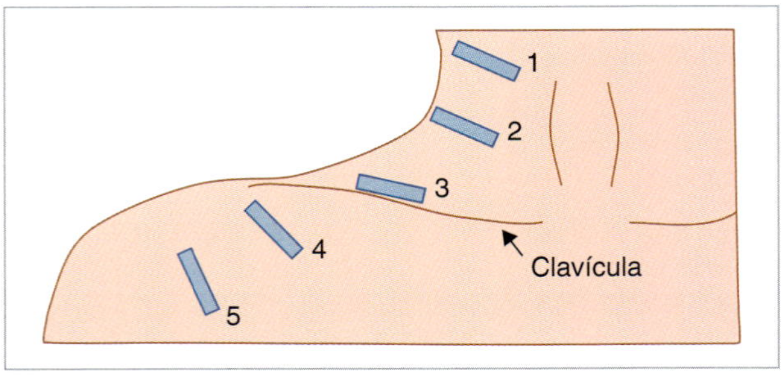

FIGURA 9
Planos sequenciais de avalição ultrassonográfica do plexo braquial com transdutor em posição transversa oblíqua nas regiões supra e infraclavicular.

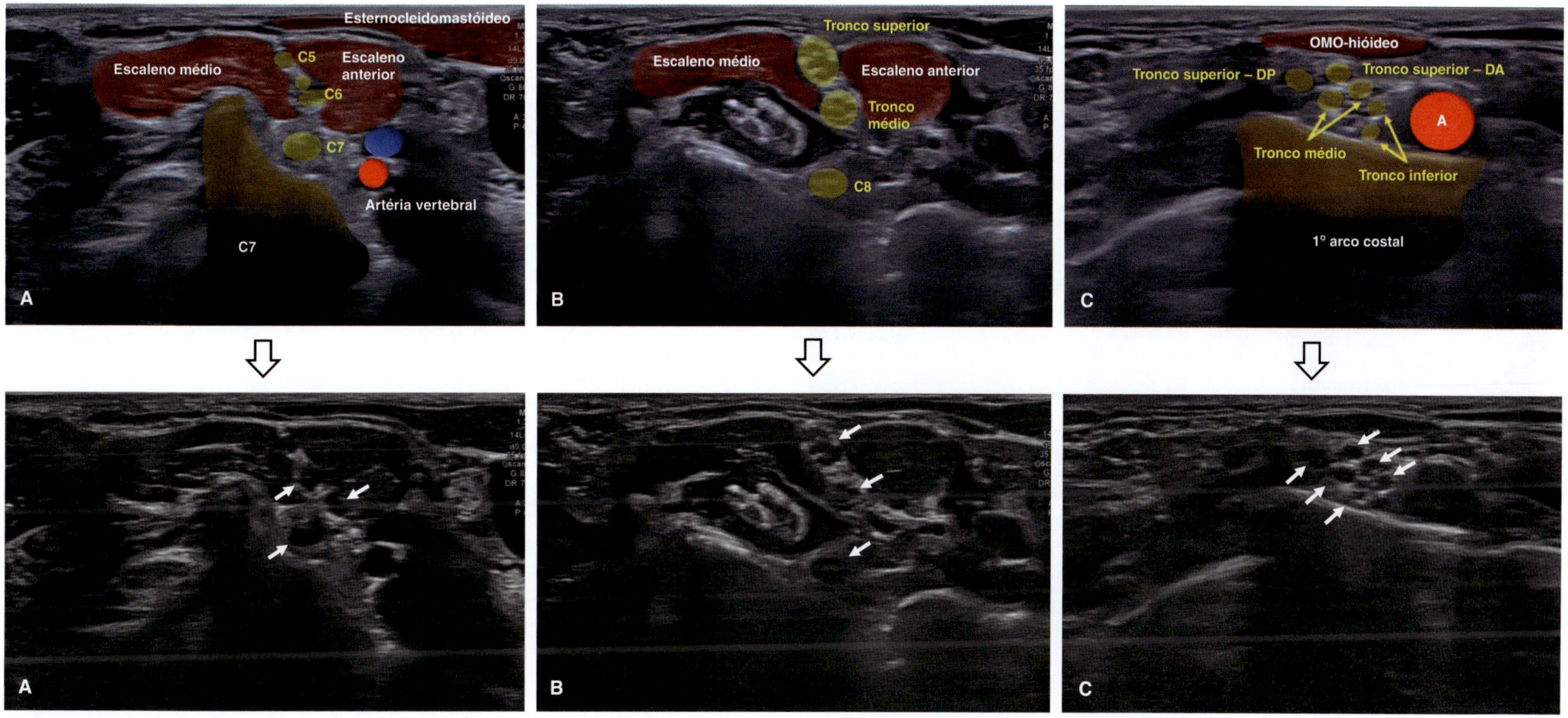

FIGURA 10

Planos sequenciais de avaliação ultrassonográfica do plexo braquial com transdutor em posição transversa oblíqua na região supraclavicular demonstrando as raízes e a formação dos troncos (planos 1, 2 e 3 demonstrados na Figura 9).

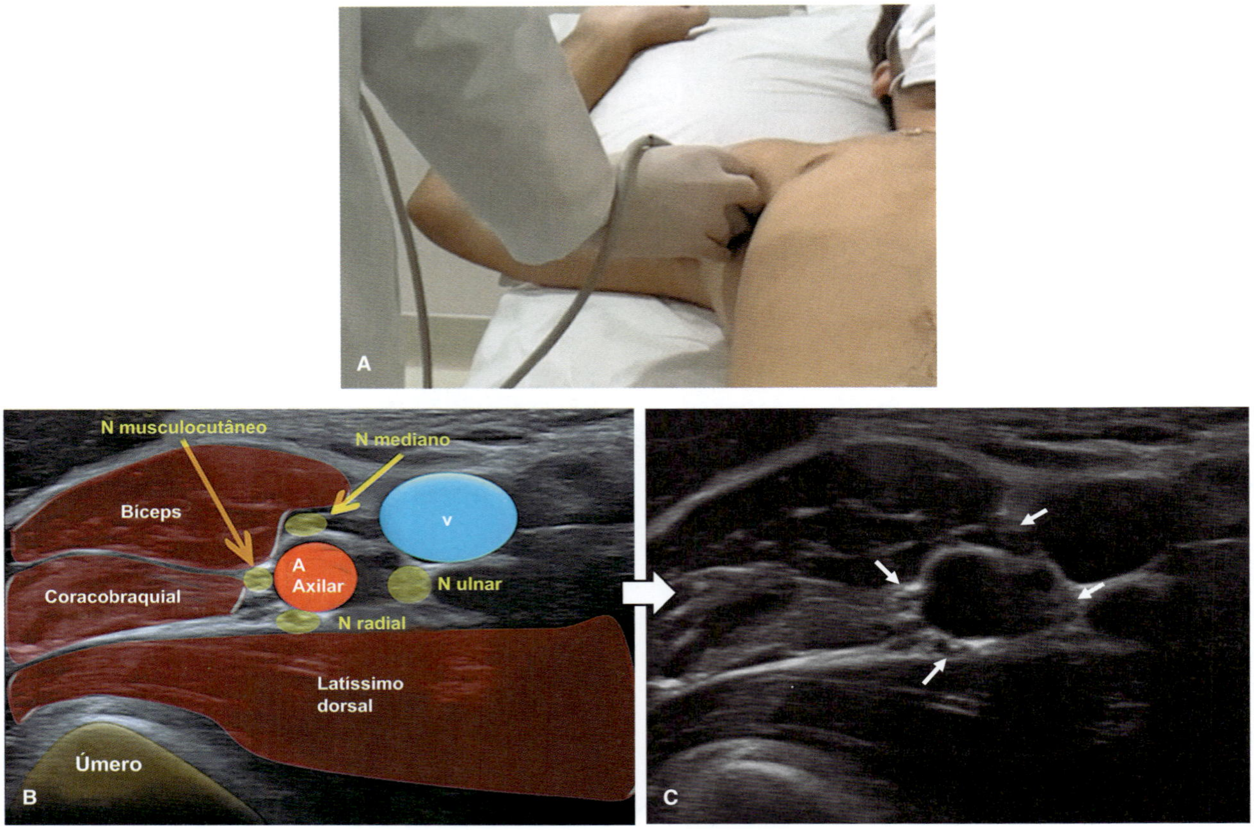

FIGURA 11
A: avaliação ultrassonográfica do plexo braquial com transdutor na janela axilar. B e C: demonstração dos ramos terminais musculocutâneo, mediano, ulnar e radial (setas).

VÍDEO 3. Plexo braquial: avaliação do plexo braquial, seus troncos, divisões, principais ramos e reparos anatômicos.

VOUCHER: neurografiaperi

LESÕES TRAUMÁTICAS

As lesões traumáticas do plexo braquial podem ocorrer em qualquer segmento desde sua origem na medula espinhal até os ramos nervosos terminais. As lesões são tipicamente divididas em pré ou pós-ganglionares, de acordo com sua relação anatômica com o gânglio da raiz dorsal. O segmento pré-ganglionar inclui as radículas dorsal e ventral intradurais e a raiz foraminal.

É vital distinguir entre lesões pré ou pós-ganglionares, dado que a localização da lesão é uma consideração importante na decisão da conduta. Em geral, as avulsões radiculares têm pior prognóstico, pois não podem ser reparadas diretamente e requerem transferências nervosas.[10]

Lesões traumáticas pré-ganglionares

As avulsões das raízes nervosas pré-ganglionares são mais comumente decorrentes da tração dos nervos, sendo a maior parte dos casos vista em cenários de acidentes com veículos motorizados em alta velocidade, sobretudo motocicletas. Menos frequentemente, as avulsões das raízes também podem ser causadas por mecanismos de menor energia, como no esporte.

Idealmente, o exame deve ser realizado pelo menos 3 a 4 semanas após o trauma, pois isso permite a resolução do edema agudo e da hemorragia subaracnóidea, além da formação das pseudomeningoceles.[11]

Achados diretos

Os achados de imagem diretos de avulsão radicular pré-ganglionar incluem a descontinuidade/desinserção das radículas da medula espinhal, podendo haver deslocamento assimétrico e lateralização do gânglio da raiz dorsal além do forame neural. A lesão é denominada parcial quando apenas uma das radículas é lesada e completa quando ambas estão comprometidas (Figura 12). O plexo braquial a jusante pode mostrar edema e espessamento neural.

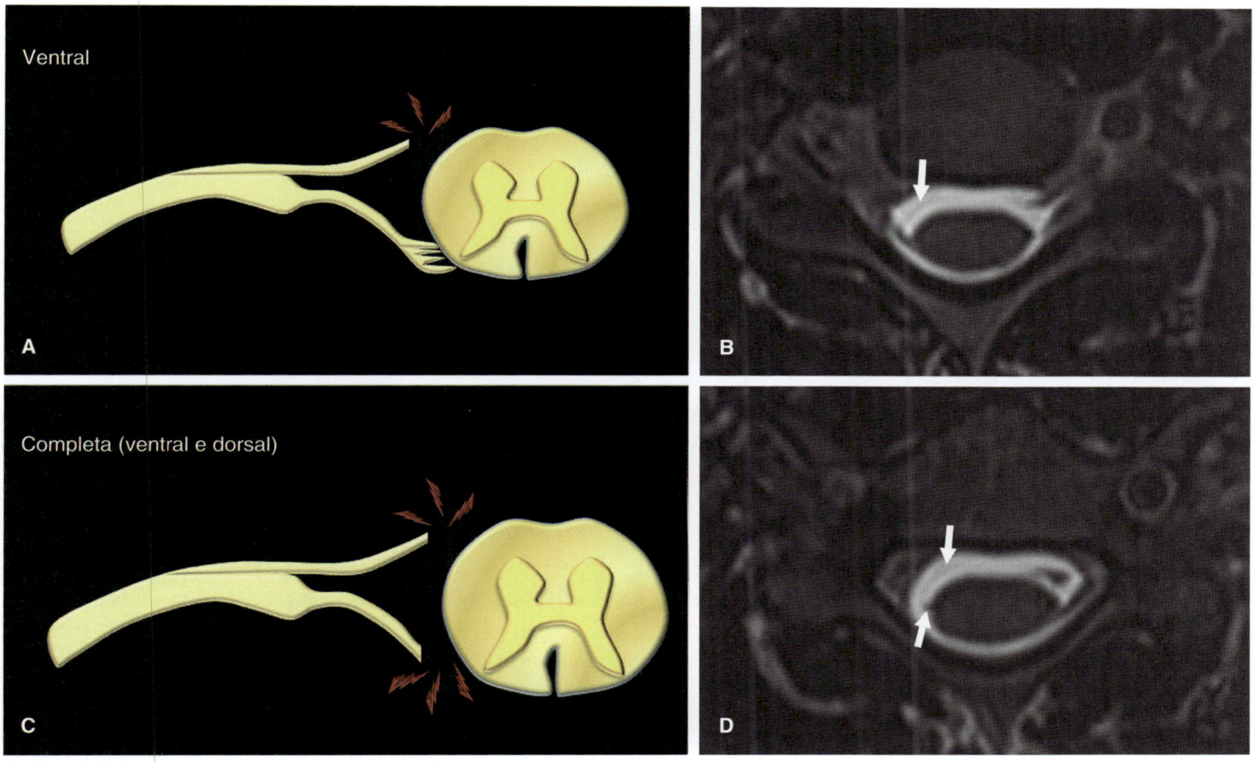

FIGURA 12
A e C: desenhos esquemáticos ilustrando os tipos de avulsão radicular pré-ganglionar parcial e completa, respectivamente. B: sequência axial T2 SPACE da coluna cervical com avulsão da radícula ventral direita caracterizada pela indefinição de seu segmento intradural (seta). D: avulsão completa com indefinição das radículas ventral e dorsal (setas). Também se nota assimetria com retração do saco dural à direita.

Achados indiretos

Um dos achados secundários mais importantes de avulsão radicular é a pseudomeningocele, que consiste no extravasamento de liquor através da lesão meníngea. A pseudomeningocele aparece como uma coleção foraminal e extraforaminal que se comunica com o espaço subaracnoide. No entanto, não há revestimento meníngeo verdadeiro. A lesão ocorre porque a dura-máter e a aracnoide são contínuas com o epineuro e o perineuro das raízes cervicais no forame neural, sendo também lesadas no mecanismo de tração[12] (Figura 13).

Embora a pseudomeningocele seja um indicador útil das lesões pré-ganglionares, é importante notar que até 23% das avulsões radiculares não têm uma pseudomeningocele associada e que lesões semelhantes à pseudomeningocele são identificadas na ausência de avulsão radicular em até 24% dos casos. O diagnóstico diferencial deve incluir um cisto meníngeo extradural não traumático, embora isso seja menos comum na região cervicotorácica.[12]

Outros sinais indiretos incluem edema ou focos hemorrágicos na medula espinhal próximo ao nível de uma avulsão radicular (Figura 14). A própria medula pode estar lateralizada dentro do canal espinhal ou até mesmo herniada através do defeito dural (Figura 15).

A denervação dos músculos paraespinhais ipsilaterais, que são supridos pelo ramo dorsal do nervo espinhal, também sugerem uma lesão pré-ganglionar (Figura 16).

Lesões traumáticas pós-ganglionares

As lesões nervosas pós-ganglionares ocorrem distais ao gânglio da raiz dorsal e podem variar de lesões por estiramento a roturas de espessura total. Embora os acidentes automobilísticos continuem sendo sua principal causa, as lesões pós-ganglionares também podem ocorrer em qualquer cenário de inflamação, compressão ou tração do plexo braquial.

Nos casos de neuropraxia ocorre apenas a elevação de sinal do nervo nas sequências ponderadas em T2, sem sinais de denervação muscular (Figura 17).

Na axoniotmese há elevação de sinal e aumento da espessura neural, com perda do padrão fascicular e sinais de denervação muscular associados decorrentes da lesão axonal (Figura 18).

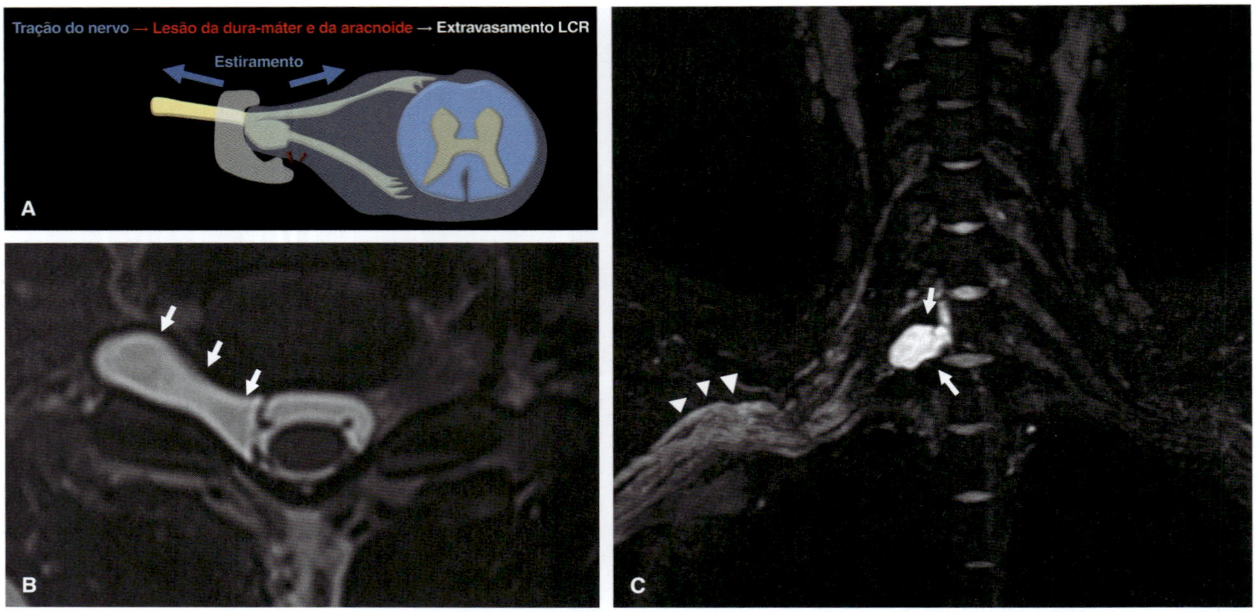

FIGURA 13
A: desenho esquemático ilustrando o mecanismo de lesão meníngea com extravasamento do líquor e formação da pseudomeningocele. B: sequência axial T2 SPACE da coluna cervical com lesão meníngea e formação de pseudomeningocele (setas). C: sequência coronal STIR com MIP. Notar a pseudomenigocele no plano da raiz de C8 à direita (setas). Há também retração distal da raiz e espessamento difuso dos segmentos pós-ganglionares (cabeças de seta).

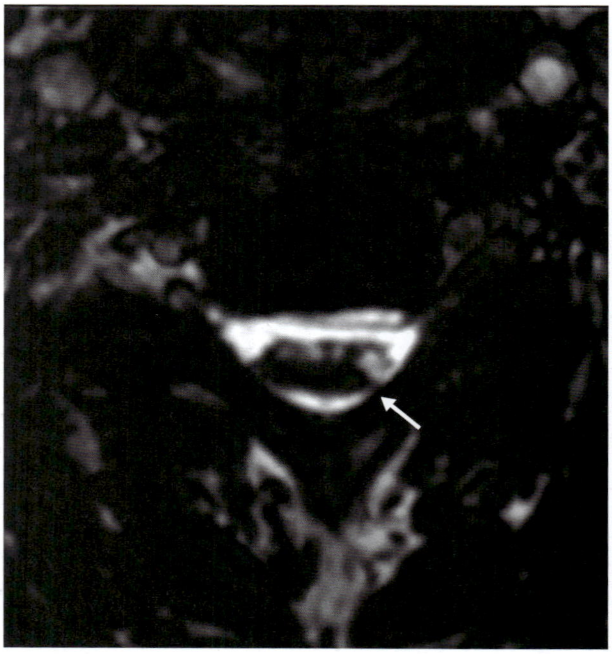

FIGURA 14
Sequência axial T2 SPACE da coluna cervical com alteração de sinal na porção anterior e lateral da medula espinhal, prováveis focos hemorrágicos relativos à avulsão radicular (sinal indireto).

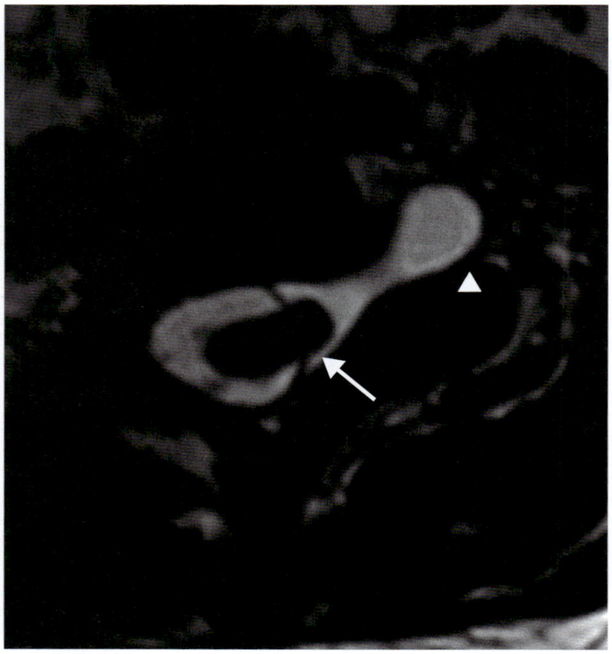

FIGURA 15
Sequência axial T2 SPACE da coluna cervical com formação de pseudomeningocele (cabeça de seta) e herniação da medula espinhal através do defeito dural.

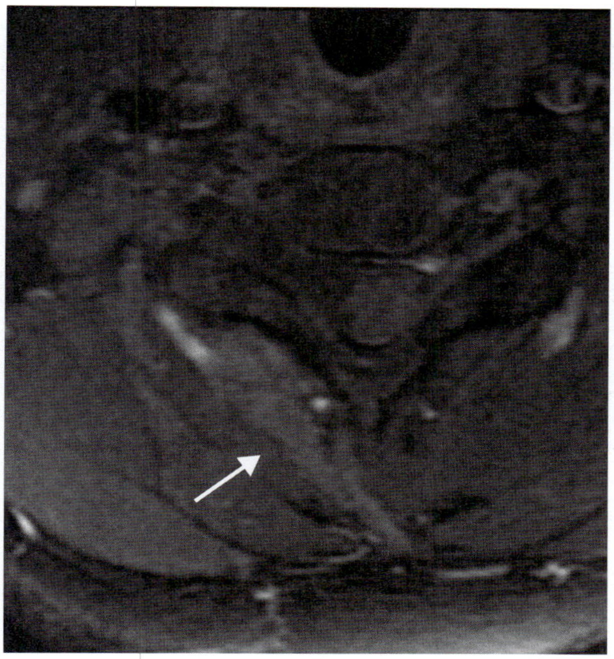

FIGURA 16
Sequência axial T1 Fat pós-contraste da coluna cervical com hipotrofia e realce pós-contraste da musculatura paravertebral posterior à direita, indicativo de denervação (sinal indireto de lesão pré-ganglionar).

Na neurotmese há descontinuidade do segmento neural, sendo importante relatar o tamanho do *gap*, associado a edema e espessamento neural a jusante. Há denervação muscular. Na fase aguda, há edema dos planos adiposos perineurais e na fase crônica podem se formar traves fibrocicatriciais.[13]

Neuromas

Nas lesões subagudas/crônicas de maior grau (axoniotmese de 3º ou 4º grau e neurotmese), podem se formar os neuromas de coto ou em continuidade. Histologicamente, o neuroma traumático é uma lesão não encapsulada que consiste na proliferação de axônios e células perineurais dentro de uma matriz densamente fibrótica. Os neuromas tendem a ser pequenos, geralmente inferiores a 2 cm. Na US, um neuroma é visualizado como um espessamento focal do nervo com perda de sua definição (Figura 19). Na RM, os neuromas aparecem como lesões ovais isointensas em T1 e hiperintensas em T2 com margens mal definidas em continuidade com o segmento proximal do nervo. O sinal em T2 pode ser heterogêneo e geralmente há realce pelo meio de contraste de intensidade variável. Todos os neuromas de coto e muitos neuromas em continuidade estão associados à denervação muscular.[14]

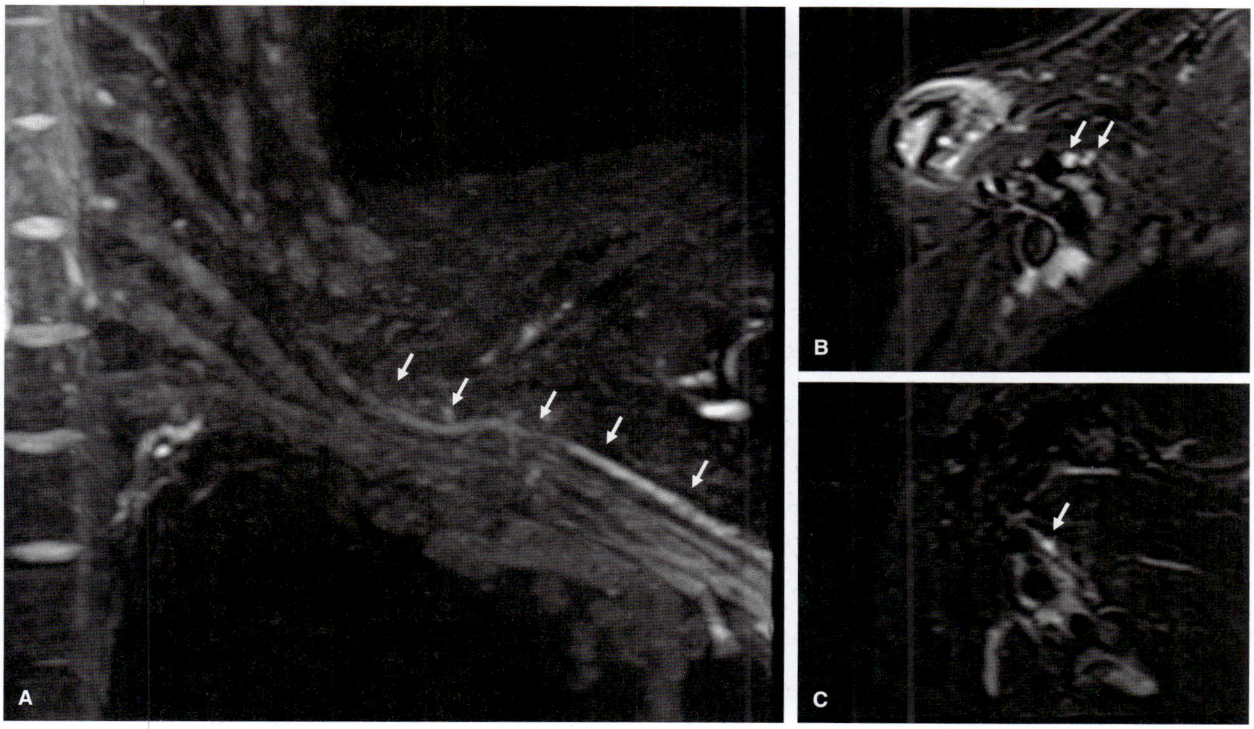

FIGURA 17
Neuropraxia em paciente com histórico de luxação glenoumeral. Sequências de RM coronal STIR com MIP (A) e sagitais STIR (B e C) do plexo braquial. Elevação de sinal e discreto espessamento de parte do fascículo posterior (setas em A e B) e do nervo axilar (seta em C). Não havia sinais de denervação muscular (não consta nas imagens).

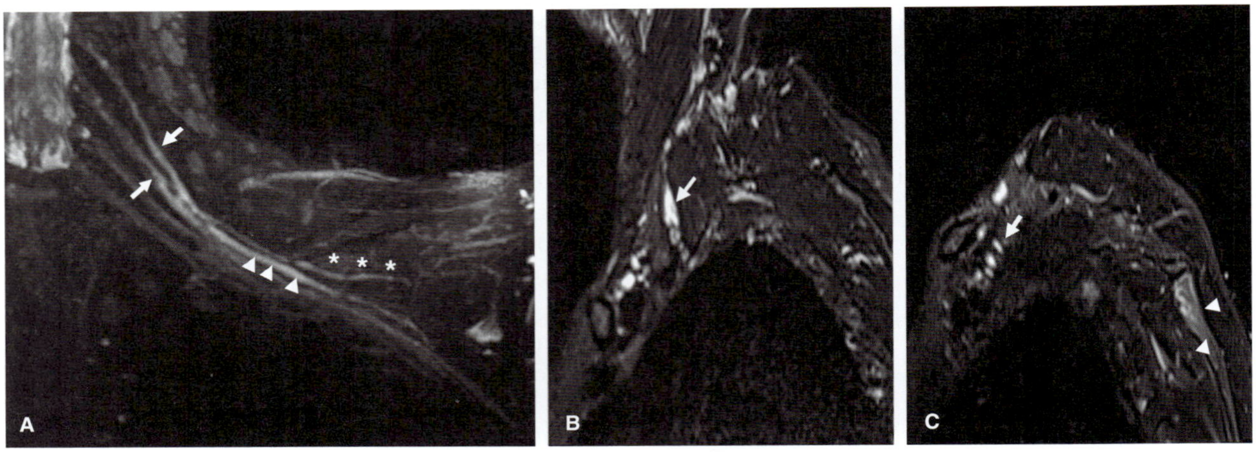

FIGURA 18
Axoniotmese em paciente vítima de acidente automobilístico. Sequências de RM coronal STIR com MIP (A) e sagitais STIR (B e C) do plexo braquial. Elevação de sinal e espessamento das raízes C5 e C6 (setas em A) do fascículo lateral (cabeças de setas em A), do tronco superior (seta em B) e do nervo supraescapular (* em A e seta em C). Há denervação com edema e hipotrofia dos ventres musculares supraespinhal e infraespinhal (cabeças de seta em C).

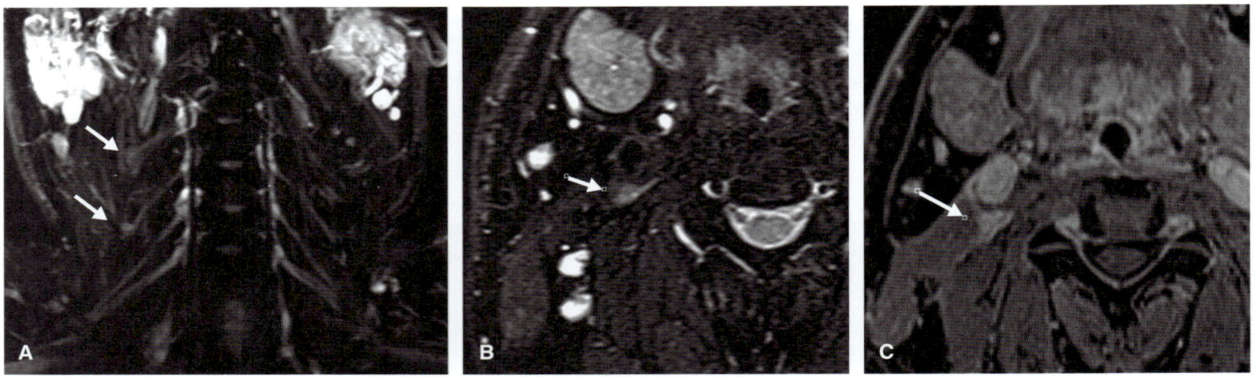

FIGURA 19
Neuromas de coto nas raízes de C3 e C4 à direita após esvaziamento linfonodal. Sequências de RM coronal STIR (A), axial STIR (B) e axial T1 fat pós-contraste (C) demonstrando áreas de espessamento nodular nas raízes de C3 e C4 (setas em A e B) e que apresentam realce pelo meio de contraste (seta em C).

LESÕES OBSTÉTRICAS

A paralisia obstétrica do plexo braquial (POPB) é um diagnóstico clínico caracterizado pela perda de movimento da extremidade superior, presumivelmente gerada por forças de tração do plexo durante o parto, levando a lesões tanto pré quanto pós-ganglionares. Ocorre em 0,42 a 4,6 por 1.000 nascidos vivos e é a segunda lesão mais comum relacionada ao parto.

A maioria dos pacientes se recupera espontaneamente (70 a 90%), sendo acompanhados clinicamente por 3 a 6 meses; contudo, sequelas permanentes não são incomuns e ocorrem em 10 a 30% dos pacientes.[15]

Nos pacientes com déficits neurológicos persistentes, a avaliação radiológica é essencial. A POPB não tratada pode progredir para sequelas significativas, como contraturas musculares e displasia glenoumeral (DG).[16]

As manifestações clínicas dependem da raiz nervosa afetada e variam de casos menos graves, como a paralisia isolada de Erb (envolvimento das raízes nervosas C5 a C6) até casos mais graves, como paralisia completa do plexo braquial. Em cerca de 80% dos casos, há uma paralisia completa do membro superior, como na síndrome de Horner (envolvimento das raízes de C5 a T1). A classificação de Narakas é uma das mais utilizadas para determinar a gravidade da doença, e assim fornece informações valiosas sobre o prognóstico e tratamento (Tabela 2). Pacientes com Narakas tipos 1 e 2 têm um prognóstico favorável e a maioria deles se recupera espontaneamente, enquanto aqueles com Narakas tipos 3 ou 4 podem requerer intervenção cirúrgica.[17] Em casos muito raros, o nervo frênico pode ser afetado (C3 e C4), produzindo paralisia hemidiafragmática isolada.

A avaliação por imagem pode ser dividida na avaliação do plexo braquial e avaliação da displasia glenoumeral, sendo a RM e a US os principais métodos de escolha.

Os achados de imagem das lesões do plexo braquial tanto pré quanto pós-gangliônicas seguem o mesmo padrão dos adultos, cujos achados foram mencionados previamente neste capítulo (Figura 20).

A avaliação precoce da displasia glenoumeral e da instabilidade do ombro ajuda a reconhecer aqueles que poderiam se beneficiar de cirurgia ou imobilização, porque alguns pacientes podem apresentar sinais de

TABELA 2 Classificação de Narakas modificada das paralisias obstétricas

Classificação de Narakas modificada		Raízes afetadas	Músculos afetados	Manifestações clínicas	Taxa de recuperação espontânea
Grupo I	**Paralisia de Erb-Duchenne**	C5 e C6	▪ Deltoide ▪ Supraespinhal ▪ Infraespinhal ▪ Bíceps ▪ Braquial ▪ Supinador	Perda da: ▪ Abdução do ombro ▪ Rotação externa do braço ▪ Flexão do cotovelo ▪ Supinação do antebraço	80% dos pacientes
Grupo II	**Paralisia de Erb-Duchenne estendida**	C5 a C7	Os mesmos acima mais: ▪ Extensores do punho	Os mesmos acima mais: ▪ Punho caído	60% dos pacientes
Grupo III	**Paralisia total sem síndrome de Horner**	C5 a T1	▪ Todos os músculos da extremidade superior	▪ Paralisia total do membro superior ("*flail arm*")	▪ Maior parte dos pacientes não se recupera ▪ Cirurgia pode ser necessária
Grupo IV	**Paralisia total com síndrome de Horner**	C5 a T1	▪ Todos os músculos da extremidade superior ▪ Cadeia simpática	▪ Paralisia total do membro superior ("*flail arm*") ▪ Síndrome de Horner	
	Paralisia de Klumpke	C8 e T1	▪ Musculatura intrínseca da mão ▪ Flexores do punho e dos dedos	▪ Paralisia isolada da mão ▪ Pode estar associada à síndrome de Horner	▪ Frequentemente relacionada à avulsão das raízes C8 e T1 ▪ Prognóstico ruim para recuperação espontânea

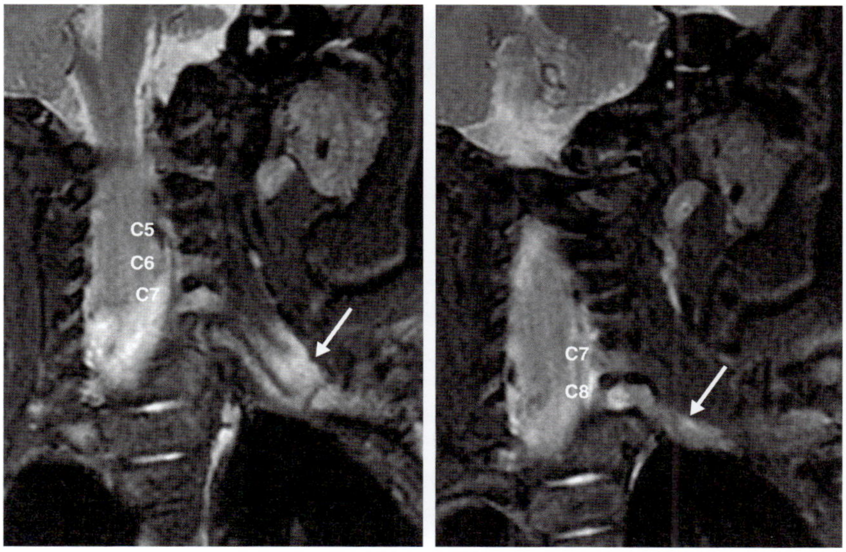

FIGURA 20
Recém-nascido de 8 semanas com lesão obstétrica. Sequências coronais STIR do plexo braquial demonstrando espessamento difuso e hipersinal dos segmentos pós-ganglionares das raízes de C5, C6, C7 e C8 (setas).

displasia mesmo com manifestações clínicas muito sutis. Além disso, os desfechos da reconstrução nervosa podem ser limitados se já houver displasia glenoumeral.[15]

Em pacientes com suspeita de DG, vários protocolos de RM são descritos. Basicamente, o campo de visão do exame (FOV) deve se estender da região cervical superior até as diáfises proximais dos úmeros e incluir as escápulas bilaterais. A aquisição de duas sequências isotrópicas volumétricas (3D) obtidas no plano coronal e ponderadas em densidade de prótons com e sem saturação de gordura permite reconstruções multiplanares para a correta realização das medidas.

Várias características da articulação glenoumeral podem ser avaliadas nas imagens com reconstrução oblíqua, incluindo a forma da glenoide e da cabeça umeral, a versão da glenoide e a porcentagem de cobertura da cabeça umeral (Figura 21). A classificação de Waters é usada para graduar a displasia glenoumeral:

- **Grau I (glenoide normal):** < 5 graus de disparidade na retroversão glenoide em comparação com o lado contralateral normal.
- **Grau II (deformidade glenoide mínima):** > 5 graus de disparidade na retroversão sem subluxação posterior de cabeça umeral.
- **Grau III (deformidade moderada):** subluxação posterior da cabeça umeral (< 35% da cabeça umeral anterior à linha escapular).
- **Grau IV (deformidade grave):** desenvolvimento de pseudoglenoide.
- **Grau V (deformidade da cabeça umeral):** achatamento severo da cabeça umeral e glenoide com luxação parcial ou total de cabeça umeral.
- **Grau VI (luxação infantil):** deformidade severa associada a luxação articular durante a infância.
- **Grau VII (restrição por crescimento):** restrição de crescimento do úmero proximal.[18]

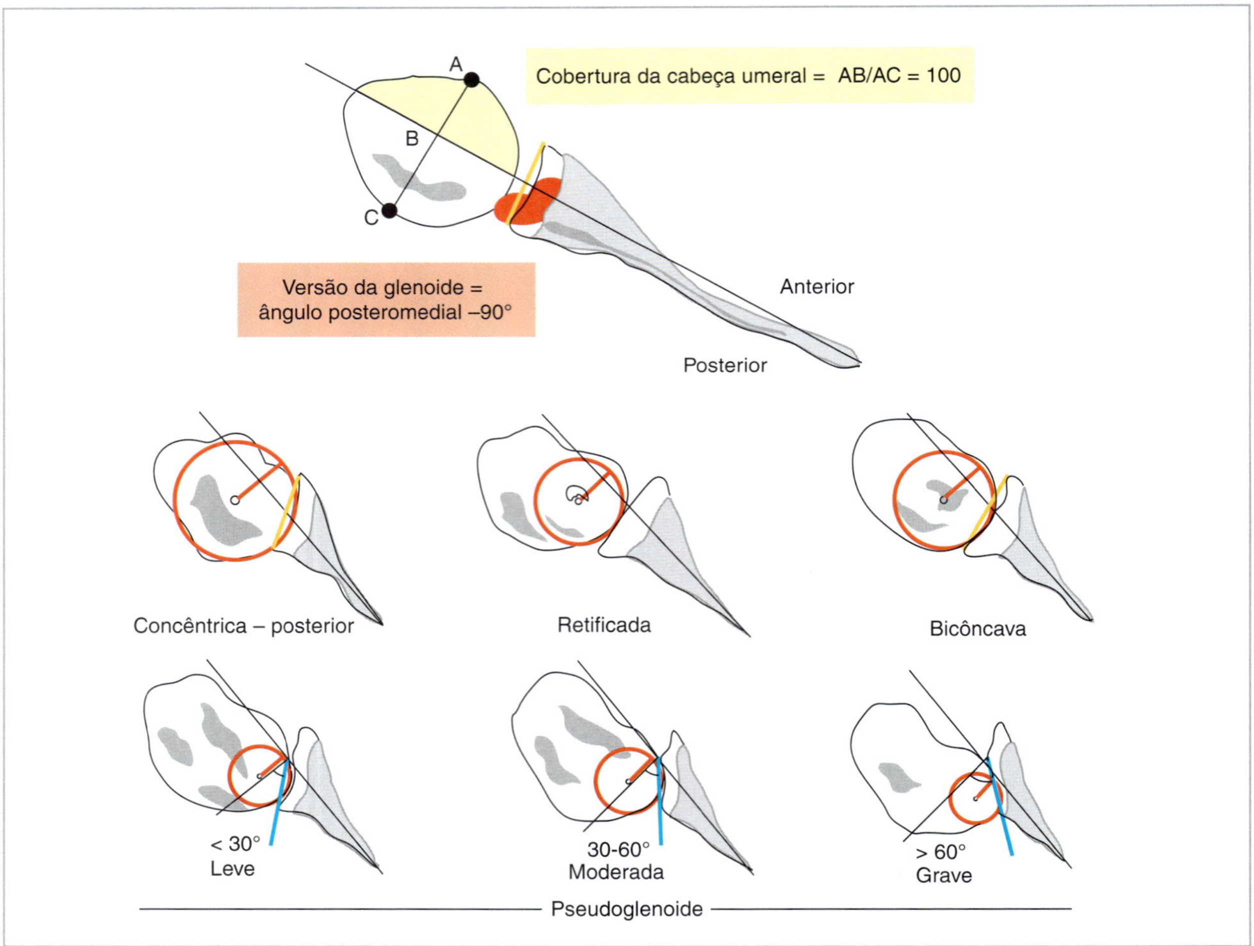

FIGURA 21
Avaliação da versão da glenoide, porcentagem de cobertura da cabeça umeral e classificação do formato da glenoide. Linha escapular (linha preta). Linha da superfície glenoidal (linha amarela). Centro da cabeça umeral usando o raio (linha vermelha). Aspecto posterior da glenoide (linha azul).

LESÕES COMPRESSIVAS

Neuropatia por compressão radicular foraminal

A estenose foraminal com consequente compressão da raiz neural, seja ocasionada por hérnias discais, seja por artrose uncovertebral, pode levar a espessamento e hipersinal em T2 das raízes neurais (radiculite). Tais alterações em geral estão restritas ao segmento neural proximal das raízes e ocorrem mais frequentemente na fase aguda da compressão (Figura 22). Assim, é essencial a avaliação dos forames neurais cervicais por meio das sequências dedicadas à coluna cervical para que não haja confusão com diagnósticos diferenciais menos comuns, como a síndrome do desfiladeiro torácico ou as neuropatias inflamatórias.

Síndrome do desfiladeiro torácico

O desfiladeiro torácico inclui três compartimentos (triângulo interescaleno, espaço costoclavicular e espaço retropeitoral menor), que se estendem da coluna cervical e mediastino até a borda inferior do músculo peitoral menor. A compressão dinamicamente induzida das estruturas neurais, arteriais ou venosas que cruzam esses compartimentos é denominada síndrome do desfiladeiro torácico (SDT).

O diagnóstico é baseado na avaliação clínica, principalmente se os sintomas puderem ser reproduzidos por meio de manobras dinâmicas, incluindo elevação e rotação externa do braço. No entanto, o diagnóstico clínico muitas vezes é difícil. Assim, é necessário o uso da imagem para demonstrar compressão neurovascular e determinar a natureza e a localização da estrutura em compressão.[4]

A classificação da SDT é baseada na fisiopatologia dos sintomas com subgrupos que consistem em etiologias neurogênica, venosa e arterial. Além disso, cada um desses subgrupos pode estar relacionado a causas congênitas, traumáticas ou adquiridas funcionalmente. A SDT neurogênica (nSDT) é causada pela compressão das raízes nervosas do plexo braquial de C5 a T1 e compreende até 90% do total de casos de SDT, sendo o foco deste capítulo.

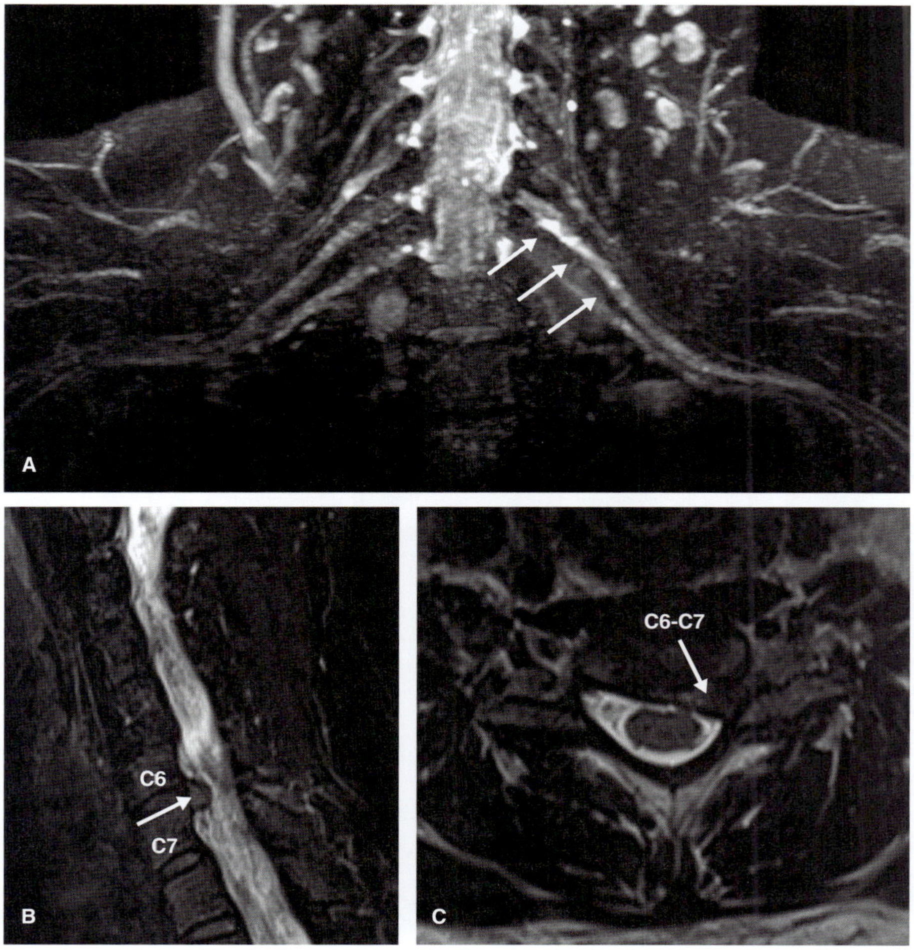

FIGURA 22
Extrusão discal com estenose foraminal e compressão da raiz C7 à esquerda. A: sequência coronal STIR com MIP. B: sequência sagital STIR da coluna cervical. C: sequência axial T2 da coluna cervical. Notar o hipersinal da raiz C7 esquerda restrito ao seu segmento proximal (setas em A). Extrusão discal de aspecto agudo obliterando completamente o forame neural esquerdo de C6-C7 (setas em B e C).

Os sintomas da nSDT podem ser sensitivos ou motores, sendo mais comuns os sintomas de dor e parestesia. Os pacientes podem apresentar sintomas relativos ao plexo superior, envolvendo os nervos C5, C6 e C7, onde a dor geralmente está localizada ao lado do pescoço e se irradia cranialmente até a orelha e a região occipital. A dor também pode se irradiar posteriormente à área romboide, anteriormente para a clavícula e região peitoral superior, lateralmente para o músculo deltoide e trapézio e distalmente para o aspecto lateral do braço. Na maioria dos casos, porém, os pacientes apresentam sintomas do plexo inferior, correspondentes à compressão dos nervos C8 e T1. A dor é geralmente distribuída na região do ombro e se irradia para o braço ao longo da face interna. A parestesia afeta principalmente o 4º e 5º dedos, com distribuição do nervo ulnar. A inervação autonômica do braço também pode ser afetada com sintomas vasomotores.[19]

Anormalidades anatômicas ou adquiridas das estruturas ósseas ou de partes moles que formam ou fazem fronteira nos três compartimentos podem causar compressão ou irritação direta das estruturas neurovasculares.

Causas ósseas

Costela cervical

Costela supranumerária com origem na sétima vértebra cervical. Está presente em menos de 1% da população normal e em 5 a 9% dos pacientes com SDT. Costelas cervicais podem ser completas ou incompletas. As costelas cervicais completas são fundidas com um tubérculo localizado na face superior da primeira costela junto à inserção do escaleno anterior. Como resultado, o curso supraclavicular da artéria subclávia é geralmente deslocado anteriormente. Costelas cervicais incompletas, embora não se articulem diretamente com a primeira costela, geralmente têm uma banda fibrosa associada que pode se inserir na primeira costela e comprimir as estruturas neurovasculares adjacentes[20] (Figura 23).

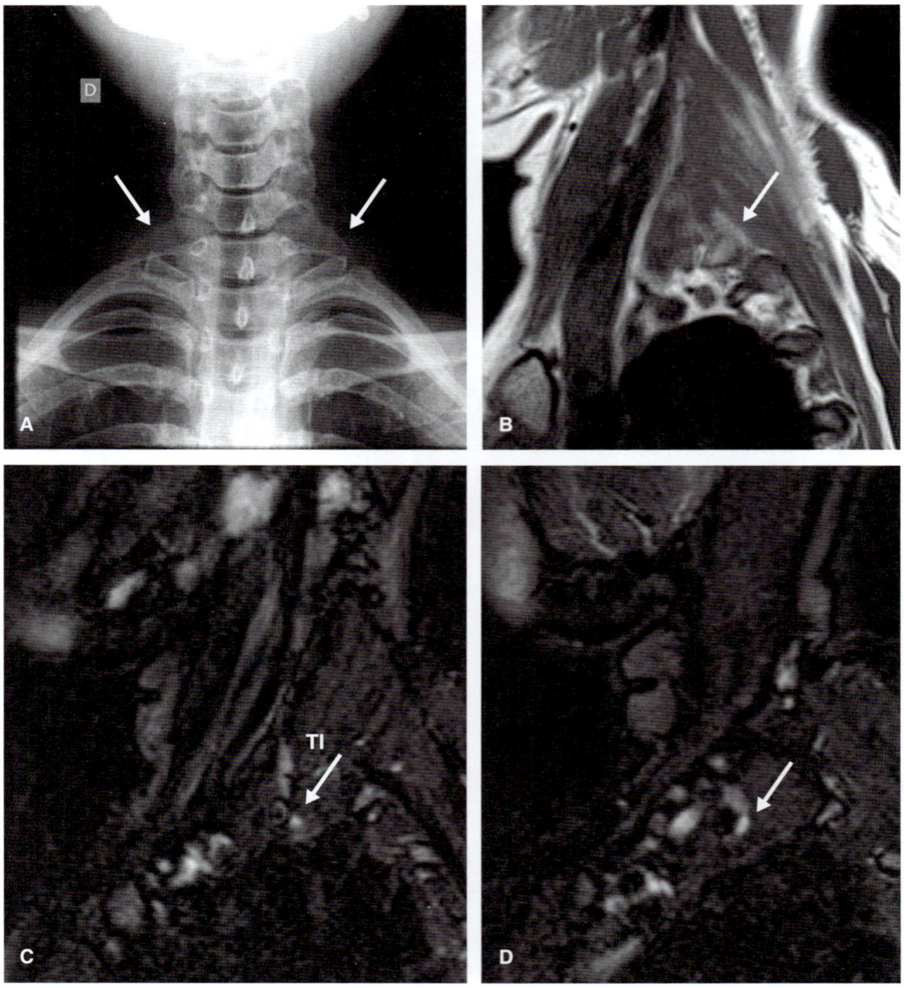

FIGURA 23
Costelas cervicais incompletas. A: radiografia simples da coluna cervical demonstra costelas incompletas na sétima vértebra (setas). B: na sequência sagital de RM ponderada em T1, nota-se a extremidade da costela cervical projetando--se no espaço interescaleno (seta). C e D: nas sequências ponderadas em T2, notar hipersinal do tronco inferior e da corda medial sugerindo neuropatia (setas).

Processo transverso de C7 alongado

Um processo transverso de C7 é considerado alongado se ele se estender além da ponta do processo de T1 imediatamente abaixo. Como as costelas cervicais, um processo transverso C7 alongado pode levar direta ou indiretamente à compressão neurovascular, em associação com uma banda fibrosa ou ventre muscular escaleno médio anormal.[20]

Primeira costela anormal ou clavícula

A primeira costela e a clavícula se comportam dinamicamente como um "alicate" no espaço costoclavicular, reduzindo o espaço e aprisionando o feixe neurovascular com a abdução e a rotação externa do membro superior. O desenvolvimento anormal ou anormalidades adquiridas, como exostoses, tumores, calo ósseo ou fratura da primeira costela ou clavícula, podem irritar ou comprimir as estruturas neurovasculares[20] (Figura 24).

Causas de partes moles

Variações dos escalenos

Diversas variações anatômicas complexas dos músculos escalenos podem ser responsáveis pela SDT, incluindo hipertrofia do escaleno anterior, origem comum dos escalenos anterior e médio que se dividem em dois distalmente, passagem do plexo braquial através do ventre muscular escaleno anterior ou uma inserção mais ampla do músculo escaleno médio na primeira costela[21] (Figura 25).

Ventres musculares supranumerários

Diversos ventres musculares supranumerários podem ocorrer, sendo mais o escaleno mínimo que se estende a partir dos processos transversos de C6 e C7 e se insere na primeira costela posteriormente à artéria subclávia ou na cúpula pulmonar[21] (Figuras 26 e 27).

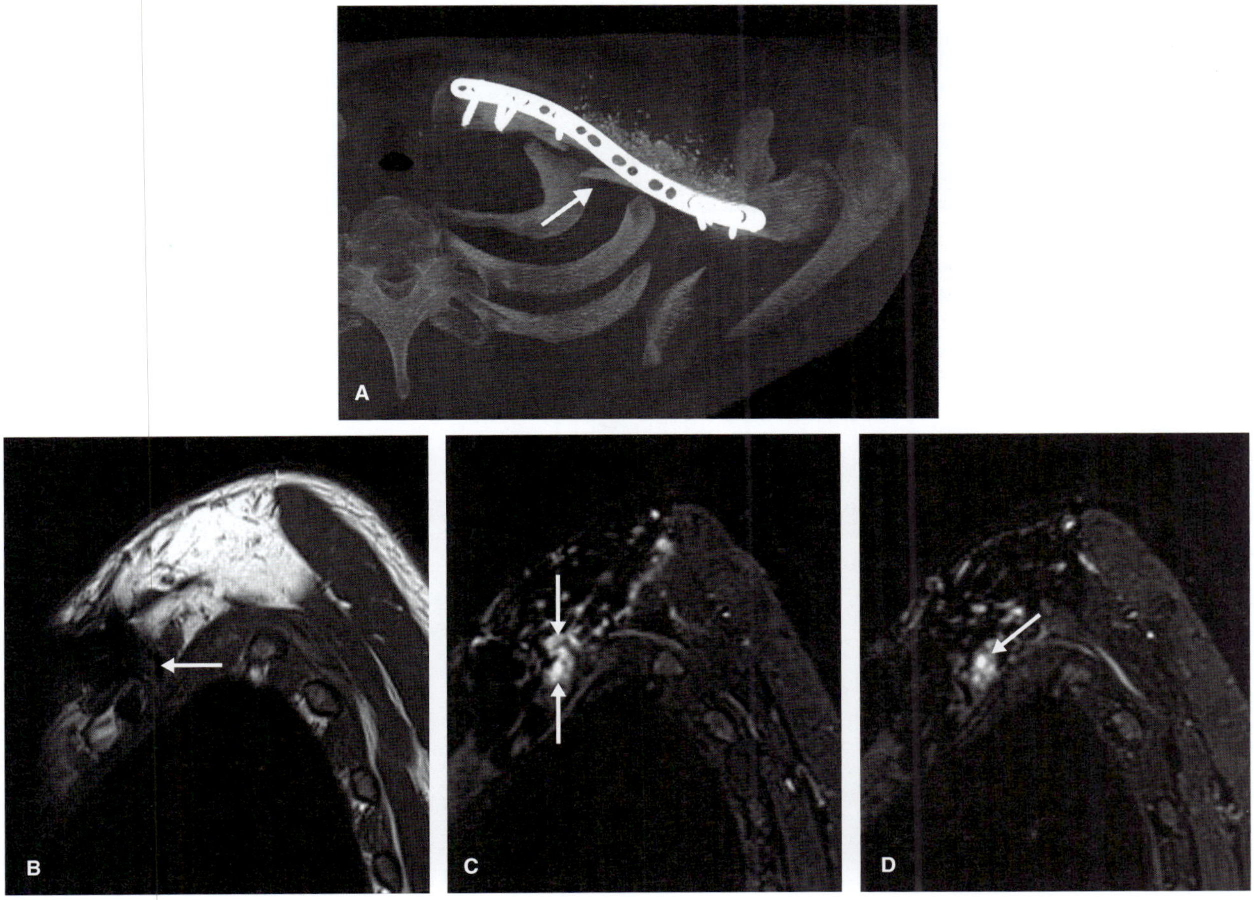

FIGURA 24
Paciente com perda de sensibilidade no membro superior após osteossíntese de fratura da clavícula. A: reconstrução de tomografia da clavícula com MIP demostra fratura cominutiva com espícula óssea posterior (seta). B: na sequência de RM ponderada em T1, notar a espícula óssea da fratura projetando-se no espaço costoclavicular com obliteração da gordura perineural (seta). C e D: nas sequências ponderadas em T2, há espessamento e elevação de sinal das divisões dos troncos e seguimento proximal das cordas do plexo braquial (setas).

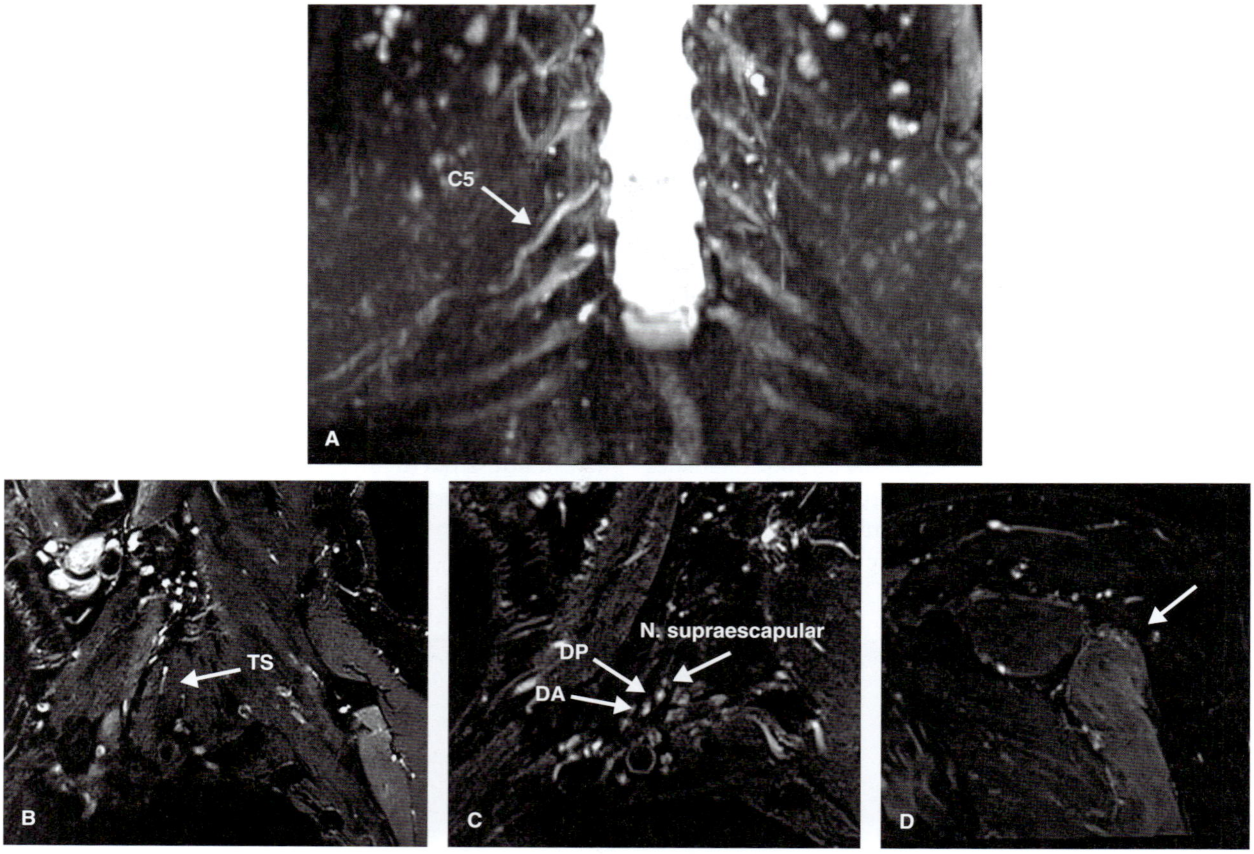

FIGURA 25
Variação anatômica do tronco superior com trajeto através do escaleno anterior. A: coronal STIR com reconstrução MIP; notar elevação de sinal e aspecto redondo da raiz de C5 direita (seta). B: nas sequências sagitais ponderadas em T2, nota-se que o tronco superior se forma e tem trajeto em meio às fibras do escaleno anterior (seta). C: seguindo distalmente às divisões anterior e posterior do tronco superior, assim como o nervo supraescapular, apresentam espessamento e elevação de sinal (setas). D: há também sinais de denervação com edema intersticial difuso do músculo infraespinhal (seta).

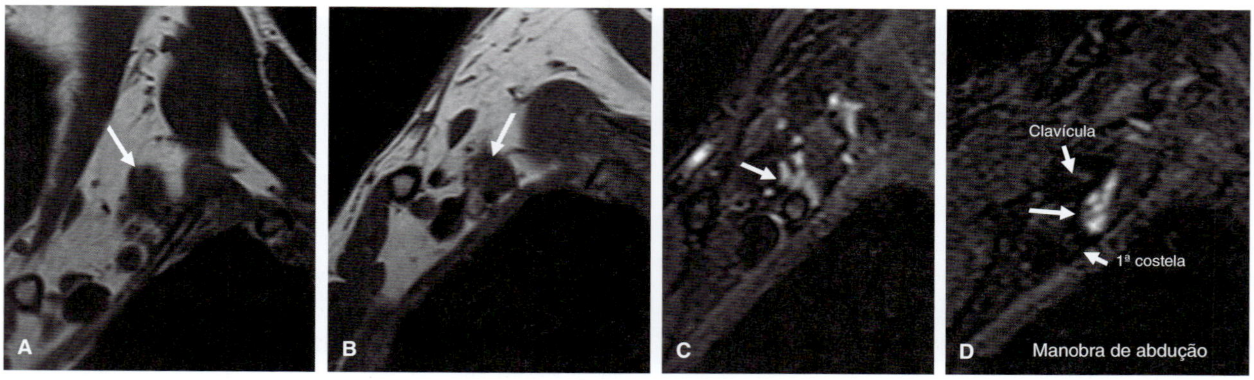

FIGURA 26
Ventre muscular escaleno supranumerário. A e B: nas sequências sagitais de RM ponderadas em T1, nota-se um ventre muscular acessório com origem no espaço interescaleno e que se insere distalmente na caixa torácica no espaço costoclavicular acompanhando posteriormente o trajeto do plexo braquial (setas). C: na sequência ponderada em T2, há espessamento da elevação de sinal das divisões do plano braquial (seta). D: com a manobra de abdução do membro do membro superior, nota-se que as estruturas neurais são projetadas anteriormente interpondo-se entre a clavícula e a primeira costela (seta).

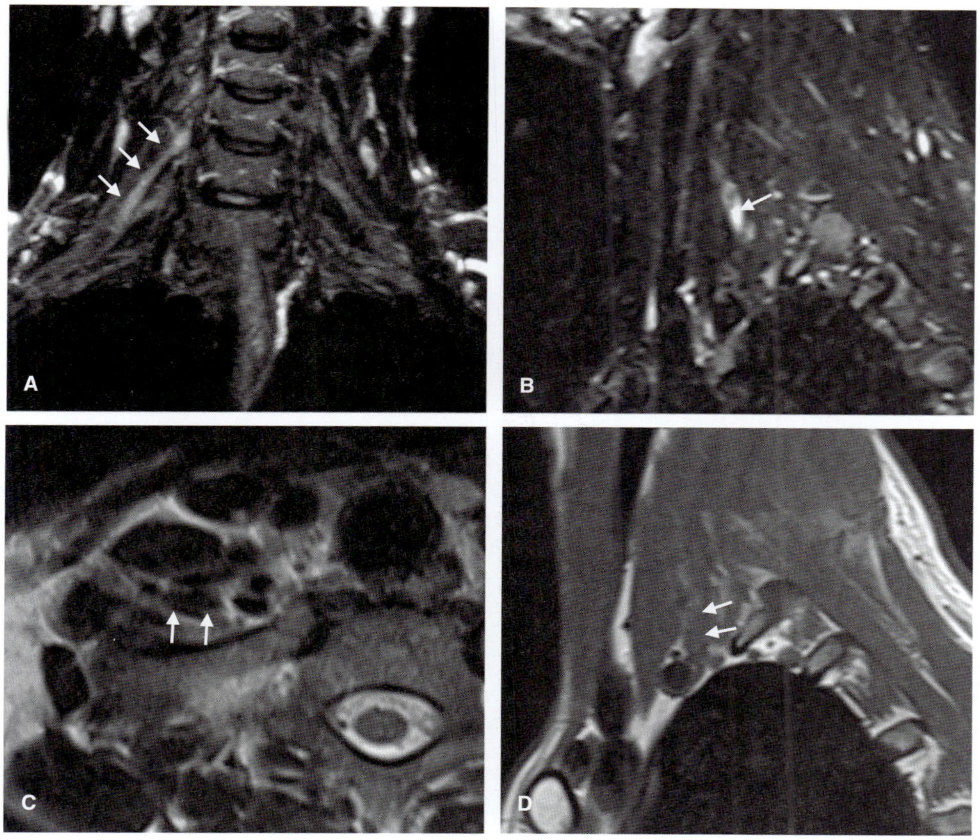

FIGURA 27
Ventre muscular escaleno mínimo. Nas sequências de RM coronal (A) e sagital STIR (B), nota-se elevação de sinal da raiz C6 direita até o plano de formação do tronco superior (setas em A e B). Nos planos axial T2 (C) e sagital T1 (D), observa-se uma banda muscular que se estende do processo transverso de C6 e se insere na cúpula pulmonar posterior à artéria subclávia, reduzindo o intervalo interescaleno (setas em C e D).

Bandas fibrosas anômalas

As bandas fibrosas podem surgir de uma costela cervical, da primeira costela torácica, do processo transverso de C7 ou ainda dos escalenos médio e anterior. Elas se inserem na primeira costela torácica ou na cúpula do pulmão. Algumas dessas bandas podem ainda ser fibromusculares[21] (Figura 28).

Anormalidades adquiridas

Essas anormalidades incluem alterações pós-traumáticas e pós-operatórias com cicatrizes fibrosas. O microtrauma repetitivo relacionado ao trabalho (atividades que requerem elevação repetida do membro superior ou levantamento pesado) também pode levar à SDT por induzir fibrose e espasmo dos músculos escalenos, com consequente elevação da primeira costela.[22]

Avaliação por ressonância magnética da SDT

O protocolo de imagem para o estudo do desfiladeiro torácico é classicamente realizado com os braços em repouso e, em seguida, com a manobra de abdução e rotação externa, com o objetivo de avaliar possíveis pontos de restrição e encarceramento das estruturas neurovasculares. A sequência sagital T1 é especialmente útil para identificar a relação dos nervos com as estruturas anatômicas que os circundam. As alterações de sinal dos nervos em T2 podem ou não estar presentes, dependendo da intensidade da compressão e do tempo de evolução.

Os critérios utilizados para determinar a presença de compressão neurológica são o desaparecimento da gordura em torno do plexo braquial e o contato próximo com estruturas ósseas adjacentes. A RM também é uma técnica eficiente para procurar hipertrofia e variações musculares e bandas fibrosas. Um sinal indireto da presença de uma banda fibrosa é a elevação da artéria subclávia, que é bem demonstrada em imagens sagitais.[4]

Plexopatias compressivas posicionais

O curso longo e superficial do plexo braquial, associado à proximidade do plexo com estruturas ósseas

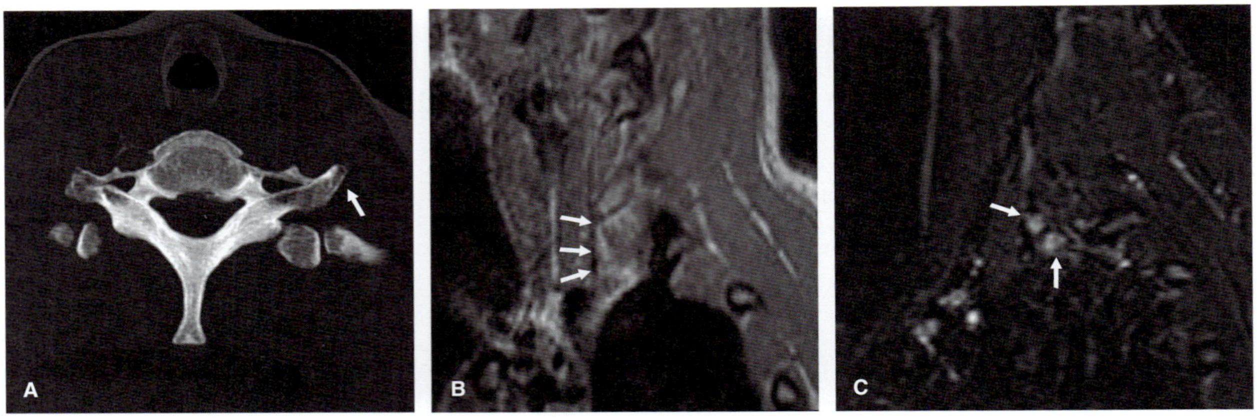

FIGURA 28
Processo transverso de C7 alongado com banda fibrosa. A: reformatação axial de TC da coluna cervical demonstra prolongamento do processo transverso esquerdo de C7 (seta). B: na sequência de RM sagital T1, é possível notar banda fibrosa com baixo sinal (setas) que se origina a partir do processo transverso e se insere na cúpula pulmonar posterior à artéria subclávia. C: na sequência sagital ponderada em T2, há espessamento e alteração de sinal das raízes C7 e C8 (setas).

móveis como clavícula, primeira costela, cabeça do úmero e processo coracoide, aumentam sua suscetibilidade às lesões relacionadas ao mau posicionamento do paciente tanto acamado e intubado como em procedimentos cirúrgicos.

O tônus muscular reduzido associado à anestesia geral, assim como o uso de relaxantes musculares, diminui a resistência muscular à pressão externa e impede que o paciente corrija posições não fisiológicas.

A compressão ou estiramento dos nervos resulta em isquemia do *vasa nervorum*, o que se acredita ser o principal mecanismo de lesão por mau posicionamento.[23]

Anatomicamente, o plexo pode ser estirado entre seus dois pontos de ancoragem óssea, deprimido pela cabeça do úmero ou comprimido entre a clavícula e a primeira costela. Foram identificadas seis posições especialmente perigosas para lesão do plexo braquial:

1. Extensão dorsal da cabeça com flexão lateral para o lado contralateral. Essa posição amplia o ângulo entre o ombro e a cabeça e alonga o plexo.
2. Abdução do braço a mais de 90 graus, especialmente se o braço for rodado externamente e estendido. Nesta posição, a cabeça do úmero e o processo coracoide atuam como um fulcro sobre o qual o plexo é esticado.
3. Compressão por suportes cirúrgicos de ombro sobre o acrômio ou 2 a 3 polegadas medialmente. Resulta em pressão sobre a clavícula, reduzindo o intervalo costoclavicular.
4. Pressão lateral dos ombros por aparelhos. Comprime a cabeça do úmero contra o plexo.
5. O uso de faixas de fixação nos punhos na mesa cirúrgica para evitar que pacientes em Trendelenburg deslizem puxa a cabeça do úmero para baixo e comprime diretamente o plexo.
6. Posição prona com ou sem Trendelenburg associado resulta em aumento da pressão no espaço costoclavicular e retropeitoral menor.

As lesões do plexo braquial ocorrem como complicação de cirurgias na coluna vertebral, cirúrgicas laparoscópicas e robóticas, com uma incidência de cerca de 0,16%. No entanto, essa taxa pode aumentar com o aumento do número de métodos laparoscópicos avançados e procedimentos robóticos, porque muitas vezes requerem um posicionamento de Trendelenburg mais inclinado e tempos operatórios mais longos.[23]

Pacientes intubados em posição prona por longos períodos em unidades de terapia intensiva também estão suscetíveis a lesões do plexo braquial, tanto pela abdução dos braços quanto pela redução do espaço costoclavicular. Esse tipo de lesão tornou-se mais frequente no cenário da pandemia de Covid-19, ocorrendo em cerca de 8,7% dos pacientes submetidos a esse procedimento[24] (Figura 29).

MONONEUROPATIAS E POLINEUROPATIAS

Plexopatia viral relacionado ao herpes-zóster

A paresia segmentar é uma complicação neurológica relativamente rara do herpes-zóster e é caracterizada pela fraqueza motora assimétrica focal. A extremidade superior

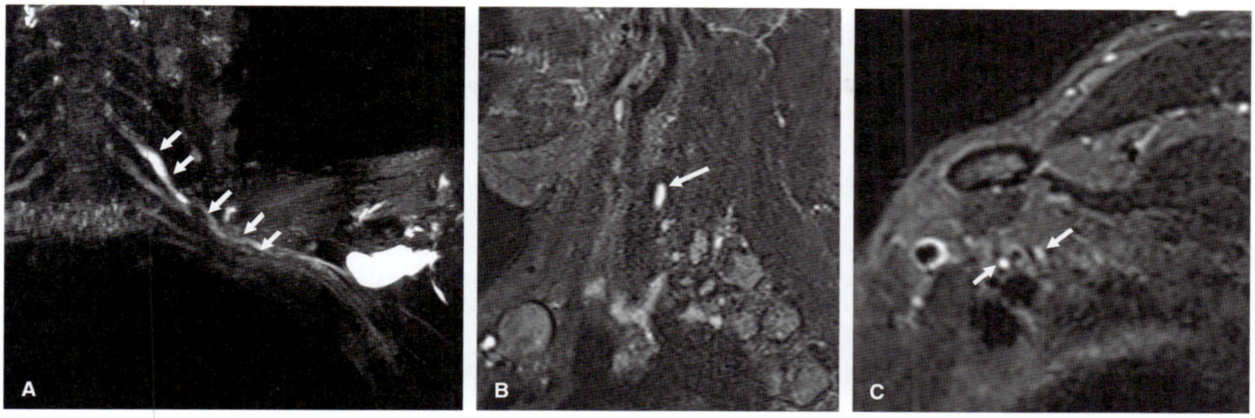

FIGURA 29
Plexopatia compressiva por internação prolongada em posição prona para suporte respiratório. A: coronal STIR MIP; observam-se espessamento e elevação de sinal da raiz C5, que se estende ao tronco superior e fascículos lateral e posterior (setas). B: sagital STIR; notam-se espessamento e alteração de sinal do tronco superior no triângulo interescaleno (seta). C: sagital STIR demonstra elevação de sinal dos fascículos lateral e posterior (setas).

é a segunda região mais envolvida após a face e envolve predominantemente os músculos proximais. Sua patogênese permanece incerta; no entanto, a maioria dos relatos indica que a inflamação neural é causada pela propagação/reativação do vírus alojado nos gânglios proximais.

Os segmentos acometidos são variáveis, podendo acometer somente as raízes e troncos ou somente os nervos mais periféricos. É importante notar que nem sempre os miótomos envolvidos correspondem aos dermátomos acometidos pela erupção cutânea. Assim, a imagem pode ser uma ferramenta muito útil na identificação e localização das lesões nesses pacientes.

Os achados de imagem, comuns a diversas neuropatias, incluem desde exame normal e espessamento até hipersinal em T2 dos segmentos acometidos, podendo ou não haver realce pelo meio de contraste (Figura 30). Assim, é necessária a correlação com os dados clínicos para estreitar o diagnóstico diferencial.[25]

Neuropatias imunomediadas

Neuropatias imunomediadas são diagnosticadas clinicamente de acordo com a distribuição dos déficits e com base nos achados da eletroneuromiografia, parâmetros laboratoriais e contexto clínico.

Neurite braquial aguda

Neurite braquial aguda, também conhecida como síndrome de Parsonage-Turner (SPT) ou neuralgia idiopática amiotrófica, classicamente se manifesta com dor de início agudo na extremidade superior e que dura de horas a várias semanas e dá lugar a dormência e fraqueza após a fase dolorosa. É mais comum em homens (75%) acima de 40 anos e unilateral.[26] Os sintomas caracteristicamente ocorrem em uma distribuição irregular afetando múltiplos nervos periféricos. Há uma predileção por envolvimento dos troncos superior e médio do plexo

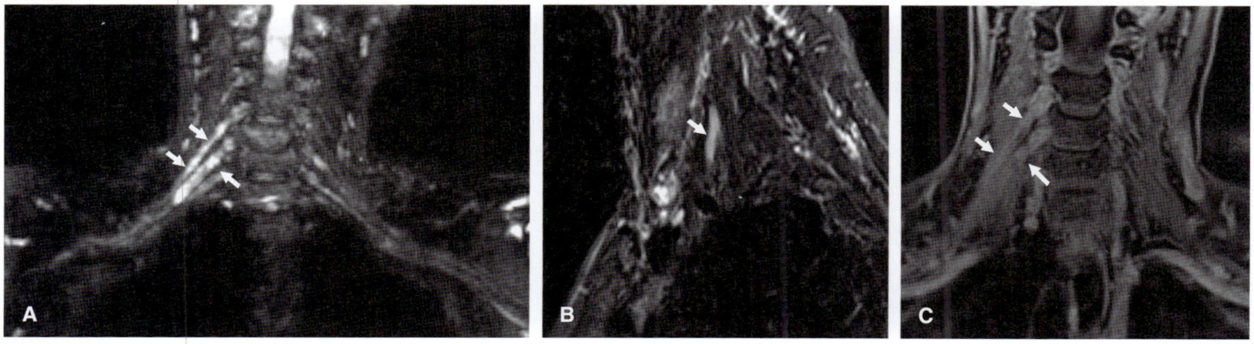

FIGURA 30
Plexopatia braquial por herpes-zóster. Coronal STIR MIP (A) e sagital STIR (B) demonstram espessamento e elevação de sinal das raízes C5 e C6, além da porção proximal do tronco superior direito (setas). Coronal T1FS pós-contraste (C): nota-se realce das raízes C5 e C6, indicando quebra da barreira hematoneural (setas).

braquial, além dos nervos torácico longo, supraescapular e interósseo anterior. Os nervos axilar, radial, musculocutâneo e mediano às vezes também são afetados.

A causa da neurite braquial aguda não é conhecida, sendo postulada como imunomediada a partir de fatores causadores de estresse, como infecção, trauma, exercício extenuante, parto e cirurgias, ocorrendo dentro de 24 horas a 1-2 semanas antes dos sintomas. O tratamento geralmente é conservador, com esteroides e analgésicos, porém mais recentemente tratamentos cirúrgicos com microneurólise têm mostrado bons resultados em casos refratários.

O diagnóstico de neurite braquial aguda é feito clinicamente, com base no tipo de manifestação e na distribuição de sintomas. Os testes eletroneuromiográficos podem levar até quatro semanas para mostrar alterações.

A RM é realizada para caracterizar melhor o segmento neural acometido e para excluir diagnósticos diferenciais como uma lesão compressiva. Os achados incluem sinal hiperintenso em T2 dos nervos em conjunção com denervação muscular. Mais recentemente, US e estudos de RM identificaram constrições em ampulheta dos nervos acometidos, refletindo os achados microscópicos de marcado edema, seguidos de redução súbita de calibre dos nervos e fascículos[27] (Figura 31). Em um estudo conduzido por Ripellino et al., 90% dos pacientes apresentaram anormalidades nervosas dentro de um mês do início dos sintomas. O padrão de constrição em ampulhetas foi visto a partir de três dias do início dos sintomas e o padrão de edema de denervação dos músculos afetados, a partir de oito dias.[28]

Síndrome de Guillain-Barré

A síndrome de Guillain-Barré (SGB), ou polineuropatia inflamatória aguda desmielinizante, é uma síndrome aguda, envolvendo tipicamente muitos nervos e com padrão de distribuição ascendente. É comumente vista após infecções do trato respiratório ou gastrintestinal ou ainda pós-vacinação. Os achados de imagem são escassos, podendo ser observados espessamento e realce pós-contraste das radículas ventrais no segmento intradural pela quebra da barreira hematoneural.[13]

Polineuropatia inflamatória crônica desmielinizante

A polineuropatia inflamatória crônica desmielinizante (PDIC) é uma doença autoimune rara do sistema nervoso periférico, que afeta principalmente a bainha de mielina. A fisiopatologia da PDIC é complexa, envolvendo imunidade humoral e celular. O diagnóstico de PDIC deve ser suspeito em pacientes com fraqueza motora proximal e distal simétrica e sintomas sensoriais distais de início progressivo, associados a reflexos tendíneos diminuídos/abolidos.[29]

Os tratamentos incluem imunoglobulina intravenosa, esteroides e plasmaférese. O tratamento deve ser iniciado rapidamente para evitar a degeneração axonal, o que pode comprometer a recuperação.[30]

As características de imagem mais frequentes incluem marcada hipertrofia bilateral e simétrica com sinal hiperintenso em T2 das raízes nervosas do plexo braquial e lombossacro com normalização nos segmentos distais (Figura 32). O realce pós-contraste é variável.[13]

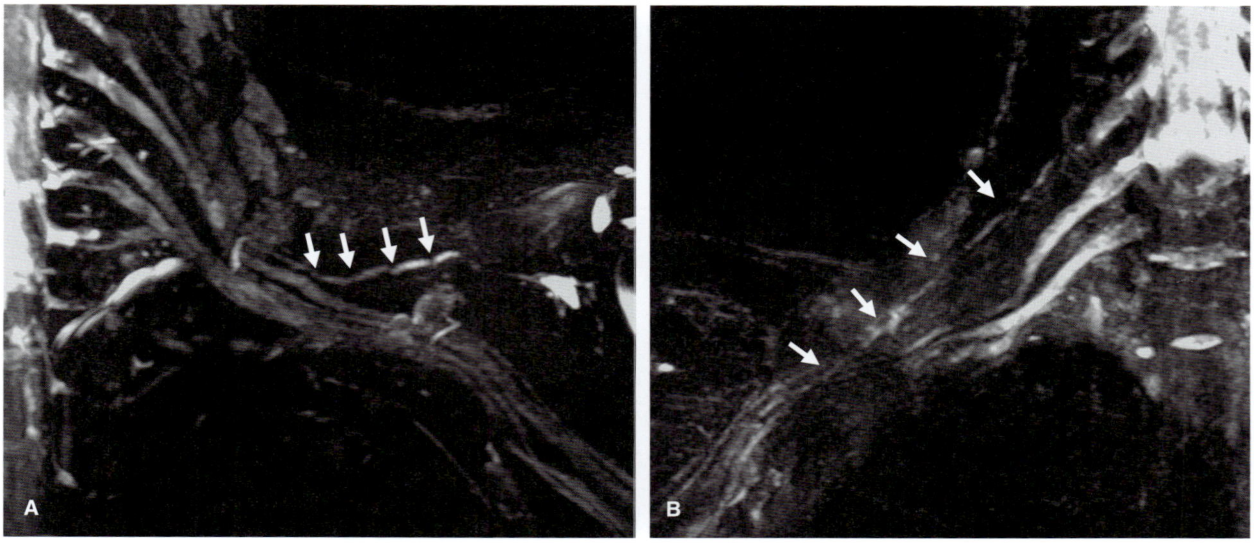

FIGURA 31
Neurite braquial aguda (síndrome de Parsonage Turner). A: coronal STIR MIP demonstra espessamento do nervo supraescapular esquerdo intercalado por áreas de constrições (setas). B: coronal STIR MIP de outro paciente mostra espessamento de padrão semelhante a áreas de constrição no nervo torácico longo direito.

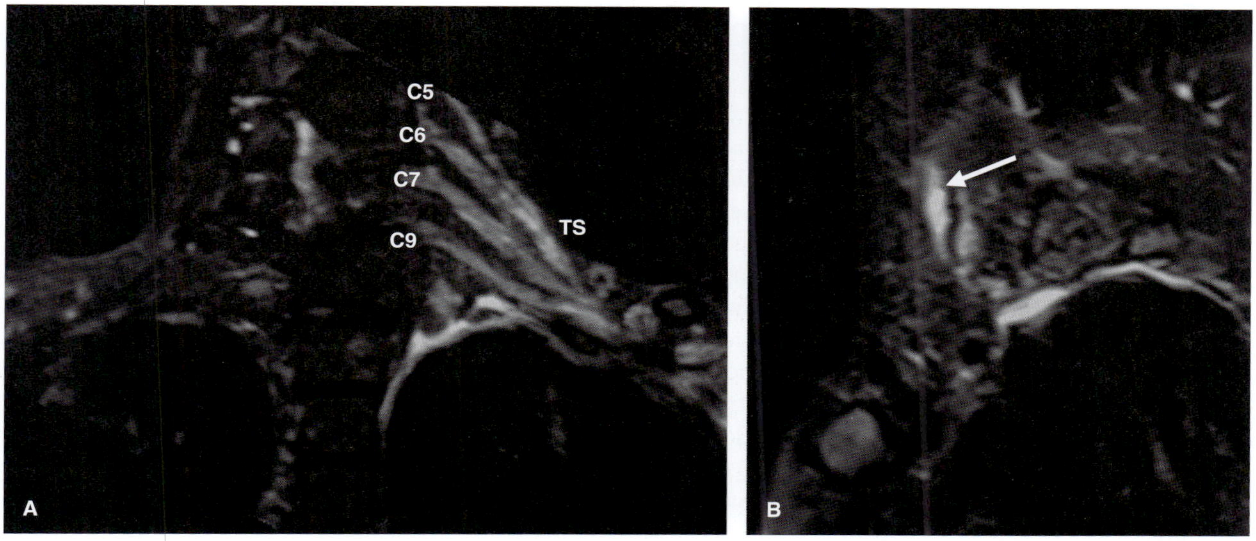

FIGURA 32
Polineuropatia inflamatória crônica desmielinizante. A: coronal STIR MIP; notar o espessamento difuso das raízes de C5 a C8 à esquerda e de forma mais evidente no tronco superior. B: sagital STIR; acentuado espessamento e alteração de sinal do tronco superior do plexo braquial (seta).

Embora o alargamento difuso do nervo possa se assemelhar a um neurofibroma plexiforme, ele pode ser distinguido pela relativa falta de realce pós-contraste. A denervação muscular raramente é vista na PDIC. Em geral, o espessamento neural persiste apesar da resposta clínica.

Outras neuropatias imunomediadas

A neuropatia multifocal adquirida desmielinizante sensitiva e motora é caracterizada por uma perda motora e sensorial assimétrica, com bloqueio da condução neural. Os achados de imagem podem apresentar hipertrofia neural assimétrica multifocal nos troncos nervosos periféricos.

A neuropatia motora multifocal (NMM) é uma neuropatia crônica progressiva, caracterizada por fraqueza progressiva, predominantemente distal e assimétrica dos membros, principalmente afetando membros superiores, com mínimo ou nenhum déficit sensorial. Cerca de 40 a 50% dos pacientes com NMM mostram hipertrofia assimétrica e anormalidades de intensidade de sinal ou realce pós-contraste na ressonância magnética (Figura 33).[19]

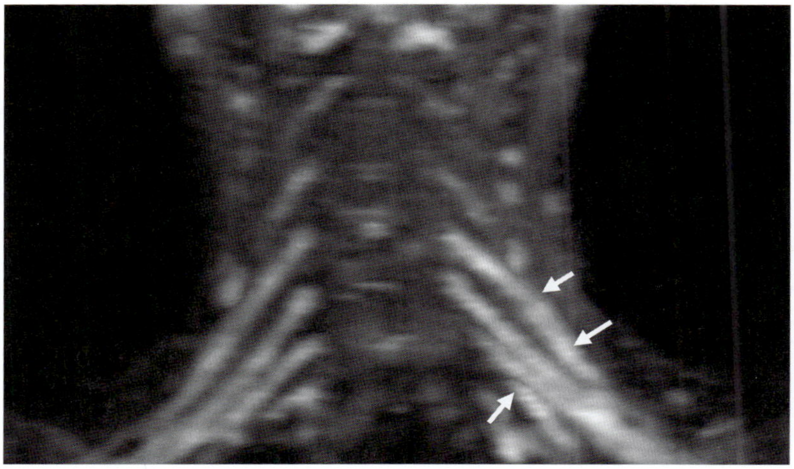

FIGURA 33
Neuropatia motora multifocal. Sequência de RM coronal de difusão com MIP mostra espessamento assimétrico do plexo braquial esquerdo envolvendo raízes e troncos (setas) em paciente com quadro clínico e eletroneuromiográfico compatível com neuropatia motora multifocal.

LESÕES ACTÍNICAS E TUMORES NÃO NEUROGÊNICOS

Plexite actínica

A plexopatia braquial induzida por radiação é uma manifestação rara da radioterapia. Embora seja mais comum em pacientes com câncer de mama que foram tratados com radiação, também pode ocorrer após tratamentos para tumores de cabeça e pescoço, na região do ápice pulmonar e pós-tratamento de linfonodos na região axilar. Menos de 5 a 9% de pacientes tratados com radiação desenvolvem plexopatia braquial. Vários fatores têm sido associados com um risco aumentado, sendo o mais importante a dose de radiação (> 6.600 cGy).[19]

São descritas duas síndromes clínicas principais, correspondentes a fisiopatologias distintas: a plexopatia transitória precoce induzida por radiação e a plexopatia progressiva clássica por radiação.

A exposição à radiação leva a dano molecular oxidativo do tecido conjuntivo, desencadeando uma complexa cascata de eventos bioquímicos.

A plexopatia transitória precoce mais comumente se manifesta de 3 a 10 meses após a radioterapia e acredita-se ser secundária a uma resposta inflamatória aguda e isquemia de pequenos vasos relacionados ao dano celular endotelial. Os sintomas tendem a ser leves e incluem parestesia e dor.

Em contraste, a plexopatia progressiva clássica tem um período de latência amplamente relatado para o aparecimento de sintomas entre 6 meses e 30 anos após o tratamento com radiação. É causada por fibrose progressiva do tecido conjuntivo perineural, o que resulta em encarceramento das fibras nervosas, espessamento do endoneuro, desmielinização e danos a pequenos vasos do plexo epineural. Os sintomas são variáveis, mas tendem a se manifestar como disestesia insidiosa que progride para a dor, déficit motor e disfunção.[31]

A plexite actínica aparece na US como um espessamento hiperecoico do plexo braquial e da gordura circundante. Na RM, os achados incluem leve espessamento longitudinal dos nervos, muitas vezes com aumento da intensidade do sinal T2, e discreto realce difuso pós-contraste (Figura 34). Associa-se fibrose

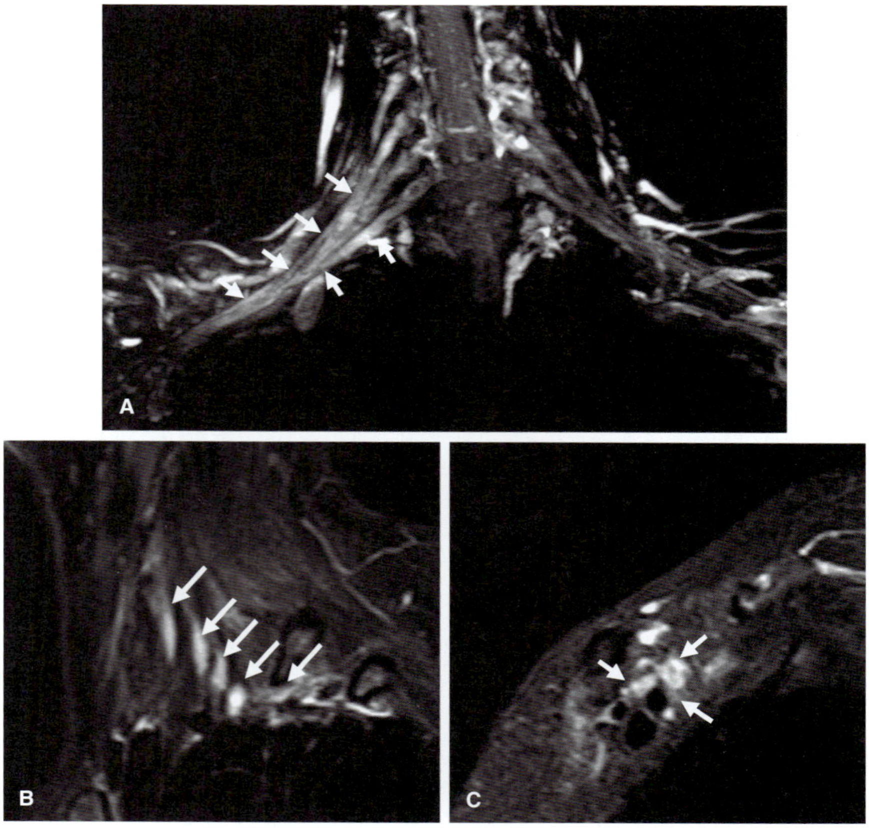

FIGURA 34
Plexite actínica. A: coronal STIR MIP demonstra espessamento e alteração de sinal regular e difuso do plexo braquial (setas) em paciente submetida a tratamento radioterápico para câncer de mama. B e C: sagital STIR demonstra espessamento e elevação das raízes (setas em B) e das cordas (setas em C) sem áreas nodulares focais.

perineural, que aparece como tecido mal definido que desfigura e oblitera os planos gordurosos perineurais em imagens ponderadas T1, e tem uma variável aparência em T2, hipointensa ou hiperintensa; neste último, acredita-se representar vascularizado tecido cicatricial.[1]

Plexite actínica *versus* disseminação tumoral metastática

Em pacientes com plexopatia braquial e uma história de malignidade tratados com radioterapia local. A ultrassonografia e a ressonância magnética podem ser usadas para ajudar a distinguir a plexite actínica do câncer recorrente ou metastático.

Os tumores ou metástases perineurais podem ter características de sinal semelhantes às da plexite, mas é mais provável que apareçam como áreas de espessamento nodular e irregular do plexo ao invés do padrão mais uniforme encontrado na plexopatia actínica (Figura 35). Quando o diagnóstico permanece incerto, o PET-CT com fluor-18 fluorodeoxiglicose pode ser útil, já que a plexopatia actínica manifesta-se com baixa capitação, enquanto um tumor é mais provável que seja francamente hipermetabólico.

Lesões secundárias

Tumores não neurogênicos podem causar plexopatia pela compressão ou infiltração extrínseca.

Tumores desmoides, os tumores primários não neurogênicos mais comuns do plexo braquial, são isointensos ao músculo nas sequências T1 e heterogeneamente hiperintensos nas sequências T2 e com áreas de baixo sinal que representam maior teor de colágeno. Eles têm margens infiltrativas e intenso realce pós-contraste (Figura 36). Apesar de serem lesões benignas, apresentam comportamento localmente agressivo envolvendo as estruturas neurovasculares e com alta taxa de recidiva. Os tratamentos possíveis incluem cirurgia, radioterapia e, mais recentemente, imunoterapia.[32]

Os lipomas são caracteristicamente isointensos à gordura em todas as sequências e podem comprimir externamente o plexo braquial.

O linfoma pode encarcerar o plexo braquial através dos conglomerados linfonodais que se formam.

Neoplasias primárias próximas ao plexo, como carcinoma broncogênico/do ápice torácico (tumor de Pancoast), tumores neurogênicos do nervo vago, nervo frênico e tronco simpático, linfonodos metastáticos e tumores ósseos, podem causar irritação/compressão ou invasão direta do plexo. Uma pista útil para identificar um tumor de Pancoast é procurar por lesão com sinal intermediário em T1 obliterando a gordura junto ao ápice pulmonar, medial aos músculos escalenos e lateral à coluna torácica (Figura 37).

CONSIDERAÇÕES FINAIS

A compreensão da anatomia do plexo braquial é importante para uma interpretação precisa. Usando uma abordagem baseada em marcos anatômicos para avaliar cada componente do plexo individualmente, em combinação com os achados de imagem diretos e indiretos, é possível chegar a diagnósticos diferenciais relevantes. Incorporando o histórico clínico, resultados de testes auxiliares e o exame físico com os achados de imagem, pode-se chegar ao diagnóstico correto.

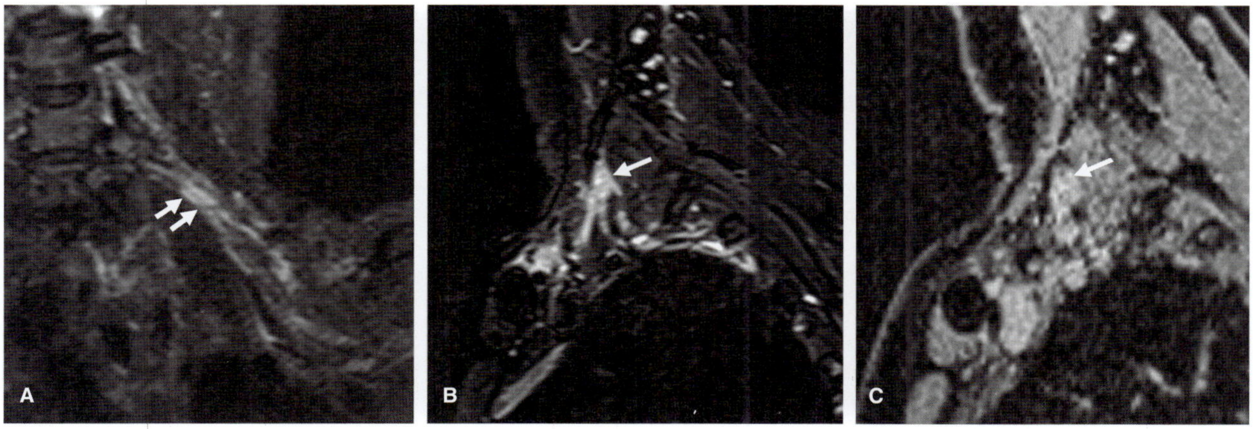

FIGURA 35
Disseminação tumoral metastática no plexo braquial. A: coronal STIR MIP demostra área de espessamento irregular e algo nodular do tronco superior (seta), confirmado no plano sagital STIR (seta em B). Na sequência sagital T1 FS pós-contraste, há intenso realce dessa área nodular (seta em C), compatível com infiltração metastática nessa paciente com histórico de câncer de mama.

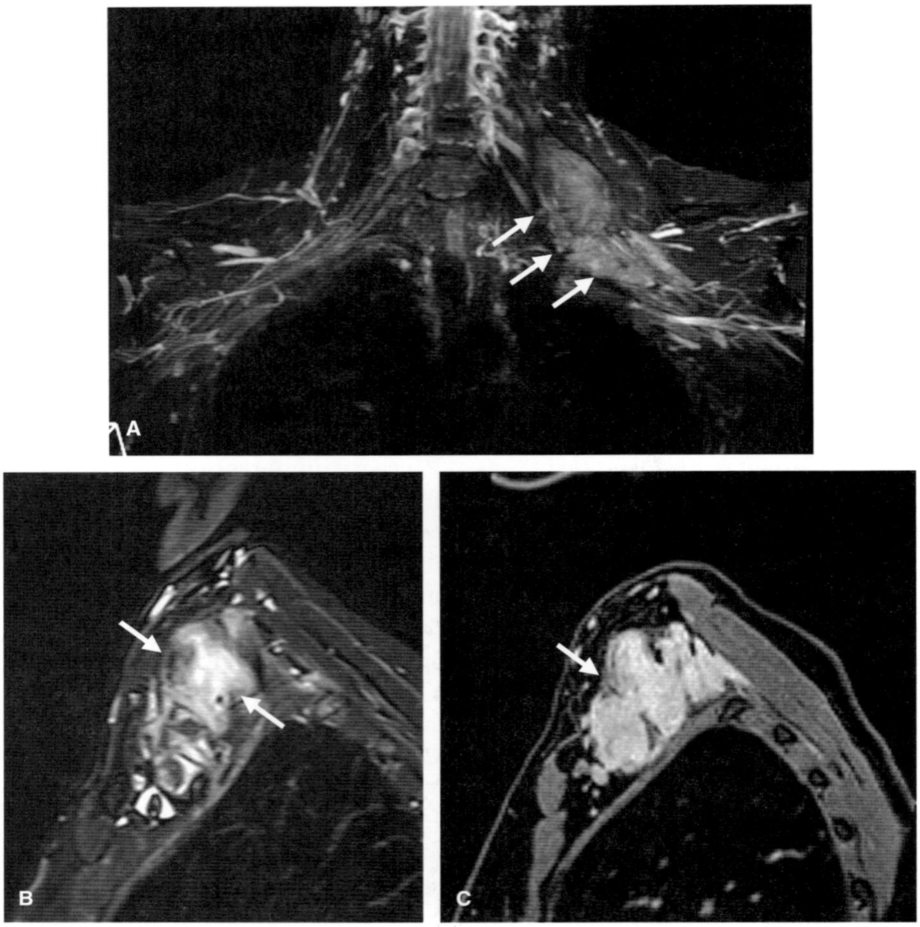

FIGURA 36
Tumor desmoide com envolvimento do plexo braquial esquerdo. A: coronal STIR MIP; notar formação expansiva lobulada na topografia do plexo braquial esquerdo com indefinição do sinal dos troncos e cordas (setas). B: sagital STIR demonstra o hipersinal da lesão expansiva com áreas de baixo sinal de permeio que refletem os componentes celular e fibrótico da lesão, respectivamente. C: sagital T1 FS pós-contraste mostra o intenso realce característico das lesões fibromatosas.

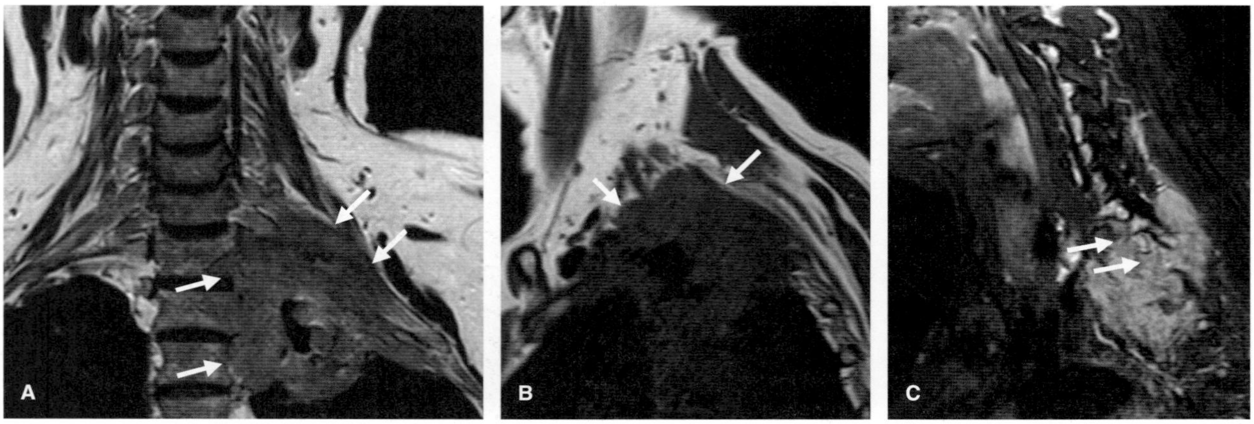

FIGURA 37
A e B: carcinoma broncogênico do ápice pulmonar – tumor de Pancoast. Sequências coronal e sagital T1 demonstram volumosa massa cavitada no ápice pulmonar esquerdo com invasão dos espaços interescaleno e costoclavicular (setas). C: sequência sagital STIR demonstra envolvimento completo com indefinição das raízes de C8 e T1 pela massa pulmonar (setas).

REFERÊNCIAS

1. Gilcrease-Garcia BM, Deshmukh SD, Parsons MS. Anatomy, imaging, and pathologic conditions of the brachial plexus. Radiographics. 2020;40(6):1686-714.
2. Szaro P, McGrath A, Ciszek B, Geijer M. Magnetic resonance imaging of the brachial plexus. Part 1: Anatomical considerations, magnetic resonance techniques, and non-traumatic lesions. Eur J Radiol Open. 2022;9:100392.
3. Benes M, Kachlik D, Belbl M, Kunc V, Havlikova S, Whitley A. A meta-analysis on the anatomical variability of the brachial plexus: Part I – Roots, trunks, divisions and cords. Ann Anat. 2021;238:151751.
4. Demondion X, Herbinet P, Van Sint Jan S, Boutry N, Chantelot C, Cotten A. Imaging assessment of thoracic outlet syndrome. Radiographics. 2006;26(6):1735-50.
5. Stilwill SE, Mills MK, Hansford BG, Allen H, Mahan M, Moore KR, et al. Practical approach and review of brachial plexus pathology with operative correlation: what the radiologist needs to know. Semin Roentgenol. 2019;54(2):92-112.
6. Martín-Noguerol T, Montesinos P, Hassankhani A, Bencardino DA, Barousse R, Luna A. Technical update on MR neurography. Semin Musculoskelet Radiol. 2022;26(2):93-104.
7. Wang L, Niu Y, Kong X, Yu Q, Lv Y, Shi H, et al. The application of paramagnetic contrast-based T2 effect to 3D heavily T2W high-resolution MR imaging of the brachial plexus and its branches. Eur J Radiol. 2016;85(3):578-84.
8. Karmakar MK, Pakpirom J, Songthamwat B, Areeruk P. High definition ultrasound imaging of the individual elements of the brachial plexus above the clavicle. Reg Anesth Pain Med. 2020;45(5):344-50.
9. Nwawka OK. Ultrasound imaging of the brachial plexus and nerves about the neck. Ultrasound Q. 2019;35(2):110-9.
10. Szaro P, Geijer M, Ciszek B, McGrath A. Magnetic resonance imaging of the brachial plexus. Part 2: Traumatic injuries. Eur J Radiol Open. 2022;9:100397.
11. Nagano A, Ochiai N, Sugioka H, Hara T, Tsuyama N. Usefulness of myelography in brachial plexus injuries. J Hand Surg Br. 1989;14(1):59-64.
12. Wade RG, Takwoingi Y, Wormald JCR, Ridgway JP, Tanner S, Rankine JJ, et al. MRI for detecting root avulsions in traumatic adult brachial plexus injuries: a systematic review and meta-analysis of diagnostic accuracy. Radiology. 2019;293(1):125-33.
13. Gasparotti R, Shah L. Brachial and lumbosacral plexus and peripheral nerves. IDKD Springer Series: Springer International Publishing; 2020. p. 241-54.
14. Ahlawat S, Belzberg AJ, Montgomery EA, Fayad LM. MRI features of peripheral traumatic neuromas. Eur Radiol. 2016;26(4):1204-12.
15. Girard AO, Suresh V, Lopez CD, Seal SM, Tuffaha SH, Redett RJ, et al. Radiographic imaging modalities for perinatal brachial plexus palsy: a systematic review. Childs Nerv Syst. 2022;38(7):1241-58.
16. González-Mantilla P, Abril A, Bedoya MA. Brachial plexus birth palsy: practical concepts for radiologists. Semin Musculoskelet Radiol. 2022;26(2):182-93.
17. Borschel GH, Clarke HM. Obstetrical brachial plexus palsy. Plast Reconstr Surg. 2009;124(1 Suppl):144e-55e.
18. Waters PM, Smith GR, Jaramillo D. Glenohumeral deformity secondary to brachial plexus birth palsy. J Bone Joint Surg Am. 1998;80(5):668-77.
19. Rubin DI. Brachial and lumbosacral plexopathies: a review. Clin Neurophysiol Pract. 2020;5:173-93.
20. Roos DB. Congenital anomalies associated with thoracic outlet syndrome. Anatomy, symptoms, diagnosis, and treatment. Am J Surg. 1976;132(6):771-8.
21. Huang Y, Abad-Santos M, Iyer RS, Monroe EJ, Malone CD. Imaging to intervention: Thoracic outlet syndrome. Clin Imaging. 2022;89:23-36.
22. Panther EJ, Reintgen CD, Cueto RJ, Hao KA, Chim H, King JJ. Thoracic outlet syndrome: a review. J Shoulder Elbow Surg. 2022;31(11):e545-e61.
23. Shveiky D, Aseff JN, Iglesia CB. Brachial plexus injury after laparoscopic and robotic surgery. J Minim Invasive Gynecol. 2010;17(4):414-20.
24. King-Robson J, Bates E, Sokolov E, Hadden RDM. Prone position plexopathy: an avoidable complication of prone positioning for COVID-19 pneumonitis? BMJ Case Rep. 2022;15(1).
25. Zubair AS, Hunt C, Watson J, Nelson A, Jones LK. Imaging findings in patients with zoster-associated plexopathy. Am J Neuroradiol. 2017;38(6):1248-51.
26. Firmino GF, Schulze ML, Schlindwein MAM, Rampeloti B, Gonçalves MVM, Maçaneiro CH, et al. Neuralgic amyotrophy: its importance in orthopedics practice. Spine Surg Relat Res. 2021;5(4):232-7.
27. Sneag DB, Rancy SK, Wolfe SW, Lee SC, Kalia V, Lee SK, et al. Brachial plexitis or neuritis? MRI features of lesion distribution in Parsonage-Turner syndrome. Muscle Nerve. 2018;58(3):359-66.
28. Ripellino P, Arányi Z, van Alfen N, Ventura E, Peyer AK, Cianfoni A, et al. Imaging of neuralgic amyotrophy in the acute phase. Muscle Nerve. 2022.
29. Wu F, Wang W, Yang Y, Li C, Wu J, Liu H, et al. MR neurography of lumbosacral nerve roots for differentiating chronic inflammatory demyelinating polyneuropathy from acquired axonal polyneuropathies: a cross-sectional study. Quant Imaging Med Surg. 2022;12(10):4875-84.
30. Bunschoten C, Jacobs BC, Van den Bergh PYK, Cornblath DR, van Doorn PA. Progress in diagnosis and treatment of chronic inflammatory demyelinating polyradiculoneuropathy. Lancet Neurol. 2019;18(8):784-94.
31. Wouter van Es H, Engelen AM, Witkamp TD, Ramos LM, Feldberg MA. Radiation-induced brachial plexopathy: MR imaging. Skeletal Radiol. 1997;26(5):284-8.
32. Juliette O, Florentius K, Francis N, Macharia BN, Neema M. Desmoid tumour of the brachial plexus. Case Rep Surg. 2013;2013:575982.

6

Nervo supraescapular

Viviane Sayuri Yamachira Dwan
Rodrigo Yacubian Fernandes
Marcos Felippe de P. Corrêa

INTRODUÇÃO

A neuropatia do supraescapular tem uma prevalência incerta, sendo inicialmente descrita na literatura como uma condição rara. Porém, em estudos recentes, sua prevalência pode ser maior em algumas populações específicas, variando de 12 a 33% na população de atletas e de 8 a 10% nos pacientes com roturas maciças do manguito rotador.[1]

O diagnóstico clínico da neuropatia do supraescapular é desafiador em razão da história de dor inespecífica e fraqueza, sintomas que se sobrepõem a diversas outras patologias do ombro.

Em conjunto com os métodos eletrodiagnósticos, os exames de imagem, como a ressonância magnética (RM) convencional e particularmente a neurografia por RM, são ferramentas importantes na confirmação do diagnóstico.

ANATOMIA E FUNÇÃO

O nervo supraescapular é um nervo sensorial e motor que se origina do tronco superior (formado pelas raízes de C5 e C6), ocasionalmente com contribuição da raiz de C4, cerca de 3 cm cranial à clavícula, com trajeto descendente no triângulo posterior do pescoço e fossa supraclavicular, profundo à musculatura do trapézio e do omo-hioide. No nível da escápula, passa pela incisura supraescapular, abaixo do ligamento escapular transverso, e adentra a fossa supraespinhal, onde fornece ramo motor para o músculo supraespinhal e ramos sensitivos para as articulações acromioclavicular e glenoumeral e para a bursa subacromial/subdeltoide. Os vasos supraescapulares passam superficialmente ao ligamento escapular transverso. Mais distalmente, o nervo passa pela incisura espinoglenoidal, junto à borda lateral da escápula, profundo ao ligamento espinoglenoidal e termina na fossa infraespinhal, onde inerva o músculo infraespinhal (Figura 1). Tem ainda ramos variáveis de inervação para a pele. Em razão da passagem pelos túneis fibro-ósseos determinados pelos ligamentos nas incisuras, o nervo nessas topografias tem a excursão limitada, ficando propenso a compressões extrínsecas e lesões por tração.[2]

QUADRO CLÍNICO

A neuropatia do supraescapular pode se manifestar como dor difusa e profunda nas porções posterior e lateral do ombro, com eventual irradiação para a face lateral do braço e do pescoço e para a parede torácica anterior, bem como fraqueza na rotação externa e abdução, sendo mais comum a queixa dolorosa. Quando a denervação ocorre mais distalmente, acometendo seletivamente apenas o infraespinhal, os sintomas de fraqueza tendem a ser mais brandos, em decorrência da compensação do movimento pela musculatura do deltoide e redondo menor. Após algumas semanas de história, pode haver atrofia da musculatura ao exame físico.[1,3]

A sobreposição dos sintomas com outras condições regionais, como tendinopatia do manguito rotador, plexopatia braquial e radiculopatia cervical, torna o diagnóstico difícil apenas com dados da história e do exame físico.

Atletas que realizam movimentos repetitivos acima da cabeça, como os que praticam vôlei, beisebol, handebol, tênis e natação, são suscetíveis à neuropatia do supraescapular, podendo-se suspeitar desse diagnóstico nesses indivíduos com quadro de dor e perda de força.

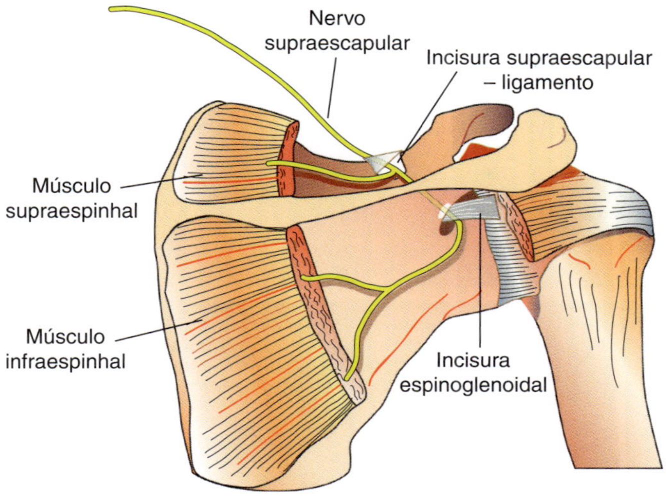

FIGURA 1

O nervo supraescapular se origina do tronco superior, formado pelas raízes de C5 e C6. No nível da escápula, passa pela incisura supraescapular, abaixo do ligamento escapular transverso, e adentra a fossa supraespinhal, onde fornece ramo que inerva o músculo supraespinhal. Em seguida, o nervo passa pela incisura espinoglenoidal, profundo ao ligamento espinoglenoidal, e termina na fossa infraespinhal, onde inerva o músculo infraespinhal.

MÉTODOS DIAGNÓSTICOS

O padrão-ouro para o diagnóstico permanece sendo os estudos eletrodiagnósticos, que incluem a eletromiografia e o estudo de condução de velocidade do nervo, com acurácias relatadas na literatura de até 91%.[1] Entretanto, a causa e a localização exatas do acometimento frequentemente não são obtidas nesses estudos. Além disso, apesar da alta acurácia, em razão da variabilidade das condições em que esses testes são realizados e da dependência de um operador experiente, um estudo eletrodiagnóstico negativo não exclui o diagnóstico de neuropatia.

A RM tem assumido um papel cada vez mais importante no diagnóstico da neuropatia do supraescapular, especialmente a neurografia por RM, por fornecer dados adicionais aos estudos eletromiográficos. A RM convencional possibilita a pesquisa de causas compressivas nos locais mais comuns, ou seja, na passagem do nervo pelas incisuras supraescapular (Figura 2) e espinoglenoidal (Figura 3), e de sinais indiretos de denervação regional, que são representadas por edema, atrofia e lipossubstituição da musculatura, a depender da cronicidade da denervação. O acometimento do nervo na incisura supraescapular leva à denervação do supraespinhal e do infraespinhal, enquanto uma lesão na incisura espinoglenoidal provoca denervação apenas do infraespinhal. Muitas vezes, no protocolo convencional de RM de ombro, é difícil a individualização do nervo em relação aos vasos que o acompanham nas incisuras, sendo apenas factível identificar o feixe neurovascular nessas topografias.[3,4]

As sequências neurográficas do plexo braquial têm permitido avaliar diretamente anormalidades do nervo, sendo mais facilmente identificadas no seu trajeto supraclavicular, onde se deve procurar por alterações do sinal, do calibre, da continuidade e dos contornos da estrutura neural. Isso proporciona a avaliação da localização e extensão exatas do acometimento, achados de grande valia para o manejo clínico e sobretudo para o planejamento cirúrgico (Figura 4).[1] Além disso, também é possível, com a RM, excluir outras causas de dor e fraqueza muscular no ombro, como tendinopatia e rotura do manguito rotador, impacto subacromial, plexopatia braquial e radiculopatia cervical. O contraste intravenoso é geralmente indicado nos casos de suspeita de tumor ou infecção.

A ultrassonografia também pode ser aplicada no diagnóstico da neuropatia, e o nervo é mais facilmente identificado no seu trajeto supraclavicular (Vídeo 1), por ser mais superficial. Nas fossas supraespinhal e infraespinhal, a visualização do nervo pode ser mais difícil, sendo, no entanto, possível avaliar o feixe neurovascular na maioria dos casos e pesquisar a presença de cistos paralabrais (Figura 5), varicosidades ou outras lesões expansivas na sua topografia. O Doppler é ferramenta essencial na diferenciação entre essas duas causas de compressão extrínseca. Esse método ainda permite guiar tanto a aspiração de cistos paralabrais quanto bloqueios anestésicos no tratamento da dor e para procedimentos cirúrgicos do manguito rotador[5] (Vídeo 2).

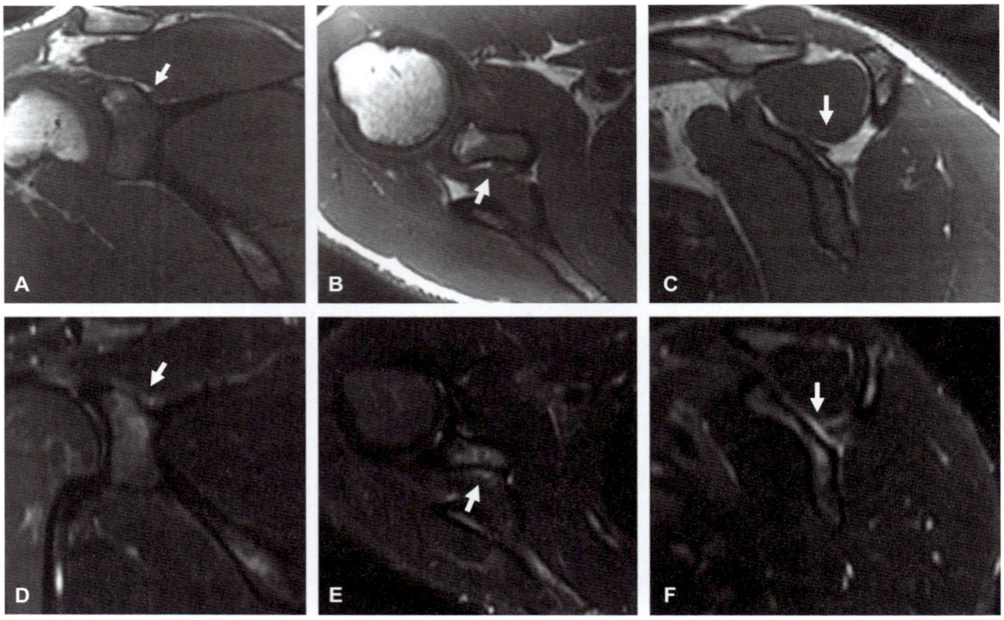

FIGURA 2
Sequências neurográficas por RM do nervo supraescapular (seta) na incisura supraescapular. A, B e C: reconstruções no T1, coronal, axial e sagital, respectivamente. D, E e F: reconstruções no T2, coronal, axial e sagital, respectivamente.

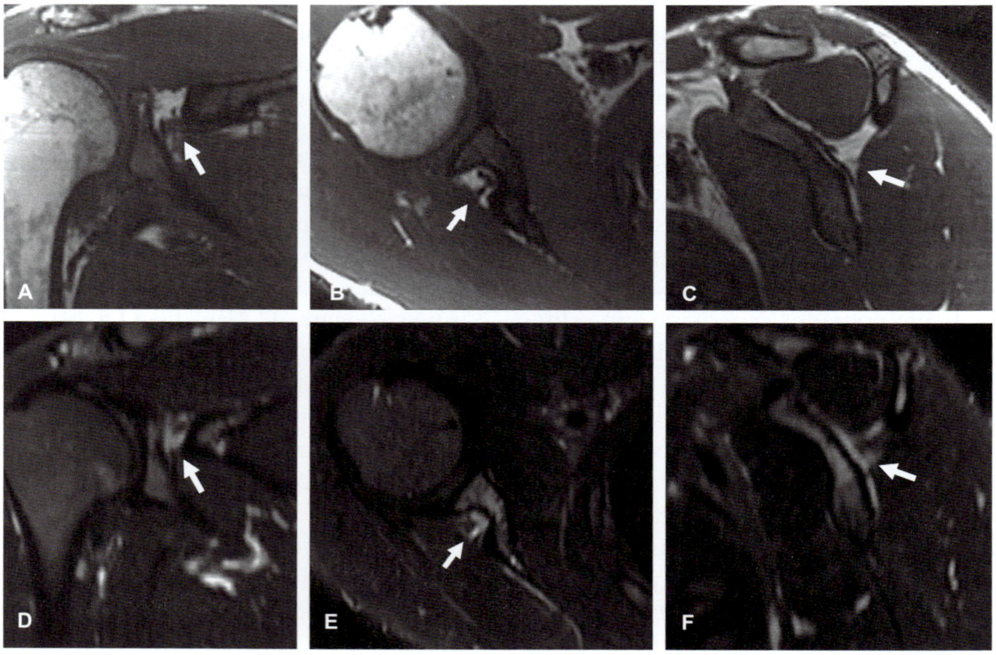

FIGURA 3
Sequências neurográficas por RM do nervo supraescapular (seta) na incisura espinoglenoidal. A, B e C: reconstruções no T1, coronal, axial e sagital, respectivamente. D, E e F: reconstruções no T2, coronal, axial e sagital, respectivamente.

VOUCHER: neurografiaperi

VÍDEO 1. Nervo supraescapular (acesso supraclavicular).

VÍDEO 2. Nervo supraescapular (acesso paraescapular posterior).

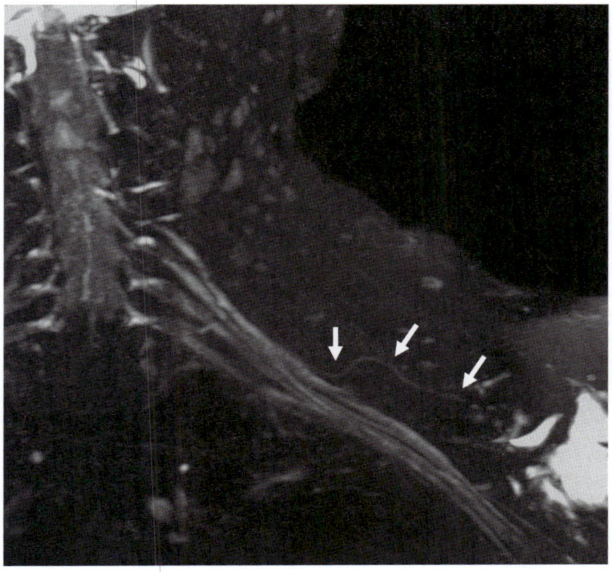

FIGURA 4
RM do plexo braquial, com reformatação em MIP da difusão, evidencia o nervo supraescapular (setas), originado do tronco superior, com trajeto para a região escapular.

PATOLOGIAS

Causas de neuropatia supraescapular:

- Compressão extrínseca: cisto paralabral na incisura supraescapular ou espinoglenoidal; espessamento dos ligamentos escapular transverso e espinoglenoidal.
- Causas inflamatórias e idiopáticas: autoimune, hereditária, infecciosa.
- Trauma: geralmente contuso (estiramento, avulsão, neuroma).
- Rotura do manguito rotador: por tração.
- Iatrogênica: instrumentação durante reparo do manguito rotador.

COMPRESSÃO EXTRÍNSECA

O trajeto do nervo supraescapular pelos túneis fibro-ósseos nas incisuras supraescapular e espinoglenoidal torna o nervo propenso a compressões extrínsecas. As principais causas compressivas são cistos paralabrais, tumores, varicosidades, fraturas de escápula e hipertrofia dos ligamentos escapular transverso ou espinoglenoidal.

Os cistos paralabrais são a causa mais comum de compressão extrínseca e estão intimamente relacionados a lesões labrais, sendo essencial a identificação da localização desses cistos na RM para o tratamento (Figura 6).[1] Mais raramente, pode ocorrer extensão intraneural do cisto para ramos menores, como é classicamente visto no nervo fibular junto à articulação tibiofibular proximal.

Veias supraescapulares proeminentes junto ao nervo supraescapular no nível das incisuras podem ser vistas nos exames de RM, sendo importante diferenciá-las de cistos paralabrais, principalmente para não as puncionar inadvertidamente. As varicosidades têm morfologia tubuliforme e os cistos, uma morfologia mais arredondada ou lobulada. Além disso, se injetado contraste intravenoso, a veia sofre contrastação, exceto se tiver uma trombose associada. Na ultrassonografia, o Doppler também auxilia nessa distinção. Diante de um achado concomitante de denervação da musculatura, pode-se suspeitar das varicosidades como causa compressiva (Figura 7).[6]

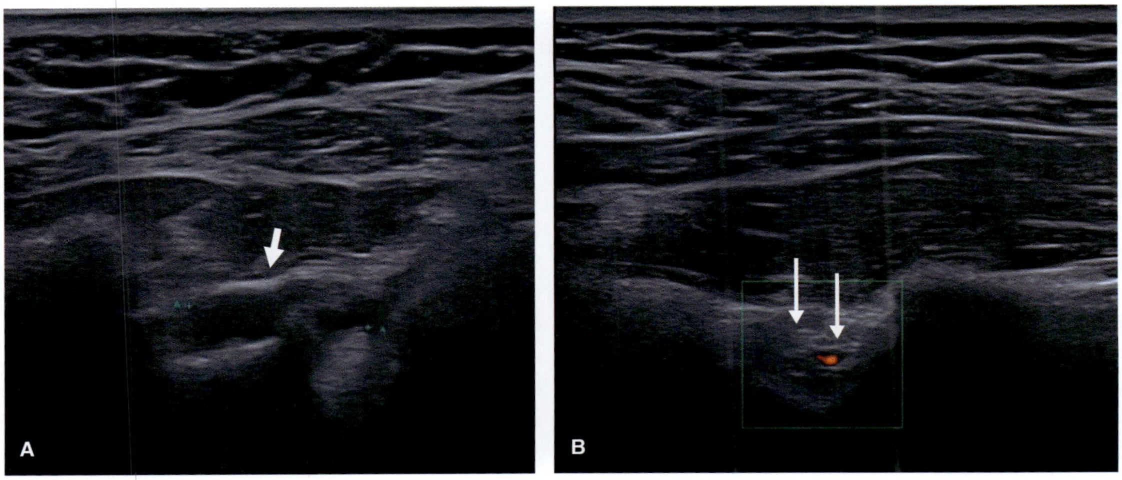

FIGURA 5
A: ultrassonografia evidenciando cisto paralabral lobulado (seta) na topografia da incisura espinoglenoidal. B: ultrassonografia demonstrando feixe neurovascular normal no plano da incisura espinoglenoidal. Nervo (seta tracejada) e artéria supraescapular (seta sólida).

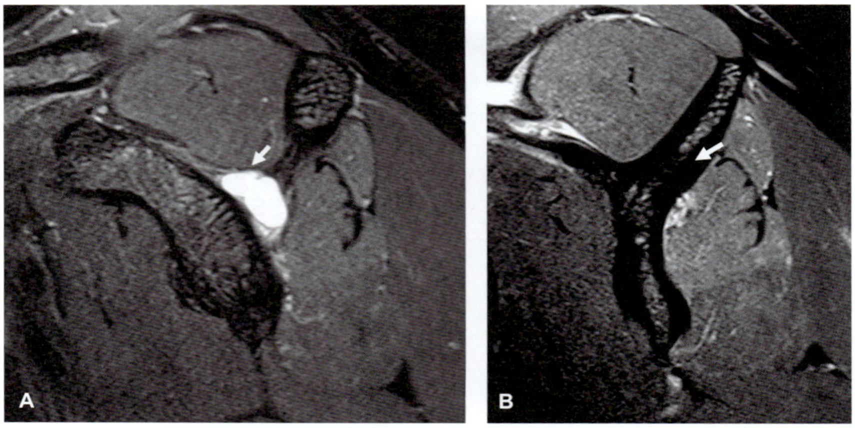

FIGURA 6
Paciente do sexo masculino, de 26 anos, com dor há 3 meses, apresentando lesão na base de implantação superior e posterior do lábio glenoidal (não incluída na imagem). A: RM sagital T2FS demonstra cisto paralabral posterossuperior (seta) na topografia da incisura espinoglenoidal. B: RM sagital T2FS evidencia leve edema da musculatura do infraespinhal (seta), sem atrofia, sugerindo denervação aguda do nervo supraescapular no nível da incisura espinoglenoidal.

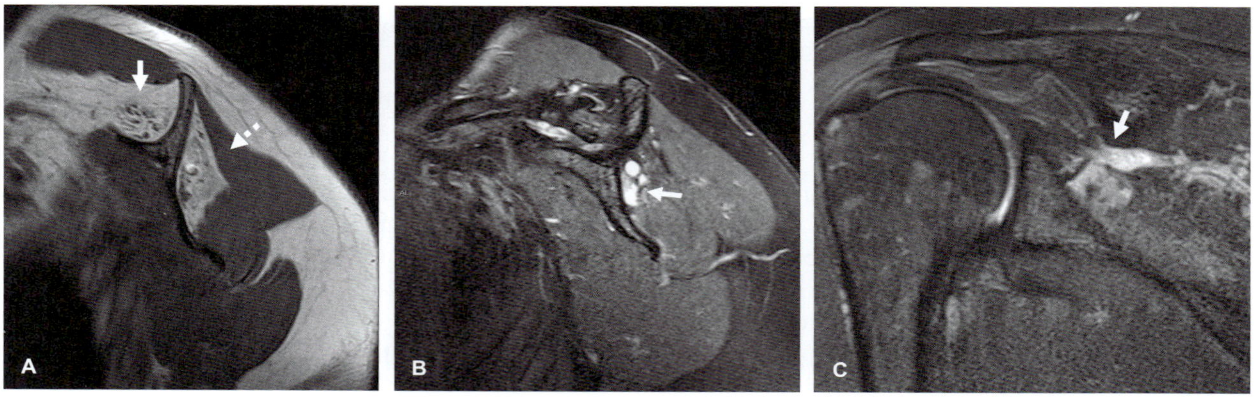

FIGURA 7
Paciente do sexo feminino, de 28 anos, com dor no ombro há 2 anos. O exame eletroneuromiográfico indica uma mononeuropatia axonal crônica do supraescapular direito, proximal à emergência nervosa para o músculo supraespinhal, com um moderado a acentuado acometimento motor. A: RM sagital T1 demonstrando atrofia gordurosa completa dos ventres musculares do supraespinhal (seta sólida) e infraespinhal (seta tracejada), compatível com denervação crônica. B e C: RM sagital e coronal T2FS evidenciam ectasia/varicosidade do feixe vascular (seta) junto ao nervo, que pode ser a causa da compressão neural.

CAUSAS INFLAMATÓRIAS E IDIOPÁTICAS

Parsonage-Turner

Também denominada amiotrofia neurálgica ou plexite braquial, é uma desordem neural periférica idiopática, que pode acometer múltiplos segmentos do plexo braquial e seus nervos periféricos, com predileção pelo nervo supraescapular (acometido em até 97% dos casos), raízes de C5 e C6 e tronco superior, seguidos dos nervos torácico longo, interósseo anterior e axilar. Manifesta-se geralmente como dor severa de início súbito, com evolução para fraqueza progressiva, atrofia e déficit sensitivo no território de um nervo. A fraqueza muscular pode ser debilitante, e até 2/3 dos pacientes sofrem com déficits funcionais a longo prazo. Tem causa desconhecida, porém aventa-se a possibilidade de ser uma resposta imunomediada desencadeada por estressores como infecção viral, exercício físico extenuante e cirurgia.[1,7] Foram relatados na literatura diversos casos de Parsonage-Turner de início após a infecção por SARS-CoV-2 e após imunização contra a Covid-19.[8] Clinicamente, algumas características podem fazer suspeitar desse diagnóstico: início súbito de dor sem história de trauma; idade acima dos 40 anos (pico entre 3ª e 5ª décadas); vacinação ou infecção recente; e envolvimento de múltiplos grupos musculares. Os estudos eletrodiagnósticos podem evidenciar um padrão não específico para determinado segmento neural. Na RM, o nervo supraescapular pode apresentar alteração de sinal e/ou espessamento, e o padrão de constrições intrínsecas focais em "ampulheta" ao longo do nervo tem sido associado à síndrome de Parsonage-Turner, sobretudo na fase aguda (≤ 4 semanas) (Figura 8). Essas constrições correspondem a foco de marcado edema no nervo, precedido por foco de acentuada redução do calibre neural, achados que também são visualizados no intraoperatório e à ultrassonografia. Topografar as constrições auxilia no tratamento cirúrgico, seja de neurólise, excisão e reparo, seja de interposição de enxerto. Ainda não está estabelecido se o número ou gravidade das constrições está relacionado à função motora e recuperação. Geralmente se observa denervação do supraespinhal e infraespinhal. Também podem ser vistas anormalidades nas raízes de C5, C6, no tronco superior e em outros nervos periféricos, bem como denervação de outros grupamentos musculares. A RM tem como papel adicional excluir radiculopatias por estenoses foraminais cervicais e compressões extrínsecas. Não há um tratamento bem estabelecido, porém corticosteroides em fases precoces podem reduzir a duração e a gravidade dos sintomas, sendo o tratamento cirúrgico uma opção para casos clinicamente não responsivos.[9]

TRAUMA

O nervo supraescapular, no seu trajeto na incisura supraescapular, tem uma relação anatômica próxima à musculatura do manguito rotador, de forma que uma rotura com retração dos tendões supraespinhal e infraespinhal pode tracionar o nervo. Tem sido relatado na literatura que reparos tendíneos do manguito rotador podem resultar em recuperação da neuropatia supraescapular, provavelmente por reduzir a tensão sobre o nervo.[1]

Podem ocorrer traumas sobre o nervo decorrentes de mecanismos de tração, como luxação glenoumeral e fraturas ao redor da cintura escapular, como fraturas da escápula e do úmero proximal (Figuras 9 e 10).

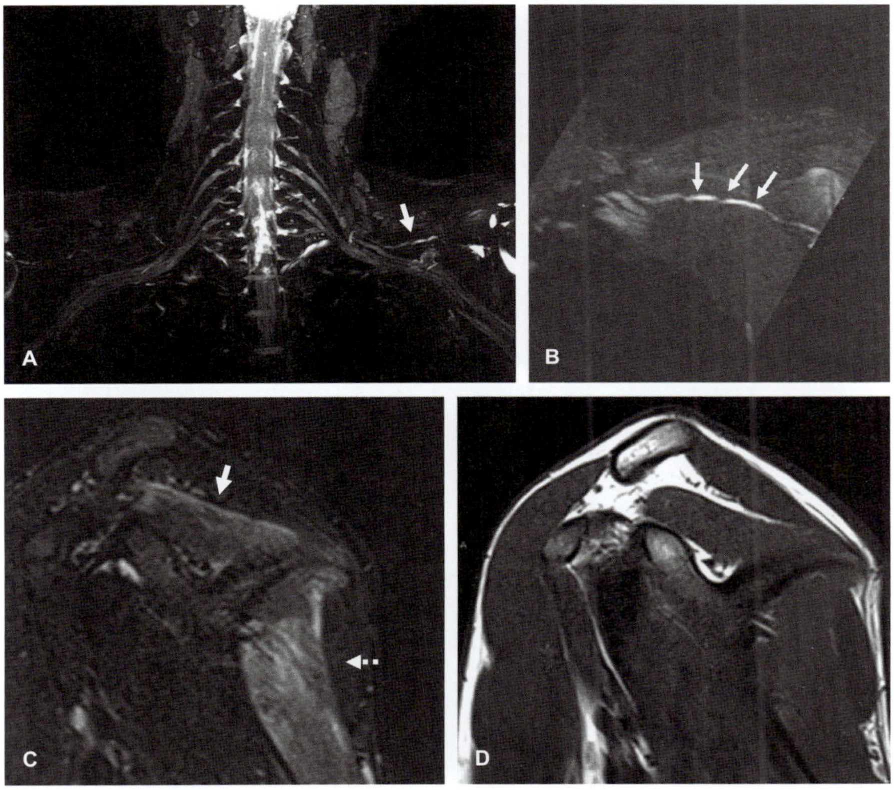

FIGURA 8
Paciente do sexo masculino, de 15 anos, com dor intensa no ombro esquerdo, iniciada 2 semanas após uma infecção viral por Epstein-Barr. Evoluiu após 1 semana com fraqueza progressiva no ombro. A: RM coronal MIP da difusão demonstra espessamento e alteração de sinal do nervo supraescapular esquerdo (seta). B: RM T2FS com reformatações evidencia padrão de constrições, em "ampulheta", do nervo supraescapular (setas). C e D: RM sagitais T2 e T1 mostram edema da musculatura do supraespinhal (seta sólida) e infraespinhal (seta tracejada), sugerindo denervação aguda, sem lipossubstituição ou hipotrofia.

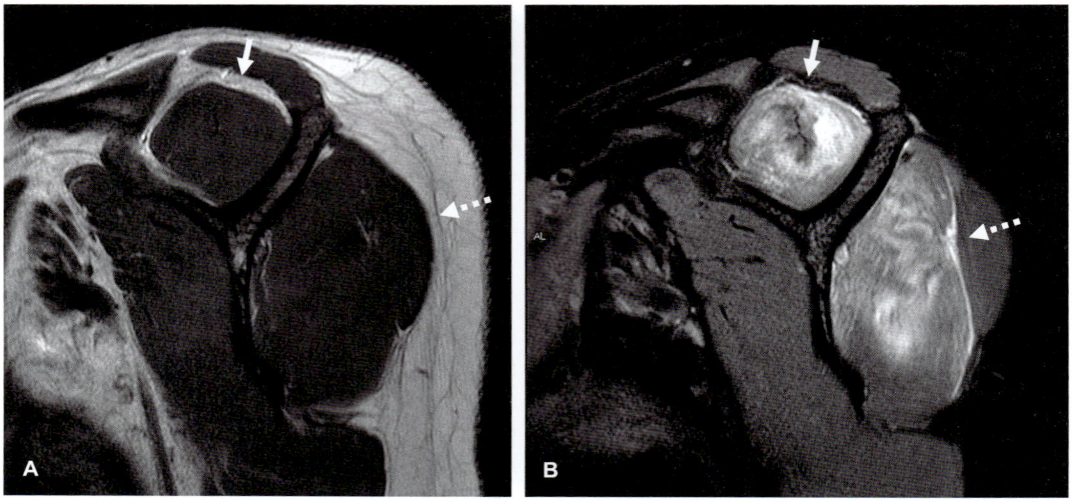

FIGURA 9
Paciente do sexo feminino, de 26 anos, com dor no ombro há 1 semana após acidente automobilístico, apresentando edema por provável denervação decorrente de tração traumática. Não houve fraturas. A: RM sagital T1 demonstra leve aumento volumétrico da musculatura do supraespinhal (seta sólida) e infraespinhal (seta tracejada). B: RM sagital T2FS demonstra edema heterogêneo de ambos os ventres musculares do supraespinhal (seta sólida) e infraespinhal (seta tracejada).

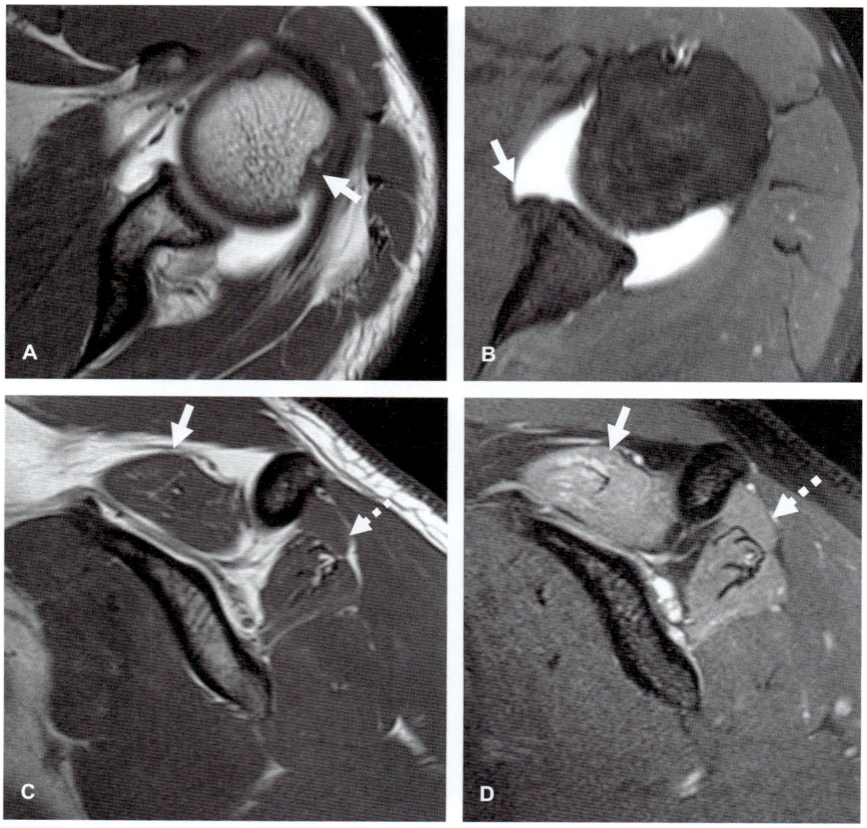

FIGURA 10
Paciente do sexo masculino, de 30 anos, com luxações recorrentes do ombro. Nega dor, porém refere fraqueza muscular. A: artro-RM axial T1 mostra fratura impactada da cabeça umeral (Hill-Sachs) (seta). B: artro-RM axial T2FS demonstra lesão labral anteroinferior (Bankart) (seta), sem perda óssea. C e D: artro-RM sagital T1 e T2FS mostram hipotrofia com pequenas estrias de lipossubstituição e leve edema na musculatura do supraespinhal (seta sólida) e infraespinhal (seta tracejada).

Microtraumas em atletas que realizam movimentos repetitivos acima da cabeça, como praticantes de vôlei, beisebol, handebol, tênis e natação, também podem levar a compressões dinâmicas do nervo nos túneis fibro-ósseos.

As lesões traumáticas diagnosticáveis à RM envolvem lesões com e sem continuidade, podendo ainda ser identificados neuromas em continuidade e de coto. No estiramento, o nervo apresenta alteração de sinal e espessamento, sem descontinuidade, sendo importante identificar outros sinais traumáticos, como contusões ósseas, fraturas e estiramentos musculares, para diferenciá-los de alterações inflamatórias. O neuroma em continuidade ocorre na laceração parcial e é visto como espessamento focal heterogêneo e pseudotumoral, sem descontinuidade neural. Já o neuroma de coto decorre de uma transfixação completa e aparece como uma descontinuidade focal do nervo, com espessamento fusiforme do coto neural.

IATROGÊNICO

Lesões do nervo supraescapular podem ocorrer nos bloqueios supraclaviculares para cirurgia do ombro, que resulta em dor no pós-operatório e desenvolvimento de fraqueza, que tendem a melhorar lentamente com o tempo. Nos reparos de lesões labrais anterossuperiores, a colocação da âncora para reinserção labral pode perfurar a margem superomedial da glenoide e lesar o nervo nessa topografia. A cirurgia de Bankart com sutura transglenoidal também pode levar a risco de lesão neural se houver perfuração muito profunda.[1]

CONSIDERAÇÕES FINAIS

O diagnóstico de neuropatia supraescapular é clinicamente desafiador pela sobreposição de sintomas com outras condições dolorosas do ombro. Conhecer as relações anatômicas do nervo e suas principais patologias é essencial para o radiologista na identificação da possível causa da neuropatia.

A RM, em particular a neurografia por RM, é uma ferramenta útil no diagnóstico, caracterizando sinais diretos e indiretos da neuropatia, bem como na avaliação da localização e extensão da doença, e na exclusão de outras causas de dor e fraqueza no ombro.

REFERÊNCIAS

1. Ahlawat S, Wadhwa V, Belzberg AJ, Batra K, Chhabra A. Spectrum of suprascapular nerve lesions: normal and abnormal neuromuscular imaging appearances on 3-T MR neurography. AJR Am J Roentgenol. 2015;204(3):589-601.
2. Chalian M, Faridian-Aragh N, Soldatos T, Batra K, Belzberg AJ, Williams EH, et al. High-resolution 3T MR neurography of suprascapular neuropathy. Acad Radiol. 2011;18(8): 1049-59.
3. Kostretzis L, Theodoroudis I, Boutsiadis A, Papadakis N, Papadopoulos P. Suprascapular nerve pathology: a review of the literature. Open Orthop J. 2017;11:140-53.
4. Ludig T, Walter F, Chapuis D, Molé D, Roland J, Blum A. MR imaging evaluation of suprascapular nerve entrapment. Eur Radiol. 2001;11(11):2161-9.
5. Faruch Bilfeld M, Lapègue F, Sans N, Chiavassa Gandois H, Laumonerie P, Larbi A. Ultrasonography study of the suprascapular nerve. Diagn Interv Imaging. 2017;98(12):873-9.
6. Carroll KW, Helms CA, Otte MT, Moellken SM, Fritz R. Enlarged spinoglenoid notch veins causing suprascapular nerve compression. Skeletal Radiol. 2003;32(2):72-7.
7. Bredella MA, Tirman PF, Fritz RC, Wischer TK, Stork A, Genant HK. Denervation syndromes of the shoulder girdle: MR imaging with electrophysiologic correlation. Skeletal Radiol. 1999;28(10):567-72.
8. Queler SC, Towbin AJ, Milani C, Whang J, Sneag DB. Parsonage-Turner syndrome following COVID-19 vaccination: MR neurography. Radiology. 2022;302(1):84-7.
9. Sneag DB, Rancy SK, Wolfe SW, Lee SC, Kalia V, Lee SK, Feinberg JH. Brachial plexitis or neuritis? MRI features of lesion distribution in Parsonage-Turner syndrome. Muscle Nerve. 2018;58(3):359-66.

7

Nervo torácico longo

Vitor Tavares Paula
Paulo Victor Partezani Helito
Marcos Felippe de P. Corrêa

INTRODUÇÃO

O nervo torácico longo, resumido ao longo deste capítulo com a abreviação NTL, é também conhecido como nervo de Charles Bell e consiste em um ramo do plexo braquial responsável pela inervação motora do músculo serrátil anterior (SA), componente da parede torácica. A importância funcional primordial do NTL está relacionada ao papel do SA na execução de movimentos de elevação do braço e na estabilização dinâmica da escápula.

O reconhecimento adequado da anatomia do NTL por meio dos exames de imagem tem crescido com o desenvolvimento das técnicas neurográficas. Tais técnicas permitem a definição anatômica de estruturas neurais de pequeno calibre e as potenciais alterações patológicas em seu trajeto e em seu território muscular inervado.

O objetivo deste capítulo é revisar a anatomia do NTL e aplicá-la à programação do protocolo, avaliação e interpretação do exame de ressonância magnética (RM). Também são metas a discussão das funções desempenhadas pelo músculo SA; aspectos clínico-epidemiológicos e de exame físico atribuídos à lesão do NTL; compreensão dos mecanismos habituais de dano neural e a identificação dos padrões normais e patológicos do NTL e do SA nas imagens neurográficas e convencionais adquiridas por RM.

ANATOMIA E FUNÇÃO

O nervo torácico longo é composto pela união das raízes ventrais do plexo braquial de C5, C6 e C7 bilateralmente, sendo as raízes de C6 e C7 suas principais constituintes (Figura 1). As contribuições das raízes C4 e

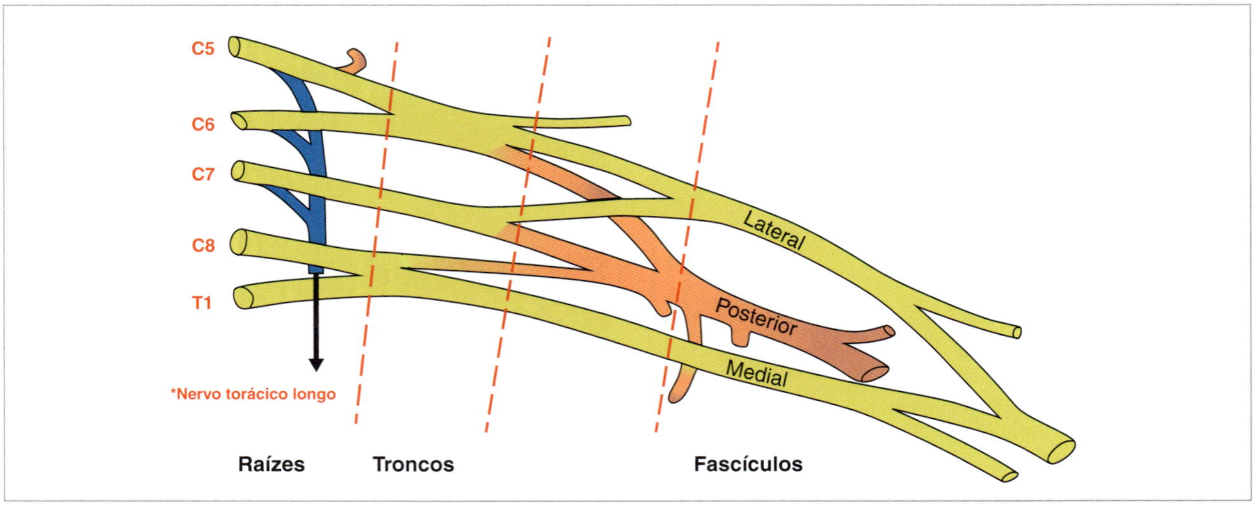

FIGURA 1
Desenho esquemático demonstrando a anatomia do plexo braquial e a formação do nervo torácico longo a partir das raízes neurais cervicais.

C8 e de alguns nervos intercostais são variáveis e menos presentes. A origem e o trajeto do NTL já foram confirmados por meio de estudos de dissecção cadavérica, e essas informações constituem a base para a construção dos atlas que correlacionam os achados nos espécimes humanos com os exames de imagem.[1-3]

Tais dados apontam que a divisão superior do NTL é composta pelo conjunto das porções supraclaviculares das raízes anteriores de C5 e C6, que possuem trajeto descendente e lateral na região cervical por entre os ventres dos músculos escalenos médio e posterior, paralelamente ao plexo braquial e próximo ao nervo supraescapular. Já a raiz anterior de C7 (divisão inferior do NTL) cursa inferolateralmente no pescoço, localizada entre os músculos escalenos anterior e médio.[2-5]

A união radicular entre C5, C6 e C7 se dá, na maioria da população, no plano do segundo arco costal, quando as raízes C5 e C6 perfuram o ventre do escaleno médio e encontram a raiz C7 anteriormente, próximo à artéria axilar. Variantes anatômicas são relatadas, como a junção precoce das raízes de C5 a C7 no plano posterior à clavícula, o que pode aumentar a chance de lesão neural durante fraturas claviculares ou no tratamento cirúrgico dos casos de síndrome do desfiladeiro torácico.[5-7]

A partir do plano do segundo arco costal, o NTL segue um curso lateral até a linha hemiclavicular para então ser envolto pela fáscia do músculo SA e seguir um trajeto superficial descendente ao longo do ventre do SA, para o qual emitirá inúmeros ramos (Figura 2). Vale salientar que o NTL é um nervo puramente motor e o único responsável por inervar o serrátil anterior.[1-4]

ASPECTOS CLÍNICO-EPIDEMIOLÓGICOS

O trajeto superficial e longo (mais de 20 cm em média) do NTL na região axilar e na parede torácica, somado ao seu calibre relativamente pequeno, à pouca quantidade de tecido conectivo, dando estabilidade ao seu redor, e a paucidade de suprimento vascular, tornam o nervo mais suscetível a lesões traumáticas e iatrogênicas pós-cirúrgicas. Além disso, pode ocorrer acometimento inflamatório – o NTL é um dos ramos mais acometidos por plexites braquiais, como na síndrome de Parsonage-Turner. Quedas, acidentes automobilísticos, procedimentos de dissecção linfonodal e mastectomia figuram entre as causas traumáticas descritas no dano direto ao NTL.[1-6]

A prática esportiva pode predispor à lesão do NTL por microtraumas de repetição e tração excessiva do nervo. O mecanismo mais comum consiste em exercícios envolvendo inclinação lateral da cabeça em direção oposta ao membro afetado durante a elevação do braço acima da cabeça. A neuropatia do NTL também é descrita como relacionada a atividades laborais que incluem carregamento de pesos por tempo prolongado, em algumas posições adotadas durante o sono e em mulheres no período pós-parto.[2,3]

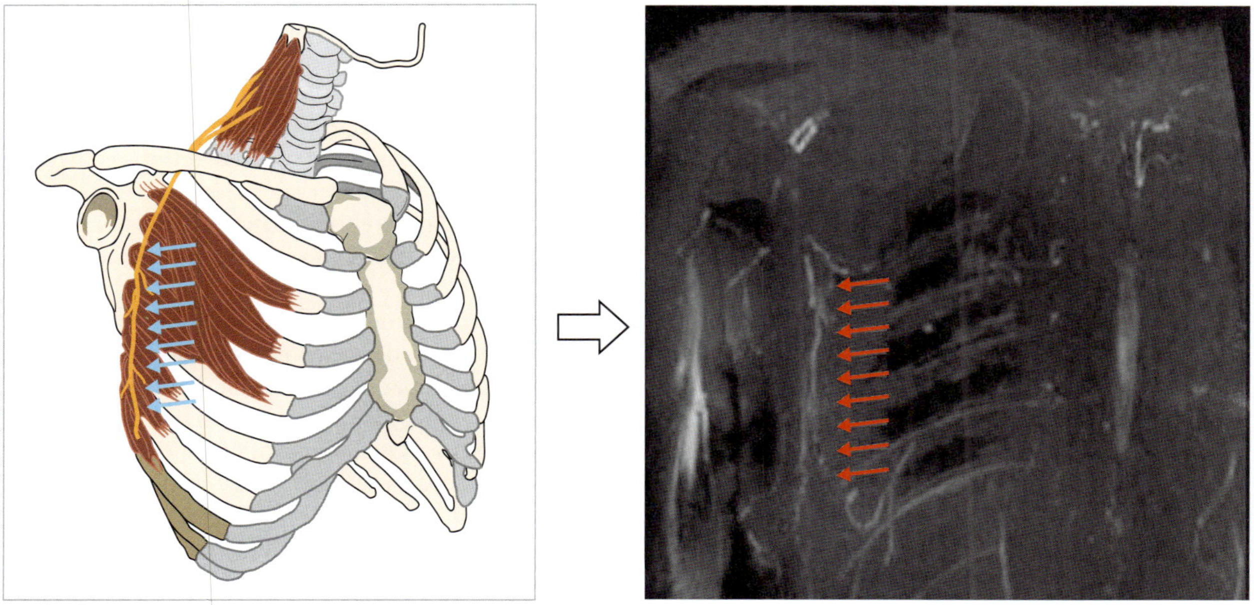

FIGURA 2
Correlação entre desenho esquemático e imagem na neurografia por RM (coronal STIR volumétrico) do trajeto, representada por setas vermelhas, do nervo torácico longo no seu segmento distal ao longo do músculo serrátil anterior (do segundo arco costal até o terço médio do tórax).

O conjunto dessas atividades promove estiramento do NTL entre dois sítios de fixação (o ventre muscular do escaleno médio e a margem superior do músculo serrátil anterior), com risco de neuropraxia ou lesões mais severas a depender da intensidade da tração. Atividades esportivas de maior risco incluem aquelas relacionadas a arremessos, como beisebol, futebol americano, voleibol, basquete e tênis, e outras como natação e ioga. Trações severas durante lutas também são reportadas.[2-4,6]

Os sintomas de lesão do NTL podem ser inespecíficos na sua apresentação e ter características que se sobrepõem a outras radiculopatias, plexopatias ou neuropatias. Podem ocorrer dor ou desconforto nas regiões do ombro, cervical ou escapular, exacerbados durante a combinação de elevação do braço do lado afetado com rotação da cabeça para o lado contralateral.[1-4]

Perda de força durante atividades que exigem elevação do braço acima do nível da cabeça também é relatada como sintoma e percebida pelo médico durante o exame físico. Outros dados positivos do exame clínico incluem escápula alada, sensibilizada durante elevação dos membros ou aplicação de força/flexão dos braços contra um anteparo e observação direta da atrofia muscular do SA.[2-4]

O diagnóstico de lesão do NTL costuma ser realizado pelo quadro clínico, confirmado por eletroneuromiografia e exames de imagem (RM ou ultrassonografia – US). Os exames de imagem, em especial a RM, são importantes, principalmente na exclusão de outras causas que podem simular neuropatia do NTL e/ou escápula alada, como:

- Outras patologias neurais (espinal acessório, que afeta o trapézio, ou escapular dorsal, que afeta o romboide).
- Alterações ósseas (como osteocondromas, fraturas e reações osteo-hipertróficas).
- Alterações vasculares (síndrome do desfiladeiro torácico).
- Alterações nas partes moles (como discopatia cervical, contraturas e alterações anatômicas musculares e bursite escapulotorácica).
- Alterações do compartimento glenoumeral (artrose, instabilidade, capsulite adesiva e roturas tendíneas do manguito rotador).

Também vale frisar o papel da RM na pesquisa de eventual acometimento por Parsonage-Turner ou outras plexopatias difusas, sobretudo em casos de neuropatia bilateral do NTL.[1-4,9]

Em última instância, os exames de imagem, como será discutido a seguir, têm capacidade de confirmar as neuropatias do NTL, tanto pela avaliação direta do nervo quanto pela avaliação do músculo serrátil anterior.

AVALIAÇÃO NEUROGRÁFICA POR RESSONÂNCIA MAGNÉTICA

A avaliação neurográfica por RM do nervo torácico longo é realizada por meio do protocolo padrão do plexo braquial com aquisições estendidas para o segmento infraclavicular e o trajeto ao longo da parede torácica do NTL. Faz-se uso da aquisição de imagens sagitais ponderadas em T1 e STIR (*short-tau inversion recovery sequence*), sequência coronal isotrópica sensível a líquido com supressão de gordura (habitualmente *short-tau inversion recovery sequence* – STIR com ou sem contraste), sequência T1 pós-contraste e difusão. Também são realizadas sequências coronais que incluem o lado contralateral (para comparação) e sequência sagital da coluna cervical. Recomenda-se também a aquisição de imagens coronais ou axiais com FOV amplo da parede torácica para avaliação bilateral do músculo SA, ponderadas em T1 e sequência sensível a líquido (Figura 3).

O conjunto das imagens obtidas e a consequente possibilidade de reconstrução em diferentes planos permitem demonstrar a anatomia do NTL com detalhes e satisfatórias resoluções espacial e de contraste. No entanto, convém salientar que, mesmo em protocolos dedicados e de alta resolução, é possível não individualizar o NTL ou não identificar potenciais danos diretos neurais. Além disso, artefatos de movimentação respiratória e de pulsatilidade também podem comprometer a avaliação, se não forem minimizados.

As alterações do NTL caracterizadas na RM podem ser primárias, ou seja, avaliação direta de alterações no nervo, como aumento da espessura, alteração do sinal, alterações focais de calibre e descontinuidade, ou secundárias, representadas pelas mudanças decorrentes da denervação do músculo serrátil anterior, seja alteração do sinal com edema (denervação aguda/subaguda), seja hipotrofia com lipossubstituição muscular (denervação crônica – Figuras 4 a 6).

Para fins didáticos e sistematizar o estudo por meio da RM, o NTL pode ser dividido em três porções,[1] sendo elas:

- **Segmento proximal**, que inclui desde a emergência pós-ganglionar das raízes nervosas do plexo braquial que se unem para gerar o NTL (contribuições dos ramos C5 e C6) até a margem lateral do triângulo dos escalenos. Os cortes sagitais oblíquos proximais são preferidos na avaliação desse segmento, com boa acurácia interobservador na individualização neural.
- **Segmento médio**, que inclui o trajeto desde a margem lateral do triângulo dos escalenos até o nível da borda lateral da segunda costela.
- **Segmento distal**, delimitado pelo trajeto neural distal do segundo arco costal, ao longo da parede torácica, até o terço médio do tórax.

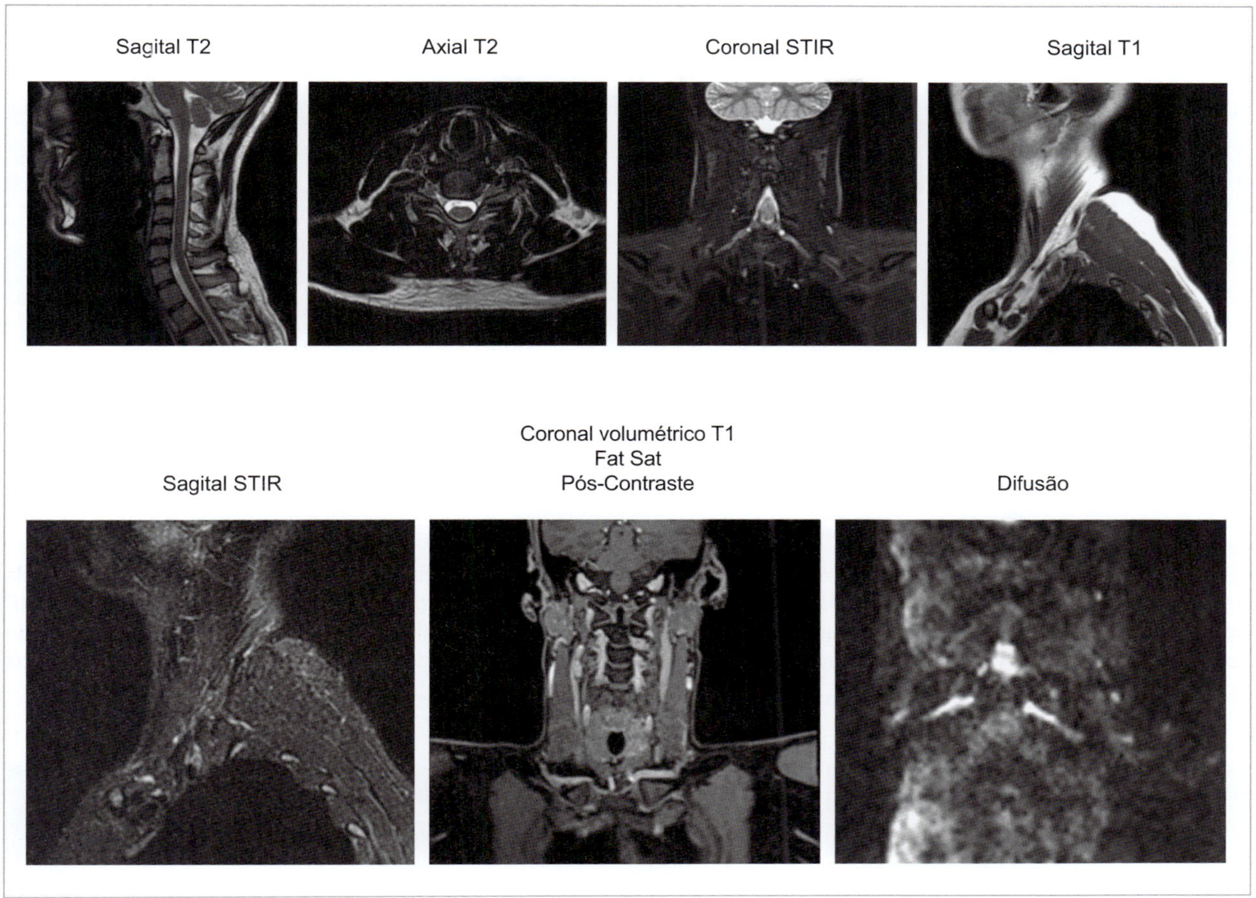

FIGURA 3
Protocolo de RM para avaliar o NTL – demonstração das sequências.

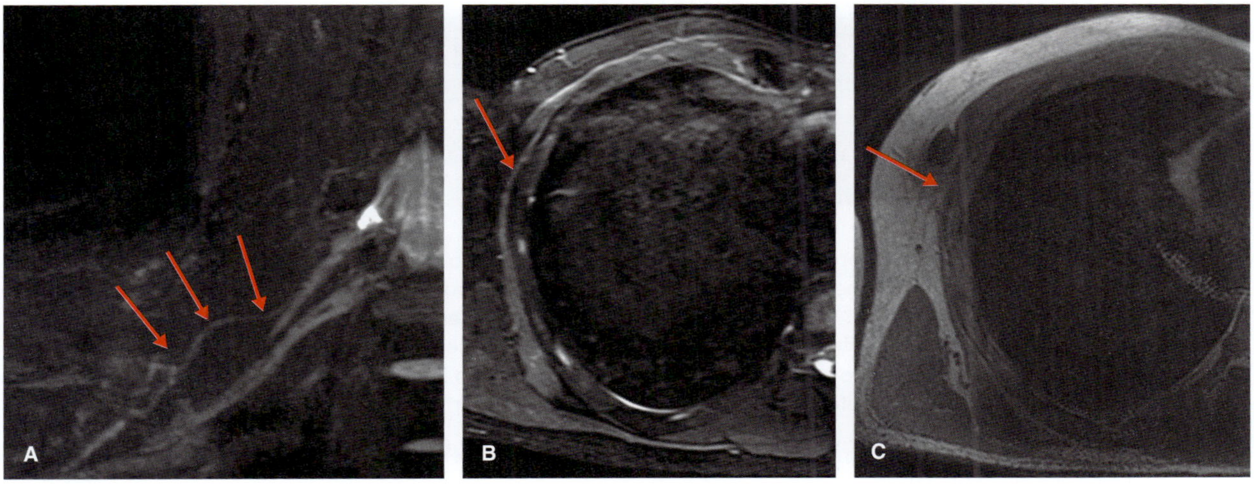

FIGURA 4
Caso clínico 1. Homem de 34 anos apresentando limitação na elevação do braço direito. Imagens obtidas pela neurografia por RM. Coronal STIR volumétrico (A), axial STIR (B) e axial T1 (C) evidenciaram espessamento e aumento do sinal do nervo torácico longo direito (setas vermelhas em A), com sinais de denervação do músculo serrátil anterior caracterizados por edema (seta vermelha em B) e hipotrofia com lipossubstituição (seta vermelha em C).

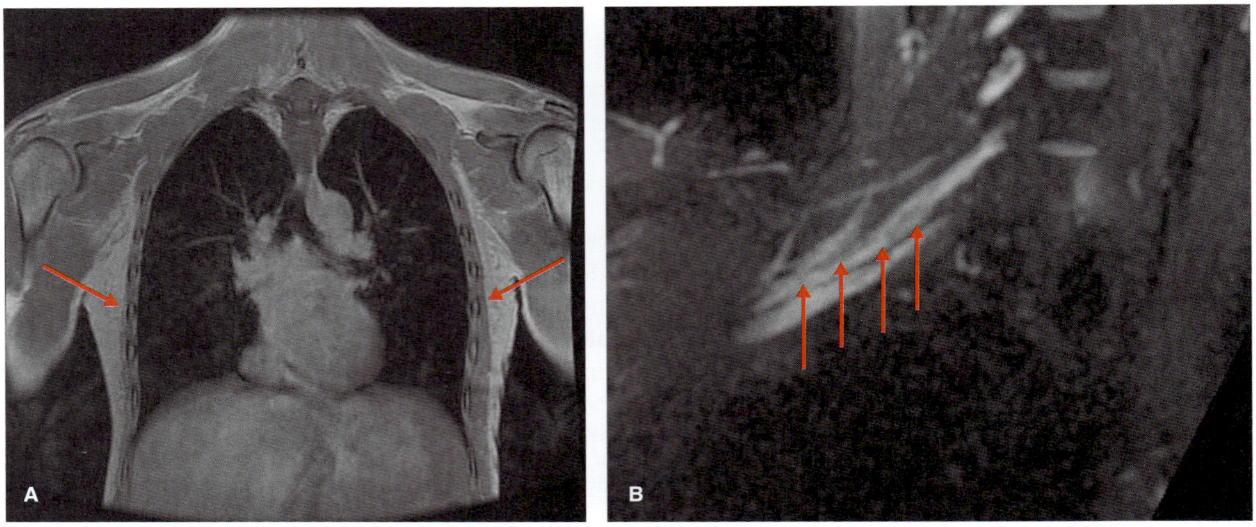

FIGURA 5
Caso clínico 2. Mulher de 49 anos com queixa de abaulamento na região escapular direita. As imagens obtidas pela neurografia por RM estão demonstradas em A (coronal T1) e B (reformatação da sequência isotrópica coronal STIR pós-contraste no plano coronal oblíquo MIP). Há sinais de denervação crônica com atrofia do ventre muscular do serrátil anterior direito (setas em A), associadas a espessamento e alteração do sinal do nervo torácico longo direito, apontadas pelas setas em B.

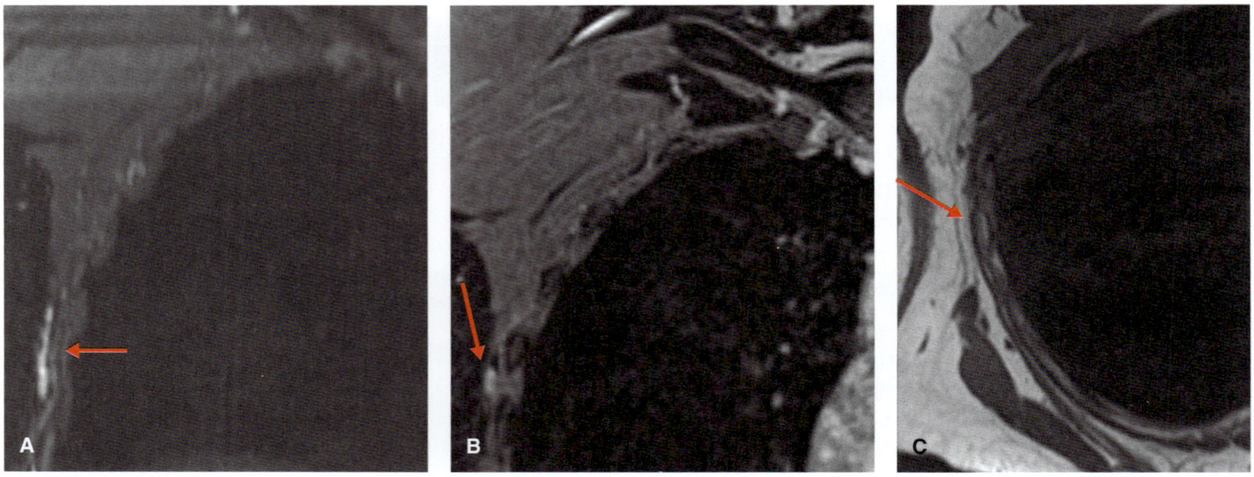

FIGURA 6
Caso clínico 3. Mulher de 42 anos apresentando limitação para abduzir o braço direito após ser submetida a mamoplastia. As imagens obtidas pela neurografia por RM estão demonstradas em A (coronal T1 pós-contraste e com saturação de gordura), B (axial T1) e C (coronal STIR volumétrico). Observam-se espessamento e alteração do sinal segmentar do nervo torácico longo direito (seta em A) no seu trajeto descendente associado a realce pós-contraste e tecido de aspecto fibrocicatricial ao redor do seu trajeto distal (seta em B). Além disso, há atrofia compatível com denervação crônica do ventre muscular do serrátil anterior direito (seta em C).

As reconstruções das sequências isotrópicas sensíveis a líquido costumam ser preferidas para a visualização do NTL em toda a sua extensão, nas quais é possível fazer reformatações em quaisquer planos e o uso de reconstruções em projeção de intensidade máxima (*maximum intensity projection* – MIP).

AVALIAÇÃO NEUROGRÁFICA POR ULTRASSONOGRAFIA

A avaliação por imagem do nervo torácico longo também pode ser realizada por US, desde que sejam utilizadas sondas de alta frequência (superior a 20 MHz) e por um operador com conhecimento de sua anatomia.[10] Ressalta-se a limitação das sondas de maior frequência para pacientes obesos, nos quais a atenuação do feixe ultrassonográfico pelo tecido adiposo é o maior limitador.

A avaliação por US pode ser realizada desde a origem do NTL até o segmento retroclavicular, onde o nervo se aprofunda e tem trajeto posterior a estruturas ósseas, limitando o acesso ultrassonográfico. A janela acústica para seu acesso é disponível novamente no seu segmento distal, junto ao músculo serrátil anterior.

Na avaliação proximal supraclavicular do NTL, no plano axial do triangulo interescaleno, observam-se as raízes do plexo braquial justapostas. O NTL perfura o ventre muscular escaleno médio e, por vezes, podem-se identificar seus ramos ainda não anastomosados de permeio ao escaleno.[8] Após emergir do escaleno médio, o NTL possui trajeto subjacente ao ventre muscular omo-hioide, antes de passar posteriormente à clavícula (Vídeo 1).

VOUCHER: neurografiaperi

VÍDEO 1. Anatomia ultrassonográfica do nervo torácico longo.

Embora alguns estudos anatômicos e ultrassonográficos tenham tentado definir um valor padrão de espessura transversa do nervo, existe grande variabilidade entre indivíduos desse parâmetro. Lieba-Samal et al.[10] encontraram variações de 1,1 a 2,1 mm na espessura do nervo por estudos ultrassonográficos de alta resolução. Por esse motivo e em virtude das patologias desse nervo serem frequentemente unilaterais, recomenda-se que a avaliação desse nervo seja realizada de forma comparativa intraindivíduo, utilizando-se o lado contralateral assintomático como padrão para comparação.

Por último, de forma análoga à avaliação por RM, a avaliação ultrassonográfica também deve incluir sinais secundários da neuropatia, traduzidos pelas alterações de ecogenicidade e trofismo do músculo SA. Essa análise também pode e deve ser realizada de forma comparativa com o músculo contralateral assintomático. Os sinais de denervação muscular incluem redução volumétrica e elevação da ecogenicidade do músculo denervado, decorrentes da atrofia e substituição gordurosa da musculatura.

CONSIDERAÇÕES FINAIS

O nervo torácico longo é uma estrutura que deve ser avaliada durante os protocolos de plexo braquial, particularmente quando houver contexto clínico ou dados do exame físico ou de eletroneuromiografia que apontam para disfunção do músculo SA, situação em que o radiologista deve estender a cobertura da aquisição para a parede torácica lateral em busca da identificação da porção distal do NTL e da musculatura da parede torácica.

A importância clínica e funcional do diagnóstico de neuropatia do NTL diz respeito sobretudo à participação do SA durante os movimentos que resultam na elevação do braço e estabilidade da escápula, com risco pós-lesão neuromuscular de instabilidade escapular, restrição motora do membro superior, dor debilitante e alteração estética da parede torácica.

Apesar de nem sempre ser individualizado nos exames de RM ou US, um protocolo dedicado por imagem aumenta as chances do diagnóstico neurográfico direto e não invasivo; permite avaliar plexopatias difusas e excluir outras causas de disfunção motora na região da cintura escapular e proporciona a pesquisa por sinais secundários de neuropatia por meio da avaliação do ventre muscular do SA.

REFERÊNCIAS

1. Lee SC, Geannette CS, Sneag DB. Identification of long thoracic nerve on high-resolution 3T MRI. Clin Imag. 2020;64:97-102.
2. Safran MR. Nerve injury about the shoulder in athletes, Part 2. A J Sports Med. 2004;32(4):1063-76.
3. Blum A, Lecocq S, Louis M, Wassel J, Moisei A, Teixeira P. The nerves around the shoulder. Eur J Radiol. 2013;82(1):2-16.
4. Deshmukh S, Fayad LM, Ahlawat S. MR neurography (MRN) of the long thoracic nerve: retrospective review of clinical findings and imaging results at our institution over 4 years. Skeletal Radiol. 2017;46(11):1531-40.
5. Cummings KW, Sridhar S, Parsons MS, Javidan-Nejad C, Bhalla S. Cross-sectional imaging anatomy and pathologic conditions affecting thoracic nerves. RadioGraphics. 2017;37(1):73-92.
6. Aquino SL, Duncan GR, Hayman LA. Nerves of the thorax: atlas of normal and pathologic findings. RadioGraphics. 2001;21(5):1275-81.
7. Madani A, Creteur V. Nerves around the shoulder: what the radiologist should know? J Belg Soc Radiol. 2017;101 (Suppl 2):9.
8. Yazar F, Kilic C, Acar HI, Candir N, Comert A. The long thoracic nerve: its origin, branches, and relationship to the middle scalene muscle. Clin Anat. 2009;22(4):476-80.
9. Nath RK, Lyons AB, Bietz G. Microneurolysis and decompression of long thoracic nerve injury are effective in reversing scapular winging: Long-term results in 50 cases. BMC Musculoskelet Disord. 2007;8(25).
10. Lieba-Samal D, Morgenbesser J, Moritz T, Gruber GM, Bernathova M, Michaud J, Bodner G. Visualization of the long thoracic nerve using high-resolution sonography. Ultraschall Med. 2015;36(3):264-9.

8

Nervos axilar e musculocutâneo

Maria Helena Teixeira Rodrigues
Cristyano Bismark Ferreira Leite
Marcos Felippe de P. Corrêa

NERVO AXILAR

Introdução

O nervo axilar é um dos ramos terminais do plexo braquial, derivado de seu fascículo posterior. É um nervo misto, que possui fibras motoras que inervam importantes músculos do membro superior, especialmente a musculatura do deltoide e redondo menor, além de fibras sensoriais transmitirem informações aferentes da região posterolateral do ombro.

As lesões do nervo axilar compreendem de 6 a 10% de todas as lesões do plexo braquial, apresentando uma grande importância sobretudo nos contextos traumáticos ou pós-cirúrgicos, em virtude da proximidade do curso desse nervo em relação à glenoide e ao colo cirúrgico do úmero.

O acometimento do nervo axilar deve ser considerado nos casos de fraqueza no ombro e perda sensorial. A falha em diagnosticar e gerenciar com precisão os pacientes pode levar a incapacidades que afetam a qualidade de vida. Diante disso, é essencial alinhar exame físico com estudos de imagens, com grande destaque à ressonância magnética (RM), para localizar essas lesões, suas relações anatômicas e implicações, como denervação muscular.

Na segunda seção deste capítulo, também será abordado o nervo musculocutâneo, com suas particularidades anatômicas, principais patologias e aspectos nos estudos de imagem. Ele também é um nervo misto, ramo terminal do fascículo lateral do plexo braquial.

Anatomia

O nervo axilar é um nervo periférico bilateral do membro superior e se origina como um ramo terminal do fascículo posterior do plexo braquial. Recebe contribuições significativas dos ramos ventrais das raízes C5 e pequenas contribuições da raiz C6.[1]

A borda lateral do músculo peitoral menor é o marco anatômico no qual os fascículos do plexo braquial se separam nos cinco ramos terminais. À medida que o fascículo posterior segue inferolateralmente, ele emite um ramo dando uma volta sob o colo da escápula para se tornar o nervo axilar.[1]

O nervo axilar desce na axila anteriormente ao músculo subescapular, seguindo posteriormente à artéria axilar. Ele emerge da axila ao nível da borda inferior do subescapular, segue inferiormente à cápsula articular glenoumeral e atravessa o espaço quadrilátero, com a artéria e veia umerais circunflexas. Este é um espaço na região escapular posterior, também chamado de espaço quadrangular ou hiato axilar lateral, delimitado pelo músculo redondo menor superiormente, pela borda superior do músculo redondo maior inferiormente, pela cabeça longa do tríceps braquial medialmente e pelo colo cirúrgico do úmero lateralmente (Figura 1).[2-5]

Diante desse complexo percurso, Duparc et al. propuseram a divisão anatômica do nervo axilar em cinco segmentos.[6] O segmento 1 corre na frente do músculo subescapular, até cruzar a sua borda inferior. O segmento 2 segue pela borda anterolateral do tendão da cabeça longa do tríceps braquial. No segmento 3, o nervo corre pelo aspecto posteromedial do colo cirúrgico do úmero, no espaço quadrilátero. Após cruzar o úmero, o nervo penetra na musculatura a ser inervada (segmento 4) e então segue com ramos menores para dentro dos ventres (segmento 5).[7]

Na maioria dos casos, o nervo axilar se divide em ramos anterior e posterior dentro do espaço quadrilátero, além de emitir um ramo articular (Figura 1). Porém, em até cerca de 35% dos indivíduos, a divisão

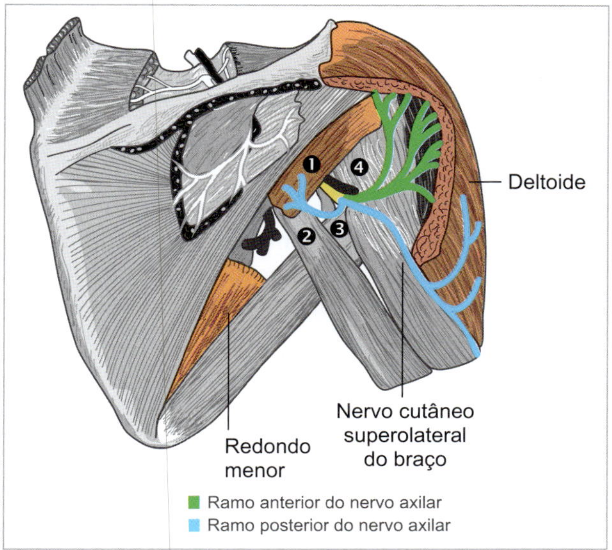

FIGURA 1
Esquema da anatomia do nervo axilar. Na maioria dos casos, o nervo axilar se divide em ramos anterior (representado na cor verde) e posterior (representando na cor azul) dentro do espaço quadrilátero, além de emitir um ramo articular. O ramo anterior é responsável pela inervação motora das porções anterior e média do músculo deltoide. O ramo posterior inerva a porção posterior do deltoide, o músculo redondo menor e, por fim, emite o ramo sensitivo, denominado nervo cutâneo superolateral do braço. No esquema, também são identificados os limites do espaço quadrilátero (1 a 4): 1: redondo menor; 2: cabeça longa do tríceps braquial; 3: redondo maior; 4: colo cirúrgico do úmero.

do nervo axilar pode ocorrer apenas em componentes musculares do deltoide e redondo menor.[8] Alguns trabalhos mostraram uma distância média da origem do nervo axilar do fascículo posterior até sua bifurcação de cerca de 39 ± 13 mm.[3]

Ramo anterior do nervo axilar

O ramo anterior do nervo axilar ascende ao redor do colo cirúrgico do úmero, posteriormente, com os vasos circunflexos posteriores do úmero e fornece inervação motora para as porções anterior e média do músculo deltoide por numerosos ramos. Denomina-se ramo médio a primeira divisão do ramo anterior do nervo axilar.[3]

Em geral, a divisão anterior e seu ramo médio suprem segmentos do músculo deltoide das origens clavicular, acromial e parte da origem escapular.[3]

Ramo posterior do nervo axilar

Dentro do espaço quadrilátero, a divisão posterior do nervo axilar é localizada superiormente à divisão anterior, portanto, intimamente relacionada à borda inferior da glenoide.[3]

O ramo posterior inerva a porção posterior do músculo deltoide, segmento exclusivamente da origem escapular, bem como a musculatura do redondo menor. No entanto, em menos de 20% dos indivíduos, o ramo para o redondo menor origina-se diretamente do tronco comum do nervo axilar.[3,4]

Em seguida, o ramo posterior passa ao redor da borda inferior do deltoide e é então denominado nervo cutâneo superolateral do braço. Este nervo supre a pele da região posterolateral do ombro e braço, superficial à parte inferior do músculo deltoide e superficial à parte superior da cabeça longa do tríceps.[9] Por fim, a literatura é controversa a respeito de o nervo axilar também dar origem a um ramo que contribuiria para a inervação da cabeça longa do tríceps braquial.

Ramo articular

O ramo articular supre a articulação glenoumeral, fornecendo inervação sensitiva da cápsula articular do ombro (compartilhada com o nervo supraescapular) e do ligamento glenoumeral inferior.

As diferenças de inervação entre os ramos anterior e posterior do nervo axilar explicam a ocorrência de paralisia isolada dos músculos deltoide ou redondo menor, com ou sem perda sensitiva na distribuição do nervo axilar.[7]

Função

O nervo axilar, como já mencionado, é um nervo misto, fornecendo inervação motora dos músculos deltoide e redondo menor. Esse nervo também fornece inervação sensitiva da cápsula articular do ombro, do ligamento glenoumeral inferior e da pele posterolateral do ombro e do braço (Tabela 1).

TABELA 1 Aspectos gerais do nervo axilar e neuropatia

Origem	Fascículo posterior do plexo braquial (ramos ventrais C5 e C6)
Ramos	Ramos anterior, posterior e articular
Inervação (mista)	Motora – músculo deltoide, redondo menor Sensitivo – articulação glenoumeral, pele da região do deltoide/terço superior do braço (nervo cutâneo superolateral do braço)
Sítios de aprisionamento	Espaço quadrilátero
Etiologias de neuropatia	Trauma (luxação anterior, fratura do colo cirúrgico do úmero), iatrogênicas/cirúrgicas, compressão extrínseca (hematoma, cisto paralabral posteroinferior, calo ósseo, tumor etc.)

O músculo deltoide, dividido em três partes (anterior, média e posterior), auxilia em uma variedade de ações. A função primária do músculo deltoide é a abdução glenoumeral, realizada pelo ventre muscular médio. O ventre muscular anterior auxilia na flexão glenoumeral e na rotação interna. O ventre muscular posterior atua na extensão glenoumeral e na rotação externa.

O redondo menor age na rotação externa glenoumeral. O deltoide e o redondo menor estabilizam a articulação glenoumeral, e o redondo menor contribui com um papel maior como parte do manguito rotador.

Patologias

Traumáticas

Diante da estreita relação espacial com a glenoide e o úmero, o nervo axilar se torna muito vulnerável a lesões em contexto traumático do ombro, como na luxação glenoumeral (Figura 2), nas fraturas do colo cirúrgico do úmero ou no trauma direto anterolateral no músculo deltoide.[10] Para atletas que participam de esportes de contato, o nervo axilar é um dos nervos periféricos mais comumente lesionados por trauma direto.

A lesão nervosa pós-traumática pode ocorrer em até 45% das luxações do ombro, uma vez que o nervo é distendido sobre a cabeça umeral luxada.[11] Essa lesão ocorre proximalmente ao espaço quadrilátero.

Outra condição temida é a tríade terrível do ombro, quando a luxação traumática anterior ocorre em associação à rotura do manguito rotador e à lesão do nervo do plexo braquial. Nessa tríade, o acometimento neural mais comum é a lesão isolada do nervo axilar, podendo também estar associada a lesões nos nervos musculocutâneo e supraescapular.[12]

Lesões iatrogênicas e complicações cirúrgicas

O nervo axilar também é um dos nervos mais frequentemente lesados durante os procedimentos cirúrgicos artroscópicos e abertos do ombro. Procedimentos artroscópicos específicos estão associados a maiores taxas de lesão do nervo axilar.[13] Por exemplo, os procedimentos artroscópicos de Latarjet, com reparo capsular e avulsão umeral do ligamento glenoumeral inferior (também conhecido como *humeral avulsion glenohumeral ligament* – HAGL), mostraram taxas de lesão nervosa clinicamente detectáveis variando de 1,2 a 2,1%.[7,14,15]

O ramo anterior do nervo axilar, com seu trajeto ascendente ao redor do colo cirúrgico do úmero, também está em risco durante a divisão do deltoide, fixação do úmero ou procedimentos com implantação de prótese.[4,9]

Outras causas

Outras causas potenciais de lesão isolada do nervo axilar incluem: compressão extrínseca por hematoma, cisto paralabral posteroinferior, calo ósseo, tumor e músculo subescapular acessório. A compressão crônica do nervo axilar, conhecida como síndrome do espaço quadrilátero, será mais bem detalhada a seguir.

Danos aos nervos cervicais espinhais C5 e C6 durante o parto de um recém-nascido resultam em paralisia braquial obstétrica ou paralisia de Erb. Como o nervo axilar se origina das raízes do tronco superior do plexo braquial (ramos ventrais de C5 e C6), o lactente pode não conseguir realizar abdução e/ou rotação externa da articulação do ombro.

Por fim, deve-se notar também que cerca de 50% dos casos de síndrome de Parsonage-Turner (neurite braquial idiopática aguda) afetam o nervo axilar e, portanto, esse diagnóstico deve ser lembrado. Nesses casos, geralmente também há um envolvimento concomitante do nervo supraescapular.[16]

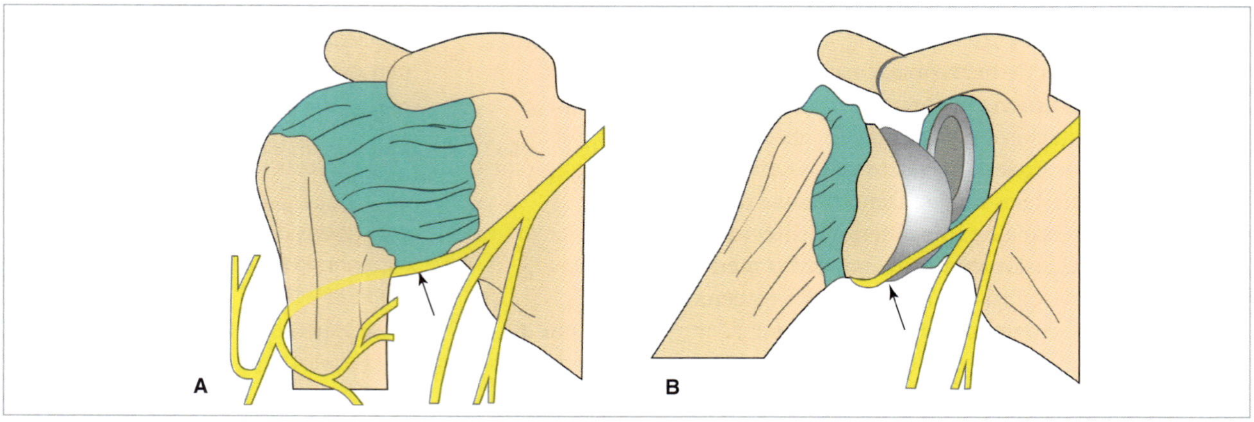

FIGURA 2
Lesão traumática no nervo axilar na luxação do ombro. Esquema demonstra a proximidade do nervo axilar (seta) com a glenoide e o colo cirúrgico do úmero (A). Durante episódios de luxação traumática (B), esse nervo fica vulnerável a lesões, em especial no espaço quadrilátero.

Características clínicas

A lesão do nervo axilar isolada (mononeuropatia) pode resultar clinicamente em:

- Paralisia dos músculos deltoide e/ou redondo menor.
- Fraqueza na abdução do braço.
- Atrofia do músculo deltoide, resultando em perda da aparência arredondada normal do ombro, determinando uma aparência achatada.
- Anestesia ou perda de sensibilidade da área da pele da região posterior do ombro e superior do braço.

Síndrome do espaço quadrilátero

A síndrome do espaço quadrilátero é decorrente do acometimento neurovascular por compressão ou lesão mecânica do nervo axilar ou da artéria circunflexa posterior do úmero no espaço quadrilátero. Esse espaço, como já citado, é delimitado lateralmente pela face medial do úmero, medialmente pela cabeça longa do músculo tríceps, superiormente pelo músculo redondo menor e inferiormente pelo músculo redondo maior.

As manifestações neurogênicas podem incluir dor neuropática, dormência e fraqueza no ombro (geralmente posterior), muitas vezes irradiando distalmente para o braço.

Diversas anomalias anatômicas fixas podem levar à compressão do nervo axilar nesse espaço, sendo a mais comum a presença de bandas fibrosas localizadas entre o redondo maior e a cabeça longa do tríceps.[17] A banda fibrosa geralmente resulta de microtraumas no tecido conjuntivo com a formação de cicatrizes e aderências permanentes.[6,9]

A compressão do nervo axilar também pode resultar de hipertrofia muscular ou de lesões que se insinuam no espaço quadrilátero, como cisto paralabral posteroinferior, hematoma e tumores.[6,9,17] A osteoartrite da articulação glenoumeral também pode causar compressão ou tração do nervo por grandes osteófitos.[17]

As manifestações vasculares estão relacionadas à lesão da artéria circunflexa posterior do úmero dentro do espaço quadrilátero, sobretudo em situações em que há abdução repetitiva e rotação externa do braço, como em casos de atletas de arremesso, incluindo vôlei, beisebol e polo aquático. Há também relatos relacionados a atividades como ioga ou limpeza de janelas. Isso muitas vezes resulta em trombose e formação de aneurisma, com êmbolos distais e isquemia digital.[9,18]

O mecanismo de trombose envolve traumas repetitivos na parede da artéria durante rotação externa e abdução do ombro, levando à lesão da íntima e ao enfraquecimento da parede do vaso, além de um fluxo sanguíneo turbulento. A lesão do vaso por essas alterações pode levar a degeneração aneurismática e trombose subsequentes.[9,18]

A RM desempenha um papel importante na detecção das causas do dano do nervo ou dos sinais de denervação dos músculos deltoide e/ou redondo menor. Se for detectado edema isolado ou atrofia do músculo redondo menor e/ou deltoide, na ausência de uma massa no espaço quadrilátero ou de quadro clínico sugestivo, devem ser aventadas outras causas, como instabilidade glenoumeral.[17] A eletroneuromiografia é frequentemente normal na síndrome do espaço quadrilátero.[16]

Na presença de sintomas vasculares, a imagem pode revelar oclusão dinâmica da artéria circunflexa posterior do úmero durante as manobras de abdução e rotação externa do ombro.[18] Essas anomalias podem ser detectadas por angiografia por RM ou tomografia computadorizada, que vem substituindo a arteriografia.[19]

Técnica de ultrassonografia para avaliação do nervo axilar

A imagem de nervos periféricos por ultrassonografia (US) ganhou seu papel na última década, sobretudo com o uso de transdutores de alta frequência, permitindo imagens ao longo de trajetos neurais complexos. O conhecimento básico da posição topográfica de um nervo e os marcos anatômicos ajudam na identificação e na definição de patologias. No entanto, vale a ressalva de que, em um contexto muito agudo, a avaliação por US pode ser prejudicada pelo edema nas partes moles.

Para exame do plexo braquial inferior, axila e nervo axilar, idealmente os pacientes devem ser posicionados em posição ABER (abdução e rotação externa) da articulação glenoumeral. Caso não seja possível, a abdução do ombro pode proporcionar acessibilidade suficiente da axila.[10]

Por meio de uma abordagem anteroinferior, recomenda-se definir o fascículo posterior do plexo braquial, seguindo-o para baixo até se dividir em nervos radial e axilar. Se houver dificuldade de acesso à região infraclavicular (p. ex., em decorrência de um hematoma), sugere-se identificar o nervo radial ao nível do terço proximal do úmero e seguir cranialmente até se unir ao nervo axilar para formar o fascículo posterior.

Na posição ABER, o nervo axilar segue um curso relativamente reto saindo do fascículo posterior, que apresenta proximidade à artéria axilar, um potencial reparo anatômico para sua identificação. O nervo segue anteriormente ao músculo subescapular, junto com a artéria circunflexa posterior do úmero.

Nervo e artéria continuam juntos em direção à prega axilar posterior, entrando no espaço axilar lateral próximo ao músculo redondo menor e medialmente à cabeça longa do músculo tríceps braquial (Figura 3). Por fim, o nervo se divide nos ramos principais: o ramo anterior, ainda junto com a artéria circunflexa posterior do úmero; e o ramo posterior, correndo na direção oposta para o aspecto posterior do úmero (Vídeo 1).

VOUCHER: neurografiaperi

VÍDEO 1. Anatomia ultrassonográfica do nervo axilar.

Particularidades terapêuticas cirúrgicas do nervo axilar

Conhecer o padrão de ramificação anatômica do nervo axilar pode ser útil na avaliação de opções terapêuticas reconstrutivas aplicáveis ao tratamento de lesões do nervo axilar. As abordagens combinadas pelos acessos deltopeitoral e posterior tem sido comumente utilizadas para explorar e reconstruir o nervo axilar, principalmente nas lesões ao redor do espaço quadrilátero.

A transferência neural para a reconstituição da inervação do músculo deltoide é o tratamento preferencial nos casos de avulsão irreparável da raiz de C5 ou quando o nervo axilar não tem coto proximal saudável.

No entanto, as opções de tratamento para indivíduos com lesão isolada do nervo axilar são mais variáveis. Destaca-se a transferência seletiva do nervo para a divisão anterior após lesão isolada do nervo axilar, uma vez que o padrão de ramificação deve proporcionar uma reinervação satisfatória do deltoide, já que é o ramo responsável pela inervação da maior massa muscular, excluindo apenas a porção posterior.

Porém, a reinervação da divisão anterior sozinha falhará em restabelecer a atividade de rotação externa do redondo menor. Dessa forma, pode ser apropriado incluir o ramo redondo menor em enxertos ou transferências nervosas ao tratar lesões mais proximais com envolvimento das raízes C5 e C6, onde também há perda das funções supraespinhal e infraespinhal, com melhores resultados funcionais.[2]

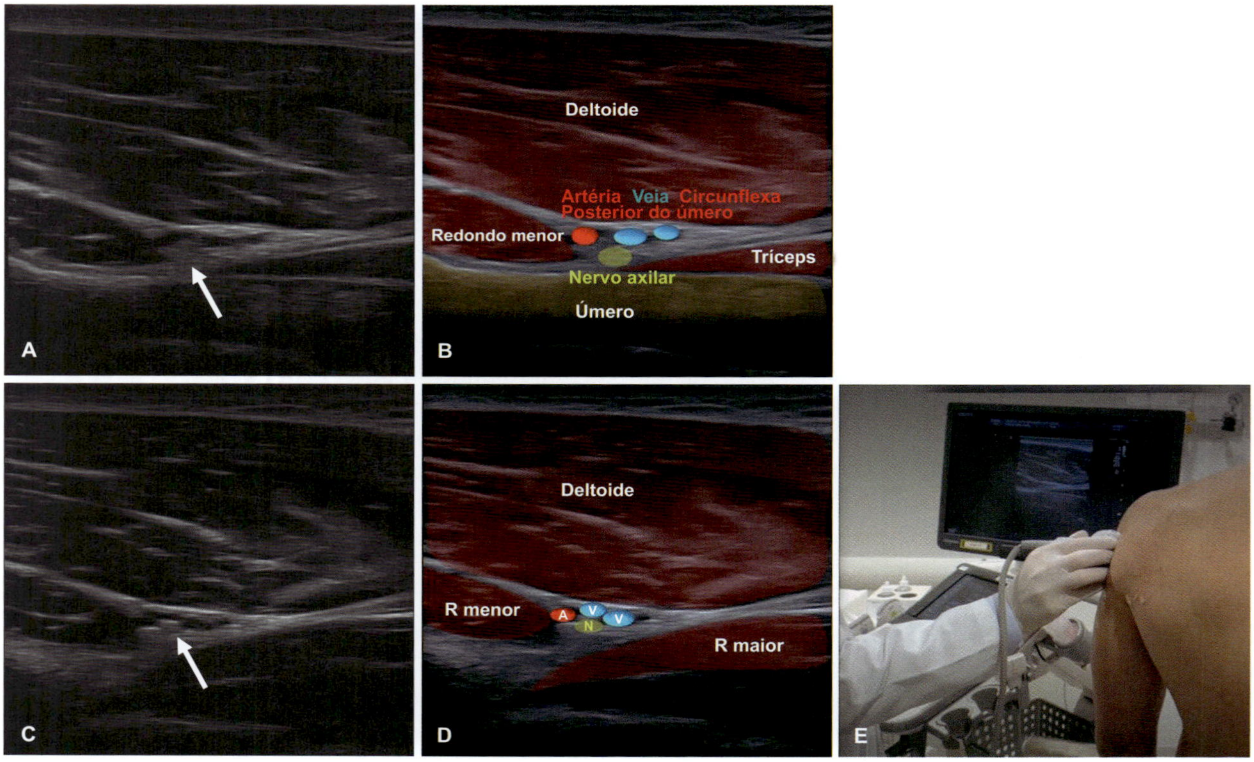

FIGURA 3
Avaliação por ultrassonografia do nervo axilar. A ultrassonografia permite boa avaliação do espaço quadrilátero, com identificação do nervo axilar (setas) e da artéria circunflexa posterior do úmero (identificadas em B e D). A varredura dinâmica, realizada neste caso por acesso posterolateral (E), possibilita o estudo das possíveis causas para pacientes com suspeita de síndrome do espaço quadrilátero, como cistos paralabrais posteroinferiores, tumores, espículas ósseas etc.

Casos patológicos

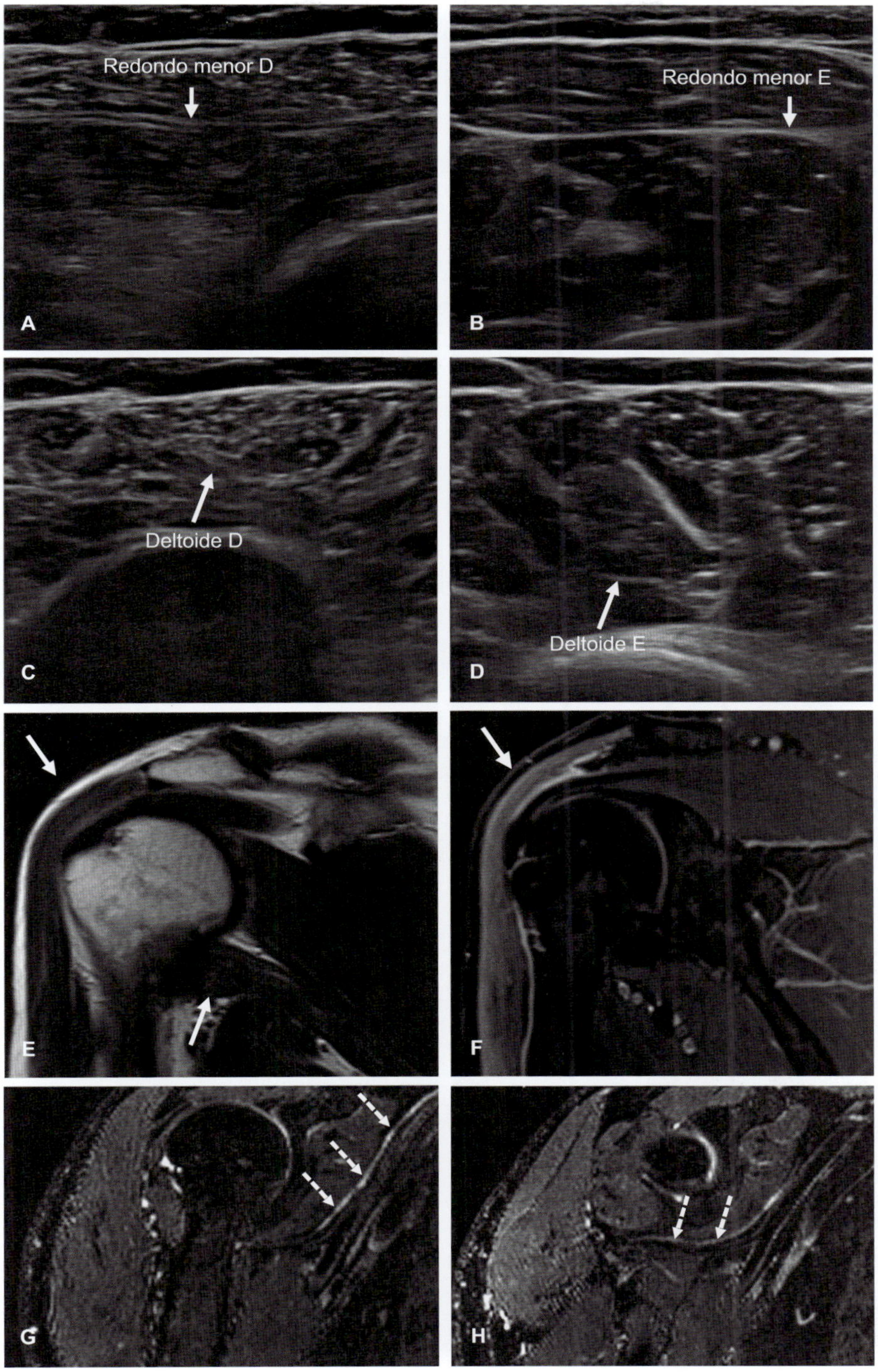

CASO 1

Paciente do sexo masculino, 50 anos, com queixa de dor nas regiões posterior e proximal do braço e dificuldade na abdução. Ao exame ultrassonográfico, evidencia-se hipotrofia com estrias de lipossubstituição nas musculaturas do redondo menor e deltoide do ombro direito (A e C), quando comparado ao ombro contralateral, que mantém trofismo preservado (B e D). Tais achados são confirmados pela RM de ombro e bem documentados na sequência coronal T1 (seta em E), observando-se, ainda, edema intersticial do deltoide no coronal T2FS (seta em F). Nas reconstruções coronais da sequência neurográfica da RM (G e H), é possível observar hipersinal do nervo axilar no trajeto proximal ao espaço quadrangular (setas descontínuas em G); já na passagem pelo espaço quadrangular, o nervo mantém sinal preservado (setas pontilhadas em H). O estudo de eletroneuromiografia deste paciente demonstrou acentuada neuropatia crônica do nervo axilar à direita.

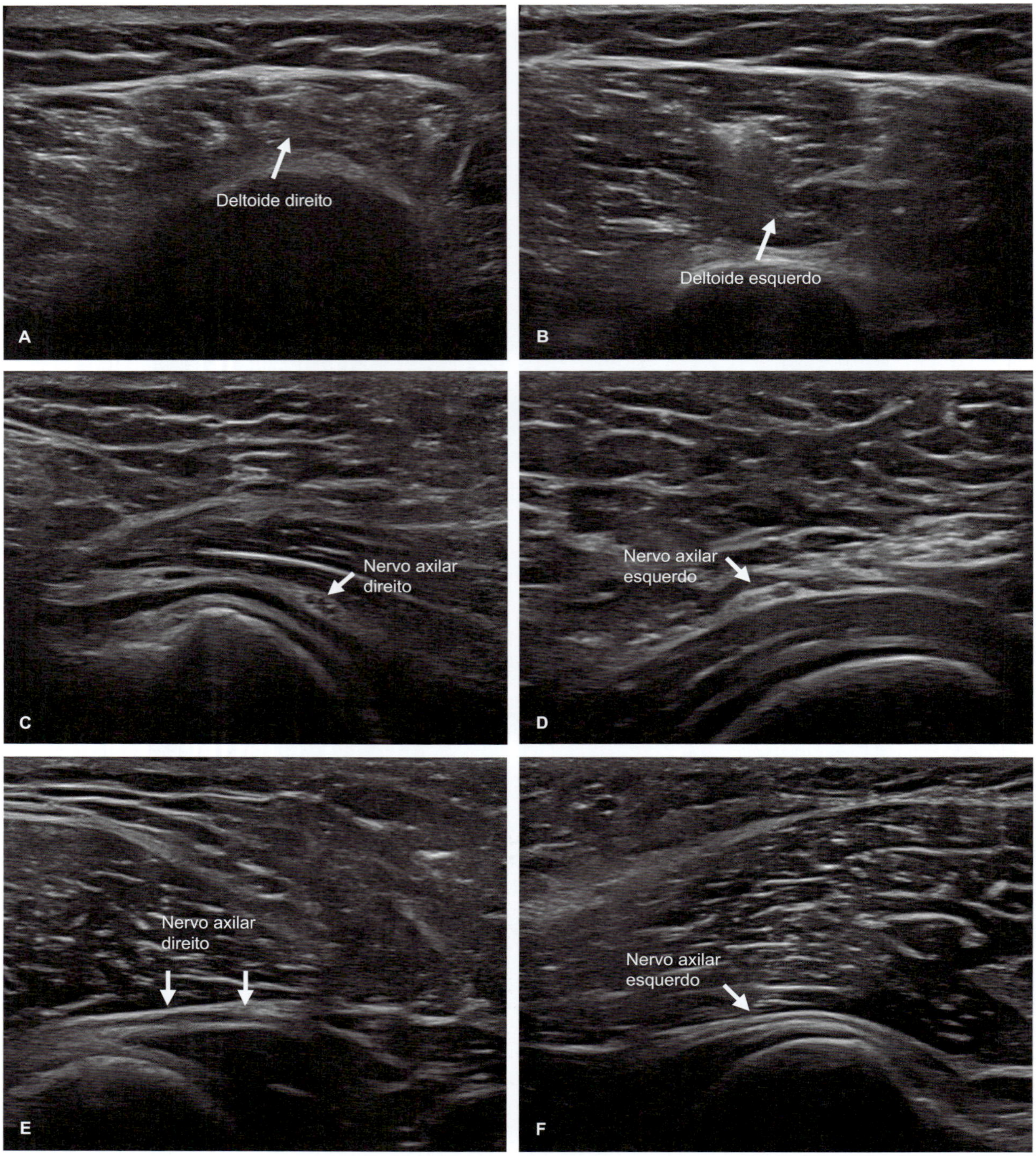

CASO 2

Paciente do sexo masculino, 29 anos, com suspeita clínica de lesão do nervo axilar após luxação traumática do ombro direito há 23 dias. Refere dor em movimento específico e localizada na região posterolateral do ombro. Realizou na mesma data estudos de US e RM. Ao exame ultrassonográfico, evidencia-se hipotrofia da musculatura do deltoide direito (A) em relação ao ventre correspondente contralateral (B). À inspeção dinâmica do cavo axilar e espaço quadrilátero, observaram-se sinais de estiramento/lesão em continuidade do nervo axilar direito, caracterizados por espessamento e hipoecogenicidade segmentar do nervo nesta topografia (C: eixo axial e E: eixo longitudinal). Foi realizado ainda estudo comparativo com o nervo axilar esquerdo, que mantinha espessura e ecogenicidade habituais de seus fascículos (D: eixo axial; F: eixo longitudinal).

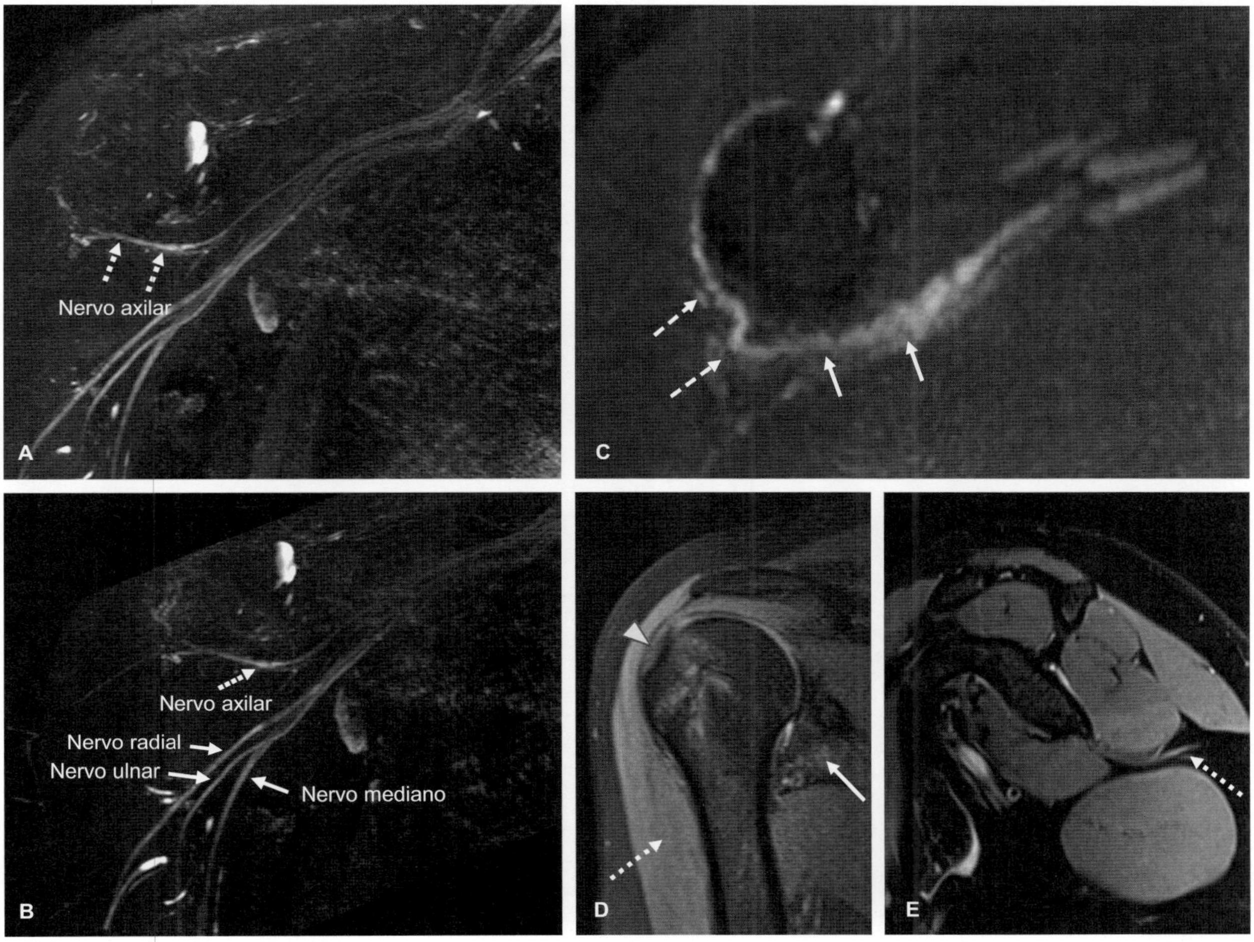

CASO 2a

Paciente do sexo masculino, 29 anos, com suspeita clínica de lesão do nervo axilar após luxação traumática do ombro direito há 23 dias. Refere dor em movimento específico e localizada na região posterolateral do ombro. Realizou na mesma data estudos de US e RM. Nas reconstruções coronais da sequência neurográfica da RM, é possível observar espessamento fusiforme do nervo axilar no espaço quadrilátero (setas pontilhadas em A e B), sugerindo lesão em continuidade, além de elevação de sinal do segmento distal, sobretudo do ramo anterior (setas descontínuas em C). Foi possível, ainda, documentar leve alteração de sinal segmentar dos nervos mediano, radial e ulnar no cavo axilar e terço proximal do braço, sugerindo estiramento (B). Nas imagens coronais T2FS (D) e sagital T2FS (E), são evidentes sinais de luxação glenoumeral pregressa: lesão de Hill-Sachs (cabeça de seta em D) e lesão de Bankart (não demonstrado nestas imagens), além de lesão parcial da cápsula articular inferior (seta em D), obliterando parcialmente o espaço quadrilátero. Destaca-se denervação aguda/subaguda com tênue edema intersticial dos ventres musculares redondo menor e deltoide (setas pontilhadas em D e E).

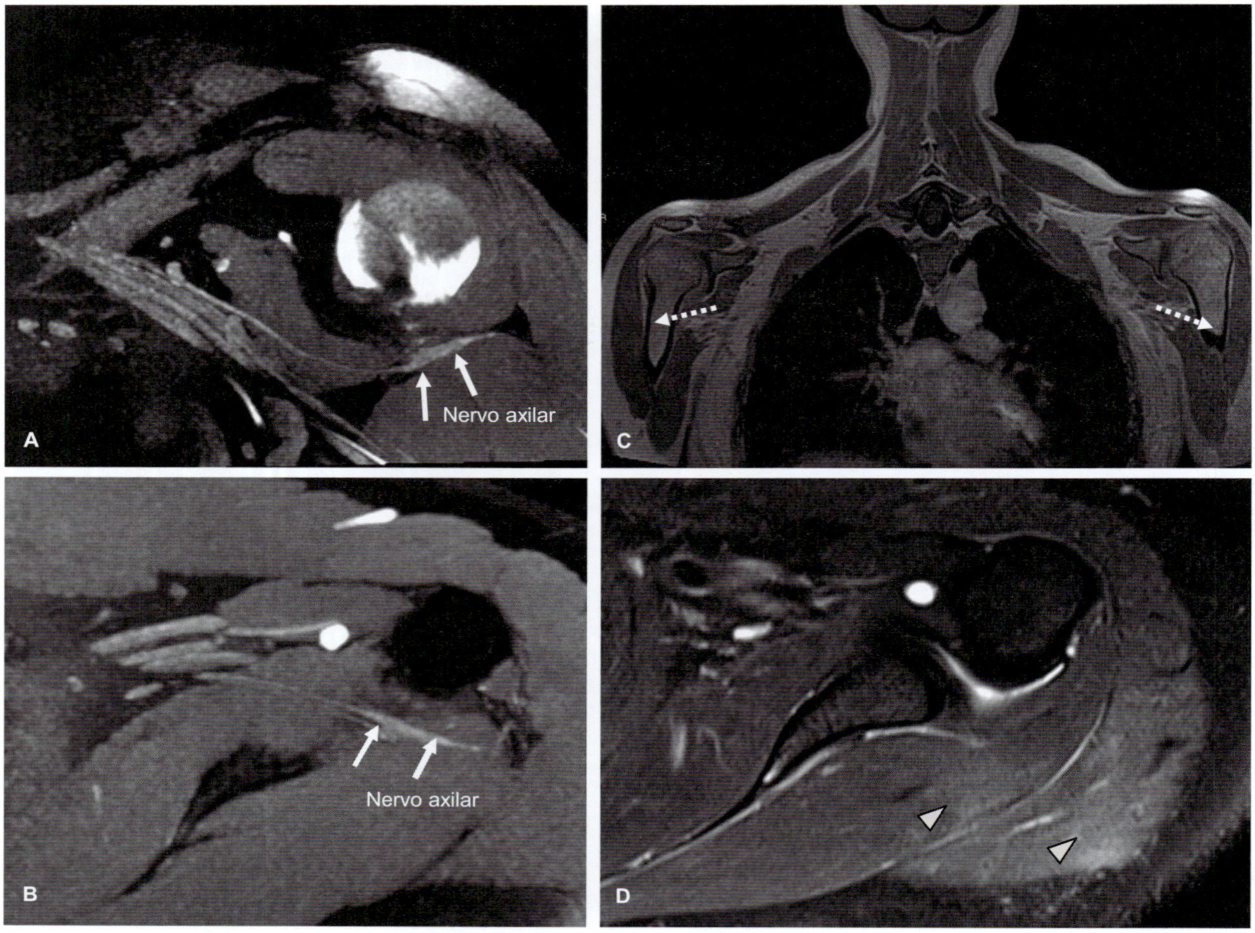

CASO 3

Paciente do sexo feminino, 36 anos, com queixa de dor na região superior do braço e fraqueza no ombro à esquerda há 3 anos. Refere prática de ioga 4 vezes na semana. Nas reconstruções coronais e axiais da sequência neurográfica da RM, é possível observar espessamento fusiforme do nervo axilar direito no espaço quadrilátero (setas em A e B), sugerindo lesão em continuidade (síndrome do espaço quadrilátero). No coronal T1 pós-contraste (C), é possível a comparação do trofismo muscular dos deltoides (setas pontilhadas), com redução volumétrica e estrias de gordura esparsas à esquerda. Na sequência axial T2FS (D), nota-se tênue edema intersticial do redondo menor e deltoide (cabeças de seta). O estudo de eletroneuromiografia desta paciente demonstrou acometimento do nervo axilar esquerdo, com moderada rarefação de unidades motoras na respectiva musculatura.

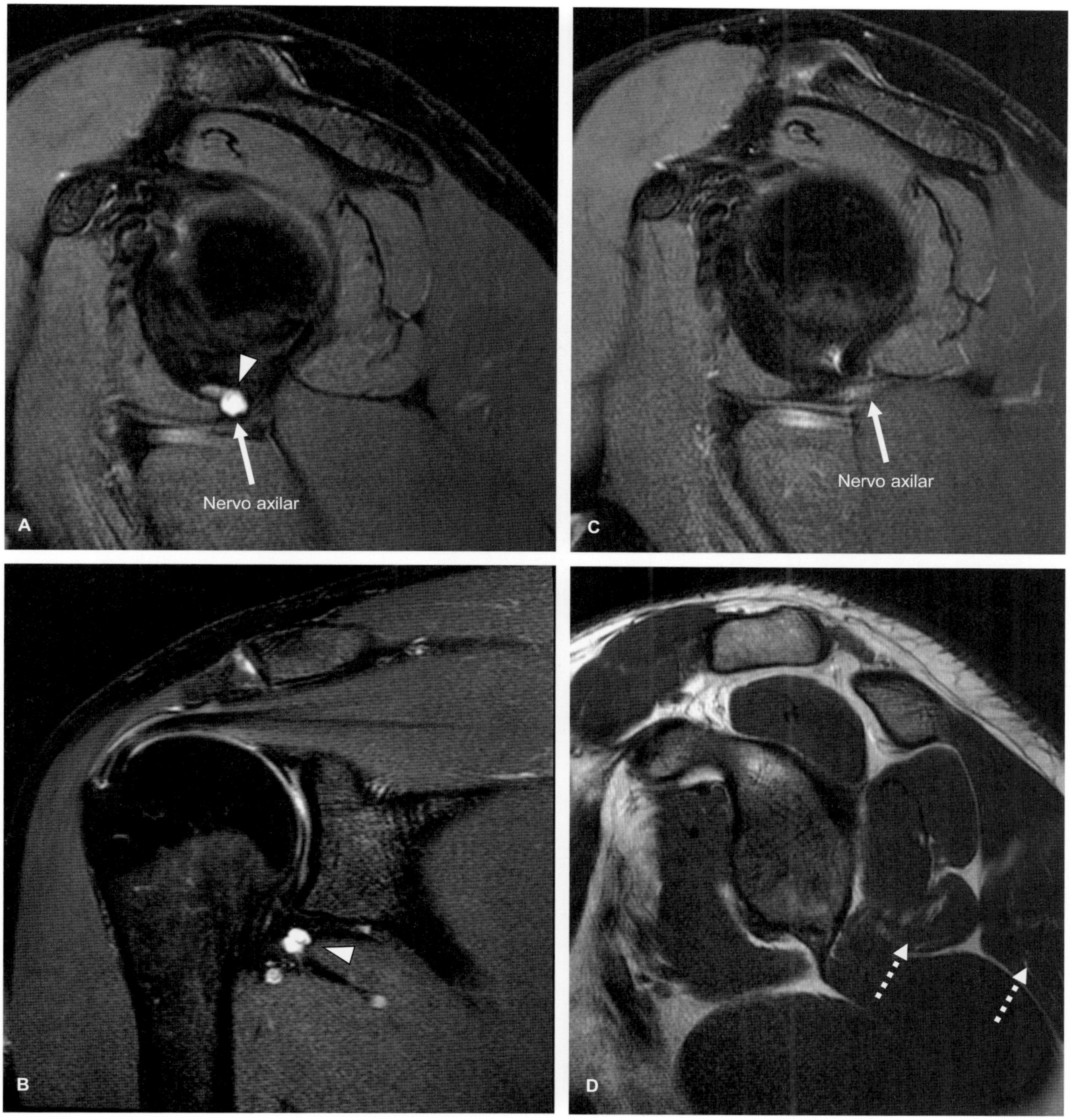

CASO 4

Paciente do sexo masculino, 34 anos, jogador de vôlei, com queixa de dor na região posterolateral do ombro direito. Realizada RM do ombro, evidenciando lesão no lábio glenoidal inferior com formação de cisto paralabral (cabeças de seta em A e B – sagital e coronal T2FS), que se insinua ao recesso axilar, junto ao espaço quadrilátero. É possível observar a proximidade do cisto paralabral com o nervo axilar (seta em A), que apresenta espessamento focal e aumento segmentar do sinal (seta em C). Associa-se leve atrofia gordurosa dos ventres musculares do redondo menor e da porção posterior do deltoide, por denervação (setas pontilhadas em D – sagital T1).

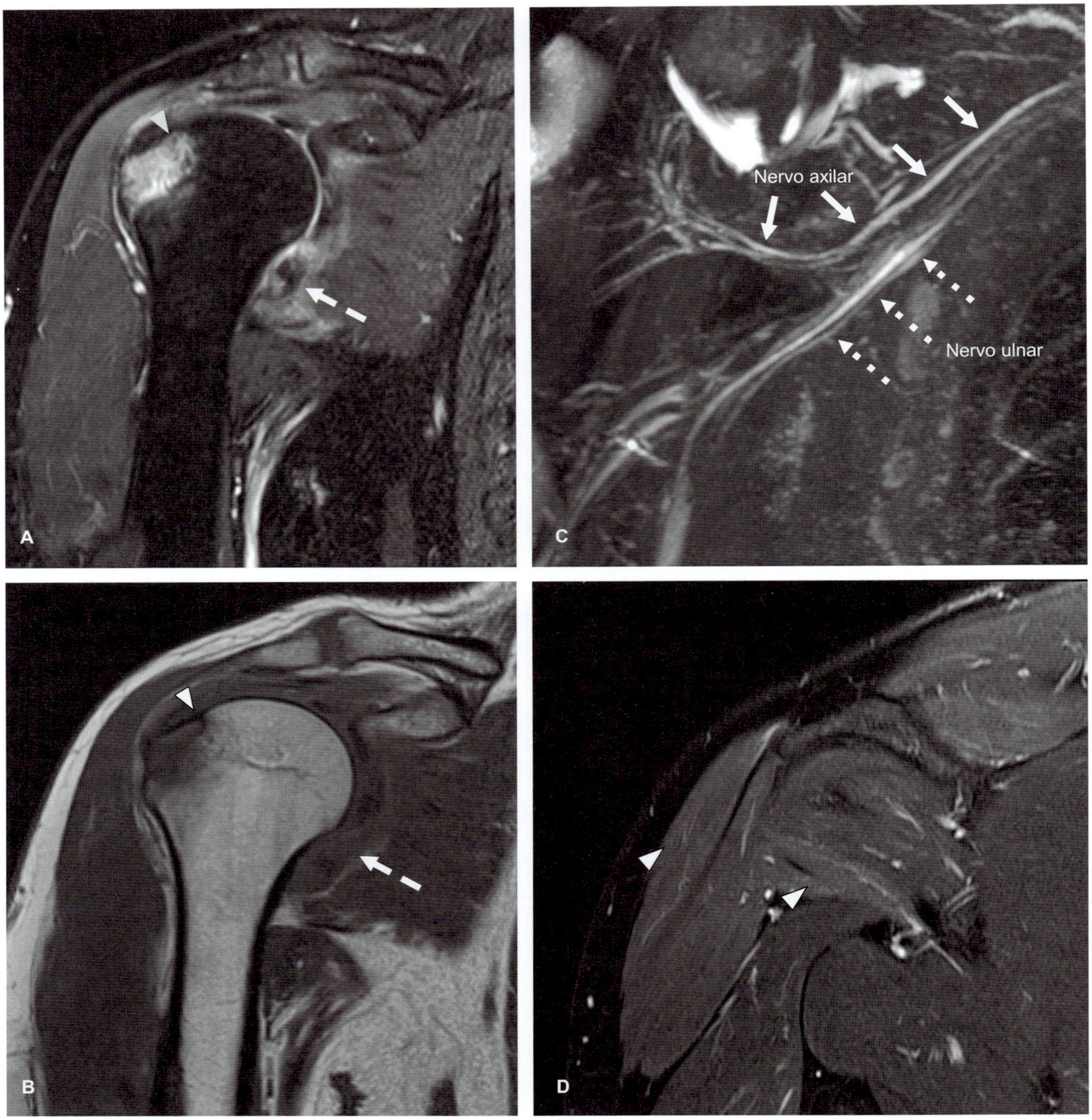

CASO 5

Paciente do sexo masculino, 38 anos, apresentando déficit neurológico em território do nervo axilar após trauma contusional em jogo de futebol há 36 dias. Adicionalmente, refere dormência e formigamento no 5º dedo e na metade ulnar do 4º dedo da mão direita (território do nervo ulnar). Nas imagens coronais de RM do braço, sequências ponderadas T2FS (A) e T1 (B), é observada fratura avulsiva do tubérculo maior do úmero com edema da medula óssea adjacente (cabeça de seta em A); lesão capsuloligamentar inferior com espessamento e edema junto ao recesso axilar, obliterando a região do espaço quadrilátero (setas descontínuas em A e B). Nas reconstruções coronais da sequência neurográfica (C), destacam-se espessamento e elevação do sinal do fascículo posterior do plexo braquial (setas), estendendo-se para o nervo axilar até seu trajeto distal, junto à borda inferior da articulação glenoumeral, compatível com lesão traumática em continuidade. Há também espessamento e elevação do sinal do nervo ulnar, desde junto à emergência do fascículo medial até seu trajeto proximal no braço (setas pontilhadas em C). No coronal T2FS (D), nota-se tênue edema intersticial por denervação aguda/subaguda nos ventres musculares do redondo menor e deltoide (setas).

NERVO MUSCULOCUTÂNEO

Anatomia

O nervo musculocutâneo (NMC) é um nervo misto, fornecendo inervação motora para os músculos coracobraquial, bíceps braquial e braquial, e inervação sensitiva do antebraço lateral.

O NMC origina-se do fascículo lateral do plexo braquial e é formado pelos ramos ventrais das raízes C5 e C6, ocasionalmente com contribuições das raízes C4 e C7. Na axila, está localizado lateralmente ao nervo mediano e à artéria axilar.

O nervo, então, desce pela face lateral do braço, perfurando o músculo coracobraquial, passando obliquamente entre a musculatura do bíceps braquial e o braquial. Em seu curso, ramifica-se para os músculos coracobraquial, bíceps e braquial (Figura 4).

Em seguida, apresenta trajeto lateral ao tendão do bíceps braquial, para, então, perfurar a fáscia antebraquial no plano superior da articulação do cotovelo e emergir no subcutâneo como o nervo cutâneo antebraquial lateral. Este é um ramo puramente sensitivo, com trajeto na face lateral do antebraço e inúmeras variações anatômicas (Tabela 2).[7,17,19,20]

TABELA 2 Aspectos gerais do nervo musculocutâneo e neuropatia

Origem	Fascículo lateral do plexo braquial (ramos ventrais C5 e C6, ocasionalmente contribuições de C4 e C7)
Inervação (mista)	Motora – músculos coracobraquial, bíceps braquial e braquial Sensitiva – antebraço lateral (nervo cutâneo lateral antebraquial)
Sítios de aprisionamento	Trajeto pelo músculo coracobraquial e o ponto de emergência do nervo cutâneo antebraquial lateral
Etiologias de neuropatia	Trauma, cirurgia anterior do ombro (p. ex., Latarjet), bloqueios anestésicos e venopunção

Esse nervo pode ainda apresentar ramos que se anastomosam com o nervo mediano, com incidência de tal comunicação relatada de 5 a 46,4% dos casos.[21]

Patologias

Lesões do nervo musculocutâneo isoladas são incomuns, e o envolvimento concomitante do plexo braquial é relatado na maioria dos casos.

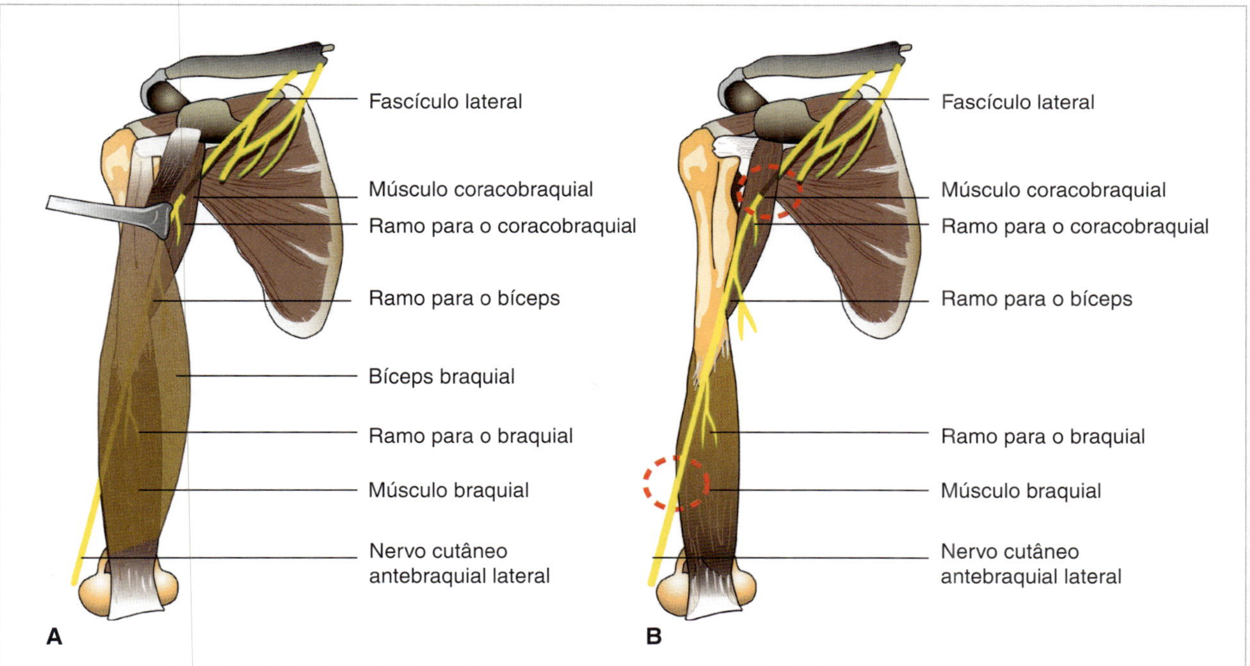

FIGURA 4
Trajeto do nervo musculocutâneo (A, B). O NMC origina-se do fascículo lateral do plexo braquial, desce pelo braço perfurando o músculo coracobraquial e passa a correr obliquamente entre a musculatura do braquial e do bíceps braquial (retirado em B). Em seu curso, fornece ramos motores para esses três músculos. Por fim, seu ramo terminal emerge no subcutâneo lateral, no plano superior do cotovelo, sendo chamado de nervo cutâneo antebraquial lateral. Em B, as duas regiões mais comuns de mononeuropatia por aprisionamento estão assinaladas pelos círculos pontilhados vermelhos.

Do ponto de vista biomecânico, a abdução forçada e a rotação externa do ombro em graus excessivos parecem desempenhar um papel importante na fisiopatologia da lesão do NMC. A área onde o nervo parece ser particularmente vulnerável a lesões por estiramento/tração é a passagem pelo músculo coracobraquial.

As causas mais relatadas incluem traumas penetrantes ou fechados, exercícios pesados em que o aprisionamento do nervo ocorre dentro do músculo coracobraquial, compressão por hipertrofia ou aprisionamento entre os músculos bíceps braquial e braquial, lesões por estiramento por abdução forçada e rotação externa do braço, posicionamento prolongado em cirurgias na posição supracitada, cirurgia anterior do ombro (p. ex., procedimento de Latarjet) e bloqueios anestésicos.[7,21]

Também foram descritas lesões do nervo cutâneo antebraquial lateral por punção venosa na fossa antecubital. Em virtude da grande variação anatômica, mesmo uma punção venosa satisfatória e não traumática pode danificar diretamente os nervos dessa região.[20]

Aprisionamento do nervo musculocutâneo

O aprisionamento do nervo musculocutâneo é relativamente raro e tende a ser pós-traumático. Os sítios mais comuns incluem o trajeto pelo músculo coracobraquial e o ponto de emergência do nervo cutâneo antebraquial lateral (Figura 3).

O nervo é suscetível ao aprisionamento no trajeto pelo coracobraquial em especial durante a extensão vigorosa do braço em atletas arremessadores, geralmente produzindo fraqueza exclusiva dos músculos braquial e bíceps braquial. Distalmente a esse ponto, o aprisionamento pode ocorrer quando o NMC passa entre os bíceps braquial e braquial, nos movimentos de abdução forçada e rotação externa.

O nervo cutâneo antebraquial lateral é vulnerável ao aprisionamento ao emergir pela fáscia antebraquial na fossa cubital. A compressão externa do nervo contra o tendão do bíceps braquial, bem como exercícios repetitivos e vigorosos do braço, podem resultar em aprisionamento.[20]

Características clínicas

A apresentação clínica de neuropatia do NMC depende estritamente do nível da lesão. Em lesões proximais, fraqueza indolor na flexão do cotovelo e na supinação do antebraço são os sintomas predominantes. Por outro lado, o envolvimento mais distal do nervo cutâneo antebraquial lateral leva a distúrbios sensoriais e dolorosos na face radial do antebraço.[21] Essas anormalidades sensoriais podem mimetizar a epicondilite lateral.

O aprisionamento no músculo coracobraquial ou imediatamente distal ao músculo coracobraquial normalmente produz sintomas de déficit motor dos músculos braquial e bíceps braquial, preservando a função do músculo coracobraquial.[20]

Em um cenário pós-traumático, o diagnóstico clínico de neuropatia do NMC pode ser um desafio, pois a fraqueza da flexão do cotovelo pode ser atribuída a qualquer lesão muscular ou articular primária em vez de a uma verdadeira lesão do nervo.[21]

Além disso, estudos eletrofisiológicos muitas vezes não fornecem resultados confiáveis sobre o estado desse nervo por sua pequena dimensão, pelo percurso relativamente curto ao longo do braço e pela presença de ramos anastomóticos com o nervo mediano. A incidência de tais comunicações também pode explicar a variabilidade dos distúrbios sensoriais no braço e no antebraço, experimentada por pacientes com neuropatia do musculocutâneo.[21]

Papel da ressonância magnética

A capacidade da RM em detectar e demonstrar anormalidades de sinal e de espessura de nervos é bem conhecida, tendo papel na avaliação de lesão ou no aprisionamento do NMC.

No entanto, a visualização do NMC em particular pode não ser tão fácil, seja pelas suas pequenas dimensões ou pela falta de gordura perineural, reduzindo a resolução de contraste em comparação com o tecido muscular, sobretudo nas imagens em ponderação em T1 sem contraste. As alterações neurais são mais bem caracterizadas nas imagens T2 com saturação de gordura e T1 pós-contraste, isso porque o edema intraneural e o tecido de granulação alteram o sinal do nervo.

Por outro lado, a RM é, sem dúvida, um excelente método para delinear os sinais indiretos relacionados à denervação muscular no coracobraquial, braquial e bíceps braquial, sugestivo de envolvimento do NMC. O hipersinal nas sequências sensíveis a líquido do músculo denervado geralmente é identificado quando o aprisionamento é agudo, e a infiltração gordurosa e a atrofia muscular são os sinais de neuropatia crônica.

Os requisitos da ressonância magnética para evidenciar o NMC são campo magnético de alta intensidade, bobinas de superfície de última geração e a absoluta imobilização do paciente, o que não é fácil de alcançar. Outra questão técnica é que o paciente colocado com o braço na posição supina o aproxima do limite lateral do campo magnético principal, resultando em uma grande redução da relação sinal-ruído.[21]

Papel da ultrassonografia

O uso da US é promissor na avaliação das lesões traumáticas e não traumáticas do nervo musculocutâneo. Esse método oferece informações únicas sobre todo o trajeto do nervo, podendo ser usado como um complemento valioso de estudos clínicos e achados eletrofisiológicos. Além disso, pela possibilidade do estudo dinâmico, a US permite demonstrar o aprisionamento do nervo cutâneo antebraquial lateral em seu ponto de emergência da face lateral do músculo bíceps.

Para a realização do exame, são descritas duas técnicas principais para posicionamento do paciente, que podem ser alternadas durante a realização do estudo (Figura 5). Na primeira, o paciente mantém o braço em repouso ao longo do corpo, abduzido, rodado externamente e com a palma da mão para cima. Essa posição facilita o melhor reconhecimento dos marcos anatômicos porque os músculos são vistos em posição anatômica, enquanto o nervo segue em uma posição bastante profunda. Na segunda técnica, o paciente é posicionado com o braço abduzido, supinado e com a mão na região occipital da cabeça, permitindo o melhor reconhecimento do nervo, uma vez que essa posição o torna mais superficial.

Uma vez detectado, o NMC deve ser mantido no centro do campo de visão da imagem, identificado de forma confiável na axila, ponto de emergência do fascículo lateral do plexo braquial. Na saída do coracobraquial, o NMC situa-se entre o coracobraquial e os dois ventres do bíceps braquial. No terço distal do braço, o nervo situa-se entre o braquial e o bíceps braquial (Figura 6 e Vídeo 2).

A varredura dinâmica é bastante útil para identificar o ponto em que o NMC perfura a fáscia ao nível do cotovelo e continua como o nervo cutâneo antebraquial lateral, que nem sempre é visível nas imagens por US abaixo do nível do cotovelo. Além disso, é possível estudar as eventuais anastomoses com o nervo mediano (Vídeo 3).

VOUCHER: neurografiaperi

VÍDEO 2. Anatomia ultrassonográfica do nervo musculocutâneo na região axilar e proximal do braço.

VÍDEO 3. Anatomia ultrassonográfica do nervo musculocutâneo através do braço.

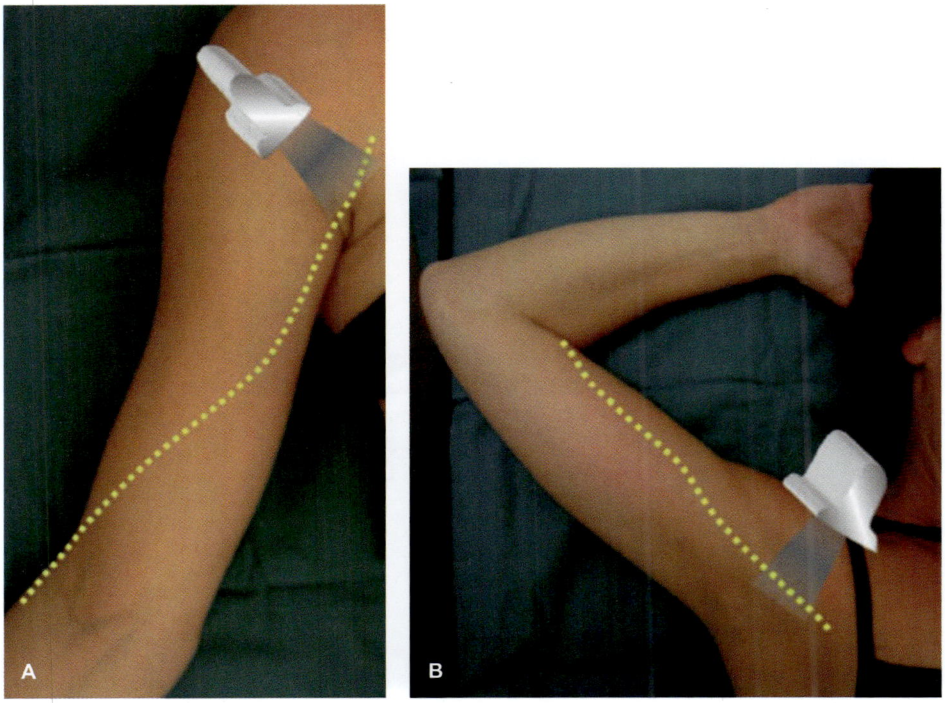

FIGURA 5
Técnicas de posicionamento do paciente para avaliação do nervo musculocutâneo. Na primeira técnica (A), o paciente mantém o braço em repouso ao longo do corpo, abduzido, rodado externamente e com a palma da mão para cima, favorecendo o reconhecimento dos marcos anatômicos. Na segunda técnica (B), o paciente é posicionado com o braço abduzido, supinado e com a mão na região occipital da cabeça, permitindo melhor reconhecimento do nervo. A linha tracejada em amarelo representa o curso do nervo.

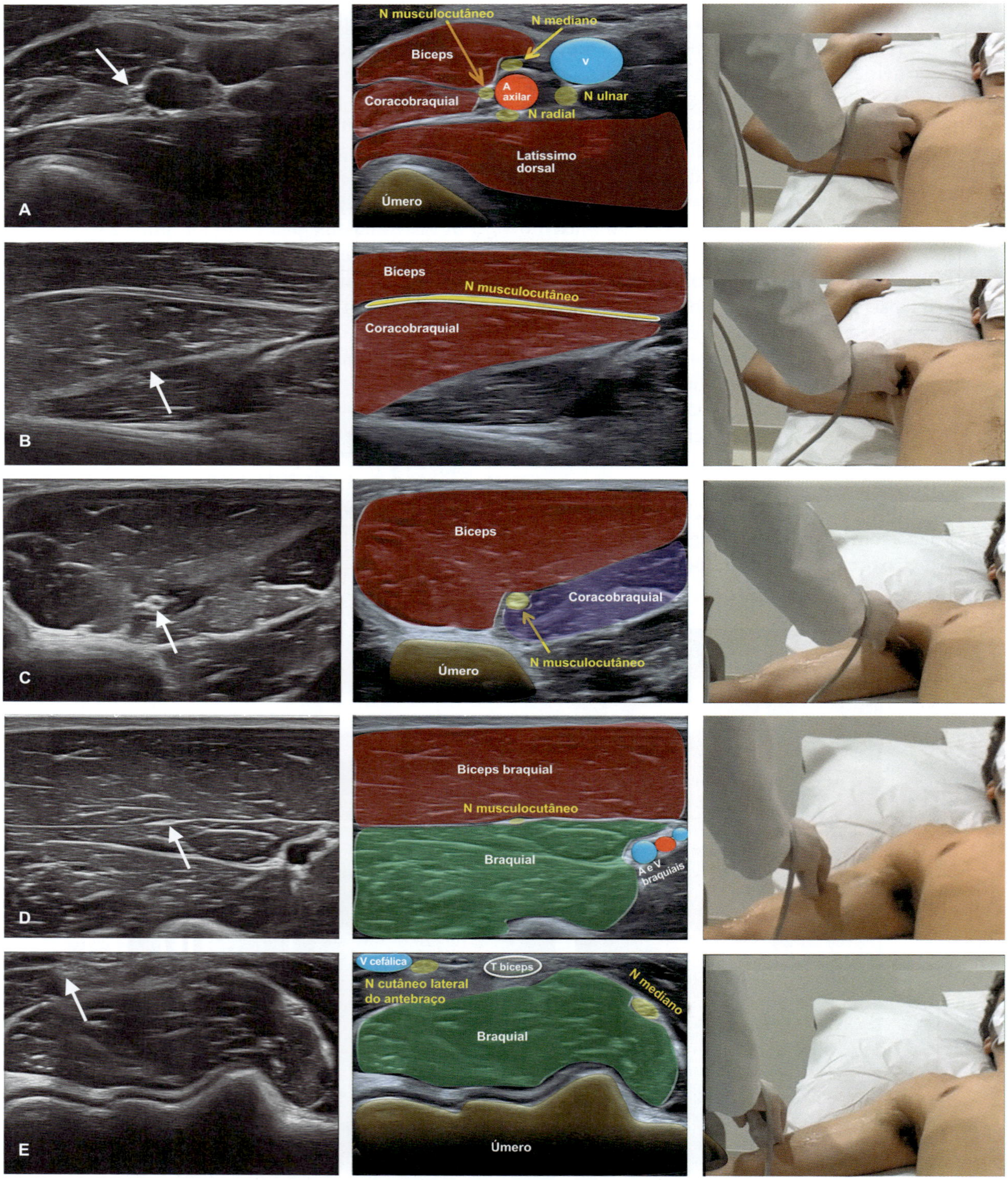

FIGURA 6

Avaliação por ultrassonografia do nervo musculocutâneo. Começando o exame na região axilar, identifica-se a emergência do NCM do fascículo lateral do plexo braquial (A). Apresenta trajeto com direção distal no braço junto aos músculos bíceps braquial e coracobraquial (B), e perfura este último (C). Segue entre os ventres do bíceps braquial e braquial (D), até se superficializar no subcutâneo e emitir seu ramo terminal sensitivo (E).

Caso patológico

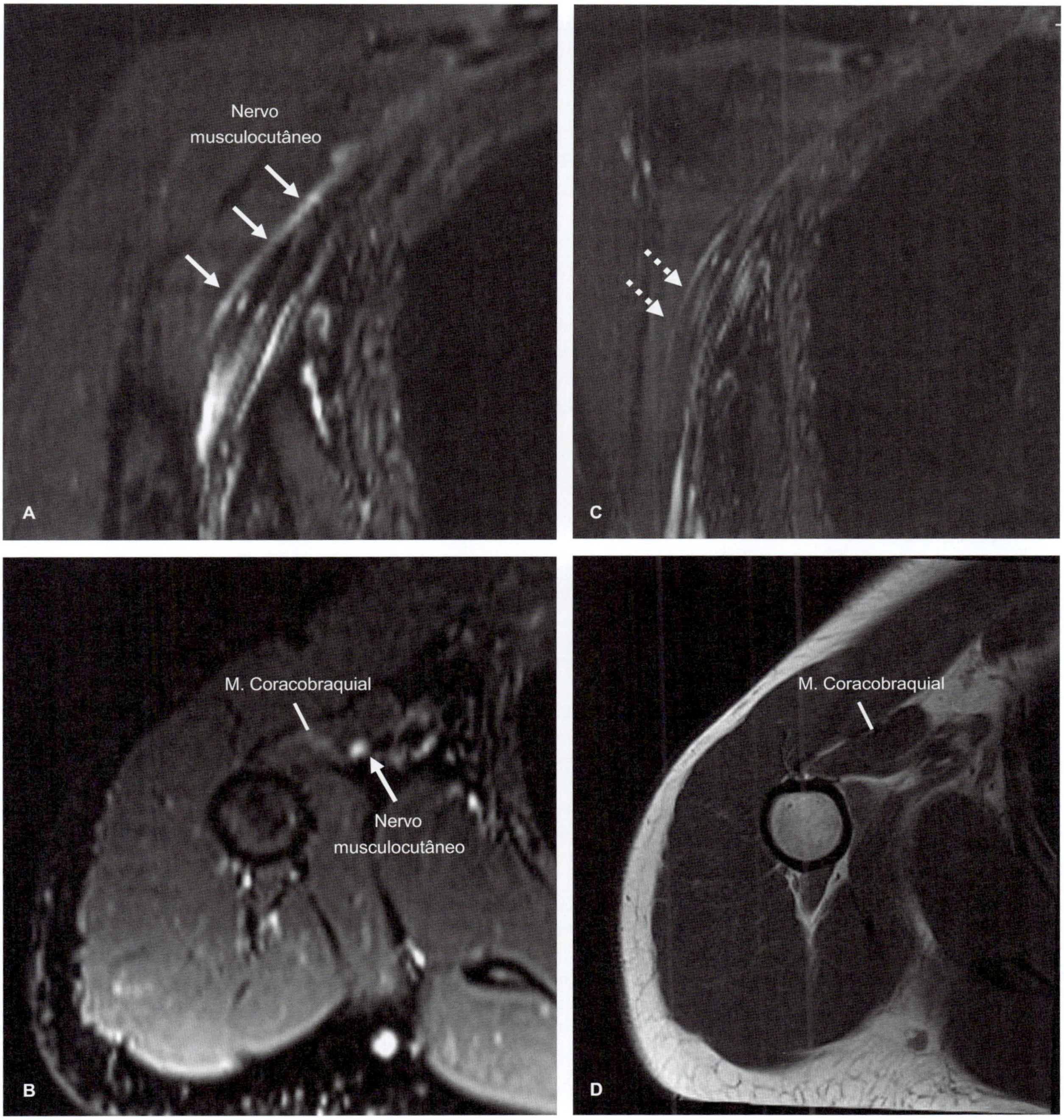

CASO 6

Paciente do sexo feminino, 36 anos, com suspeita clínica de aprisionamento do nervo musculocutâneo. Reconstruções coronais (A e C) e axial (B) da sequência neurográfica demonstrando espessamento segmentar e alteração de sinal do nervo musculocutâneo na entrada do ventre muscular do coracobraquial e no seu segmento proximal intramuscular (setas em A e B), indicando neuropatia. Distalmente, o nervo volta a ter sinal preservado (setas pontilhadas em C). Na sequência axial T1 (D), a visualização do nervo musculocutâneo fica bastante difícil pela falta de resolução de contraste em comparação com o tecido muscular.

CONSIDERAÇÕES FINAIS

Diante da melhoria das técnicas por imagem, somada à *expertise* crescente dos radiologistas, acredita-se que serão cada vez mais prevalentes os diagnósticos precisos de lesões dos nervos axilar e musculocutâneo. As novas sequências neurográficas por RM fornecem maior detalhamento de seus trajetos complexos, e os transdutores ultrassonográficos com alta frequência complementam com informações valiosas de estudo dinâmico.

O conhecimento por imagem da anatomia dos nervos axilar e musculocutâneo pelo radiologista é de extrema importância neste contexto, tanto na avaliação por RM quanto na identificação das estruturas e possíveis alterações à US. Inúmeras são as situações traumáticas, não traumáticas, iatrogênicas e cirúrgicas discutidas que podem gerar déficits motores e/ou sensitivos das regiões inervadas por esses dois nervos, com morbidade e prejuízo funcional para os pacientes.

REFERÊNCIAS

1. Gilcrease-Garcia BM, Deshmukh SD, Parsons MS. Anatomy, imaging, and pathologic conditions of the brachial plexus. RadioGraphics. 2020;40(6):1686-714.
2. Maldonado AA, Howe BM, Lawton R, Bishop AT, Shin AY, Spinner RJ. Anatomical study of the axillary nerve. Plast Reconstr Surg. 2016;138(2):419-26.
3. Rastogi P, Stewart DA, Lawson RD, Tremblay DM, Smith BJ, Tonkin MA. Cadaveric dissection of the axillary nerve: an investigation of extra-muscular and intra-muscular branching patterns. J Hand Surg Asian Pac Vol. 2018;23(04):533-8.
4. MacLean SBM, Maheno T, Boyle A, Ragg A, Bain GI, Galley I. Defining the proximity of the axillary nerve from defined anatomic landmarks: an in vivo magnetic resonance imaging study. J Shoulder Elbow Surg. 2021;30(4):729-35.
5. Loukas M, Grabska J, Tubbs RS, Apaydin N, Jordan R. Mapping the axillary nerve within the deltoid muscle. Surg Radiol Anat. 2008;31(1):43-7.
6. Apaydin N, Tubbs RS, Loukas M, Duparc F. Review of the surgical anatomy of the axillary nerve and the anatomic basis of its iatrogenic and traumatic injury. Surg Radiol Anat. 2009;32(3):193-201.
7. Bokor DJ, Raniga S, Graham PL. Axillary nerve position in humeral avulsions of the glenohumeral ligament. Orthop J Sports Med. 2018;6(12):232596711881104.
8. Madani A, Creteur V. Nerves around the shoulder: what the radiologist should know? J Belg Soc Radiol. 2017;101 (Suppl 2):9.
9. Brown SAN, Doolittle DA, Bohanon CJ, Jayaraj A, Naidu SG, Huettl EA, et al. Quadrilateral space syndrome. Mayo Clin Proc. 2015;90(3):382-94.
10. Gruber H, Peer S, Gruber L, Loescher W, Bauer T, Loizides A. Ultrasound imaging of the axillary nerve and its role in the diagnosis of traumatic impairment. Ultraschall Med. 2014;35(04):332-8.
11. Safran MR. Nerve injury about the shoulder in athletes, part 1. Am J Sports Med. 2004;32(3):803-19.
12. Marsalli M, Sepúlveda O, Morán N, Breyer JM. Shoulder terrible triad. J Am Acad Orthop Surg. 2020;28(5):200-7.
13. Hachadorian ME, Mitchell BC, Siow MY, Wang W, Bastrom T, Sullivan TB, et al. Identifying the axillary nerve during shoulder surgery: an anatomic study using advanced imaging. JSES Int. 2020;4(4):987-91.
14. Athwal GS, Meislin R, Getz C, Weinstein D, Favorito P. Short-term complications of the arthroscopic Latarjet procedure: a North American experience. Arthroscopy. 2016;32(10): 1965-70.
15. Hamada H, Sugaya H, Takahashi N, Matsuki K, Tokai M, Ueda Y, et al. Incidence of axillary nerve injury after arthroscopic shoulder stabilization. Arthroscopy. 2020;36(6):1555-64.
16. Blum A, Lecocq S, Louis M, Wassel J, Moisei A, Teixeira P. The nerves around the shoulder. Eur J Radiol. 2013;82(1):2-16.
17. Linda DD, Harish S, Stewart BG, Finlay K, Parasu N, Rebello RP. Multimodality imaging of peripheral neuropathies of the upper limb and brachial plexus. RadioGraphics. 2010;30(5): 1373-400.
18. Jackson MR. Upper extremity arterial injuries in athletes. Semin Vasc Surg. 2003;16(3):232-9.
19. Nguyen ML, Rosenthal J, Umpierrez M, Lourie GM, Singer AD. MRN findings of lateral antebrachial cutaneous nerve impingement in a collegiate athlete. Skeletal Radiol. 2019;49(5):809-14.
20. Tagliafico AS, Michaud J, Marchetti A, Garello I, Padua L, Martinoli C. US imaging of the musculocutaneous nerve. Skeletal Radiol. 2010;40(5):609-16.
21. Ramos JA. Lesão de nervo cutâneo antebraquial lateral relacionada à venipuntura: o que saber? Braz J Anesthesiol. 2014;64(2):131-3.

9

Nervo radial

Otavio Takassi Moritsugu
Marcos Felippe de P. Corrêa

INTRODUÇÃO

O radial é um nervo periférico, ramo do plexo braquial, responsável pela inervação da porção posterior do membro superior. Apresenta trajeto no compartimento posterior do braço, onde fica em contato com o úmero no sulco espiral. Logo após, atravessa o septo intermuscular lateral, adentrando o compartimento anterior e se dirigindo até a porção proximal do antebraço, onde se bifurca em ramo superficial (sensitivo) e ramo profundo (motor), também conhecido como nervo interósseo posterior.[1]

É responsável por parte da função motora e sensorial do membro superior. Como função motora, inerva os músculos extensores e supinadores; e como função sensitiva, fornece inervação cutânea para a porção posterior do braço, do antebraço e dos dedos polegar, indicador, médio e anelar.[2]

ANATOMIA

O nervo radial se origina do fascículo posterior do plexo braquial, de onde também se origina o nervo axilar (Figura 1).[3]

Na axila, o nervo radial está posterior às artérias axilar e braquial e anteriormente ao músculo subescapular. Emite três ramos, dois motores (cabeça longa e medial do tríceps) e um sensitivo (nervo cutâneo posterior do braço). Atravessa, junto com a artéria braquial profunda, ramo da artéria braquial, o intervalo triangular (Figura 2), um limite anatômico formado pelo redondo maior (teto), cabeça longa do tríceps (medial) e cabeça lateral do tríceps (lateral), chegando à porção medial do compartimento posterior do braço.[4]

Nos dois terços proximais do braço, está localizado entre as cabeças longa e medial do tríceps. No terço médio apresenta trajeto oblíquo de posteromedial a anterolateral, onde está em contato com a cortical posterior do úmero em suave depressão óssea conhecida como sulco espiral (Figura 3).[5] Nessa região emite quatro ramos, dois motores (para cabeça lateral e medial do tríceps) e dois sensitivos (ramo cutâneo lateral do braço e ramo cutâneo posterior do antebraço).

No terço distal, atravessa o septo intermuscular lateral, migrando para o compartimento anterior entre os músculos braquial (profundo) e braquiorradial (superficial). Nessa topografia emite ramos motores para os músculos braquiorradial, extensor radial longo e curto do carpo, ânconeo e para a porção lateral do braquial (predominantemente inervado pelo nervo musculocutâneo).[6]

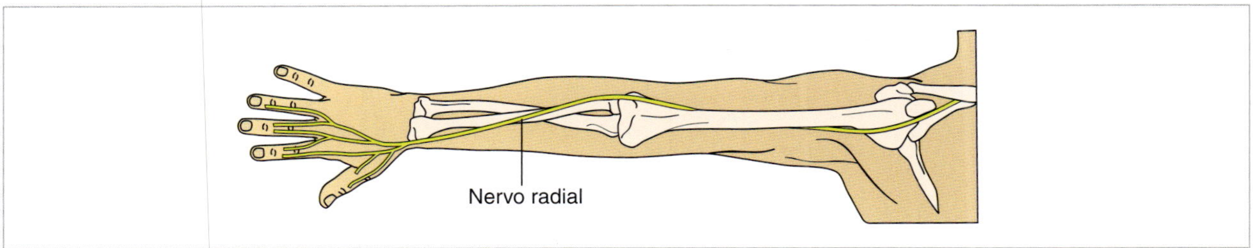

FIGURA 1
Distribuição do nervo radial ao longo do membro.

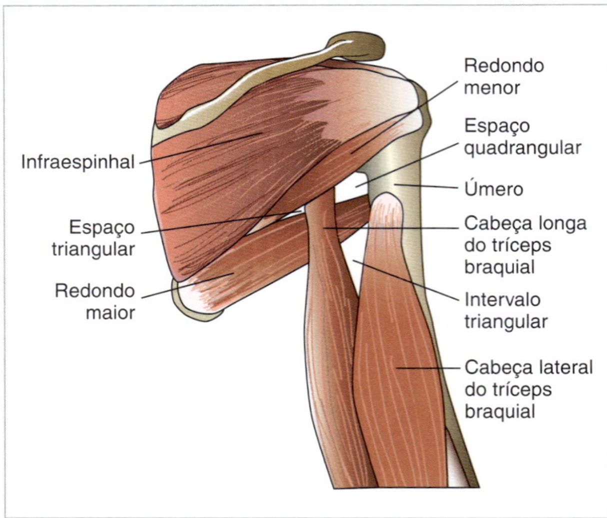

FIGURA 2
O intervalo triangular.

O nervo continua seu trajeto na porção anterolateral até o cotovelo/antebraço, entre os músculos braquial e extensor radial longo do carpo, e se divide em ramo profundo, também conhecido como nervo interósseo posterior (NIP), e ramo superficial (Figura 4).[7]

O NIP é um ramo puramente motor, sendo responsável pela inervação de todos os músculos extensores do antebraço. Adentra o compartimento posterior do antebraço atravessando uma região musculoaponeurótica conhecida como túnel radial. Essa região é delimitada anterolateralmente pelo braquiorradial e extensor radial longo do carpo, medialmente pelo braquial e tendão do bíceps, assoalho pela cápsula articular da radioumeral e porção profunda da cabeça do supinador e o teto pela borda medial do extensor radial curto do carpo e porção superficial do supinador. A arcada de Frohse corresponde a uma área de tecido fibroso localizado entre as duas cabeças do supinador e é o principal sítio de compressão desse nervo.[8]

O ramo superficial do nervo radial é puramente sensitivo, apresentando trajeto sob o músculo braquiorradial ao longo do antebraço, encontrando-se no terço médio adjacente à artéria radial, e se distanciando dessa estrutura conforme se aproxima do punho. Ao nível do rádio distal, superficializa entre os tendões braquiorradial e extensor longo do polegar, ficando próximo à veia cefálica. Ao nível do estiloide radial, cruza sobre o I compartimento extensor e logo se divide em pequenos ramos com trajeto para os dedos polegar, indicador, médio e anelar.[9]

FUNÇÃO

É um nervo misto, sendo responsável pela inervação sensitivo-motora do compartimento posterior do membro superior.[10]

Inerva os músculos posteriores do braço e antebraço, que apresentam função extensora do cotovelo, do punho e dos dedos, e função supinadora do antebraço (Tabela 1 e Figura 5).[10]

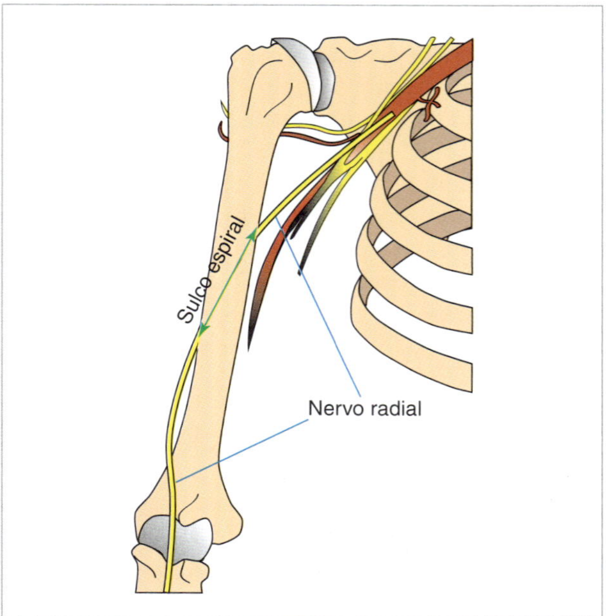

FIGURA 3
O sulco espiral do úmero.

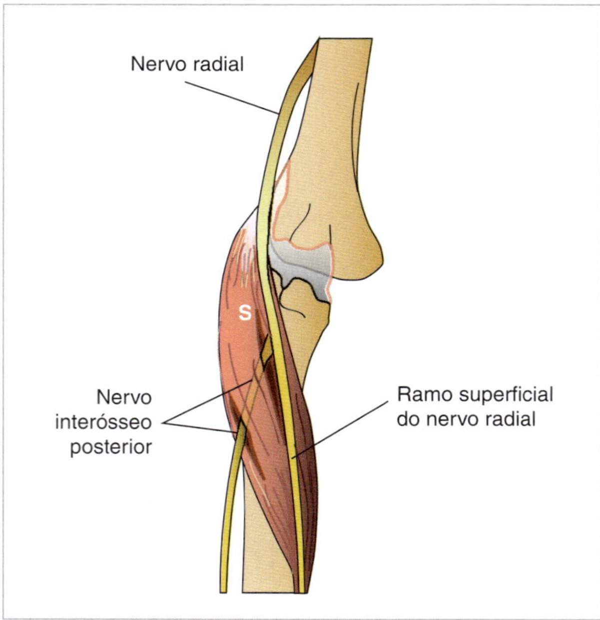

FIGURA 4
Divisão do nervo radial.

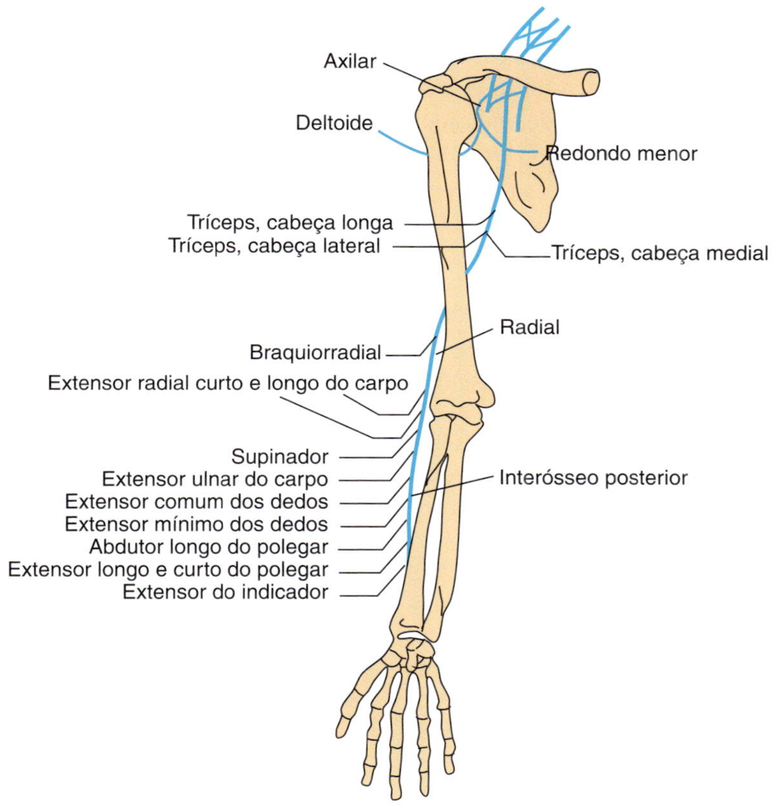

FIGURA 5
Inervação motora.

TABELA 1 Inervação motora

Função motora			
	Limite anatômico	**Músculo**	**Função**
Nervo radial	Axila	Tríceps (cabeças longa e medial)	Extensão do cotovelo
	Sulco espiral	Tríceps (cabeças lateral e medial)	Extensão do cotovelo
		Ânconeo	Extensão do cotovelo
	Após o septo intermuscular lateral	Braquial*	Flexão do cotovelo
		Braquiorradial	Flexão do cotovelo, pronação e supinação do antebraço
		Extensor radial longo do carpo	Extensão do punho e abdução da mão
		Extensor radial curto do carpo	Extensão do punho
		Supinador	Supinação do antebraço
Nervo interósseo posterior	Ramo superficial	Extensor ulnar do carpo	Extensão do punho e adução da mão
		Extensor comum dos dedos	Extensão do punho e das metacarpofalângicas, interfalângicas proximais e distais do 2º ao 5º dedos
		Extensor do dedo mínimo	Extensão do 5º dedo
	Ramo profundo	Abdutor longo do polegar	Abdução da mão e do polegar
		Extensor curto do polegar	Extensão do polegar
		Extensor longo do polegar	
		Extensor do indicador	Extensão do 2º dedo

* Inervação parcial (apenas das fibras laterais). A principal inervação é pelo nervo musculocutâneo.

A inervação cutânea (sensitiva) se restringe também às porções posterior e lateral do braço, posterior do antebraço, dorsolateral do punho e da mão, dorsolateral até o nível da articulação interfalângica do polegar, e dorsal até o nível das articulações interfalângicas distais dos dedos indicador, médio e metade lateral do anelar (Tabela 2 e Figura 6).[11]

AVALIAÇÃO POR ULTRASSOM E RESSONÂNCIA MAGNÉTICA

Para avaliação ultrassonográfica, é recomendável utilizar transdutores lineares com frequência de no mínimo 7 MHz e preferencialmente de 24 MHz. Recomenda-se utilizar a maior frequência possível, para garantir maior resolução. Nos casos em que o paciente apresenta excesso de tecido adiposo, hipertrofia muscular ou edema subcutâneo, é necessário reduzir a frequência, o que leva à perda da resolução.[20]

O nervo apresenta-se com padrão em favo de mel com tecido hiperecoico (epineuro) circundando os fascículos hipoecoicos que também são circundados por tecido hiperecoico (endoneuro e perineuro). O diagnóstico de neuropatia é suspeitado quando se encontram descontinuidades ou perda do padrão fascicular habitual, associada a espessamento e hipoecogenicidade, apresentando ou não hiperemia ao estudo Doppler. A comparação com o lado contralateral auxilia nos casos mais duvidosos.[12]

Para avaliação do nervo radial na topografia da axila, a posição em decúbito dorsal com o membro superior estendido facilita a visualização. O nervo está localizado posteriormente à artéria axilar. E, ao atravessar o intervalo triangular, está junto da artéria braquial profunda (Figura 7).[13]

Na avaliação na topografia do braço, sugere-se avaliação com o paciente de costas para o examinador, em ortostase ou sentado, e com o membro em repouso ao longo do tronco. O nervo apresenta trajeto oblíquo, seguindo de posteromedial a anterolateral. No terço médio, o nervo é facilmente identificado no sulco espiral. Cerca de 10 cm acima do epicôndilo lateral o nervo atravessa o septo intermuscular lateral e migra para o compartimento anterior do braço (Figuras 8 e 9 e Vídeo 1).[14]

VOUCHER: neurografiaperi

VÍDEO 1. Avaliação ultrassonográfica do nervo radial em seu trajeto pelo braço.

TABELA 2 Inervação sensitiva

Função sensitiva		
Nervo radial	**Ramo**	**Local**
	Nervo cutâneo posterior do braço	Porção posterior do braço
	Nervo cutâneo lateral do braço	Porção lateral do terço médio do braço
	Nervo cutâneo posterior do antebraço	Porção posterior do antebraço
	Nervo sensitivo superficial	Porção dorsolateral do punho e da mão, dorsolateral polegar, dorsal (2/3 proximais) do 2º e 3º dedos e metade lateral do 4º

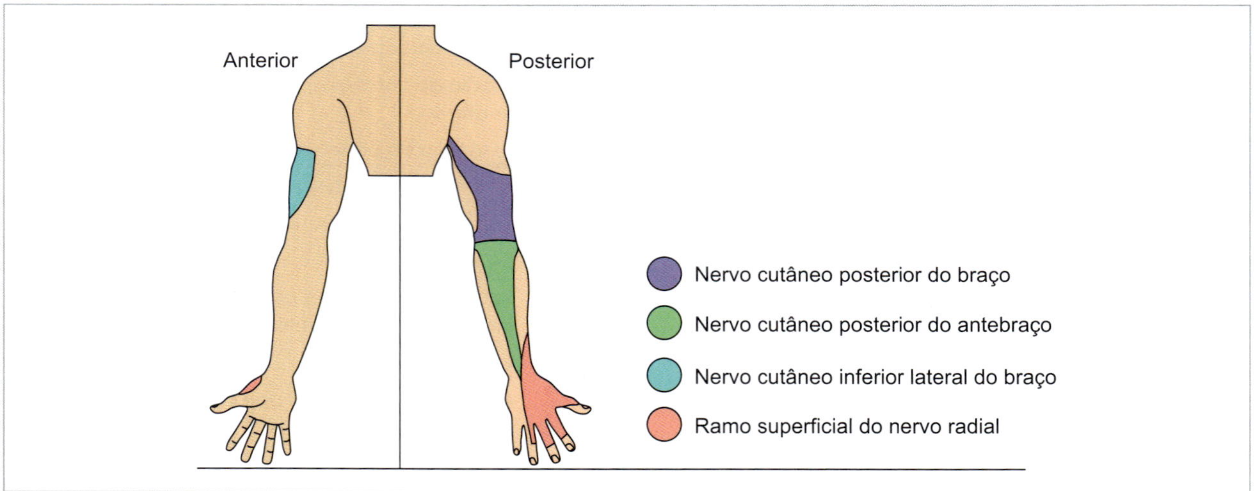

FIGURA 6
Inervação sensitiva.

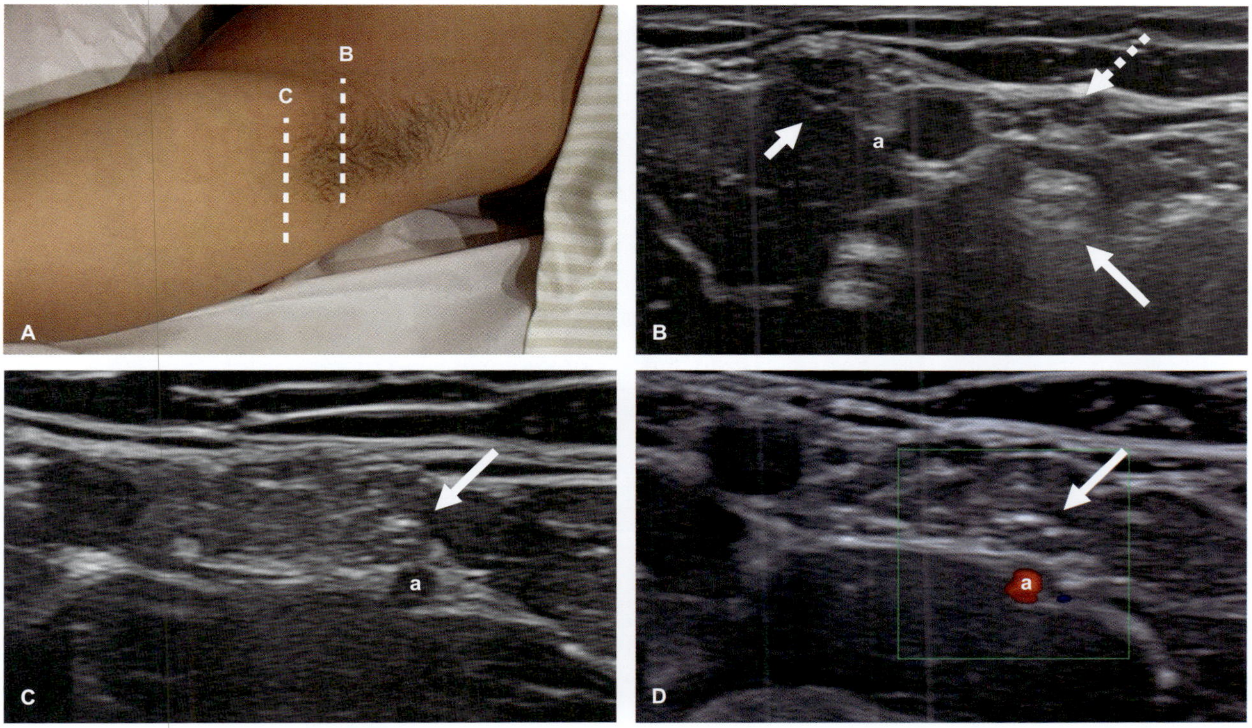

FIGURA 7
Ultrassonografia da região axilar para avaliação do nervo radial. A: local de posicionamento do transdutor e a respectiva imagem na ultrassonografia. B: artéria axilar (a). Nervo mediano (seta curta). Nervo ulnar (seta tracejada). Nervo radial (seta longa). C e D: nervo radial com trajeto adjacente à artéria braquial profunda, ramo da artéria braquial.

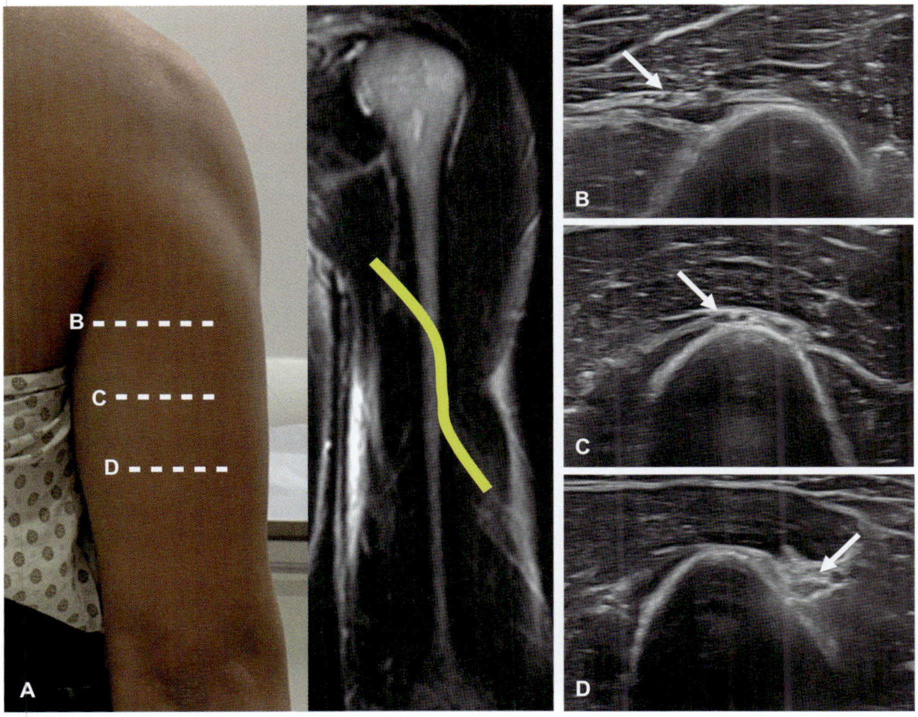

FIGURA 8
Ultrassonografia da região posterior do braço para avaliação do nervo radial. A: local de posicionamento do transdutor e a respectiva imagem na ultrassonografia. B, C e D: imagens sequenciais que correspondem a cortes axiais ao longo do sulco espiral. O trajeto do nervo radial (seta) posteromedial (B), no sulco espiral (C) e anterolateral (D).

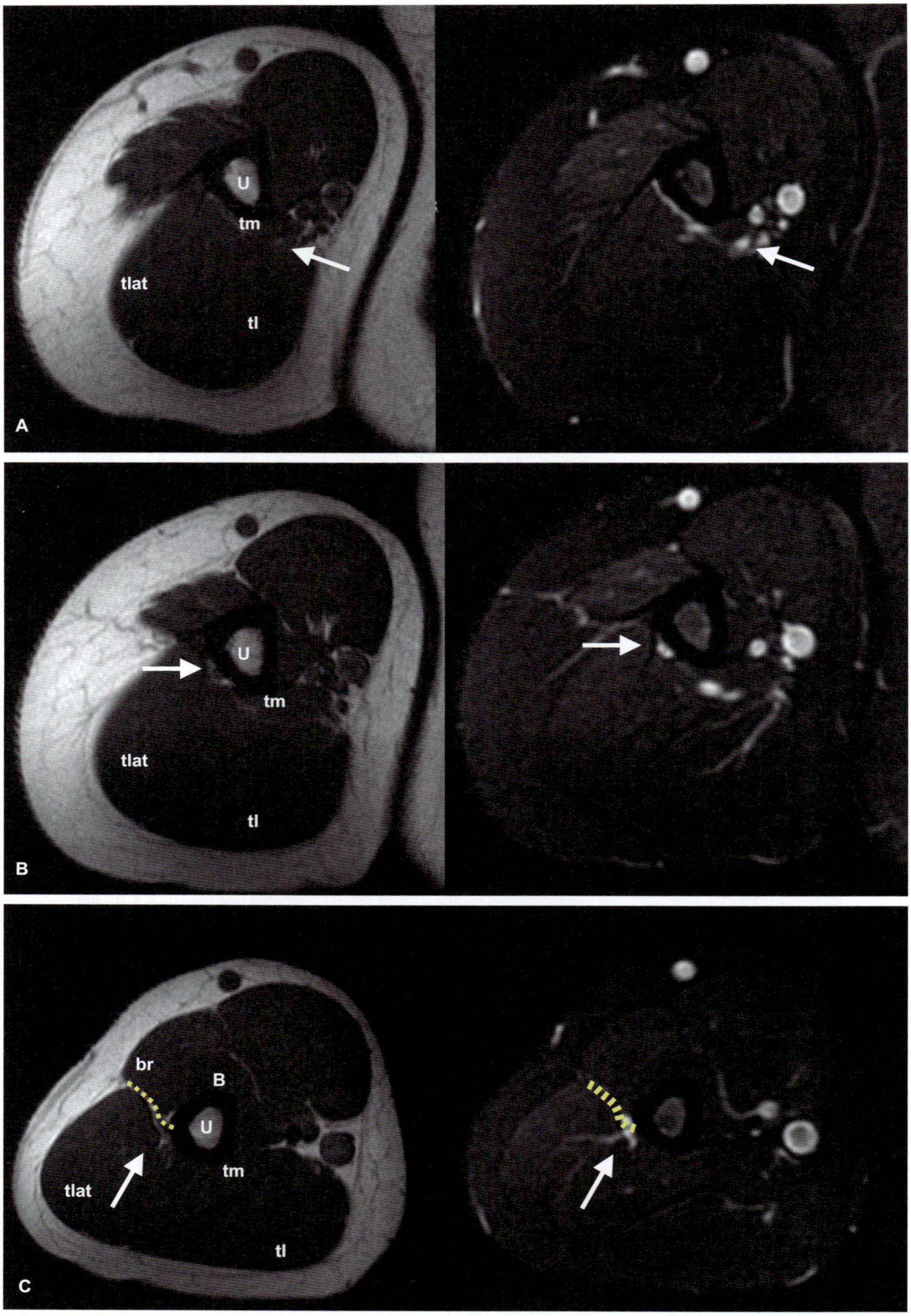

FIGURA 9
Ressonância magnética do braço: imagens axiais sequenciais T1 à direita e T2FS à esquerda. A: terço superior ao nível do intervalo triangular. B: terço médio ao nível do sulco espiral. C: terço inferior adjacente ao septo intermuscular lateral (pontilhado amarelo). Úmero (U), tm (cabeça medial do tríceps), tl (cabeça longa do tríceps), tlat (cabeça lateral do tríceps), nervo radial (seta), B (braquial) e br (braquiorradial).

Ao nível do cotovelo, do antebraço e do punho, para facilitar a análise deve-se preferencialmente deixar o paciente sentado, de frente para o examinador, com o antebraço apoiado sobre um suporte (Vídeos 2 e 3). O nervo radial encontra-se anterolateral, localizado entre o ventre do braquial e braquiorradial, próximo ao cotovelo entre o braquial e o extensor radial longo do carpo, e aproximadamente ao nível da articulação do cotovelo se divide. O nervo interósseo posterior atravessa o túnel radial com a artéria radial recorrente, ramo da artéria radial. Deve-se utilizar o Doppler colorido para identificar essa estrutura e evitar interpretações equivocadas (Figuras 10 e 11).[15]

VOUCHER: neurografiaperi

VÍDEO 2. Ultrassonografia do nervo radial superficial.

VÍDEO 3. Técnica de avaliação ultrassonográfica do nervo interósseo posterior (NIP).

O ramo superficial do nervo radial continua o trajeto pela porção anterolateral do antebraço, abaixo do músculo braquiorradial. No terço médio, é facilmente identificado ao lado do nervo radial e se distancia conforme segue distalmente. Na transição com o terço distal do antebraço, aproximadamente 10 cm acima do estiloide radial, o nervo está localizado entre o tendão braquial e o extensor longo do carpo. No estiloide radial, o nervo cruza sobre o compartimento extensor, ficando próximo à veia cefálica (Figuras 12 e 13).[16]

CLÍNICA

Por se tratar de um nervo com trajeto ao longo de todo o membro superior, a síndrome clínica dependerá da topografia da neuropatia. Destacam-se a seguir os principais sítios e suas etiologias.

A síndrome relacionada à compressão do nervo radial na axila e no terço proximal do braço é conhecida como paralisia do sábado à noite (*saturday night palsy*) e paralisia da lua de mel (*honeymoon palsy*) , em virtude

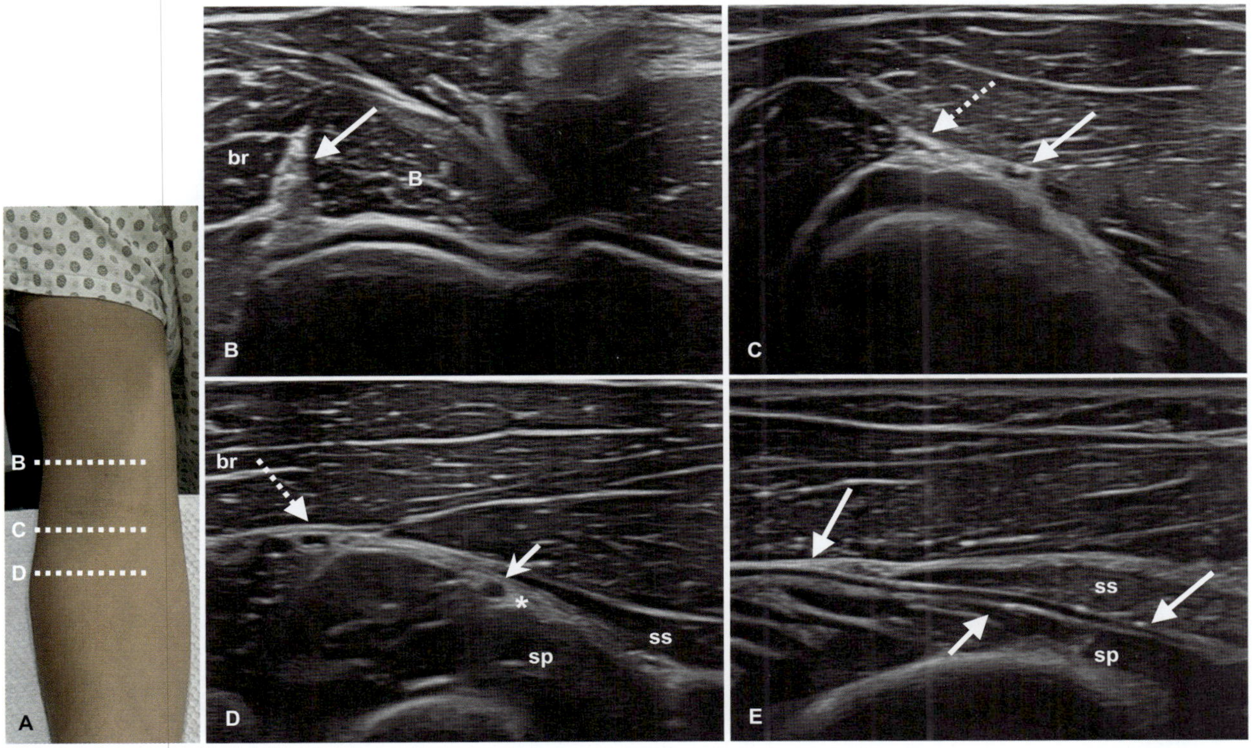

FIGURA 10
Ultrassonografia do cotovelo para avaliação do nervo radial e sua bifurcação. A: local de posicionamento do transdutor e a respectiva imagem na ultrassonografia. B: o nervo radial (seta) entre os músculos braquiorradial (br) e braquial (B). C: divisão do nervo radial em ramos superficial (seta pontilhada) e nervo interósseo posterior (NIP) (seta sólida). D: NIP (seta sólida) entrando no músculo supinador (S). Note o tecido hiperecogênico circundando o nervo (*) que corresponde à arcada de Frohse. O nervo radial superficial (seta pontilhada) continua o trajeto abaixo do ventre do braquiorradial. E: NIP no plano longitudinal entre as cabeças superficial (ss) e profunda (sp) do supinador.

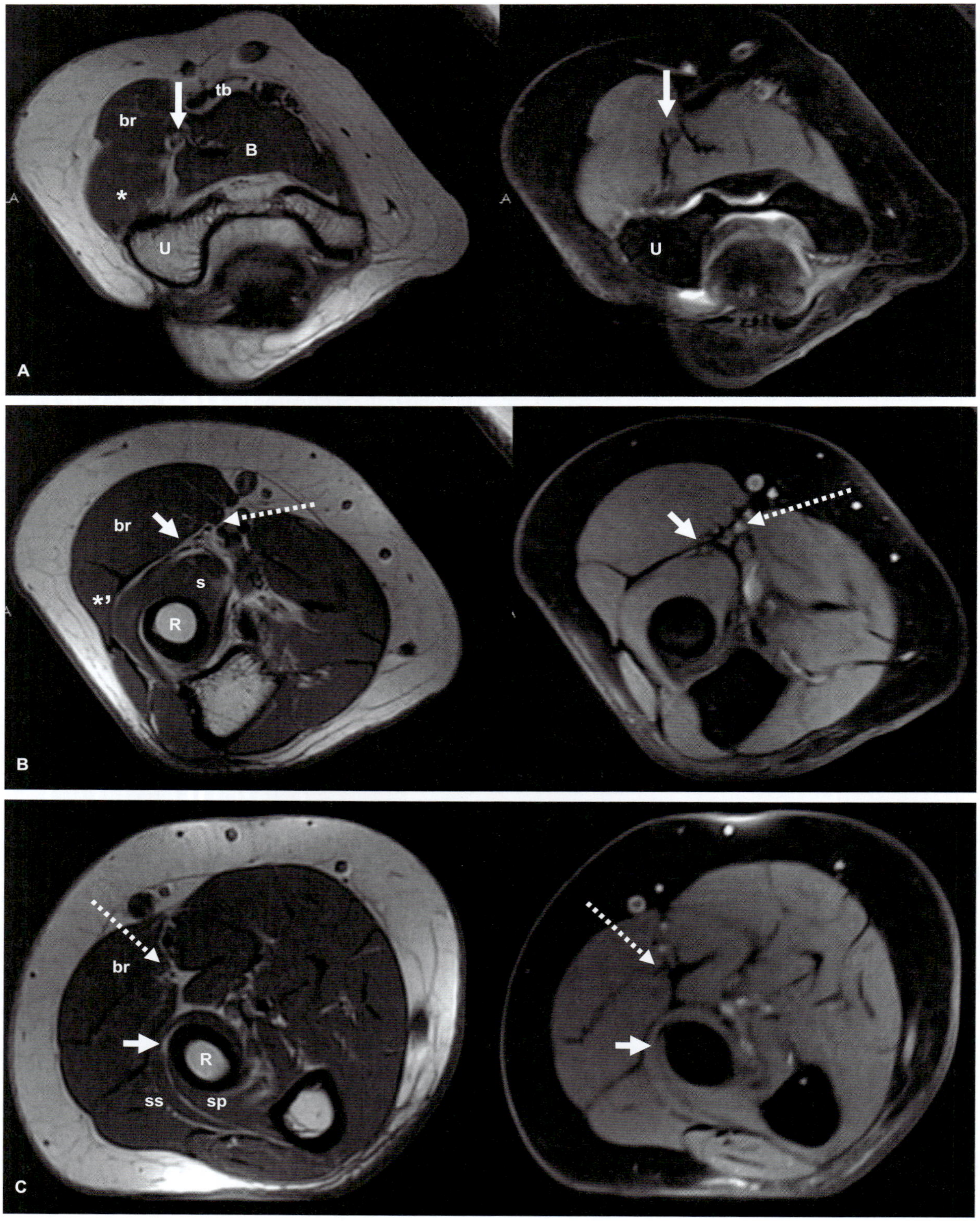

FIGURA 11

Ressonância magnética: imagens axiais (A) braço distal, (B) cotovelo e (C) antebraço: sequências T1 e T2FS. A: nervo radial (seta sólida). B: divisão em nervos interósseo posterior (NIP) (seta curta) e ramo superficial (seta tracejada). C: NIP entre os ventres dos supinadores e NSS sob o ventre do braquiorradial. Limites do túnel radial: lateral: braquiorradial (br) e extensor radial longo do carpo (*); medial: braquial (B) e tendão do bíceps (tb); assoalho: cápsula articular da radioumeral (rádio (R) e úmero (U)) e porção profunda da cabeça do supinador (sp); teto: extensor radial curto do carpo (*') e porção superficial do supinador (ss).

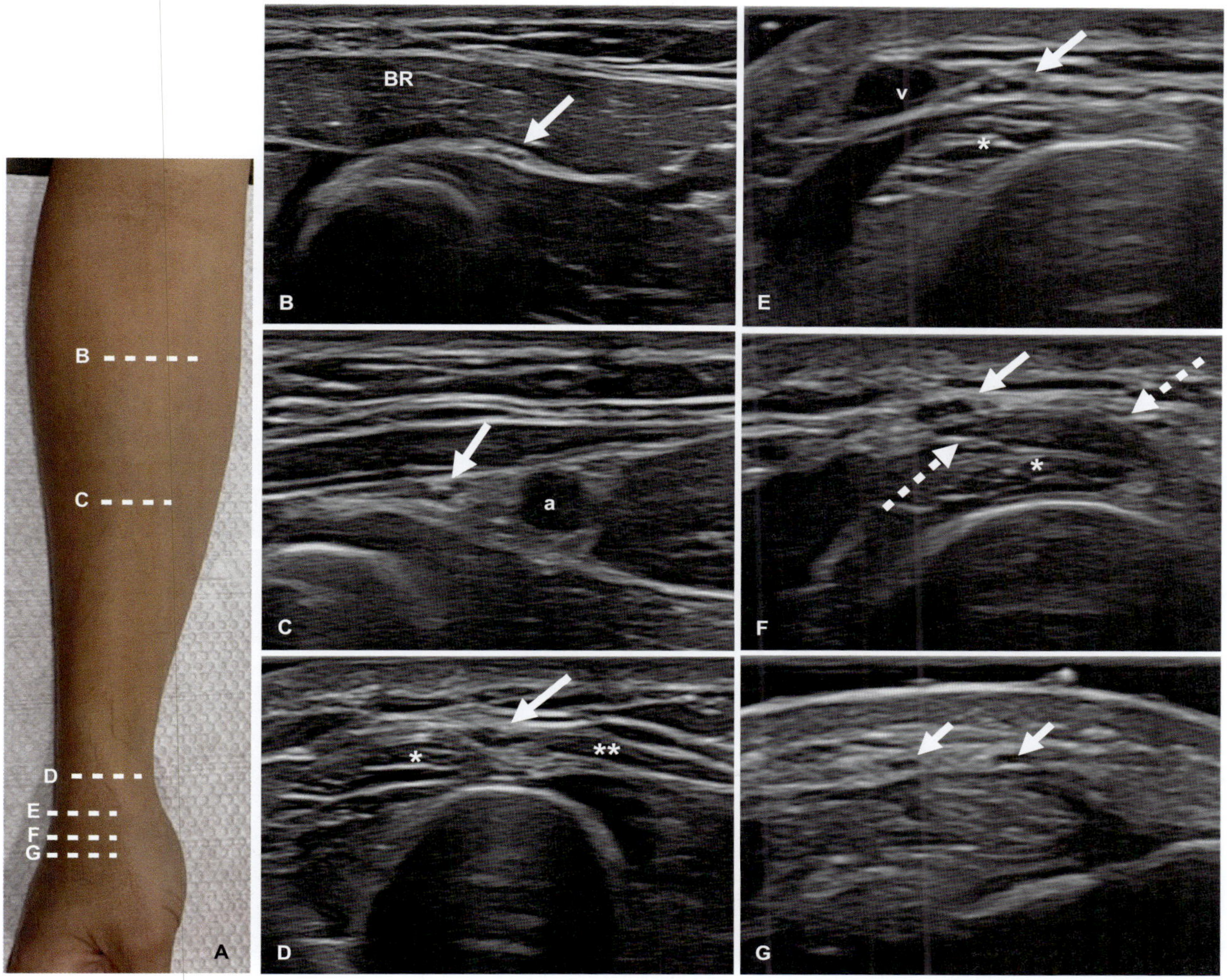

FIGURA 12
Ultrassonografia do nervo sensitivo superficial (NSS). A: local de posicionamento do transdutor e a respectiva imagem na ultrassonografia. B: NSS (seta longa) com trajeto ao longo do antebraço, sob o ventre muscular do braquiorradial (BR). C: no terço médio apresenta-se ao lado da artéria radial (a). D: aproximadamente 10 cm do esteroide radial o nervo se superficializa em direção ao subcutâneo, localizando-se entre os tendões extensor radial longo do carpo (*) e braquiorradial (**). E: ao se superficializar o nervo, fica adjacente à veia cefálica (v). F: continuando o trajeto mais distal, ao nível do estiloide radial cruza o I compartimento extensor (seta tracejada). G: o nervo começa a emitir ramos para os dedos (setas curtas).

da possibilidade de compressão prolongada pela cabeça sobre o braço durante o sono (Caso 1 – Figura 14 e Caso 2 – Figura 15). A clínica é variável e os sintomas são fraqueza dos músculos extensores, caracterizada por dificuldade em estender o cotovelo, o punho e os dedos, ausência do reflexo tricipital e parestesia na região posterior do braço e antebraço. Convém destacar que o déficit de extensão dos dedos limita-se às articulações metacarpofalângicas, já que as articulações interfalângicas estarão preservadas, pois são realizadas em partes pelos músculos lumbricais e interósseos, inervados pelo nervo ulnar.[17]

As fraturas do úmero estão associadas com neuropatia do radial pela proximidade do nervo com a diáfise na região do sulco espiral. Pode ocorrer lesão pela fratura em si ou pela manipulação cirúrgica. O emprego de materiais de osteossíntese é comum e frequentemente determina compressão e deslocamento do trajeto neural. A principal manifestação clínica é o "punho caído" (Figura 16), caracterizado pela incapacidade de manter ou realizar extensão do punho.[18] Nestes casos pós-cirúrgicos, destacamos que, em nossa experiência, o melhor exame a ser utilizado é a ultrassonografia, haja vista que, apesar da utilização de técnicas de redução de artefatos metálicos por ressonância magnética (VAT e SEMAC), ainda assim é muito difícil obter um diagnóstico acurado, em virtude do trajeto neural junto ao instrumental metálico, sobretudo no plano do sulco espiral (Casos 3, 4 e 5 – Figuras 17, 18 e 19).

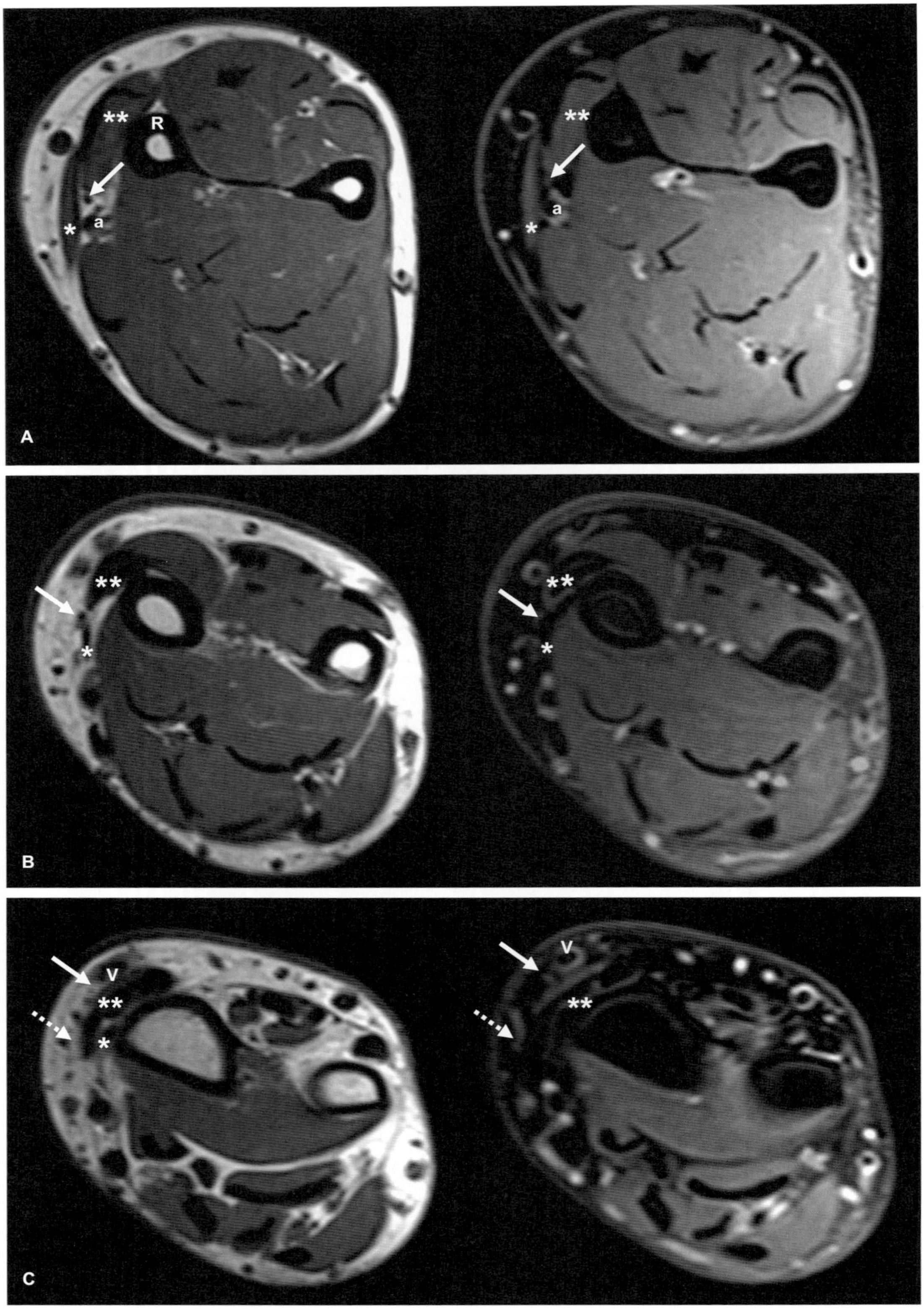

FIGURA 13

Ressonância magnética do antebraço: imagens axiais sequenciais em T1 e T2FS. A: terço médio: NSS (setas sólidas) adjacente à artéria radial (a). B: terço distal: NSS localizado entre os tendões do braquiorradial (*) e extensor longo do carpo (**). Terço distal: NSS já no subcutâneo, cruzando sobre os tendões do I compartimento extensor (seta tracejada) adjacente à veia cefálica (v).

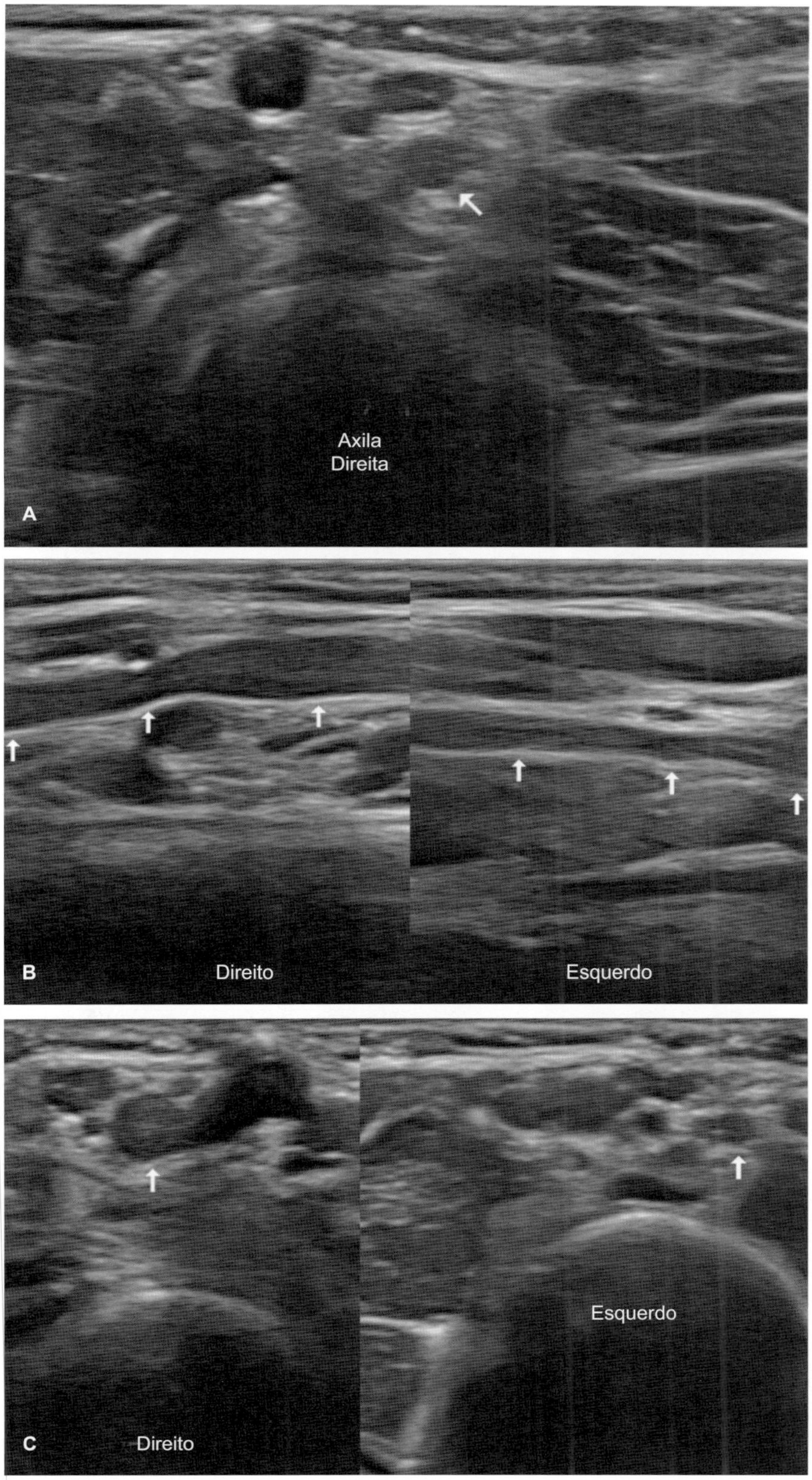

FIGURA 14
Caso 1. Neuropatia do radial no plano axilar. Paciente utilizou brinquedo com alças elásticas nas axilas e evoluiu com comprometimento motor em território do nervo radial. A: corte axial do nervo radial ao nível da axila: identifica-se o nervo radial espessado e hipoecogênico. Comparativo: longitudinal (B) e axial (C) – fica mais evidente o espessamento neural à direita.

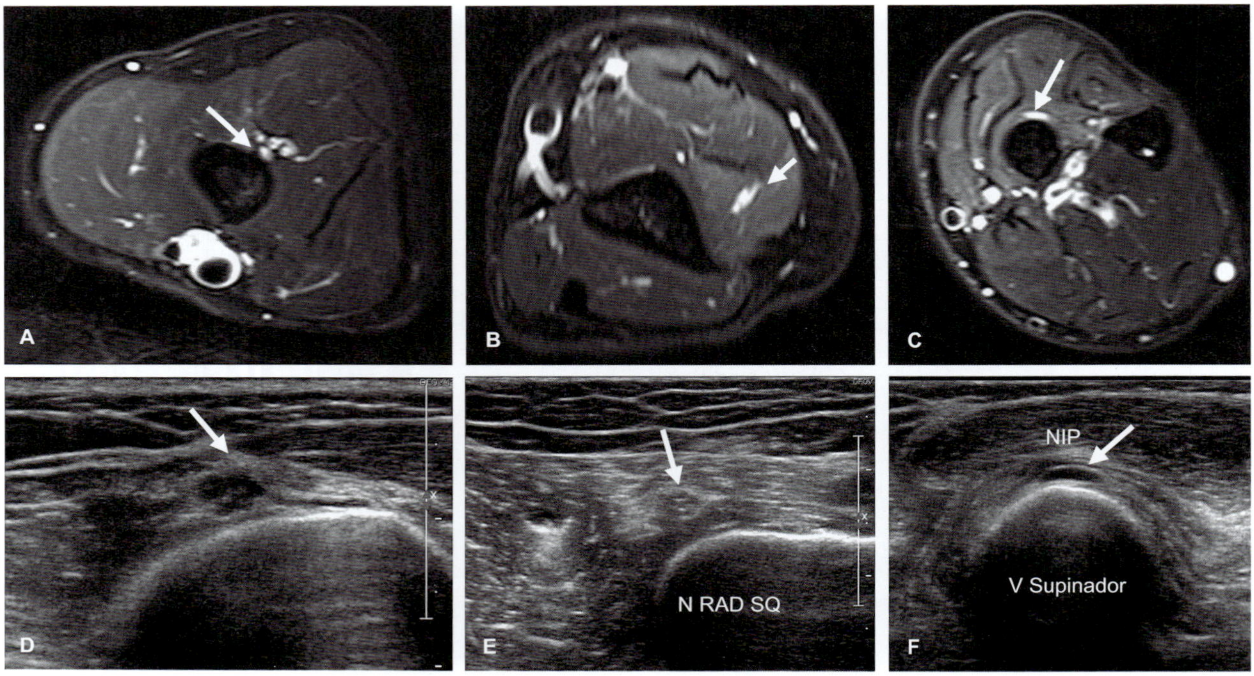

FIGURA 15
Caso 2. Neuropatia do radial após dormir sobre o braço. Imagens superiores na RM (cortes axiais T2 com saturação de gordura) e as respectivas imagens por ultrassonografia (imagens inferiores). Nervo radial espessado (fascículos e tecido conjuntivo de sustentação neural epi/perineuro) e com alteração de seu sinal ao nível do sulco espiral (A) e (D), com extensão distal das alterações aos segmentos do braço (B) e (E) e fossa cubital – ramo motor interósseo posterior (C) e (F). Pode-se também observar que já há hipotrofia e lipossubstituição parcial dos ventres musculares braquiorradial (E) e supinador (F). Destaca-se a melhor resolução da ultrassonografia para identificar as alterações neurais microestruturais.

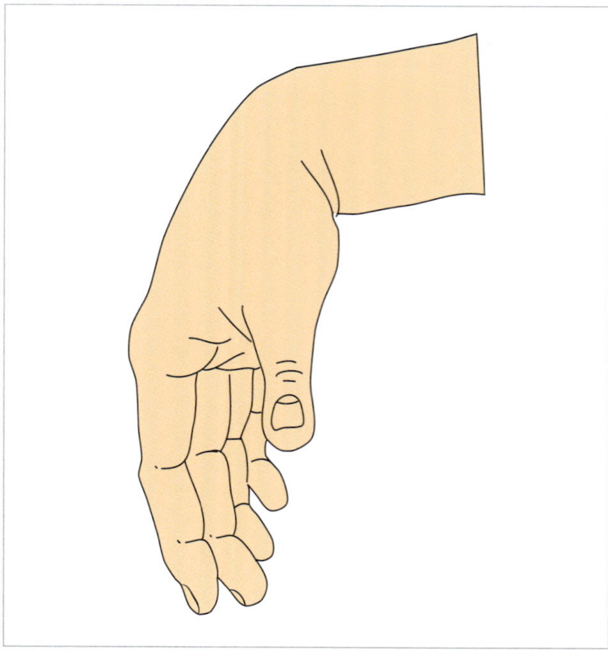

FIGURA 16
Punho caído.

A síndrome do túnel radial (Caso 6 – Figura 20 e Caso 7 – Figura 21) é o aprisionamento do nervo interósseo posterior em algum ponto ao longo do túnel radial. O principal sítio é na arcada de Frohse entre as cabeças do supinador e está relacionada com movimentos repetitivos de pronação-supinação/flexão-extensão. Tumores, cisto gangliônico (Caso 8 – Figura 22) e bursite bicipitorradial são outras etiologias que podem levar à compressão desse nervo. A clínica é caracterizada por dor, parestesia (formigamento/choque) e paresia (paralisia parcial) na realização da extensão dos dedos. A tendinopatia dos extensores (epicondilite lateral) é o principal diagnóstico diferencial.[19]

A síndrome de Wartenberg (ou meralgia parestésica) (Caso 9 – Figura 23) é a compressão do ramo superficial do radial no punho. A compressão ocorre entre os músculos extensor radial longo do carpo (ERLC) e braquiorradial durante a pronação do antebraço, a aproximadamente 8 cm do estiloide radial, local onde o nervo se superficializa ao subcutâneo. Por essa proximidade com o I compartimento extensor, a síndrome de DeQuervain é o principal diagnóstico diferencial,

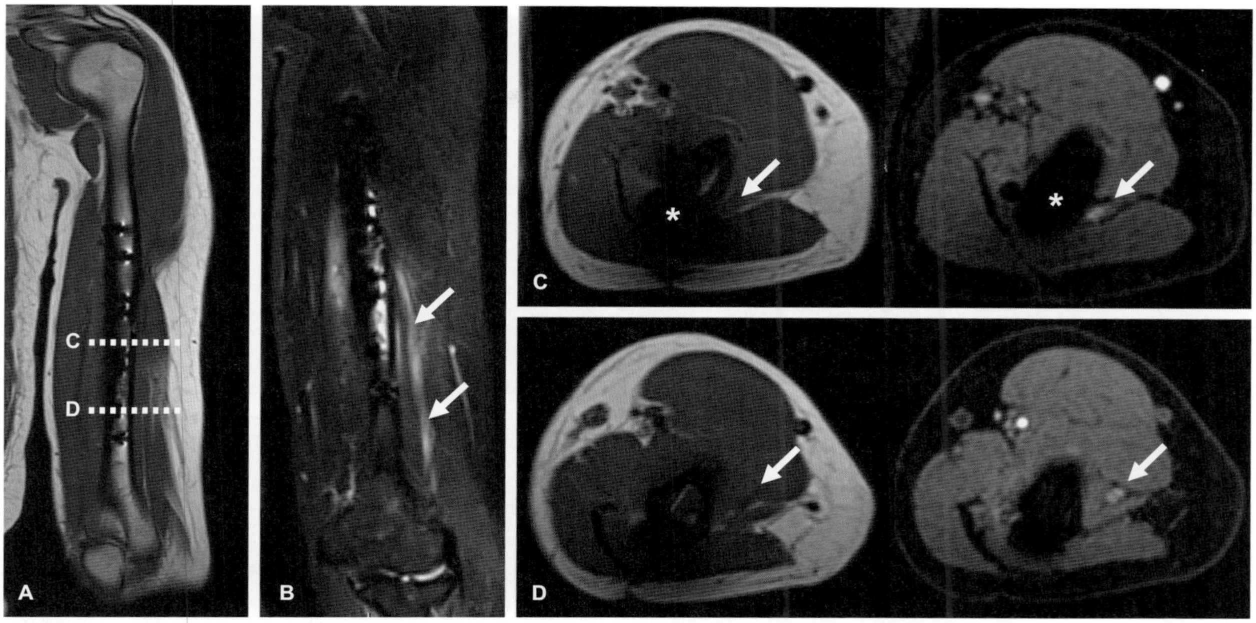

FIGURA 17
Caso 3. Neuropatia do radial em paciente no pós-operatório tardio de osteossíntese de fratura da diáfise umeral (A). B: nervo radial (seta) difusamente espessado e com hipersinal sugerindo neuropatia. C: corte axial do nervo radial ao nível do sulco espiral: nervo radial adjacente ao material de osteossíntese (*), que determina artefato de suscetibilidade magnética. D: corte axial no antebraço distal: nervo radial espessado no terço distal do braço.

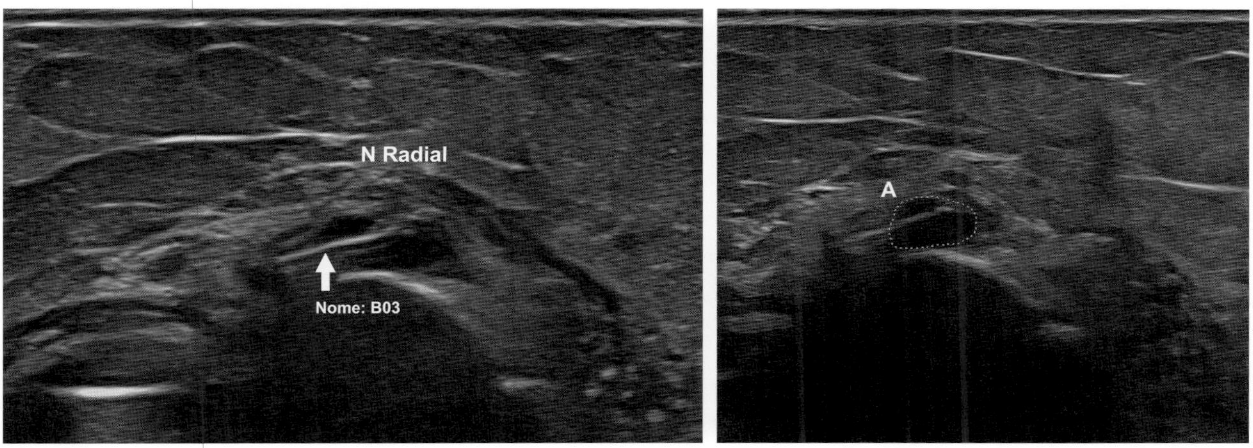

FIGURA 18
Caso 4. Paciente em pós-operatório tardio de osteossíntese de fratura da diáfise umeral (A), evoluindo com déficit de extensão do punho e muita dor. Observa-se fio metálico (seta sólida) de permeio ao nervo radial no terço distal do braço, que apresenta acentuado espessamento e perda do padrão ecotextural habitual.

podendo inclusive estar associada a essa patologia. A clínica é caracterizada por dor, parestesia (formigamento/choque) na face dorsolateral da mão e antebraço distal. Não há perda motora, visto que é um nervo essencialmente sensitivo.[9,20]

O estudo neurofisiológico por eletroneuromiografia possibilita confirmar o diagnóstico, topografar a lesão e fornecer fatores prognósticos.[21]

A ultrassonografia permite visualizar com precisão o nervo e sua integridade ao longo de seu trajeto. É uma ferramenta não invasiva, de baixo custo e alta resolução espacial. No entanto, é um método examinador-dependente, sendo necessário conhecimento técnico.[22]

A ressonância magnética permite uma avaliação mais ampla, facilitando a avaliação de outras etiologias, que podem levar à compressão extrínseca. Outra

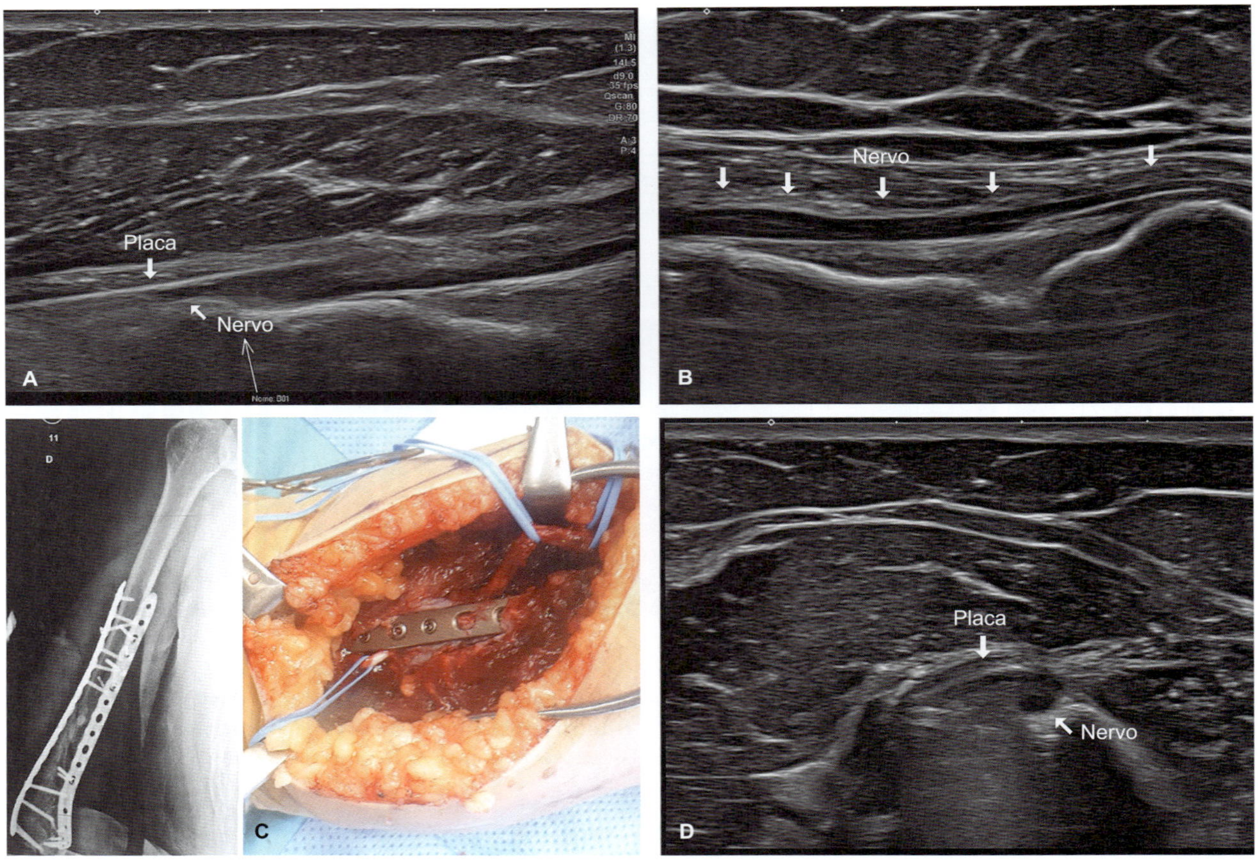

FIGURA 19

Caso 5. Neuropatia compressiva do radial no pós-operatório de fixação de fratura no úmero, evidenciando que a placa de fixação se interpõe no trajeto do nervo radial, que apresenta localização subjacente à placa, interposto e comprimido entre a placa e o osso (A). Os segmentos neurais proximal (D) e distal (B) à compressão exibem neuropatia. Achado confirmado na reabordagem cirúrgica (C), com o nervo demarcado pelos fios azuis.

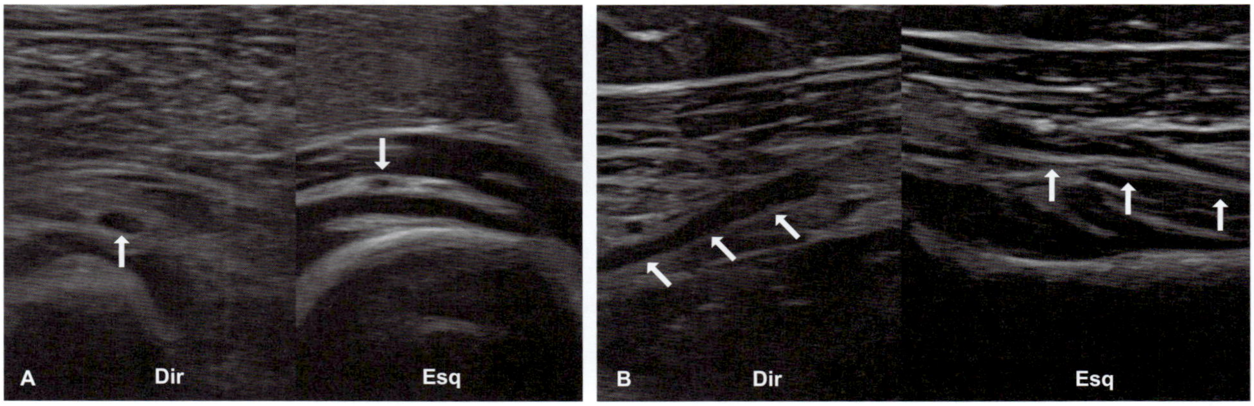

FIGURA 20

Caso 6. Compressão do nervo interósseo posterior direito (NIP) na arcada de Frohse. A: cortes axiais do NIP em trajeto através das cabeças superficial e profunda do supinador. B: cortes longitudinais do NIP no interior do túnel radial na arcada de Frohse (área hiperecogênica circundando o nervo). O NIP direito apresenta-se espessado e hipoecogênico associado a espessamento/hipertrofia do componente fibroso proximal da arcada de Frohse. Esse achado fica mais evidente quando comparado com o lado contralateral.

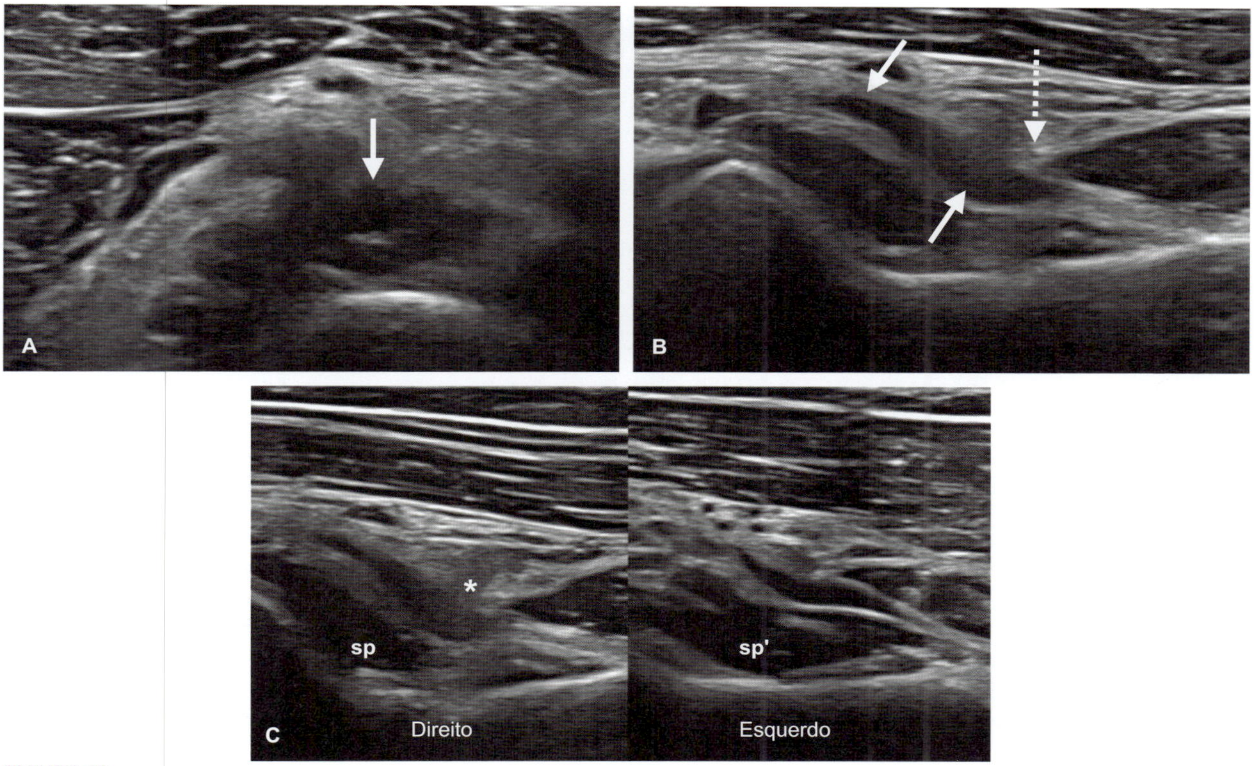

FIGURA 21

Caso 7. Síndrome do nervo interósseo posterior aguda. Compressão do NIP na entrada no supinador, no plano da arcada fibrosa proximal de Frohse (seta tracejada em B). Nervo interósseo posterior espessado e hipoecogênico, em (A) corte axial e em (B) corte longitudinal (setas). Em (C), imagem comparativa com lado contralateral. Outros achados ficam mais evidentes: obliteração das partes moles perineurais (*), sugerindo processo inflamatório reacional, além de hipotrofia e lipossubstituição da porção profunda do ventre do supinador (sp) em relação ao esquerdo (sp').

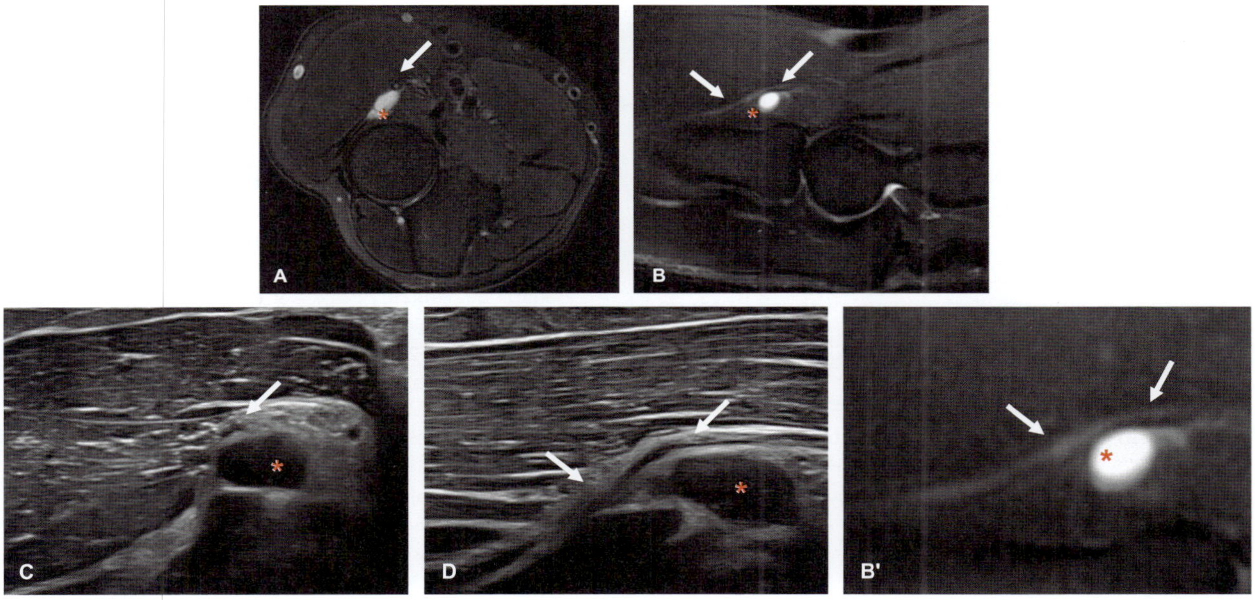

FIGURA 22

Caso 8. Síndrome do túnel radial – cisto gangliônico (*) comprimindo o nervo interósseo posterior (seta). Ressonância magnética em sequências T2 com saturação de gordura (A) axial e (B) sagital: o nervo está espessado e com hipersinal. Ultrassonografia (C) axial e (D) longitudinal: o nervo está espessado e hipoecogênico. A imagem (B') é uma ampliação de (B), sendo equivalente à imagem por ultrassonografia em (D).

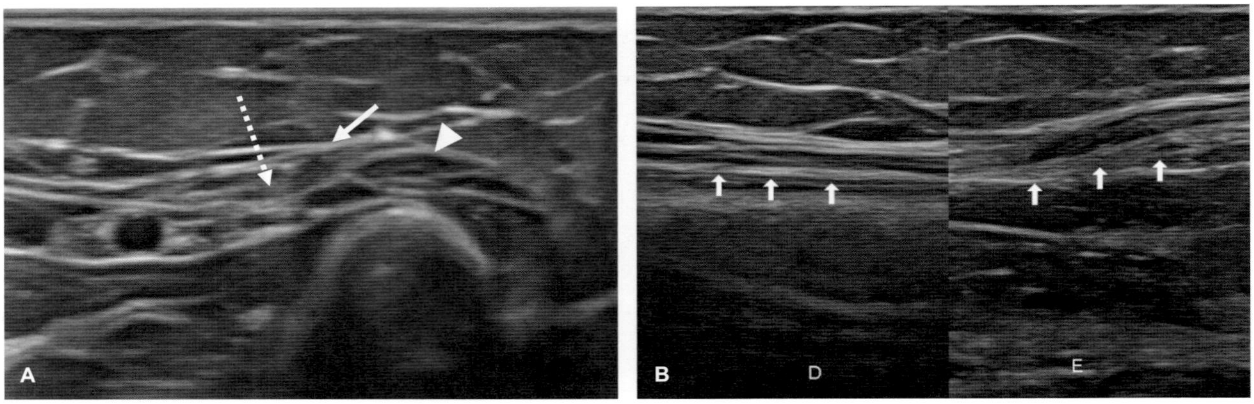

FIGURA 23
Caso 9. Síndrome de Wartenberg – ramo superficial do nervo radial (seta sólida). Corte axial na topografia onde o nervo se superficializa, entre os tendões braquiorradial e extensor longo do carpo. B: corte longitudinal comparativo com o lado contralateral. O ramo superficial do nervo radial (seta) encontra-se espessado e com perda do padrão fibrilar habitual no plano da transição entre seu trajeto profundo para o subcutâneo (terço distal do antebraço), localizado entre o braquiorradial (seta tracejada) e o extensor longo do carpo (cabeça da seta).

informação que esse método fornece é a identificação dos sinais de desnervação, caracterizada por edema nos casos agudos/subagudos e hipotrofia/lipossubstituição nos casos mais crônicos.[23]

Nos casos pós-cirúrgicos, em que foram utilizados materiais de osteossíntese, a avaliação pode ser prejudicada na ressonância pelos artefatos de susceptibilidade magnética. Dessa forma, a ultrassonografia é um método mais efetivo e indicado, pois não sofre essa interferência e permite a realização de manobras dinâmicas durante a execução do exame.[24]

CONSIDERAÇÕES FINAIS

O nervo radial é um dos principais nervos do membro superior. O conhecimento da sua anatomia e de sua função sensitivo-motora auxilia o radiologista no processo diagnóstico.

A ultrassonografia de alta resolução avalia praticamente toda a extensão desse nervo periférico, permitindo diagnosticar, topografar e confirmar a etiologia em grande parte dos casos. O exame cuidadoso precisa de um bom conhecimento das relações anatômicas dos nervos com as estruturas circundantes. Dessa forma, quando bem indicada e realizada por um examinador experiente, a ultrassonografia é o método de imagem de primeira linha.

REFERÊNCIAS

1. Glover NM, Murphy PB. Anatomy, shoulder and upper limb, radial nerve. StatPearls [Internet]. Treasure Island (FL): StatPearls Publishing; 2022 Jan.
2. Gragossian A, Varacallo M. Radial nerve injury. StatPearls [Internet] Treasure Island (FL): StatPearls Publishing; 2022 Jan.
3. Gilcrease-Garcia BM, Deshmukh SD, Parsons MS. Anatomy, imaging, and pathologic conditions of the brachial plexus. Radiographics. 2020;40(6):1686-714.
4. Latef TJ, Bilal M, Vetter M, Iwanaga J, Oskouian RJ, Tubbs RS. Injury of the radial nerve in the arm: a review. Cureus. 2018; 10(2):e2199.
5. Andreisek G, Crook DW, Burg D, Marincek B, Weishaupt D. Peripheral neuropathies of the median, radial, and ulnar nerves: MR imaging features. Radiographics. 2006;26(5):1267-87.
6. Agarwal A, Chandra A, Jaipal U, Saini N. A panorama of radial nerve pathologies: an imaging diagnosis: a step ahead. Insights Imaging. 2018;9(6):1021-34.
7. Miller TT, Reinus WR. Nerve entrapment syndromes of the elbow, forearm, and wrist. Am J Roentgenol. 2010;195(3): 585-94.
8. Naam NH, Nemani S. Radial tunnel syndrome. Orthop Clin North Am. 2012;43(4):529-36.
9. Saba EKA. Superficial radial neuropathy: an unobserved etiology of chronic dorsoradial wrist pain. Egypt Rheumatol Rehabil. 2021;48(29).
10. Carlson N, Logigian EL. Radial neuropathty. Neurol Clin. 1999;17(3):499-523.
11. Wang LH, Weiss MD. Anatomical, clinical, and electrodiagnostic features of radial neuropathies. Phys Med Rehabil Clin N Am. 2013;24(1):33-47.
12. Brown JM, Yablon CM, Morag Y, Brandon CJ, Jacobson JA. US of the peripheral nerves of the upper extremity: a landmark approach. Radiographics. 2016;36:(2):452-63.
13. Griffith JF. Ultrasound of the brachial plexus. Semin Musculoskelet Radiol. 2018;22:(3):323-33.
14. Becciolini M, Pivec C, Raspanti A, Riegler G. Ultrasound of the radial nerve: a pictorial review. J Ultrasound Med. 2021;40(12):2751-71.
15. Xiao TG, Cartwright MS. Ultrasound in the evaluation of radial neuropathies at the elbow. Front Neurol. 2019;10:216.

16. Choi SJ, Ahn JH, Ryu DS, Kang CH, Jung SM, Park MS, et al. Ultrasonography for nerve compression syndromes of the upper extremity. Ultrasonography. 2015;34(4):275-91.
17. Ansari FH, Juergens AL. Saturday night palsy. StatPearls [Internet]. Treasure Island (FL): StatPearls Publishing; 2022 Jan 22.
18. Ljungquist KL, Martineau P. Radial nerve injuries. J Hand Surg Am. 2015;40(1):166-72.
19. Moradi A, Ebrahimzadeh MH, Jupiter JB. Radial tunnel syndrome, diagnostic and treatment dilemma. Arch Bone Jt Surg. 2015;3(3):156-62.
20. Tosun N, Tuncay I, Akpinar F. Entrapment of the sensory branch of the radial nerve (Wartenberg's syndrome): an unusual cause. Tohoku J Exp Med. 2001;193(3):251-4.
21. Bumbasirevic M, Palibrk T, Lesic A, Atkinson H. Radial nerve palsy. EFORT Open Rev. 2016;1(8):286-94.
22. Linda DD, Haris S, Stewart BG, Finlay K, Parasu N, Rebello RP. Multimodality imaging of peripheral neuropathies of the upper limb and brachial plexus. Radiographics. 2010;30(5):1373-400.
23. Husain R, Reddy A, Dayan E, Huang M, Corcuera-Solano I. MRI evaluation of various elbow, forearm, and wrist neuropathies: a pictorial review. Semin Musculoskelet Radiol. 2021;25(04):617-27.
24. Fort NM, Victoria C, Ko L, Wolfe SW, Lee SK, Nwawka OK. High resolution ultrasound for the evaluation of radial nerve pathology adjacent to metallic hardware. J Orthop Res. 2022;40:2557-64.

10

Nervo mediano

Renata Vidal Leão Sanford
Marcos Felippe de P. Corrêa

ANATOMIA

O nervo mediano se origina a partir dos fascículos lateral e medial do plexo braquial, recebendo contribuições das raízes cervicais de C5 a T1.

Após emergência do plexo braquial, o nervo insinua-se na axila acompanhando a artéria axilar e cursando posterior aos ventres do peitoral maior e menor, com trajeto descendente pela porção anteromedial do braço, entre os ventres do bíceps e tríceps braquial, lateral à artéria braquial. Em seu trajeto pelo braço, o nervo mediano não emite nenhum ramo (Figura 1).

Na porção distal do braço, o nervo localiza-se entre os ventres do bíceps e do braquial e insinua-se na

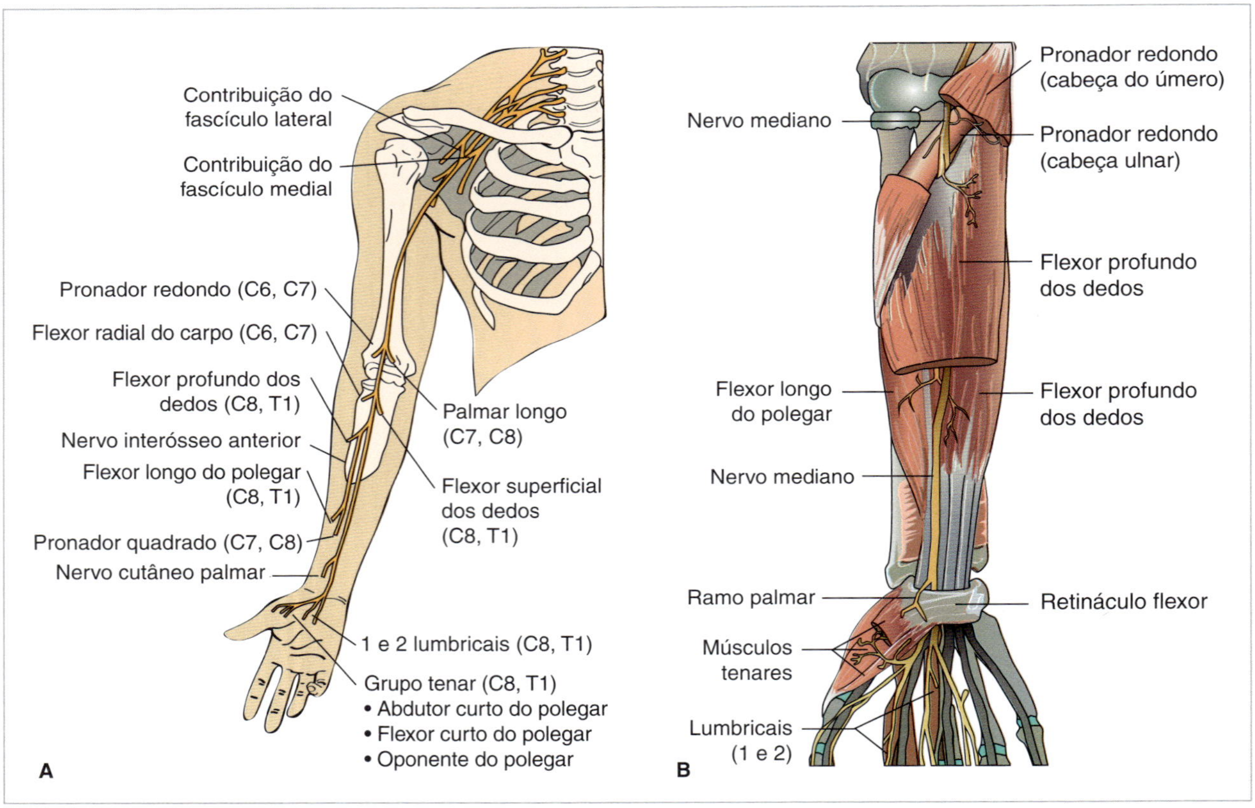

FIGURA 1
A: trajeto do nervo mediano desde sua origem no plexo braquial. B: trajeto detalhado do nervo mediano ao nível do antebraço e mão.

fossa cubital do cotovelo profundo à aponeurose bicipital, adentrando no antebraço entre as cabeças superficial e profunda do músculo pronador redondo, onde origina o nervo interósseo anterior, a cerca de 5 a 8 cm distal do epicôndilo lateral (Figuras 1 e 2 e Vídeo 1).

VOUCHER: neurografiaperi

VÍDEO 1. Avaliação ultrassonográfica do nervo mediano na fossa antecubital e segmento proximal do antebraço.

O nervo mediano então segue seu trajeto em direção ao punho entre os ventres superficial e profundo dos flexores dos dedos. A cerca de 5 cm proximal ao retináculo dos flexores, o nervo se superficializa através da porção lateral do ventre flexor superficial dos dedos, seguindo o trajeto ao túnel do carpo.[1-3]

Antes de passar sob o retináculo dos flexores e entrar no túnel do carpo, o nervo emite um ramo puramente sensitivo, o ramo cutâneo palmar superficial. Depois de passar pelo túnel do carpo, o nervo mediano comumente se divide em um ramo lateral menor e um ramo medial mais espesso, para dar origem aos ramos digitais (Vídeo 2).

VOUCHER: neurografiaperi

VÍDEO 2. Avaliação ultrassonográfica do nervo mediano no túnel do carpo.

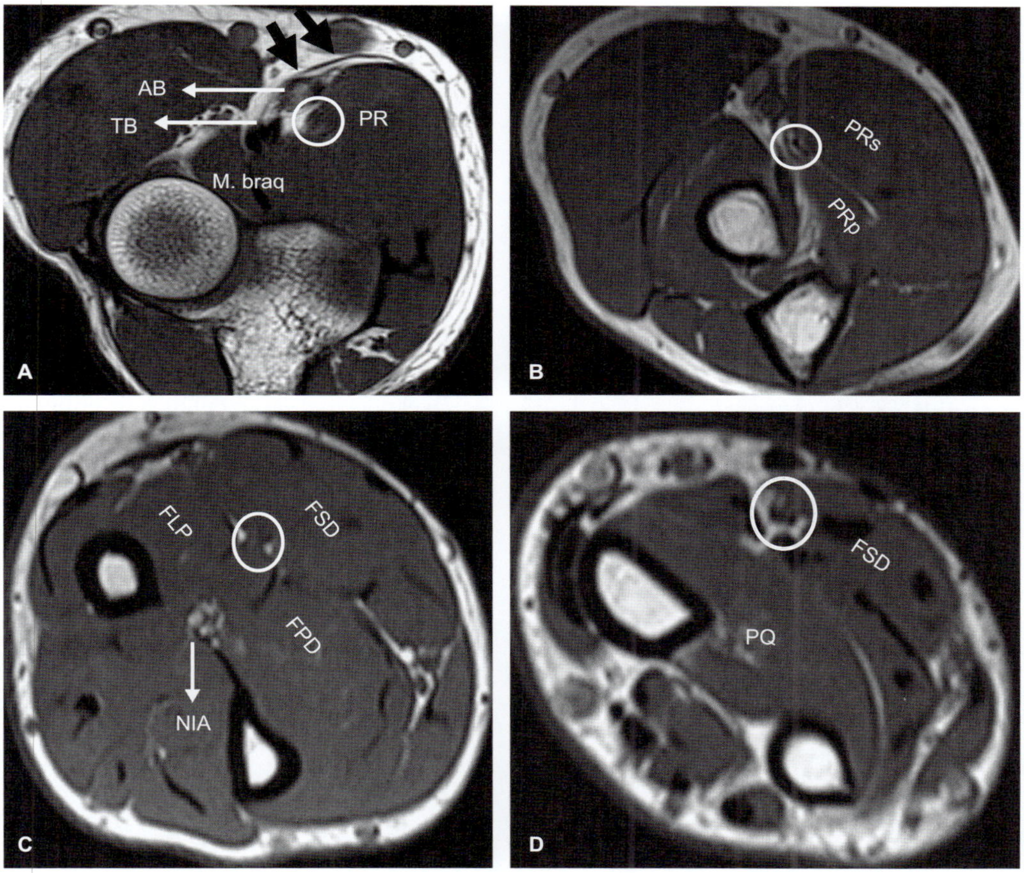

FIGURA 2
Trajeto do nervo mediano (círculos) do cotovelo ao antebraço distal. A: nervo mediano no cotovelo, profundo ao músculo pronador redondo (PR) e à aponeurose bicipital (setas), superficial ao músculo braquial (M. braq) e medial à artéria braquial (AB) e ao tendão do bíceps (TB). B: nervo no antebraço proximal entre as cabeças superficial (PRs) e profunda (PRp) do pronador redondo. C: no terço médio do antebraço, o nervo tem trajeto entre os ventres do flexor profundo dos dedos (FPD) e flexor longo do polegar (FLP) e os flexores profundo e superficial dos dedos (FSD). O nervo interósseo anterior (NIA) tem trajeto profundo ao longo da membrana interóssea radioulnar. D: no antebraço distal, o nervo mediano se insinua à margem lateral do flexor superficial dos dedos (FSD) e se superficializa para entrar no túnel do carpo no punho, PQ: pronador quadrado.

INERVAÇÃO NO ANTEBRAÇO

No antebraço proximal, o nervo mediano é diretamente responsável pela inervação motora dos compartimentos musculares superficial (pronador redondo, flexor radial do carpo, palmar longo) e intermediário (flexor superficial dos dedos). A inervação do compartimento profundo (músculo flexor profundo dos dedos, flexor longo do polegar e pronador quadrado) é realizada pelo seu ramo interósseo anterior[4] (Figura 3).

INERVAÇÃO NA MÃO

O nervo mediano contribui para a inervação motora e sensitiva da mão.

Inervação motora

Ao nível da mão, o nervo mediano é responsável pela inervação motora da musculatura tenar (ventres do abdutor curto do polegar, do oponente do polegar e da cabeça superficial do flexor curto do polegar) (Figura 4). A inervação é feita por meio de dois ramos:

- Ramo recorrente do nervo mediano: inerva os músculos da região tenar, associados aos movimentos do polegar.
- Ramos digitais palmares radial e ulnar, que inervam os dois lumbricais laterais.

Inervação sensitiva

O nervo mediano é responsável pela inervação sensitiva de parte da superfície cutânea da mão, através de dois ramos principais (Figura 5):

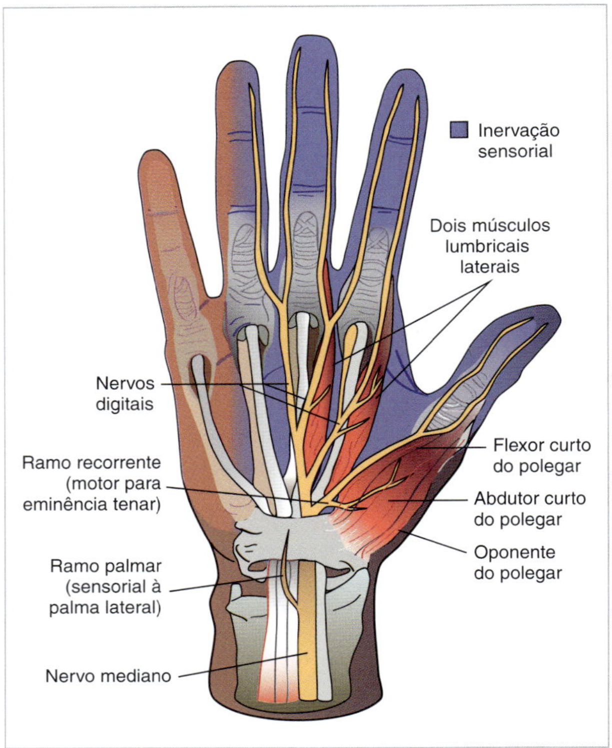

FIGURA 4
Inervação motora e sensitiva da mão.

- Ramo cutâneo palmar: surge no antebraço distal, emerge proximal ao túnel do carpo e tem trajeto superficial ao retináculo dos flexores, sendo responsável pela inervação cutânea da eminência tenar.
- Ramo cutâneo digital palmar: emerge distal ao retináculo dos flexores na mão e inerva a superfície palmar e a extremidade dorsal dos três primeiros dedos e metade lateral do quarto dedo.

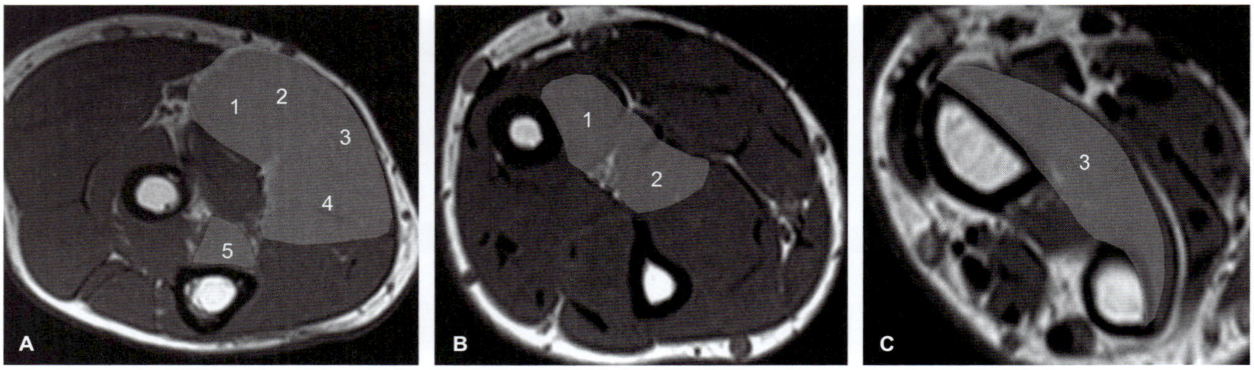

FIGURA 3
Mapa da inervação do nervo mediano no antebraço. A: no antebraço proximal (ventres 1: pronador redondo; 2: flexor radial do carpo; 3: palmar longo; 4: flexor superficial dos dedos; 5: porção radial do flexor profundo dos dedos). B e C: antebraço médio e distal (1: flexor longo do polegar; 2: porção radial do flexor profundo dos dedos; 3: pronador quadrado).

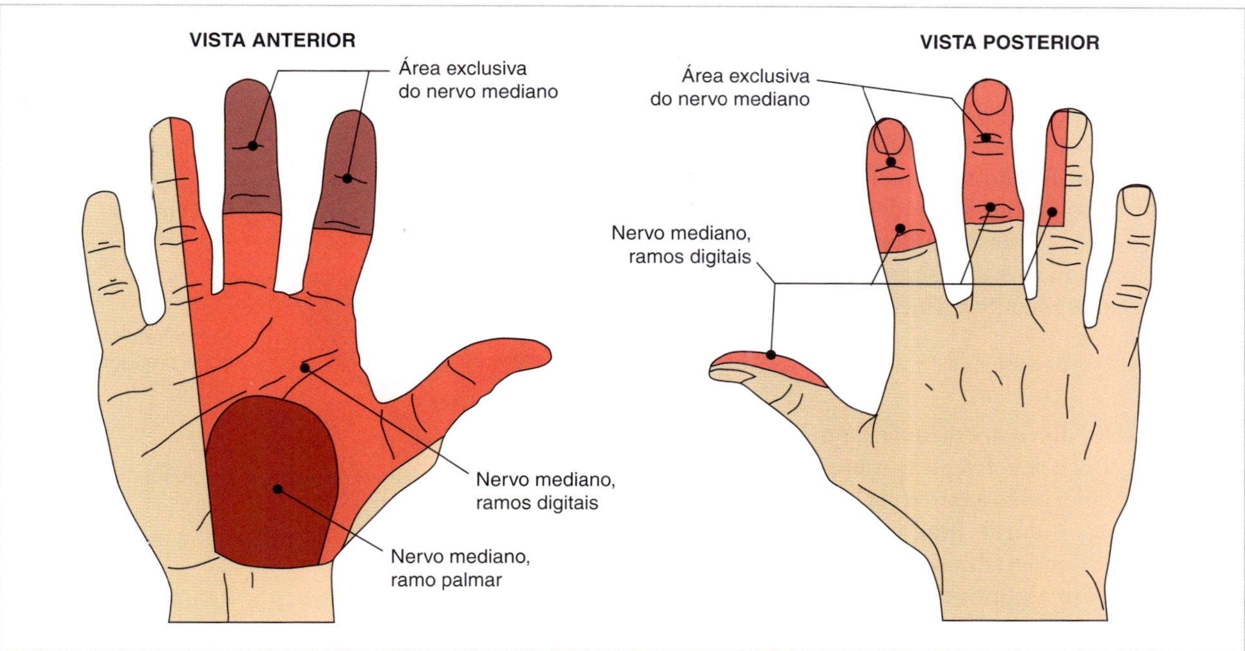

FIGURA 5
Inervação sensitiva da mão.

NEUROPATIAS COMPRESSIVAS DO NERVO MEDIANO

O nervo mediano pode ser comprimido em quatro principais pontos ao longo de seu trajeto no membro superior (Tabela 1):

1. No úmero distal pelo ligamento de Struthers – síndrome do processo supracondiliano.
2. No cotovelo entre as cabeças superficial e profunda do músculo pronador redondo – síndrome do pronador.
3. No antebraço proximal pelo músculo flexor superficial dos dedos – síndrome do nervo interósseo anterior.
4. No punho no interior do túnel do carpo – síndrome do túnel do carpo.

Síndrome do processo supracondiliano

Trata-se de uma neuropatia rara, que representa menos de 0,5% dos casos de neuropatia do mediano, e é causada pela compressão neural no terço distal do úmero pelo ligamento de Struthers, estrutura vestigial

TABELA 1 Neuropatias compressivas do mediano e pontos de compressão

Síndrome clínica	Local de compressão	Músculos acometidos	Clínica
Síndrome do processo supracondiliano	Braço distal; pelo ligamento de Struthers ou esporão supracondiliano	Pode acometer todo o território inervado pelo mediano, visto que se trata de compressão proximal	Parestesia, dor e dormência da mão e antebraço afetados, com ou sem fraqueza muscular
Síndrome do pronador	Cotovelo, entre as cabeças superficial e profunda do músculo pronador redondo	Grupo flexopronador do antebraço (pronador redondo, flexor radial do carpo, palmar longo e flexor superficial dos dedos)	Dor e parestesia na porção volar do cotovelo, do 1º ao 3º dedos e metade lateral do 4º dedo. Sem fraqueza muscular
Síndrome do nervo interósseo anterior	Antebraço proximal; por lesões traumáticas diretas ou hipertrofias musculares (pronador redondo distal)	Flexor profundo dos dedos, flexor longo do polegar e pronador quadrado	Fraqueza muscular com ou sem dor no aspecto volar do antebraço
Síndrome do túnel do carpo	Punho; no interior do túnel do carpo	Em casos graves ou crônicos pode causar denervação da musculatura tenar	Dor e parestesia nos primeiros 3 dedos e a porção lateral do 4º dedo, pior à noite

presente em até 2,7% da população,[5,6] que se estende da face anteromedial do úmero distal ao epicôndilo medial, criando um túnel fibroso por onde passa o nervo mediano com ou sem a artéria braquial. O ligamento pode estar associado a um esporão ósseo (processo supracondilar) localizado na superfície anteromedial do úmero distal e que pode ser evidenciado na radiografia (Figuras 6 e 7).[7] A presença do esporão ósseo é uma variação anatômica mais comumente assintomática e frequentemente encontrada incidentalmente em radiografias simples.

Achados clínicos

Parestesia, dor e dormência da mão e antebraço afetados, com ou sem fraqueza muscular. A avaliação do sinal de Tinel pode auxiliar na localização do local da compressão neural. Fraqueza e atrofia ocorrem em alguns pacientes em razão da compressão neural prolongada. Em alguns casos, pode haver dor local, decorrente de fratura do esporão supracondiliano, e em alguns pacientes pode haver dor isquêmica do antebraço por compressão concomitante da artéria braquial.[8]

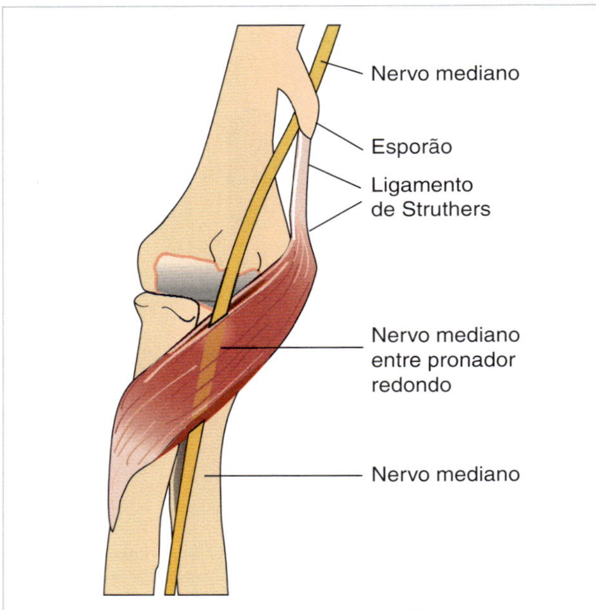

FIGURA 6
Desenho esquemático do ligamento de Struthers com esporão ósseo e sua relação com o nervo mediano no braço distal.

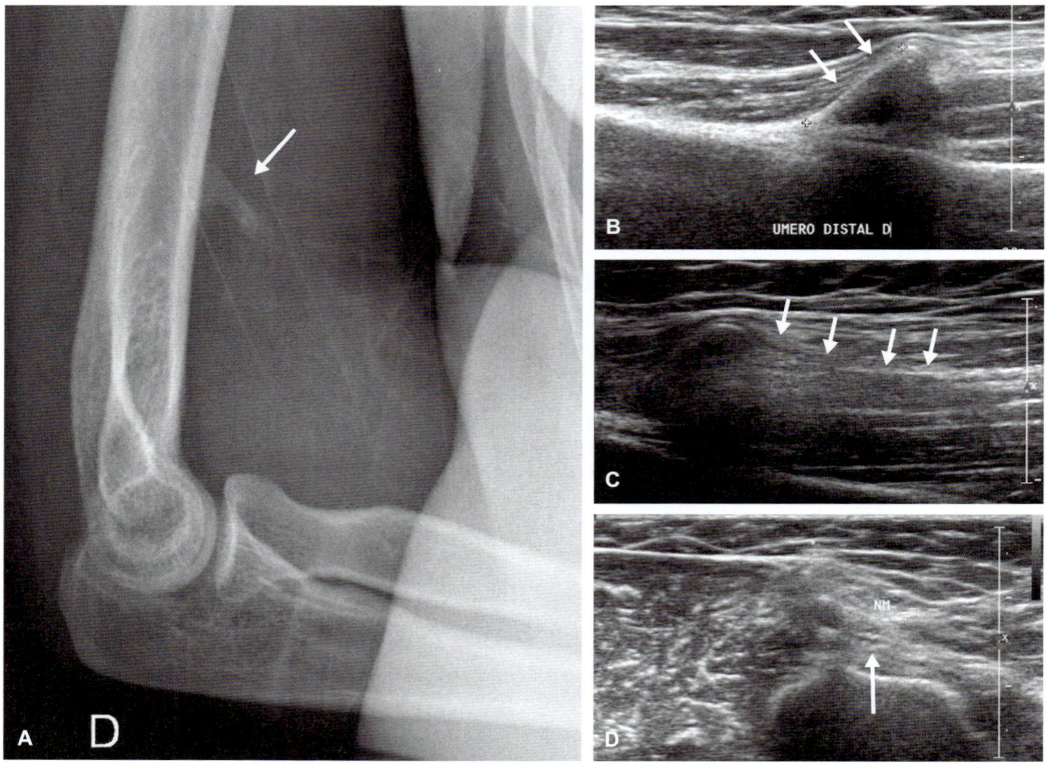

FIGURA 7
Paciente do sexo feminino, 31 anos. A e B: paciente apresentando espícula óssea compatível com processo supracondilar na face anterior do terço distal do úmero (palpável pela paciente). C: nota-se ligamento de Struthers (setas) estendendo-se do processo supracondilar ao epicôndilo medial. D: o nervo mediano apresenta trajeto subjacente ao ligamento associado a espessamento de seus fascículos.

Achados de imagem

O esporão ósseo é evidenciado na face anteromedial do úmero distal e é facilmente caracterizado na radiografia. Na ultrassonografia, pode-se observar a compressão do nervo mediano pelo esporão ósseo ou pelo ligamento de Struthers[8-10] (Figuras 6 e 7).

Síndrome do pronador

Definição

Síndrome caracterizada por dor crônica no antebraço decorrente de compressão do nervo mediano ao nível do músculo pronador redondo. A compressão neural ocorre mais comumente entre as cabeças superficial e profunda do músculo pronador redondo (Figura 8) ou ainda na aponeurose bicipital (*lacertus fibrosus*) ou na origem do flexor digital superficial dos dedos.

A compressão mais comumente resulta de uma hipertrofia dos ventres do músculo pronador redondo ou prolongamento aponeurótico do músculo bíceps braquial.[6,7,11] A síndrome do pronador é tipicamente associada a atividades extenuantes, como levantamento de peso, e ocupações que exigem pronação repetitiva e supinação do antebraço com o cotovelo estendido.

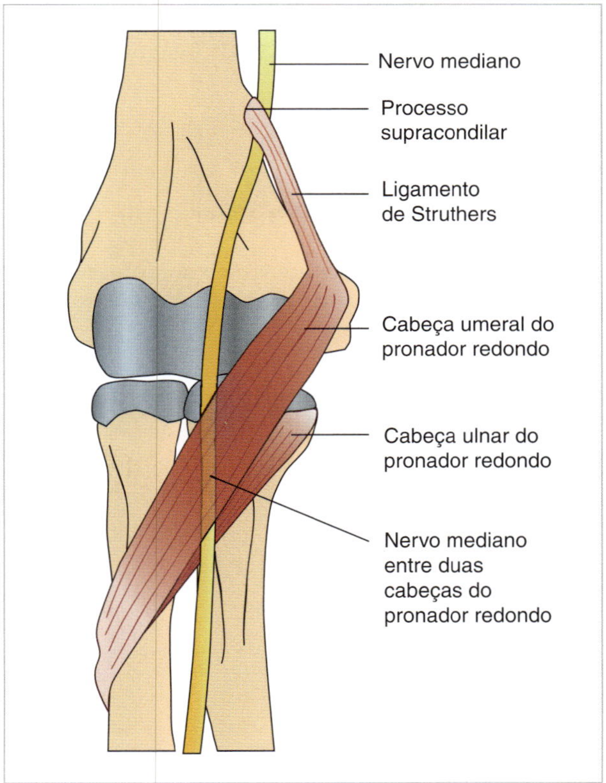

FIGURA 8
Desenho esquemático da síndrome do pronador.

Achados clínicos

Dor e parestesia na porção volar do cotovelo e antebraço, assim como do primeiro ao terceiro dedos e metade lateral do quarto dedo da mão, semelhante à síndrome do túnel do carpo, sendo os sintomas frequentemente deflagrados por atividade.

A apresentação clínica pode ser confundida com a síndrome do túnel do carpo pela semelhança da distribuição da alteração sensorial. Porém, diferentemente da síndrome do túnel do carpo, alteração de sensibilidade na eminência tenar é comum na síndrome do pronador em razão da inervação pelo ramo cutâneo palmar do nervo mediano.

A fraqueza muscular geralmente não está presente, o que a diferencia da síndrome do interósseo anterior. O exame físico revela sinal de Tinel positivo no cotovelo. A reprodução dos sintomas durante a pronação resistida do antebraço sugere compressão neural pelo pronador redondo, enquanto sintomas deflagrados pela supinação e flexão resistida do cotovelo sugerem compressão pela aponeurose do bíceps.[1]

Achados de imagem

O nervo pode parecer normal no local da compressão ou podem-se identificar os sinais típicos de neuropatia, como espessamento e alteração de sinal. Pode haver sinais de denervação envolvendo tipicamente os ventres do grupo flexopronador do antebraço (principalmente pronador redondo, flexor radial do carpo, palmar longo e flexor superficial dos dedos) (Figuras 9, 10 e 11). Na maioria dos casos, o aprisionamento surge de bandas fibrosas ou músculos anômalos, que não são facilmente evidenciados no exame de ressonância magnética (RM). Por outro lado, os casos relacionados a lesões expansivas ou fraturas são bem caracterizados nos exames de imagem. Nos casos de dificuldade no diferencial clínico entre a síndrome do pronador e a síndrome do túnel do carpo, os exames de imagem assumem papel ainda mais importante.

Síndrome do nervo interósseo anterior

Definição

Também chamada de síndrome de Kiloh-Nevin, é causada pela compressão do nervo interósseo anterior no antebraço proximal.

O nervo interósseo anterior origina-se do nervo mediano no nível da cabeça superficial do músculo pronador redondo e percorre a face anterior da membrana interóssea do antebraço entre os músculos flexor longo do polegar e flexor profundo dos dedos, terminando no antebraço distal profundamente ao pronador quadrado. Trata-se de um nervo puramente motor que supre os

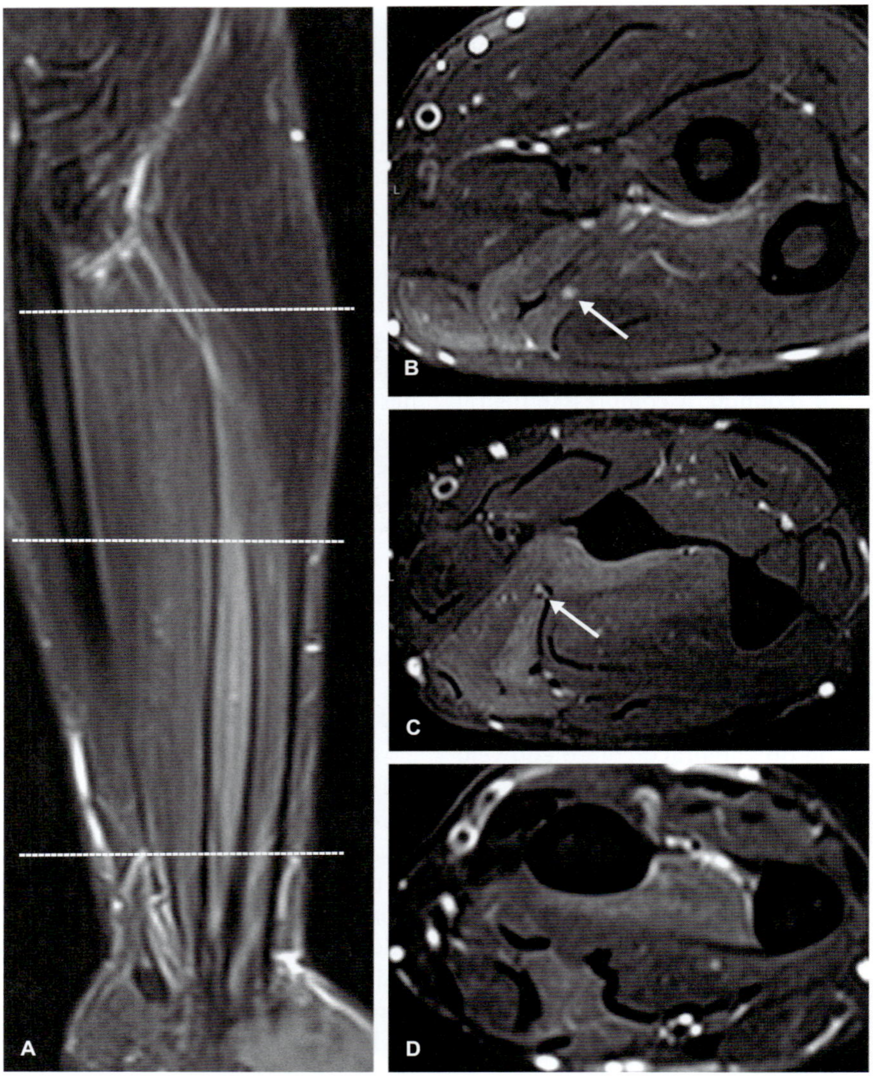

FIGURA 9
Paciente do sexo masculino, 48 anos. Elevação de sinal em todo o trajeto do nervo mediano no antebraço (setas). Edema de alguns ventres musculares dos flexores superficial dos dedos/radial do carpo (B), profundo dos dedos (C) e pronador quadrado (D).

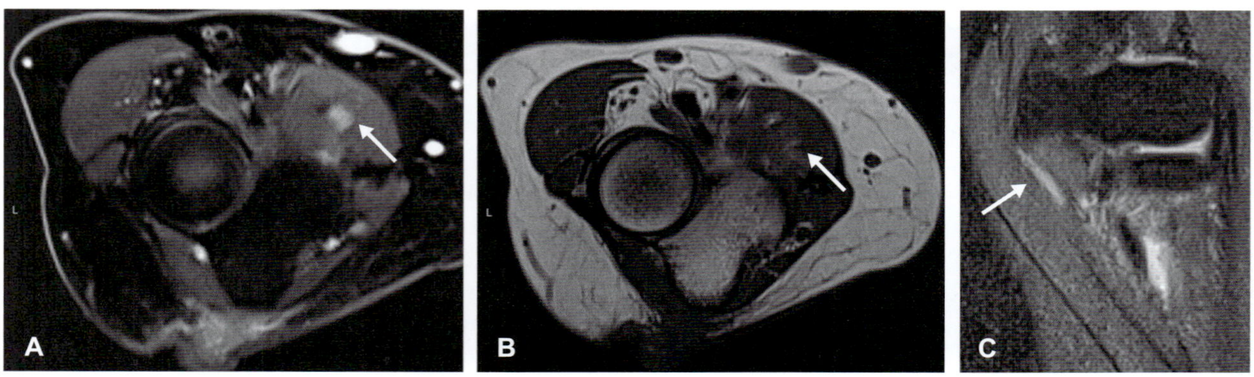

FIGURA 10
Alteração de sinal e espessamento do nervo mediano no plano do cotovelo, proximal ao seu trajeto entre as cabeças do pronador redondo, compatível com neuropatia compressiva (síndrome do pronador).

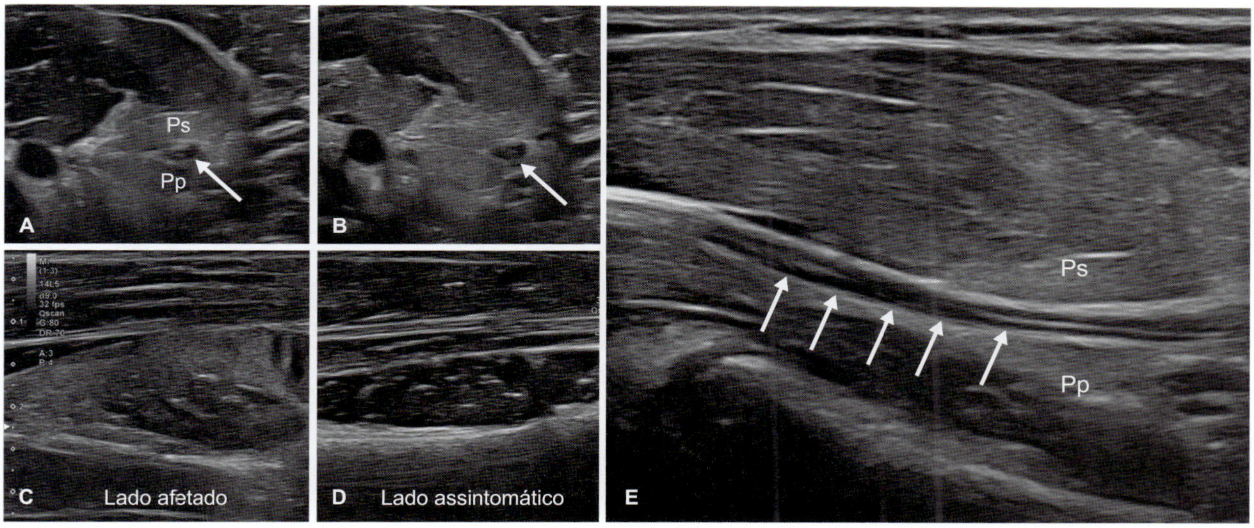

FIGURA 11
Paciente com síndrome do pronador. A, B: evidencia-se espessamento do nervo mediano entre as cabeças superficial (Ps) e profunda (Pp) do ventre do pronador redondo, assim como hiperecogenicidade difusa com leve hipertrofia desses ventres musculares, compatível com denervação aguda. C e D: assimetria dos ventres musculares do pronador quadrado no antebraço distal, com sinais de denervação no lado afetado (C) e aspecto ecográfico preservado no lado assintomático (D). E: eixo longitudinal do nervo mediano que se encontra ecograficamente alterado em seu trajeto através do ventre muscular pronador redondo.

músculos pronador quadrado, flexor longo do polegar e músculos flexores profundos dos dedos indicador e médio. O nervo interósseo anterior é suscetível a lesões em locais semelhantes aos do nervo mediano, mas em geral a compressão é tipicamente mais distal que as que ocorrem na síndrome do pronador.

As causas mais frequentes da síndrome do nervo interósseo anterior são lesões traumáticas diretas (resultantes de cirurgia, punção venosa e pressão de gesso ortopédico) e síndrome de Parsonage-Turner, além de lesões compressivas resultantes de causas como hipertrofia da cabeça profunda do músculo pronador redondo, músculos acessórios, banda fibrosa emergindo do flexor digital superficial e vasos anômalos ou lesões expansivas.

Achados clínicos

Dor no aspecto volar do antebraço, associada à fraqueza muscular. A fraqueza muscular afeta o polegar, o dedo indicador e, ocasionalmente, o dedo médio. Como o nervo interósseo anterior não fornece inervação cutânea, a dormência não está associada à síndrome. Um sinal sugestivo da síndrome é a limitação para pinçar o polegar e o dedo indicador, fazendo o sinal de "OK", refletindo a denervação do músculo flexor longo do polegar e do músculo flexor profundo do dedo indicador. Como o nervo interósseo anterior não possui inervação cutânea, não se costumam observar parestesias ou dormência, diferentemente da síndrome do pronador.

Achados de imagem

O nervo interósseo anterior geralmente é de difícil caracterização na RM, mas localiza-se entre os músculos flexor superficial e profundo dos dedos. Pode haver sinais de denervação envolvendo os músculos flexor profundo dos dedos, flexor longo do polegar e pronador quadrado, este último o ventre mais comumente afetado, sendo altamente sugestivo da síndrome (Figura 12).

A maioria das alterações anatômicas que ocasionam a síndrome do nervo interósseo anterior não são é evidente ao exame de RM, sendo muitas vezes caracterizadas apenas as alterações musculares relacionadas à denervação.[4]

Síndrome do túnel do carpo

A síndrome do túnel do carpo (STC) é a síndrome compressiva mais comum do membro superior, sendo mais frequentemente causada pela compressão do nervo mediano no interior do túnel do carpo no punho. Acomete predominantemente mulheres de meia-idade, e sua prevalência na população geral é estimada em 9% para mulheres e 0,6% para homens.[12] O diagnóstico precoce baseado em achados clínicos e eletrodiagnósticos é essencial para prevenir danos neurais permanentes e sequelas funcionais.

A maioria dos casos é idiopática, porém causas relacionadas à STC incluem processos expansivos no interior do túnel (em geral benignos, como cistos, lipoma, lesões neurogênicas e variações anatômicas como ventres acessórios),

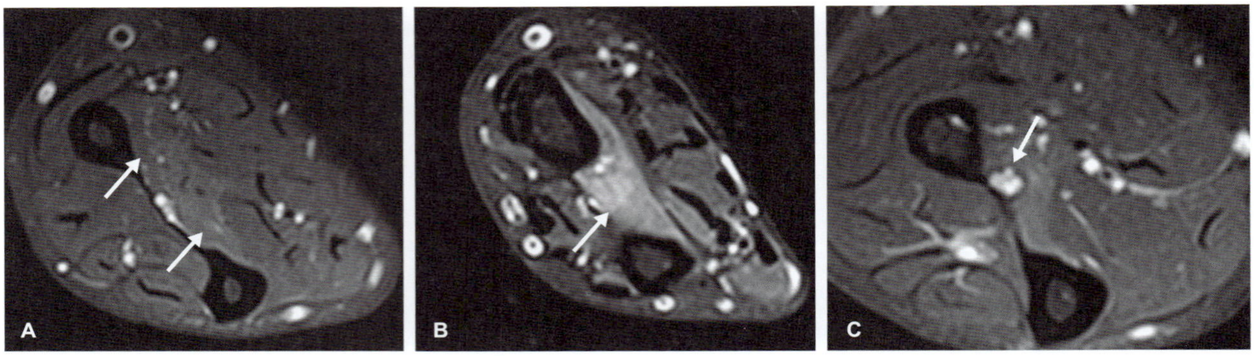

FIGURA 12
Paciente do sexo feminino, 41 anos, com síndrome do pronador. RM do antebraço revela edema sugestivo de denervação envolvendo: (A) ventres musculares flexor longo do polegar e porção radial do flexor profundo dos dedos (setas); (B) ventre do pronador quadrado (seta). C: alteração de sinal do nervo interósseo anterior (seta) em seu trajeto pelo antebraço, compatível com neuropatia.

inflamatórios (como tenossinovites dos flexores), infecciosos, metabólicos ou endócrinos (como diabetes, gravidez e hipotireoidismo), bem como lesões traumáticas.

Embora o diagnóstico clínico e eletroneuromiográfico seja suficiente para o diagnóstico na maioria dos casos, os exames de imagem auxiliam não apenas na confirmação diagnóstica, mas também na identificação da exata localização da lesão, sua extensão e a avaliação de causas secundárias da STC, com naqueles causados pelas lesões expansivas no interior do túnel do carpo, além de auxiliar nos casos de dúvida diagnóstica, nas apresentações atípicas e no planejamento cirúrgico.

Considerações anatômicas

O túnel do carpo corresponde a uma cavidade fibro-óssea que se estende por cerca de 6 cm do punho à porção médio-palmar. Tem como limites: superior (ou teto) – o retináculo dos flexores (ou ligamento transverso do carpo – LTC); lateral – os tubérculos dos ossos escafoide e trapézio; medial – o osso pisiforme e o gancho do hamato.

A porção proximal do túnel localiza-se no nível do osso pisiforme e o tubérculo do escafoide, e nessa topografia o LTC é mais delgado e frouxo (Vídeo 3, Figura 13). A porção distal do túnel localiza-se entre o gancho do hamato e o tubérculo do trapézio, sendo menor e com LTC mais espesso.

VOUCHER: neurografiaperi

VÍDEO 3. Avaliação ultrassonográfica do nervo mediano nos diferentes níveis do túnel do carpo.

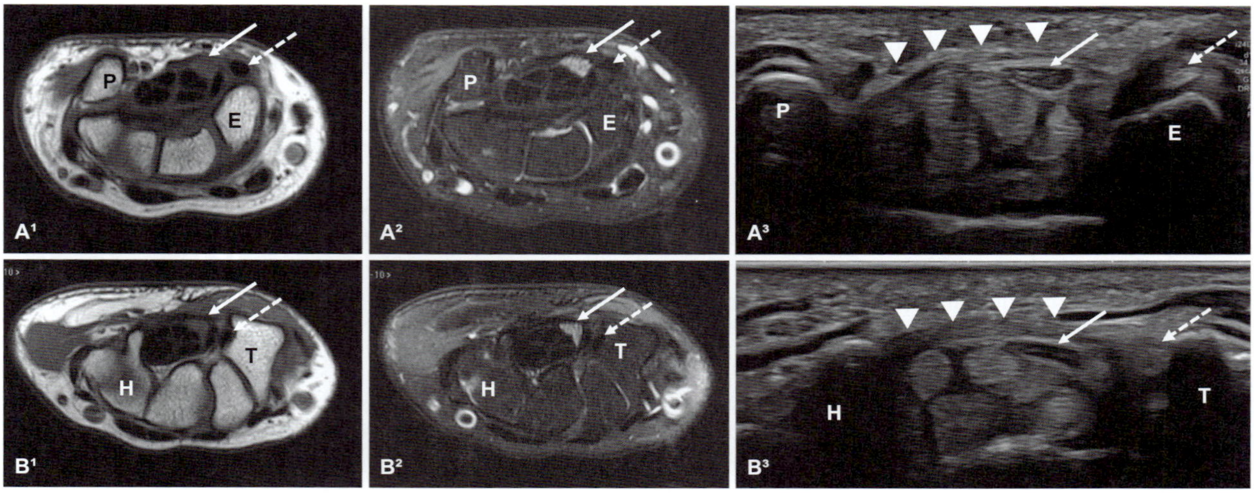

FIGURA 13
Anatomia do túnel do carpo nas suas porções proximal (A) e distal (B), demonstrado em planos equivalentes na ressonância magnética e na ultrassonografia. Observe a posição do nervo mediano (seta sólida), do tendão flexor radial do carpo (seta tracejada) e do retináculo flexor (cabeça de seta).

O LTC insere-se medialmente no gancho do hamato e no pisiforme e lateralmente no trapézio e tubérculo do escafoide.

Distal ao túnel do carpo, o nervo mediano se divide em cinco ramos terminais: o ramo recorrente para os músculos tenares, que podem perfurar ou envolver o aspecto distal do LTC, e quatro ramos sensoriais para os dedos.

Características clínicas

Pacientes apresentam dor em queimação, dormência e parestesia no território de inervação do nervo mediano (Figuras 4 e 5), envolvendo os primeiros três dedos e a porção lateral do quarto dedo, com sintomas piorando à noite e exacerbados por flexão e extensão repetitivas do punho, preensão forte ou vibração. Em casos mais graves de STC, o envolvimento motor leva a queixas de fraqueza muscular e perda de destreza, com dificuldade em segurar ou apreender objetos. A STC grave ou crônica se manifesta como atrofia da musculatura da eminência tenar.[2,3] O envolvimento bilateral é comum e afeta até 65% dos pacientes, e, em alguns casos, o envolvimento é subclínico de um lado e sintomático do outro.

Achados de imagem

Ultrassonografia

A ultrassonografia (US) é uma ferramenta valiosa para avaliação do nervo mediano, permitindo avaliar alterações estruturais como tamanho, vascularização e mobilidade, além de permitir avaliação das demais estruturas no interior do túnel do carpo e de fornecer informações sobre variações anatômicas do nervo mediano e de estruturas adjacentes.

Os achados mais tipicamente associados à STC são o aumento da área de secção transversa do nervo, hipoecogenicidade, perda do padrão fascicular, podendo-se notar aspecto ondulado das fibras neurais, aumento da vascularização ao Doppler e abaulamento do retináculo dos flexores.[13-15] A patofisiologia da hipoecogenicidade e do espessamento estão relacionados ao edema que se desenvolve nos espaços endo e perineurais (Quadro 1 e Figura 14). Pode-se também observar uma mudança

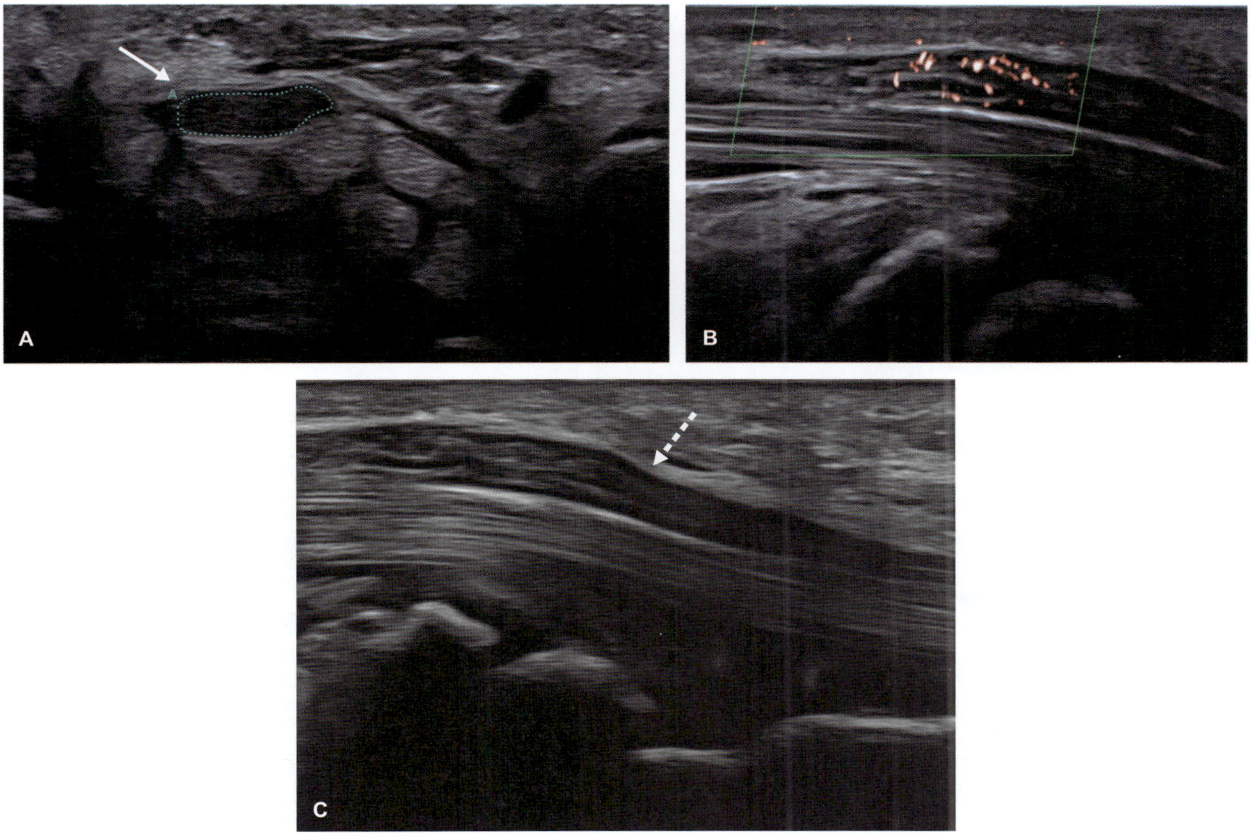

FIGURA 14
Aspecto ultrassonográfico da síndrome do túnel do carpo. Ultrassonografia do punho no eixo transverso (A) e longitudinal (B, C). Neuropatia do mediano no túnel do carpo, caracterizada por aumento da área de secção transversa (A) e hipoecogenicidade. Associa-se aumento do fluxo intraneural ao Doppler SMI (B), deformidade compressiva no contorno neural (determinado pelo retináculo dos flexores) e aspecto redundante dos fascículos neurais a montante (C).

abrupta no calibre do nervo mediano no túnel do carpo, o chamado sinal de entalhe ou entalhe invertido.[16] Pacientes que apresentam associação entre esses achados têm maior probabilidade de ter STC, mesmo com estudos eletroneuromiográficos normais.[17] Diversos estudos utilizando US buscaram avaliar o valor de *cut-off* da área de secção transversa (AST) do nervo mediano que melhor se associa à STC, com valores variando entre 9 e 12 mm^2 ao nível do carpo proximal (escafoide-pisiforme) na maioria dos artigos.[18-21] Usando um *cut-off* de 10 mm^2, Ziswiler alcançou 82 e 87% de sensibilidade e especificidade, respectivamente, praticamente igual aos valores dos testes eletromiográficos.[21] Mesmo em pacientes com estudos eletromiográficos normais, a medida da AST do nervo mostrou ser significativamente maior em pacientes com sintomas de STC.[22]

A avaliação ultrassonográfica da razão entre a área do nervo mediano ao nível do carpo sobre a área do nervo mais proximal ao nível do pronador quadrado também já foi descrita e mostrou que uma relação de 2 alcançou até 99% de sensibilidade e 100% de especificidade para o diagnóstico de neuropatia, sendo outra importante medida que pode ser utilizada na avaliação ultrassonográfica da neuropatia do mediano.[23,24]

Tradicionalmente, a graduação da gravidade da STC é feita pela eletroneuromiografia. Embora ainda existam resultados controversos na correlação entre a avaliação ultrassonográfica da AST do nervo e a gravidade da neuropatia, alguns estudos mostram boa concordância entre os valores da área e a gravidade da STC.[25,26]

Ressonância magnética

Na RM, os critérios diagnósticos para a neuropatia do mediano são semelhantes aos da US e incluem espessamento e aumento do sinal do nervo nas sequências sensíveis a líquido, além do abaulamento do retináculo dos flexores e achatamento do nervo ao nível do gancho do hamato (Figuras 15 e 16). Alguns casos exibirão realce do nervo após a administração de gadolínio intravenoso. Entretanto, embora haja estudos mostrando boa acurácia deste método na STC, inclusive comparável à US,[26,27] a maior parte dos estudos mostra que a RM possui sensibilidade variável e baixa especificidade para o diagnóstico de STC,[28,29] com acurácia menor que a da US.[29] Por outro lado, a RM tem boa utilidade clínica nos casos em que a causa da neuropatia é um processo expansivo no interior do túnel do carpo, como neoplasias, além de ser útil em casos de sintomatologia atípica, quando existem outras possibilidades diagnósticas para a dor do paciente.

Edema e atrofia por denervação muscular envolvendo os ventres da região tenar são incomuns, mas podem ocorrer com STC crônica ou grave ou aprisionamento de ramo recorrente isolado no aspecto distal do túnel do carpo.

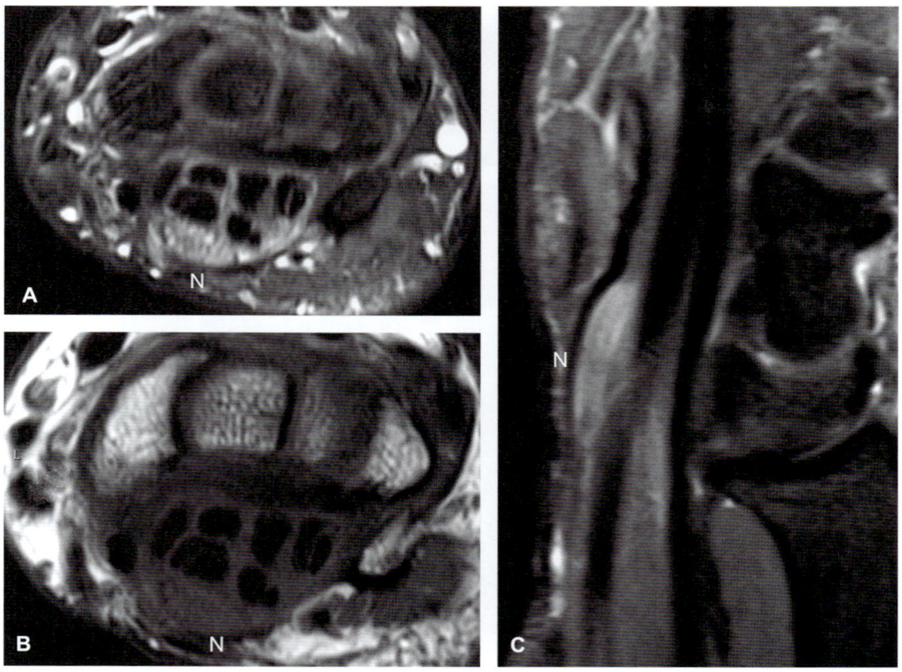

FIGURA 15
Paciente do sexo feminino, 55 anos, com síndrome do túnel do carpo, notando-se espessamento e alteração do sinal do nervo mediano (N) no túnel do carpo, com abaulamento do retináculo flexor. C: sinal do entalhe, notando-se a mudança abrupta no calibre do nervo mediano (N) no túnel do carpo.

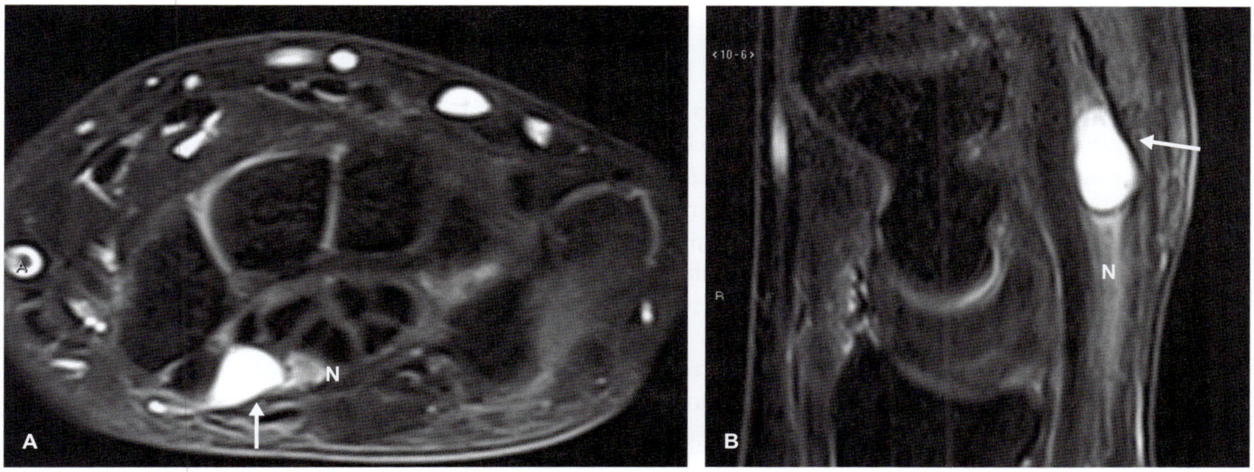

FIGURA 16
Paciente com síndrome do túnel do carpo causada por cisto gangliônico insinuado no túnel do carpo (setas), notando-se espessamento e alteração do sinal do nervo (N).

QUADRO 1 Achados ultrassonográficos sugestivos de neuropatia do mediano

- Aumento da AST (> 10 mm²)
- Hipoecogenicidade
- Abaulamento do retináculo dos flexores
- Perda do padrão fascicular habitual, fibras com aspecto redundante proximalmente à compressão
- Relação > 2 entre AST do nervo no túnel do carpo/antebraço distal
- Aumento da vascularização intraneural

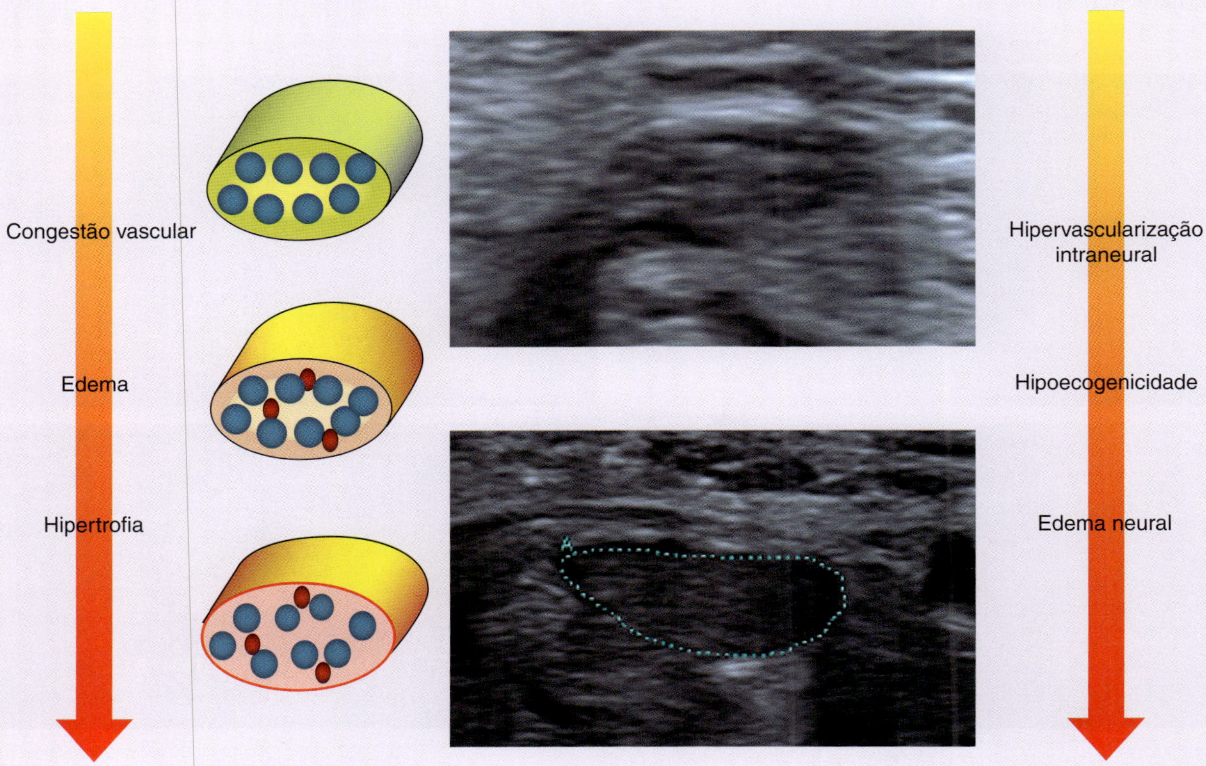

AST: área de secção transversa.

VARIAÇÕES ANATÔMICAS NO TÚNEL DO CARPO

As variações anatômicas do nervo mediano são frequentes e significativas para a cirurgia do punho, principalmente no tratamento da STC. Entre as variações anatômicas caracterizáveis pelos métodos de imagens, destacam-se o nervo mediano bífido e a artéria mediana persistente.

Além disso, variações anatômicas musculotendíneas são clinicamente relevantes pela possibilidade de comprimir o conteúdo do túnel do carpo e predispor à STC, como a presença de um prolongamento anômalo de ventres musculares do flexor superficial dos dedos, do palmar longo ou da origem proximal de ventre muscular do lumbrical.[3]

Nervo mediano bífido e artéria mediana persistente

Na maioria dos indivíduos, o nervo mediano passa pelo túnel do carpo como um único nervo, dividindo-se para formar os nervos digitais distais ao ligamento transverso do carpo. A bifurcação do nervo mediano proximal ao ligamento transverso do carpo é uma variação anatômica relativamente comum, presente em 1 a 3,3% dos indivíduos submetidos à cirurgia de liberação do túnel do carpo (Figura 17).[2] O nervo mediano bífido pode ser um achado isolado ou pode estar associado a uma artéria mediana persistente, uma artéria que emerge da artéria ulnar e que na maioria dos indivíduos regride durante o segundo mês de vida intrauterina. Essas variações, isoladas ou em associação, são geralmente assintomáticas, mas podem causar ou ser uma causa contribuinte da STC. Em alguns casos raros, pode-se observar trombose da artéria mediana persistente, que pode determinar compressão do nervo mediano e resultar em neuropatia (Figura 18). O nervo mediano bífido pode ainda estar associado à presença de um ventre muscular anômalo do flexor superficial dos dedos.

VARIAÇÕES ANATÔMICAS MUSCULOTENDÍNEAS

Palmar longo

O músculo palmar longo é o músculo do corpo humano que apresenta o maior número de variantes possíveis. Existem duas principais variações do palmar longo que são de interesse na liberação do túnel do carpo. Na primeira, o tendão palmar longo se insinua no túnel do carpo e se insere distalmente na fáscia palmar. Na segunda variação, tem-se uma inversão da anatomia normal (Figura 19). Normalmente, o ventre muscular palmar longo está em posição proximal e o tendão em posição distal, porém algumas pessoas apresentam o ventre muscular em posição distal insinuado no túnel do carpo e o tendão em posição proximal no antebraço.[2]

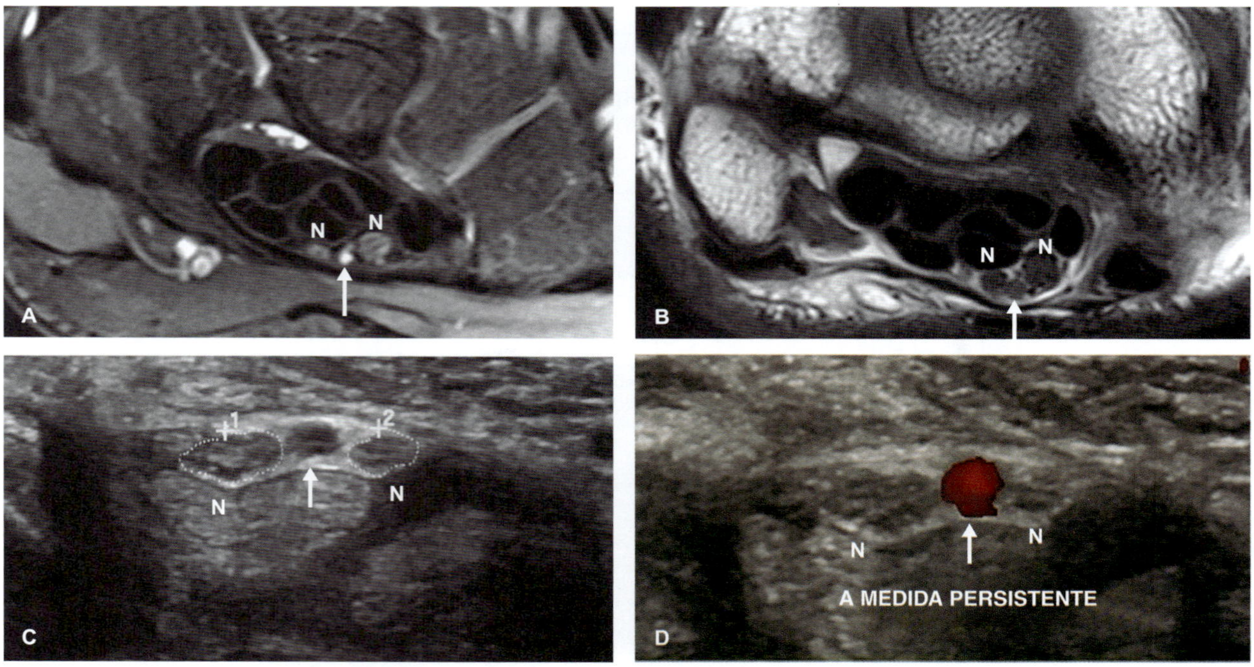

FIGURA 17
Aspecto de imagem na ressonância magnética (A, B) e na ultrassonografia (B, C) da variação anatômica com nervo mediano bífido (N) e artéria mediana persistente (seta).

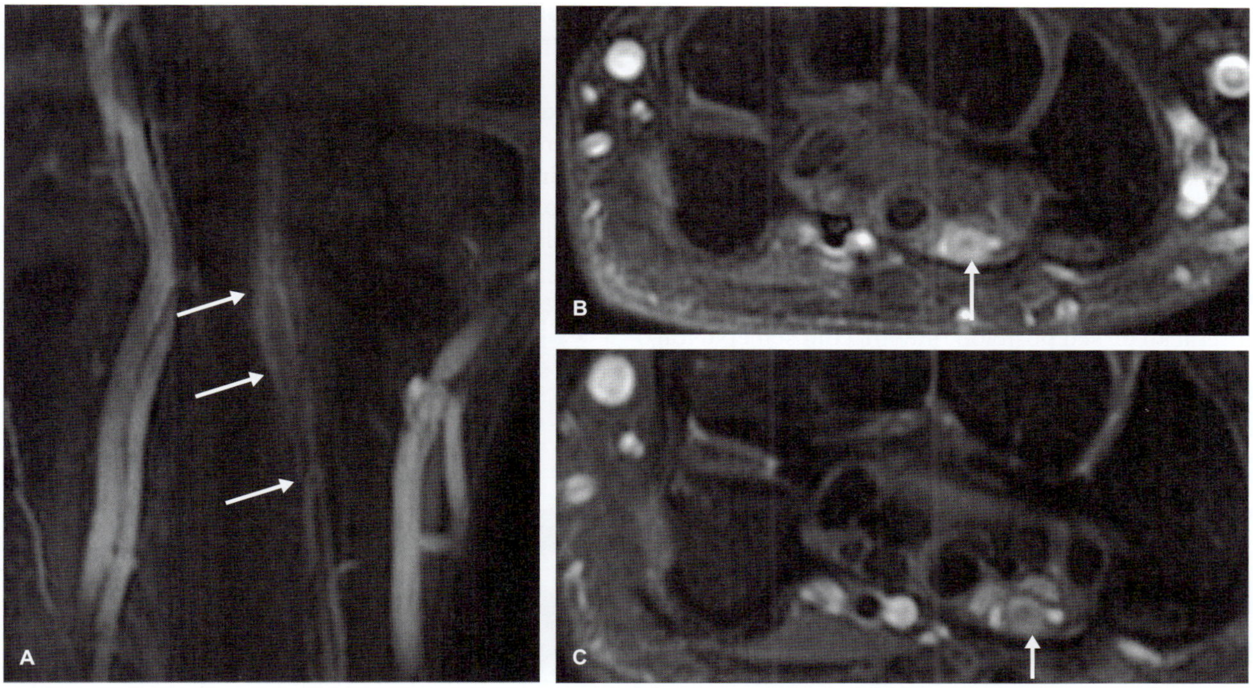

FIGURA 18
Artéria mediana persistente com sinais de trombose, determinando compressão no nervo mediano adjacente (que apresenta aspecto bífido).

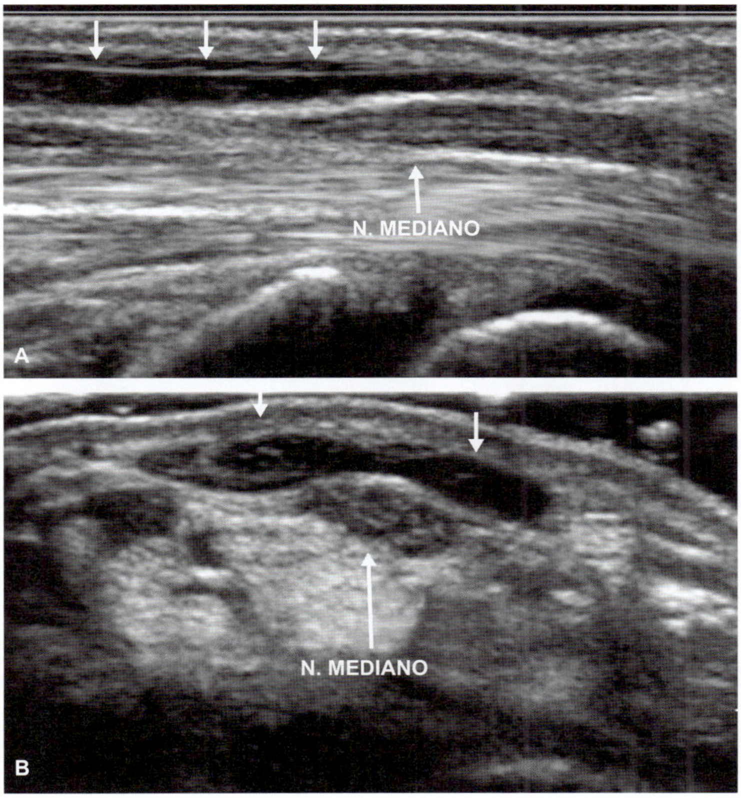

FIGURA 19
Paciente do sexo masculino, 34 anos, com síndrome do túnel do carpo associada à presença de ventre palmar longo com variação anatômica do tipo inversão da relação tendão-ventre muscular, estando o seu ventre insinuado no túnel do carpo.

Outros

O músculo lumbrical do indicador pode se originar mais proximal no interior do túnel do carpo, sendo causa potencial de STC.[30]

Variações do tendão flexor superficial dos dedos costumam envolver a presença de um ventre muscular anômalo estendendo-se para dentro do túnel do carpo ao longo do tendão do dedo indicador (Figura 20). O nervo mediano pode ainda apresentar alteração de seu posicionamento, com seu eixo longitudinal perpendicular ao retináculo dos flexores, achado ainda sem reconhecida representação clínica (Figura 21).[31]

NEUROPATIA DO RAMO CUTÂNEO PALMAR

O nervo cutâneo palmar origina-se do nervo mediano aproximadamente 7 cm proximal à prega distal do punho e supre a sensação sensitiva da pele sobre a palma e a face proximal da eminência tenar. Esse ramo segue com o nervo mediano entre os tendões palmar longo e o flexor radial do carpo (Figuras 22, 23 e 24, Vídeo 4) e entra no

VOUCHER: neurografiaperi

VÍDEO 4. Avaliação ultrassonográfica do ramo cutâneo palmar do nervo mediano.

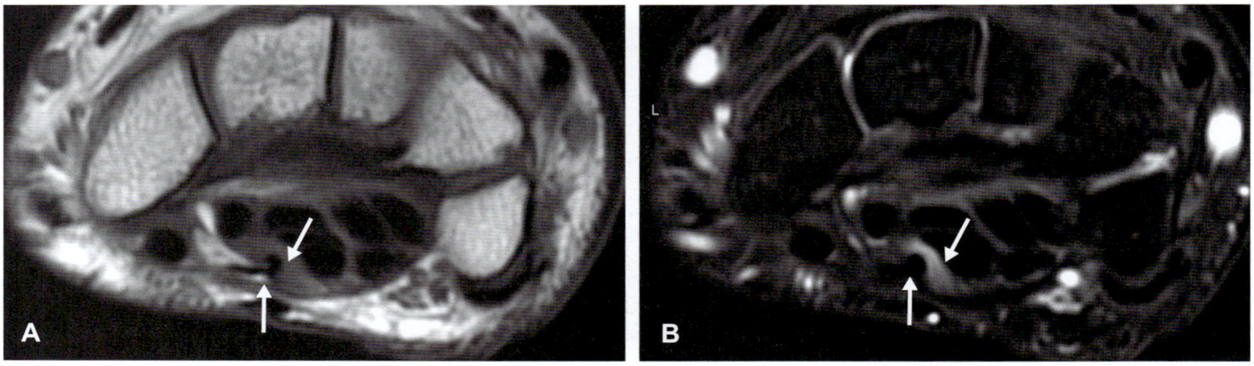

FIGURA 20
Tendão flexor superficial acessório determinando compressão do nervo mediano no interior do túnel do carpo.

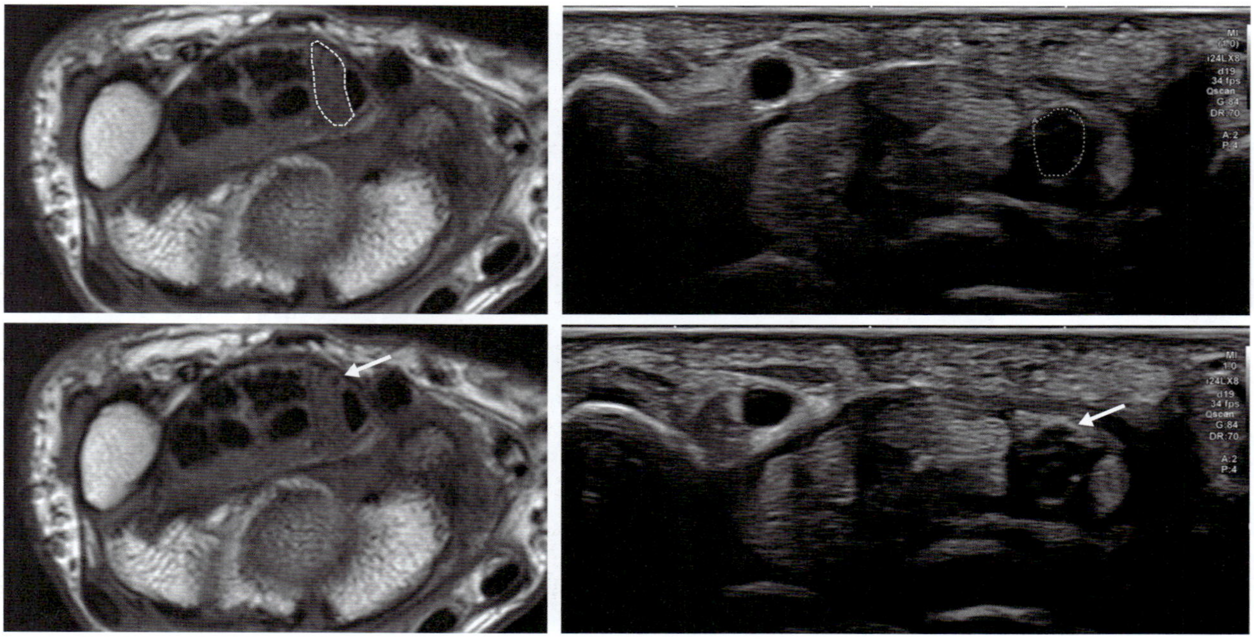

FIGURA 21
Nervo mediano interposto entre os tendões flexores, apresentando eixo longo perpendicular ao retináculo, em paciente sem sintomas de neuropatia.

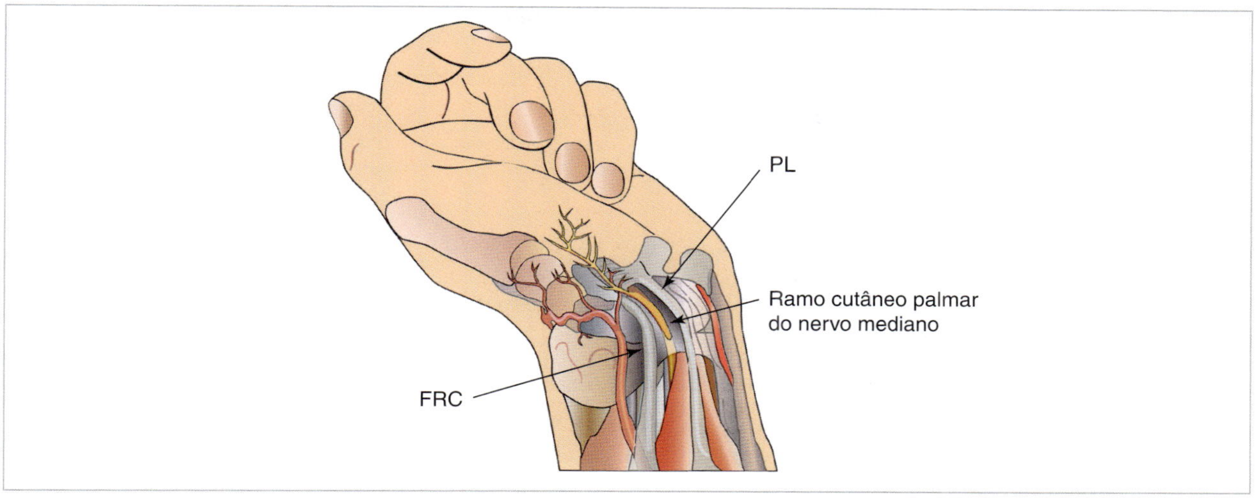

FIGURA 22
Nervo cutâneo palmar, entre os tendões palmar longo (PL) e o flexor radial do carpo (FRC).

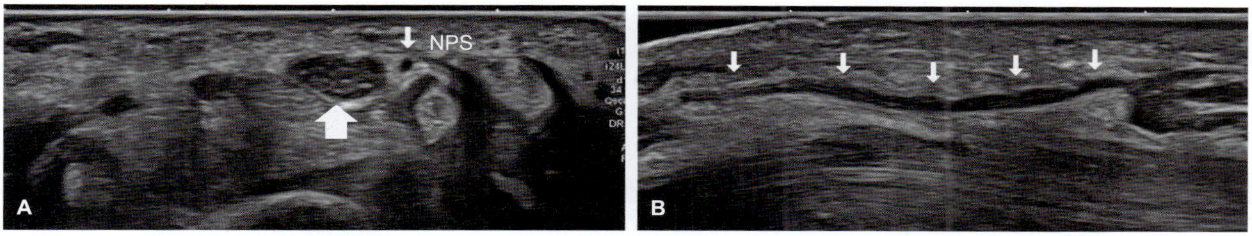

FIGURA 23
Neuropatia do ramo cutâneo palmar no punho associado à síndrome do túnel do carpo. A: nervo mediano espessado e hipoecoico (seta larga) associado a espessamento do nervo cutâneo palmar (seta fina). B: eixo longitudinal do ramo cutâneo palmar evidenciando espessamento difuso.

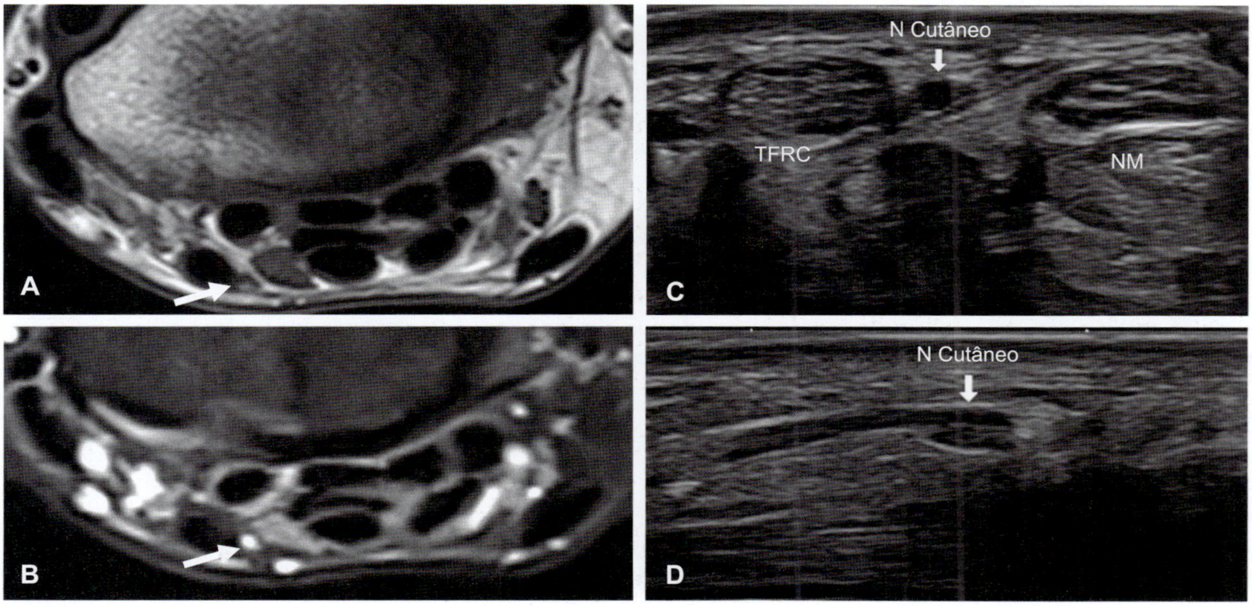

FIGURA 24
Espessamento do ramo cutâneo palmar do nervo mediano na ressonância magnética (A, B) e ultrassonografia (C e D), na prega palmar, entre o nervo mediano e o tendão flexor radial do carpo, no plano de perfuração da fáscia e com extensão proximal das alterações, sugestivo de neuropatia.

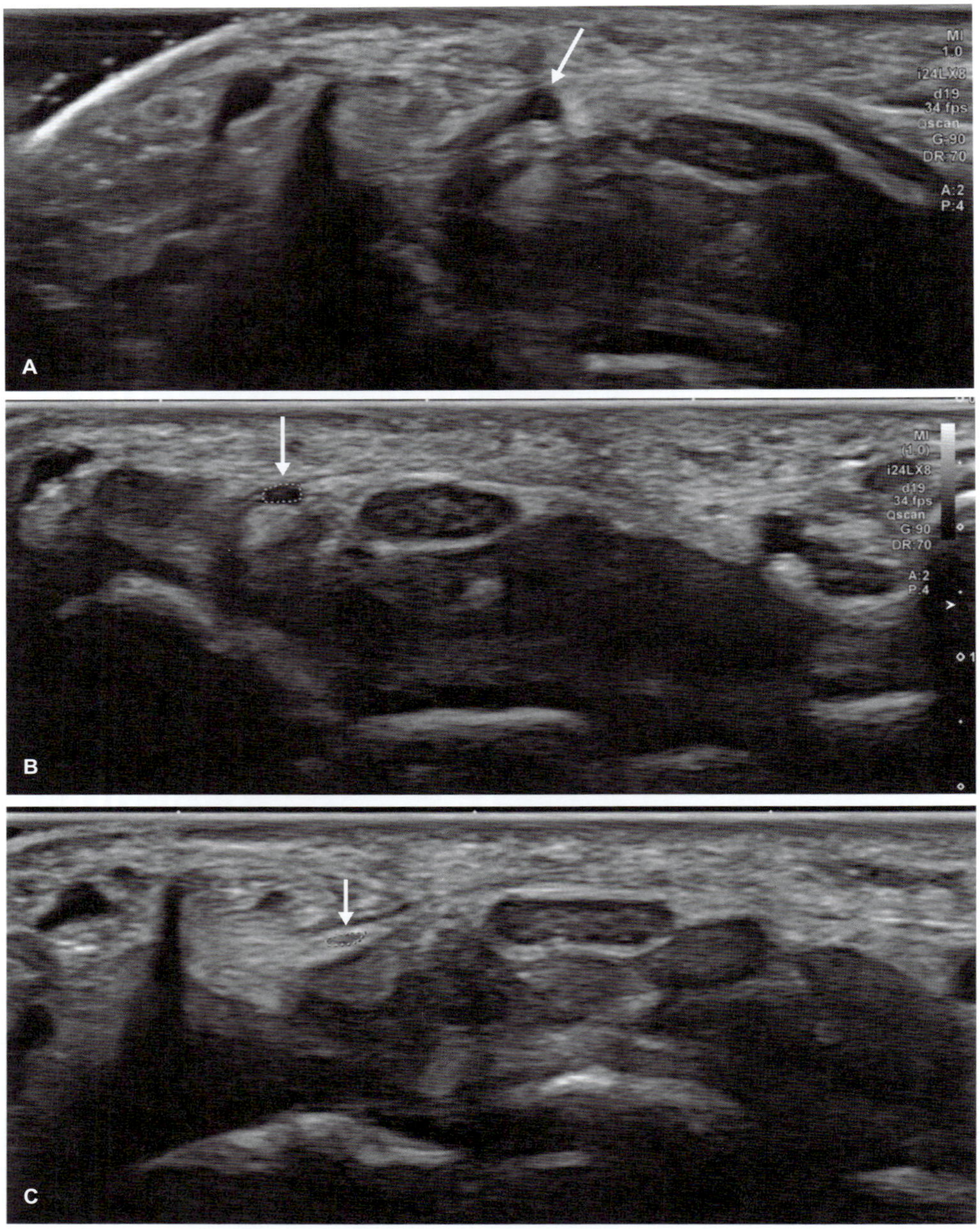

FIGURA 25
Neuropatia primária do ramo cutâneo palmar do nervo mediano. Observe o espessamento neural no plano de seu túnel (A e B) e o nervo mediano preservado no interior do túnel do carpo. Por se tratar de um nervo de dimensões muito pequenas, o estudo comparativo com o lado normal (C) sensibiliza o estudo e assegura a assimetria.

chamado túnel do nervo cutâneo palmar, uma passagem fascial de aproximadamente 8 mm entre as chamadas camadas superficial e profunda da fáscia antebraquial distal ou retináculo flexor, onde então perfura essa fáscia e superficializa seu trajeto para inervar a superfície cutânea da eminência tenar sobrejacente.

As causas mais comuns de compressão do ramo cutâneo palmar do nervo mediano incluem cistos gangliônicos do tendão flexor radial do carpo, aprisionamento dentro da fáscia antebraquial, presença de variações anatômicas do músculo palmar longo e causas idiopáticas relacionadas à STC concomitante.

O nervo, por ser pequeno e superficial, também é suscetível a lesões diretas decorrentes de trauma no braço distal e punho, tanto acidentais quanto iatrogênicas, por exemplo, após liberação do túnel do carpo.

Apesar de possuírem túneis separados, com certa frequência observa-se concomitância das neuropatias do mediano e de seu ramo cutâneo palmar, sobretudo nos casos moderados e acentuados do túnel do carpo. Dessa forma, sugere-se incluir a avaliação desse nervo no estudo convencional ultrassonográfico do punho para avaliação da STC, o que poderia alterar a programação cirúrgica com neurólise adicional do ramo cutâneo palmar, assim como ampliação da excisão fascial. O diagnóstico adequado poderia evitar os casos de evolução desfavorável de alguns pós-operatórios do túnel do carpo, em pacientes que persistem sintomáticos.

Em nossa experiência, sugerimos como exame de escolha para avaliação do ramo cutâneo palmar do nervo mediano a US, sobretudo com transdutores de 24 MHz, com os quais identificamos esse ramo neural em praticamente todos os estudos. A RM tem papel limitado, a depender do equipamento e protocolo utilizado, assim como da perfeita quantidade de tecido gorduroso perineural, mas muitas vezes não conseguimos reproduzir os achados ultrassonográficos.

Achados clínicos

Há semelhanças entre a distribuição sensorial do nervo mediano e do ramo cutâneo palmar do nervo mediano. Assim, as características clínicas podem não ajudar a discriminar entre duas neuropatias. Em pacientes com aprisionamento do ramo cutâneo palmar do nervo mediano por complicações pós-cirúrgicas, os sintomas incluem novo início de descargas dolorosas, perda sensorial, dormência local ou hiperestesia sobrejacente à eminência tenar.[34]

NEUROPATIA TRAUMÁTICA

As lesões traumáticas do nervo mediano podem ser causadas por traumas neurais diretos ou secundários a fraturas cujos fragmentos ósseos, desvios, hematomas ou processos fibrorreparativos comprimam o nervo em seu trajeto. Os danos podem variar de simples compressão neural com neuropatia a descontinuidades neurais completas. As lesões traumáticas são mais frequentes no nível do punho, onde o nervo mediano está mais exposto a lesões cortantes e penetrantes e às lesões relacionadas às fraturas locais. Lesões traumáticas ou iatrogênicas acidentais durante a cirurgia no punho também podem resultar em neuromas de coto, levando a dor local.

No nível do braço, as lesões podem ser causadas tanto por traumas direitos quanto por fraturas supracondilianas ou do epicôndilo medial (Figura 26).

As fraturas-luxações do cotovelo também são causas frequentes de lesão traumática do nervo mediano. Nestes casos, o nervo pode ser lesado durante a tentativa de redução da luxação ou de realinhamento dos fragmentos da fratura, ficando aprisionado entre os cotos da fratura ou entre as cabeças articulares após uma luxação.[32]

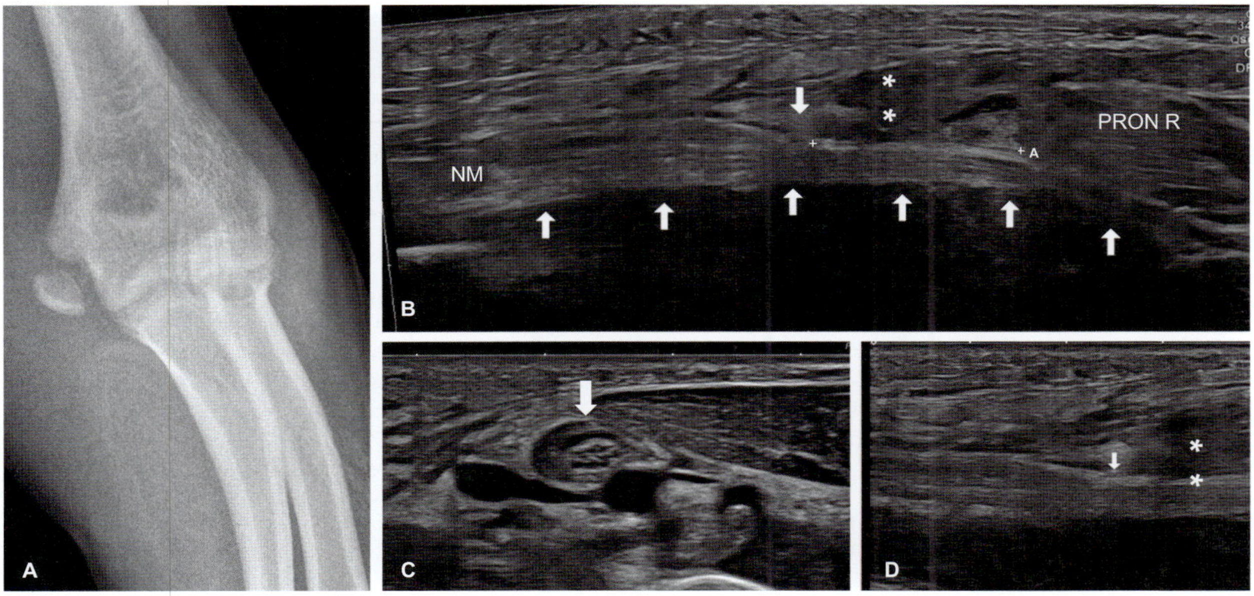

FIGURA 26
Fratura-luxação do cotovelo com desvio medial do epicôndilo medial. Hematoma infiltrativo (**) determinando impressão sobre o nervo mediano (setas), que se apresenta difusamente espessado proximal ao seu trajeto no pronador redondo, com espessamento neural e do epineuro (seta em C).

REFERÊNCIAS

1. Dang AC, Rodner CM. Unusual compression neuropathies of the forearm, part II: median nerve. J Hand Surg Am. 2009;34(10):1915-20.
2. Mitchell R, Chesney A, Seal S, McKnight L, Thoma A. Anatomical variations of the carpal tunnel structures. Can J Plast Surg. 2009;17(3):e3-7.
3. Soubeyrand M, Melhem R, Protais M, Artuso M, Crézé M. Anatomy of the median nerve and its clinical applications. Hand Surg Rehabil. 2020;39(1):2-18.
4. Kim SJ, Hong SH, Jun WS, Choi JY, Myung JS, Jacobson JA, et al. MR imaging mapping of skeletal muscle denervation in entrapment and compressive neuropathies. Radiographics. 2011;31(2):319-32.
5. De Jesus R, Dellon AL. Historic origin of the "Arcade of Struthers". J Hand Surg Am. 2003;28(3):528-31.
6. Lee MJ, LaStayo PC. Pronator syndrome and other nerve compressions that mimic carpal tunnel syndrome. J Orthop Sports Phys Ther. 2004; 34(10):601-9.
7. Andreisek G, Crook DW, Burg D, Marincek B, Weishaupt D. Peripheral neuropathies of the median, radial, and ulnar nerves: MR imaging features. Radiographics. 2006;26(5):1267-87.
8. Shon HC, Park JK, Kim DS, Kang SW, Kim KJ, Hong SH. Supracondylar process syndrome: two cases of median nerve neuropathy due to compression by the ligament of Struthers. J Pain Res. 2018;11:803-7.
9. Pećina M, Borić I, Anticević D. Intraoperatively proven anomalous Struthers' ligament diagnosed by MRI. Skeletal Radiol. 2002;31(9):532-5.
10. Doğan Y, Kara M, Aydin G, Gök M, Özçakar L. Ultrasonographic imaging of the median nerve with a Struthers ligament. Am J Phys Med Rehabil. 2018;97(11):e111-e112.
11. Rehak DC. Pronator syndrome. Clin Sports Med. 2001; 20(3): 531-40.
12. Bongers FJ, Schellevis FG, van den Bosch WJ, van der Zee J. Carpal tunnel syndrome in general practice (1987 and 2001): incidence and the role of occupational and non-occupational factors. Br J Gen Pract. 2007;57(534):36-9.
13. Beekman R, Visser LH. Sonography in the diagnosis of carpal tunnel syndrome: a critical review of the literature. Muscle Nerve. 2003;27(1):26-33.
14. Duncan I, Sullivan P, Lomas F. Sonography in the diagnosis of carpal tunnel syndrome. AJR Am J Roentgenol. 1999;173(3):681-4.
15. Sernik RA, Abicalaf CA, Pimentel BF, Braga-Baiak A, Braga L, Cerri GG. Ultrasound features of carpal tunnel syndrome: a prospective case-control study. Skeletal Radiol. 2008;37(1):49-53.
16. Lee D, van Holsbeeck MT, Janevski PK, Ganos DL, Ditmars DM, Darian VB. Diagnosis of carpal tunnel syndrome. Ultrasound versus electromyography. Radiol Clin North Am. 1999;37(4):859-72, x.
17. Rahmani M, Ghasemi Esfe AR, Vaziri-Bozorg SM, Bozorg SM, Mazloumi M, Khalilzadeh O, et al. The ultrasonographic correlates of carpal tunnel syndrome in patients with normal electrodiagnostic tests. Radiol Med. 2011;116(3):489-96.
18. Wiesler ER, Chloros GD, Cartwright MS, Smith BP, Rushing J, Walker FO. The use of diagnostic ultrasound in carpal tunnel syndrome. J Hand Surg Am. 2006;31(5):726-32.
19. Koyuncuoglu HR, Kutluhan S, Yesildag A, Oyar O, Guler K, Ozden A. The value of ultrasonographic measurement in carpal tunnel syndrome in patients with negative electrodiagnostic tests. Eur J Radiol. 2005;56(3):365-9.
20. Wong SM, Griffith JF, Hui AC, Lo SK, Fu M, Wong KS. Carpal tunnel syndrome: diagnostic usefulness of sonography. Radiology. 2004;232(1):93-9.
21. Ziswiler HR, Reichenbach S, Vögelin E, Bachmann LM, Villiger PM, Jüni P. Diagnostic value of sonography in patients with suspected carpal tunnel syndrome: a prospective study. Arthritis Rheum. 2005;52(1):304-11.
22. McDonagh C, Alexander M, Kane D. The role of ultrasound in the diagnosis and management of carpal tunnel syndrome: a new paradigm. Rheumatology (Oxford). 2015;54(1):9-19.
23. Klauser AS, Halpern EJ, De Zordo T, Feuchtner GM, Arora R, Gruber J, et al. Carpal tunnel syndrome assessment with US: value of additional cross-sectional area measurements of the median nerve in patients versus healthy volunteers. Radiology. 2009;250(1):171-7.
24. Chen YT, Williams L, Zak MJ, Fredericson M. Review of ultrasonography in the diagnosis of carpal tunnel syndrome and a proposed scanning protocol. J Ultrasound Med. 2016;35(11):2311-24.
25. El Habashy HR, El Hadidy RA, Ahmed SM, El Sayed BB, Ahmed AS. Carpal tunnel syndrome grading using high-resolution ultrasonography. J Clin Neurophysiol. 2017;34(4):353-8.
26. Bagga B, Sinha A, Khandelwal N, Modi M, Ahuja CK, Sharma R. Comparison of magnetic resonance imaging and ultrasonography in diagnosing and grading carpal tunnel syndrome: a prospective study. Curr Probl Diagn Radiol. 2020;49(2):102-15.
27. Britz GW, Haynor DR, Kuntz C, Goodkin R, Gitter A, Kliot M. Carpal tunnel syndrome: correlation of magnetic resonance imaging, clinical, electrodiagnostic, and intraoperative findings. Neurosurgery. 1995;37(6):1097-103.
28. Fleckenstein JL, Wolfe GI. MRI vs EMG: which has the upper hand in carpal tunnel syndrome? Neurology. 2002;58(11):1583-4.
29. Jarvik JG, Yuen E, Haynor DR, Bradley CM, Fulton-Kehoe D, Smith-Weller T, et al. MR nerve imaging in a prospective cohort of patients with suspected carpal tunnel syndrome. Neurology. 2002;58(11):1597-602.
30. Butler B, Bigley EC. Aberrant index (first) lumbrical tendinous origin associated with carpal-tunnel syndrome. A case report. J Bone Joint Surg Am. 1971;53(1):160-2.
31. Middleton WD, Kneeland JB, Kellman GM, Cates JD, Sanger JR, Jesmanowicz A, et al. MR imaging of the carpal tunnel: normal anatomy and preliminary findings in the carpal tunnel syndrome. AJR Am J Roentgenol. 1987;148(2):307-16.
32. Panta S, Thapa S, Hamal B, Bhandari PB, Paudel KP, Thapa SK. Prevalence of nerve injuries in supracondylar fracture of humerus in a tertiary care hospital. J Nepal Health Res Counc. 2021;19(2):367-71.
33. Deniel A, Causeret A, Moser T, Rolland Y, Dréano T, Guillin R. Entrapment and traumatic neuropathies of the elbow and hand: An imaging approach, Diagnostic and Interventional Imaging, Volume 96, Issue 12, 2015;1261-1278.
34. Tagliafico A, Pugliese F, Bianchi S, Bodner G, Padua L, Rubino M & Martinoli C. (Year of Publication). High-Resolution Sonography of the Palmar Cutaneous Branch of the Median Nerve. American Journal of Roentgenology, 191(1), Article Number. https://doi.org/10.2214/AJR.07.3383.

11

Nervo ulnar

Renata Fernandes Batista Pereira
Raul de Omena Martins
Marcos Felippe de P. Corrêa

INTRODUÇÃO

O nervo ulnar é o segundo nervo mais comumente envolvido em neuropatias compressivas do membro superior, após o nervo mediano. Apresenta trajeto predominantemente subcutâneo, passando por túneis fibro-ósseos no plano do cotovelo e do punho, principais sítios de compressão. Os pacientes com neuropatias do ulnar frequentemente apresentam alteração de sensibilidade na porção ulnar da mão, além de perda de função da musculatura intrínseca da mão, do flexor ulnar do carpo (FUC) e da porção ulnar do flexor profundo dos dedos (FPD). O diagnóstico é predominantemente clínico, podendo ser auxiliado por testes eletroneuromiográficos e por exames de imagem, principalmente ultrassonografia (US) e ressonância magnética (RM), que permitem a visualização direta do nervo com avaliação detalhada do sítio anatômico, extensão e causa da neuropatia, além de permitir a avaliação da continuidade neural e suas eventuais distorções arquiteturais.

ANATOMIA E FUNÇÃO

O nervo ulnar é um ramo terminal da corda medial do plexo braquial composto principalmente pelas raízes C8 e T1, com contribuição variável da raiz de C7. Na região axilar, apresenta trajeto posteromedial à artéria axilar e se estende na face medial do compartimento anterior do braço proximal, medialmente à artéria braquial. No terço médio do braço, perfura o septo intermuscular para entrar no compartimento posterior, onde desce anteriormente à cabeça medial do músculo tríceps braquial e, em cerca de 70% das pessoas, passa sob a arcada aponeurótica de Struthers, situada cerca de 8 cm proximal ao epicôndilo medial.[1] Essa arcada é descrita como um canal fibroso formado pela cabeça medial do tríceps braquial e sua extensão aponeurótica, que se estende ao septo intermuscular (Figura 1). A arcada de Struthers não deve ser confundida com o ligamento de Struthers, este situado no compartimento anterior do braço e relacionado à neuropatia do mediano (discutida em capítulo específico). O nervo ulnar não possui ramos motores ou sensitivos acima do plano do cotovelo, o que pode dificultar a localização clínica de lesões proximais em alguns casos.

Na região do cotovelo, o nervo ulnar apresenta trajeto subcutâneo superficial no túnel cubital (Figura 2), um túnel fibro-ósseo formado medialmente pelo epicôndilo umeral medial e lateralmente pelo olécrano, com teto formado pelo retináculo cubital (ligamento de Osborne), que une essas duas estruturas ósseas. O assoalho é delimitado pela cápsula articular do cotovelo e pelas bandas transversa e posterior oblíqua do ligamento colateral medial. Alternativamente, o teto do túnel cubital pode ser formado pelo músculo ancôneo epitroclear (variante anatômica). No plano do túnel cubital, o nervo ulnar emite ramos articulares que inervam a articulação do cotovelo. Após a saída do túnel cubital, o nervo se estende entre as cabeças umeral e ulnar do músculo FUC e entra no compartimento anterior do antebraço. Cerca de 5 cm distal ao epicôndilo medial, o nervo atravessa a fáscia flexora-pronadora.

O nervo ulnar emite ramos motores para o FUC e para a porção ulnar do FPD no antebraço proximal, distal ao epicôndilo medial ou dentro do túnel cubital. O ramo cutâneo palmar origina-se no antebraço médio e corre distalmente sobre a face volar do antebraço e punho, sem passar pelo canal de Guyon. Esse ramo supre o território cutâneo proximal da porção ulnar da palma. O ramo cutâneo dorsal é emitido mais distalmente, aproximadamente 5 cm proximal ao punho, e cursa dorsalmente à ulna para suprir o lado ulnar do

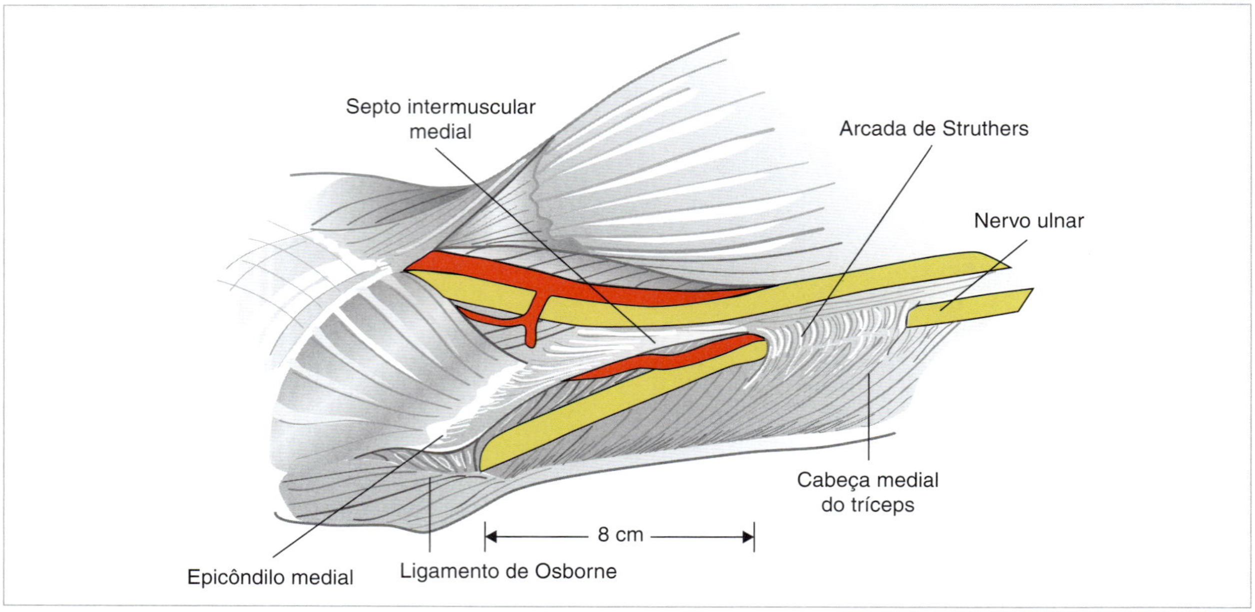

FIGURA 1
Anatomia da arcada de Struthers.

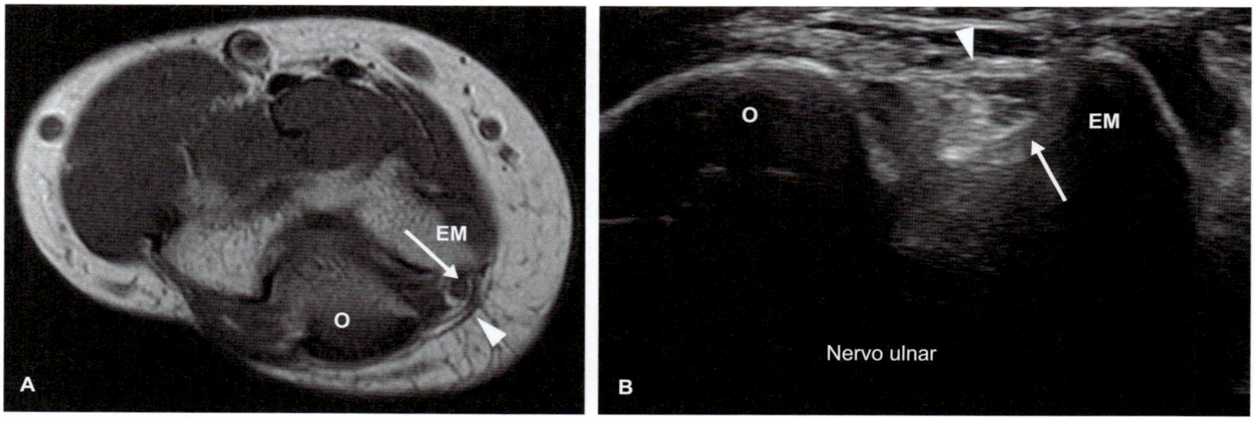

FIGURA 2
Anatomia do túnel cubital. A: sequência axial T1. B: ultrassonografia com imagem no plano transverso. EM: epicôndilo medial; O: olécrano. Seta: nervo ulnar; cabeça de seta: ligamento de Osborne.

dorso da mão e as superfícies dorsais do quinto e da metade ulnar do quarto dedo.

Perto do punho, o nervo emerge lateralmente ao FUC e medialmente à artéria ulnar. Essas estruturas cursam superficialmente ao retináculo flexor e adentram ao canal de Guyon (Figura 3), um túnel fibro-ósseo oblíquo com extensão de cerca de 4 cm formado pelo osso pisiforme e pelo tendão flexor ulnar do carpo medialmente, o hâmulo do hamato lateralmente, recoberto pelo ligamento carpal palmar e músculo palmar curto e com assoalho formado pelo retináculo flexor e ligamento piso-hamato.[2] No canal de Guyon, o nervo ulnar se divide em ramos profundo (motor) e superficial (sensitivo). O canal de Guyon é dividido anatomicamente em zonas de acordo com o plano da bifurcação neural (Figura 4).

Na mão, após dar um ramo para o músculo palmar curto, o ramo terminal superficial supre a borda cutânea ulnar da palma e então se divide em dois ramos digitais que inervam as superfícies palmar ou volar do quinto e metade ulnar do quarto dígito (Figura 5). O ramo profundo inerva o músculo oponente do dedo mínimo e emite um ramo para os músculos hipotenares. Na palma, o ramo profundo inerva todos os músculos interósseos e o terceiro e quarto lumbricais. Em seguida, termina na eminência tenar, onde supre o adutor do polegar e porções variáveis do músculo flexor curto do polegar (Figura 6).

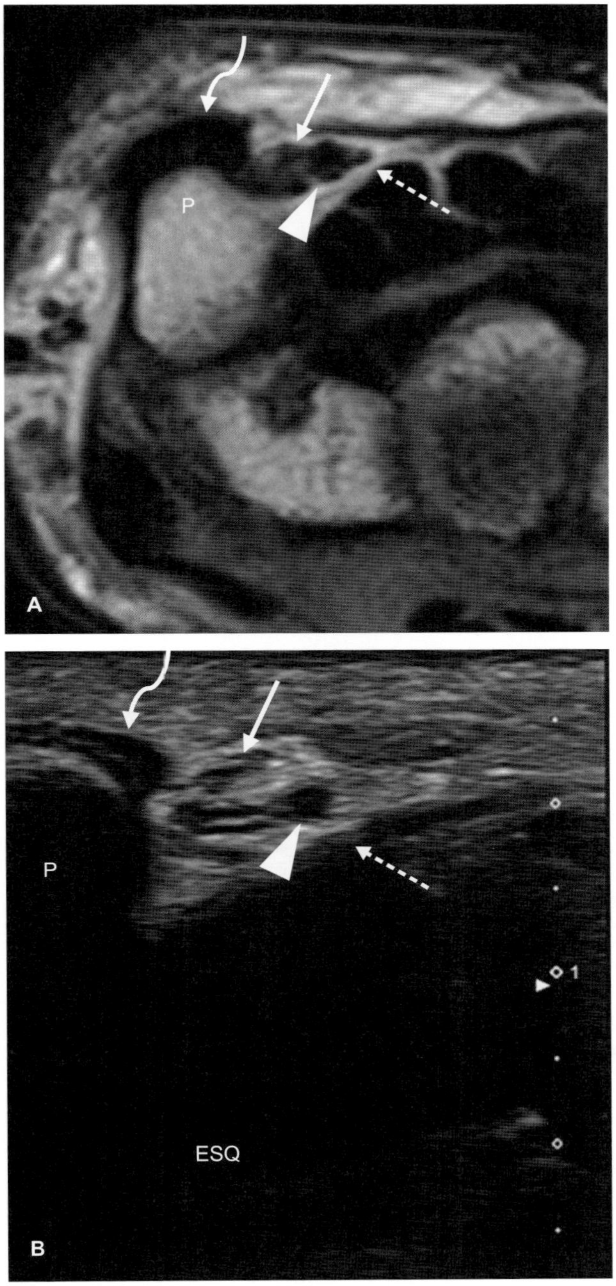

FIGURA 3
Anatomia do canal de Guyon. A: sequência axial T1. B: ultrassonografia com imagem no plano transverso. P: pisifome. Seta curva: tendão flexor ulnar do carpo. Seta reta: nervo ulnar. Cabeça de seta: artéria ulnar. Seta pontilhada: retináculo flexor.

QUADRO CLÍNICO

As neuropatias do ulnar podem se apresentar com sintomas sensitivos isolados ou, em casos mais graves, associados a déficit motor. Geralmente se iniciam com parestesias no quinto dedo e parte ulnar do quarto dedo.

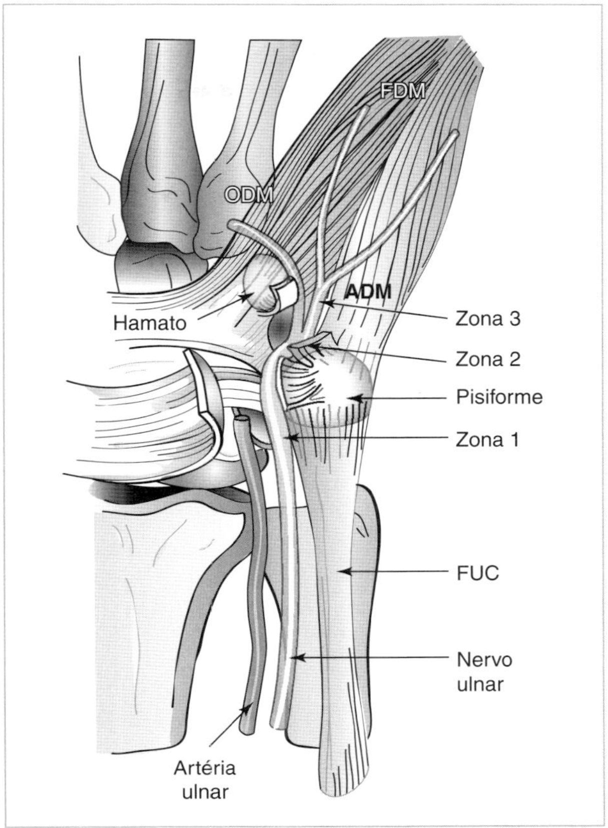

FIGURA 4
Anatomia do canal de Guyon. A zona 1 consiste na área proximal à bifurcação neural, enquanto as zonas 2 e 3 compreendem as áreas do ramo profundo motor e ramo superficial sensitivo após a bifurcação, respectivamente. ADM: abdutor do dedo mínimo; FDM: flexor do dedo mínimo; FUC: flexor ulnar do carpo; ODM: oponente do dedo mínimo.

A avaliação da sensibilidade na porção dorsal medial da mão (território do ramo cutâneo dorsal, que emerge no terço distal do antebraço) pode auxiliar na determinação da topografia da lesão (Figura 5). Sabe-se que, quanto mais proximal o sítio da lesão, pior será o quadro clínico, já que uma alteração mais proximal cursará déficit da musculatura do antebraço (FUC e parte ulnar do FPD) e da mão, enquanto uma lesão distal cursará apenas com déficit da musculatura da mão, com preservação da flexão do quarto e quinto dedos, podendo resultar na típica mão "em garra" ulnar (Figura 7).

A flexão do cotovelo pode acentuar os sintomas da neuropatia pela redução da área do túnel cubital, sendo frequentemente associada a sintomas noturnos. O quadro clínico é variável de acordo com o sítio de compressão neural e, no exame físico, o sinal de Tinel pode auxiliar na identificação do possível local de injúria e no acompanhamento de resposta ao tratamento.[2]

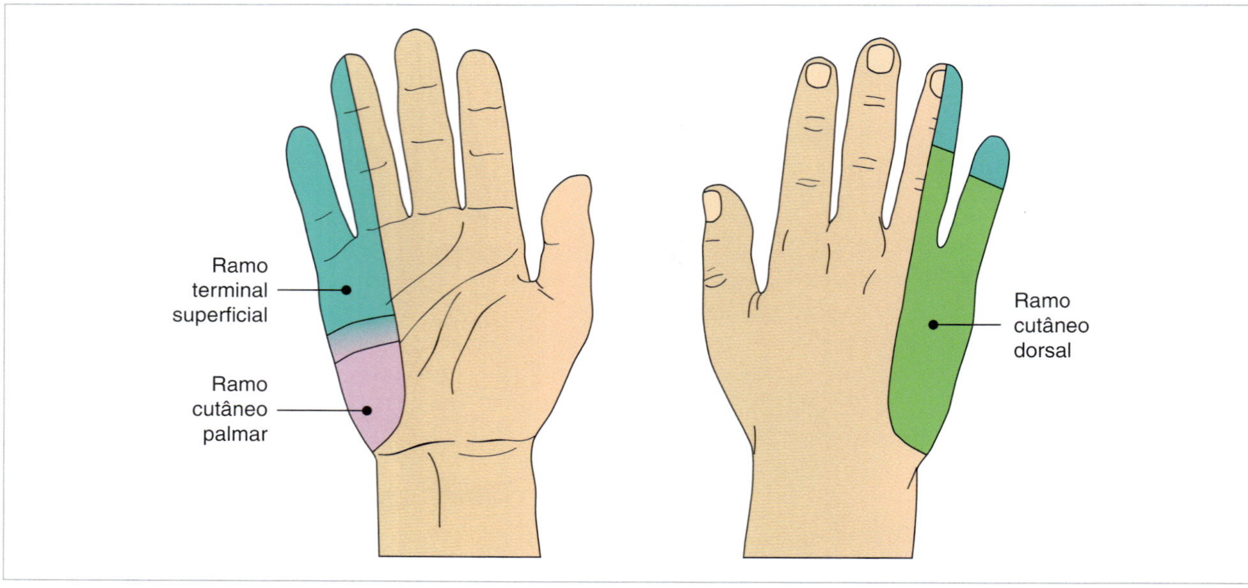

FIGURA 5
Território de inervação sensitiva do ulnar.

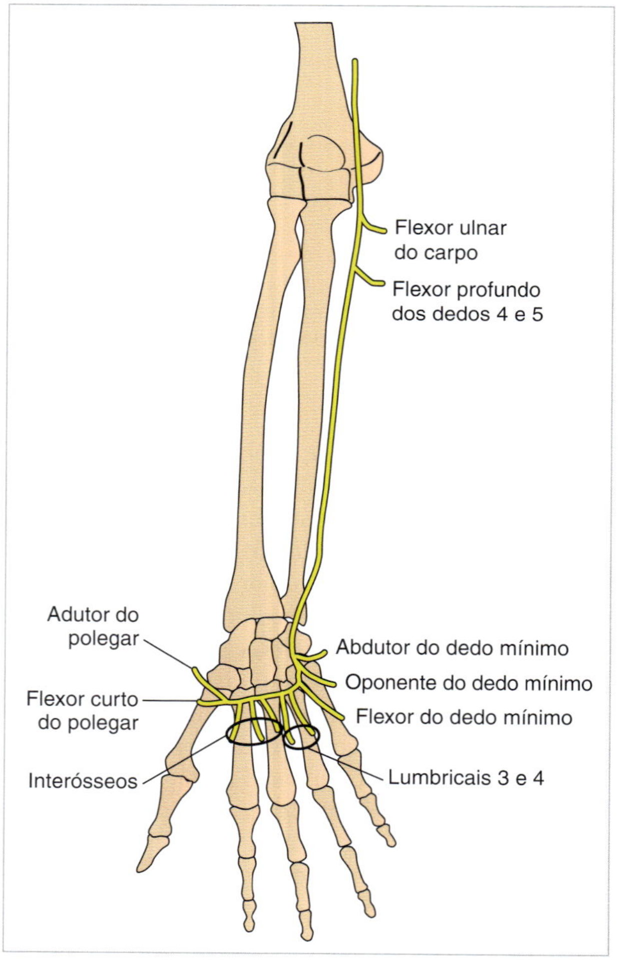

FIGURA 6
Território de inervação motora do ulnar.

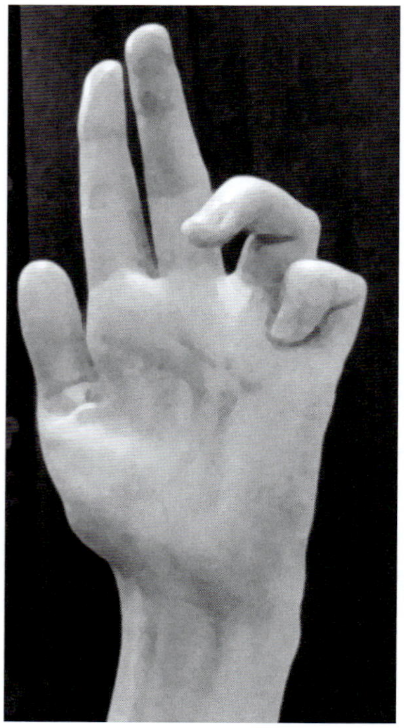

FIGURA 7
Mão em garra ulnar. Notam-se hiperextensão das articulações metacarpofalângicas (pela falta de inervação dos dois lumbricais mediais e pela ação sem oposição dos extensores dessa articulação) e flexão das articulações interfalângicas do quarto e quinto dedos (pela ação sem oposição do flexor profundo dos dedos). No entanto, a gravidade dessa deformidade depende da localização da lesão. Lesões proximais, como no cotovelo, podem denervar a parte ulnar do flexor profundo dos dedos, de modo que a atitude de flexão pode não ser aparente.

MÉTODOS DE DIAGNÓSTICO POR IMAGEM

Ultrassonografia

A US vem se tornando a modalidade diagnóstica de primeira linha na avaliação dos nervos periféricos do membro superior, principalmente com o advento dos transdutores lineares de alta frequência (> 14 MHz), que apresentam resolução tecidual comparável ou superior à da RM. Além disso, a US representa método de custo mais baixo, que permite avaliação dinâmica e em tempo real, com possibilidade de avaliação de todo o membro de forma rápida, com comparação com o lado contralateral e podendo ser realizada em pacientes não elegíveis para RM.[3] Apesar de ser um exame operador-dependente, um estudo[4] demonstrou especificidade semelhante entre os métodos (86%), com maior sensibilidade da US (93%) em relação à RM (67%) (Vídeos 1 e 2).

VÍDEO 1. Anatomia ultrassonográfica do nervo ulnar no túnel cubital.

VÍDEO 2. Avaliação do nervo ulnar no punho.

VOUCHER: neurografiaperi

Nos casos suspeitos de neuropatia ulnar em que o quadro clínico e o exame eletroneuromiográfico não são localizatórios, a US pode ser utilizada como método complementar para rápida avaliação de todo o trajeto neural, buscando identificar áreas de mudança do calibre ou constrição.[1]

No plano transverso, o nervo ulnar (e demais nervos periféricos) apresenta aspecto "em favo de mel", com os fascículos neurais hipoecogênicos circundados por tecido conectivo e pelo perineuro hiperecogênico (Figura 8A). No plano longitudinal, os nervos apresentam contorno liso e textura hipoecogênica, o que ajuda a diferenciá-los dos tendões (mais ecogênicos) e da musculatura ao redor (menos ecogênica – Figura 8B). O nervo ulnar é circundado por pequena quantidade de gordura perineural ecogênica em todo o seu trajeto, principalmente no túnel cubital. São sinais ultrassonográficos de neuropatia o aumento da área de secção transversa, redução da ecogenicidade e perda do padrão fascicular, podendo haver descontinuidade, formação de neuromas, obliteração da gordura perineural e sinais de denervação muscular (musculatura hiperecogênica, que se torna evidente após 2 semanas de denervação).

Ressonância magnética

A RM representa importante método diagnóstico para avaliação dos nervos periféricos, especialmente nos últimos anos, com a utilização de equipamentos 3 Tesla e o advento de sequências neurográficas volumétricas, que vem aumentando a resolução tecidual da imagem. Entretanto, ainda representa o método de mais alto custo, pouco disponível e com restrições de segurança em alguns pacientes. Os aspectos técnicos relacionados à avaliação por RM dos nervos periféricos serão descritos em capítulo específico.

Assim como na US, na RM o nervo ulnar (e demais nervos periféricos) tem morfologia oval com aspecto de "favo de mel" no eixo transverso, com fascículos hiperintensos em T2 envoltos por tecido conjuntivo do perineuro e epineuro mais hipointenso. Apresenta quantidade variável de gordura perineural com alto sinal em T1 em todo o seu trajeto, especialmente no plano do túnel cubital (Figura 9). Presença de espessamento focal/segmentar, elevação do sinal em T2 dos fascículos, perda da arquitetura fascicular e obliteração da gordura perineural são sinais de neuropatia.[5] A denervação muscular é um sinal indireto de neuropatia/lesão neural, sendo

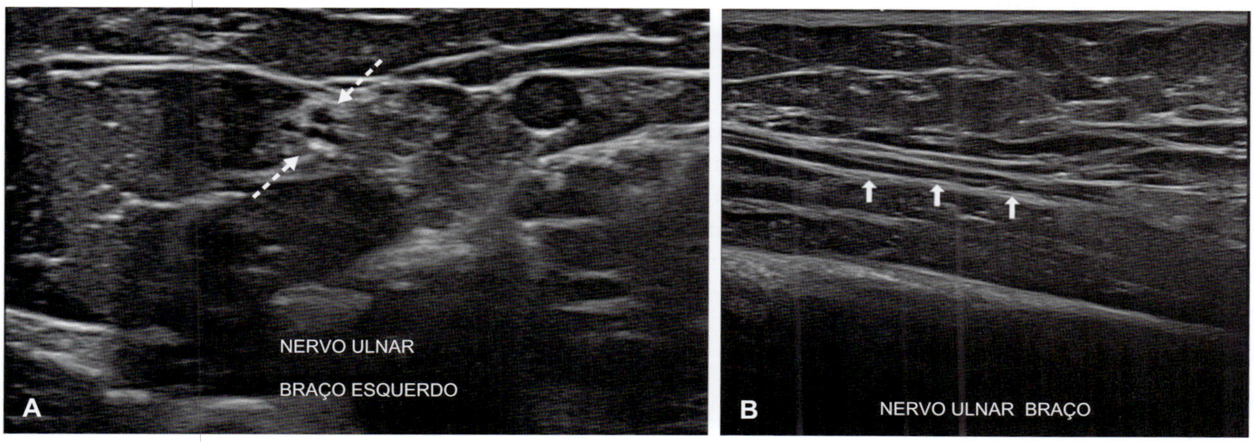

FIGURA 8
Aspecto ultrassonográfico normal do nervo ulnar. A: eixo transverso. B: eixo longitudinal.

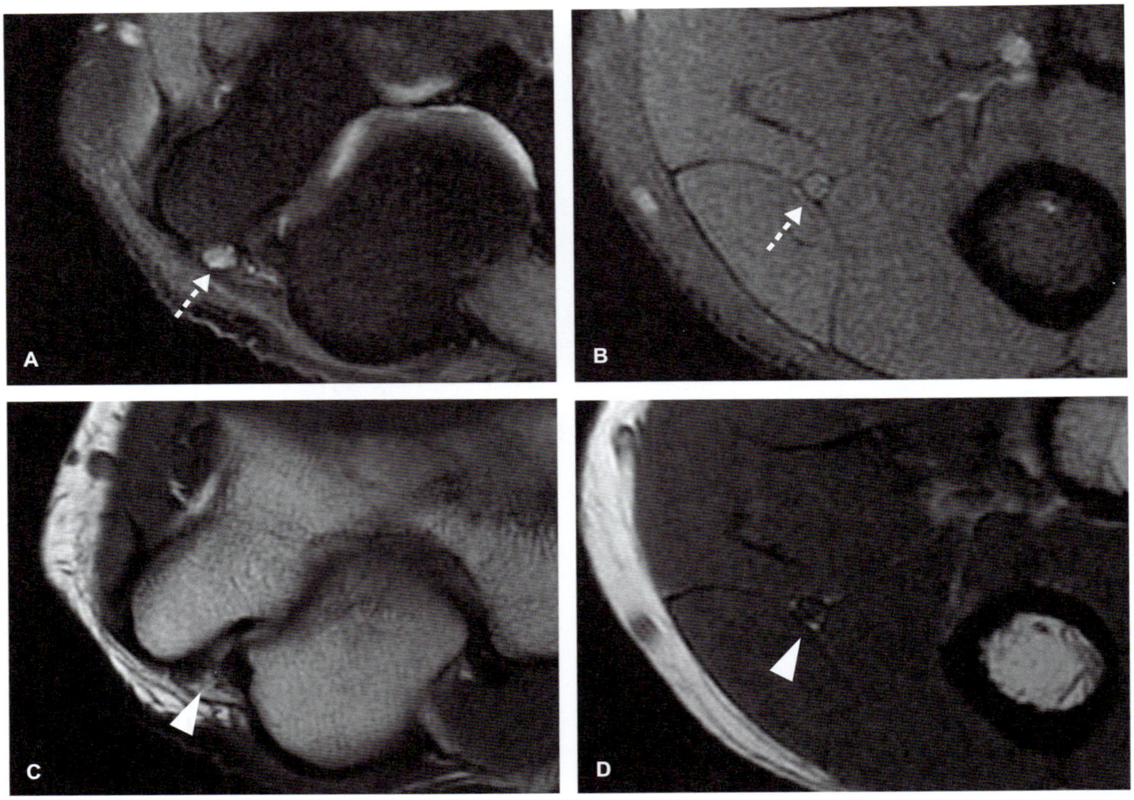

FIGURA 9
Aspecto normal do nervo ulnar na ressonância magnética com sequências axiais ponderadas em T2FS (A e B) e T1 (C e D) no plano do túnel cubital (A e C) e antebraço proximal (B e D). Nota-se o nervo com aspecto fascicular habitual (setas pontilhadas), circundado pela gordura perineural (cabeça de seta), mais abundante no plano do túnel cubital.

caracterizada na fase aguda por aumento do sinal muscular em T2 (edema) que se inicia em até 48 horas após um evento agudo, com pico em 2 a 4 semanas (Figura 10). Nas fases mais crônicas (4-6 semanas), observa-se hipotrofia com variados graus de lipossubstituição muscular e redução do edema.

PATOLOGIAS E SÍNDROMES CLÍNICAS

Neuropatias compressivas

Representam a principal causa de neuropatia dos membros superiores e ocorrem principalmente em áreas de estreitamento anatômico no trajeto neural. Os locais mais frequentes de aprisionamento do nervo ulnar incluem arcada da Struthers, túnel cubital, a área entre as cabeças do FUC e o canal de Guyon. Os principais sítios serão discutidos a seguir.

Arcada de Struthers

A arcada de Struthers é um sítio controverso e pouco frequente de compressão do nervo ulnar.[6] A arcada consiste em um túnel fibroso no aspecto medial do terço médio e distal do braço formado pela cabeça longa do tríceps braquial e sua extensão aponeurótica ao septo intermuscular e ao ligamento braquial interno, podendo recobrir parte do nervo ulnar.[2,6] A compressão do nervo ulnar nessa topografia pode representar um desafio diagnóstico tanto na avaliação por RM quanto por US (Figuras 11 e 12). A US permite avaliação dinâmica e comparação com o lado contralateral, o que contribui para identificação da alteração neural focal (Vídeo 3). O quadro clínico e o exame eletroneuromiográfico podem ser de difícil distinção entre a compressão neural na arcada de Struthers e no interior do túnel cubital pela proximidade anatômica. Após a cirurgia de transposição anterior do nervo ulnar para tratamento da síndrome do túnel cubital, a arcada de Struthers pode ser um sítio de aprisionamento neural residual e possível falha cirúrgica.

VOUCHER: neurografiaperi

VÍDEO 3. Neuropatia do ulnar direito no plano da arcada de Struthers. O vídeo demonstra o aprisionamento neural na arcada com a realização de manobras dinâmicas.

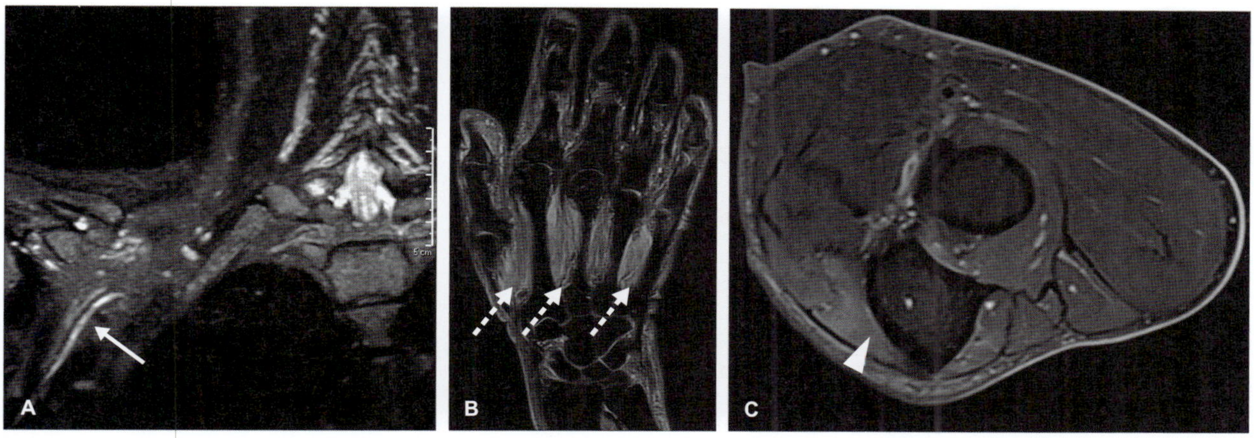

FIGURA 10
Neuropatia do ulnar proximal. Ressonância magnética com sequência coronal STIR space pós-Gd (A) demonstrando espessamento e elevação do sinal do nervo ulnar na porção proximal junto ao plexo braquial (seta). Sequência coronal T2fs da mão (B) e axial T2fs do cotovelo (C) com edema difuso da musculatura intrínseca da mão (setas pontilhadas) e do flexor ulnar do carpo (cabeça de seta) relacionado à denervação no território motor do ulnar.

Túnel cubital

A síndrome do túnel cubital (STC) é a segunda neuropatia mais frequente do membro superior. Em condições fisiológicas, existe uma redução do volume do túnel cubital durante a flexão do cotovelo pela tensão do ligamento de Osborne e abaulamento da cabeça medial do tríceps, porém essa redução não é suficiente para causar neuropatia. A STC é causada pela compressão patológica do nervo ulnar em seu interior, que pode ser causada por anormalidades estruturais associadas à exacerbação das forças mecânicas de compressão neural, resultando em neuropatia.[7] As possíveis causas da STC são:

- Sobrecarga (*overuse*).
- Subluxação/luxação dinâmica do nervo ulnar.
- Fratura umeral com formação de calo ósseo ou corpos livres, proeminência/esporão ósseo no epicôndilo medial, osteocondromas.
- Músculo ancôneo epitroclear, hipertrofia da cabeça medial do tríceps.
- Massas de partes moles e cistos gangliônicos com insinuação ao túnel.
- Sinovite no cotovelo com distensão da cápsula articular.
- Instabilidade em valgo do cotovelo.
- Compressão extrínseca aguda ou crônica (p. ex., *sleep palsy*).
- Trauma.

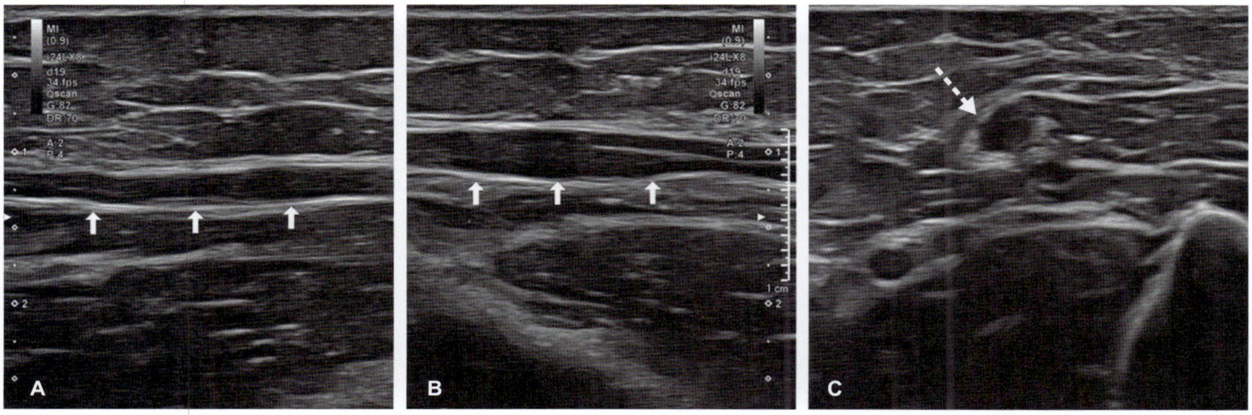

FIGURA 11
Neuropatia do ulnar direito no plano da arcada de Struthers. Imagens ultrassonográficas demonstrando espessamento neural no eixo longitudinal à direita (B) evidente na comparação com o lado contralateral normal (A). Na imagem no plano transverso (C), notam-se espessamento e hipoecogenicidade do nervo no lado acometido, com septo fibroso ecogênico adjacente (seta pontilhada), caracterizando a arcada de Struthers.

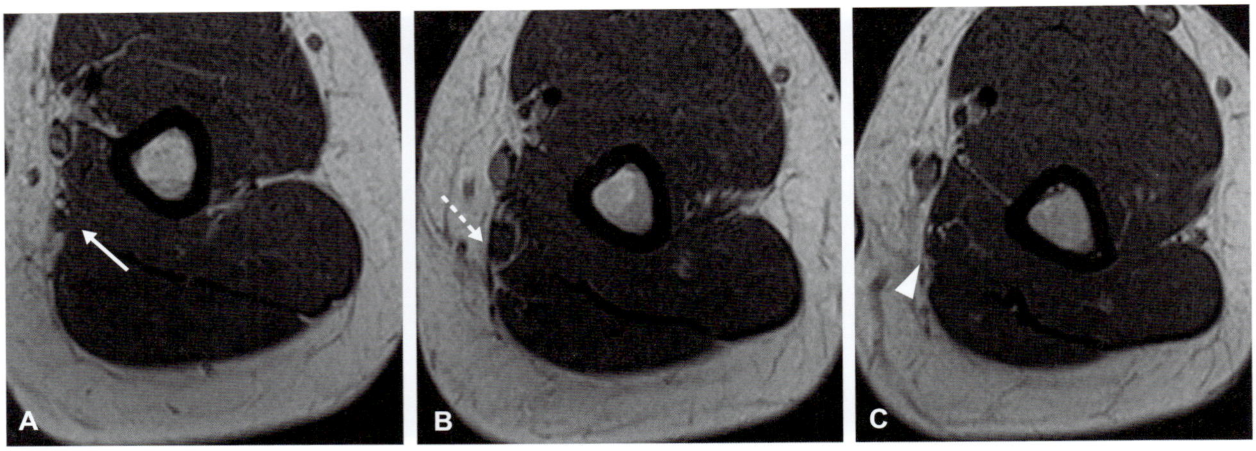

FIGURA 12
Neuropatia do ulnar na arcada de Struthers. Ressonância magnética com sequências axiais T1 demonstrando nervo ulnar com espessura preservada no plano proximal à arcada (seta em A); espessamento neural no plano da arcada com septo fibroso espessado adjacente (seta pontilhada em B); e nervo ulnar com leve espessamento no plano distal do braço (cabeça de seta em C).

Os pacientes tipicamente apresentam dor no aspecto medial do cotovelo, com exacerbação à flexão articular. Adicionalmente pode haver paresia e parestesia no território de inervação ulnar e déficit motor.

A alteração estrutural mais comum do túnel cubital é a presença do músculo ancôneo epitroclear, um músculo acessório presente em até 34% da população em dissecções anatômicas e reportado em cerca de 23% de pacientes assintomáticos na RM.[8] Está localizado no aspecto posterior do túnel, podendo comprimir o nervo ulnar contra o epicôndilo medial ou olécrano (Figura 13). A hipertrofia da cabeça medial do tríceps ou insinuação de suas fibras musculares na porção proximal do túnel cubital também pode ser causa de neuropatia (Figura 14).

Outro grupo de risco para STC é o de pessoas com luxação/subluxação anterior recorrente do nervo durante a flexão do cotovelo, reportada em até 20% de indivíduos assintomáticos[9] e que pode ser sentida como um ressalto. São fatores de risco para deslocamento do nervo ulnar: cúbito varo, ausência ou frouxidão do ligamento de Osborne, hipertrofia da cabeça medial ou presença de cabeça acessória do tríceps. Com a flexão do cotovelo existe um movimento anterior fisiológico do nervo ulnar em direção ao epicôndilo medial. A subluxação ocorre quando o nervo se move anteriormente até o ápice do epicôndilo medial, sem ultrapassá-lo completamente, o que a partir desse plano caracterizaria a luxação.[3] O deslocamento anterior habitualmente não é percebido nas imagens de RM realizadas com o cotovelo em extensão, exceto em casos

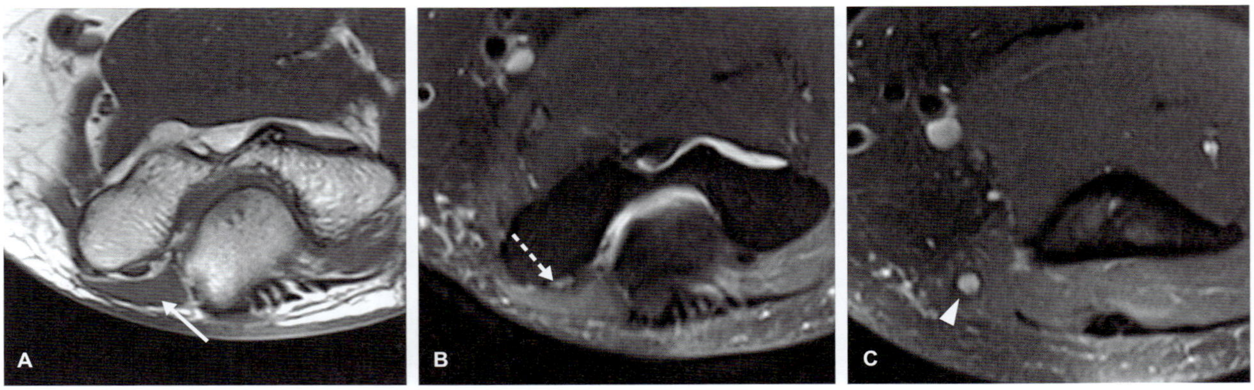

FIGURA 13
Neuropatia do ulnar associada a músculo ancôneo epitroclear. Imagens axiais de RM ponderadas em T1 (A) e T2FS (B e C) demonstrando ventre muscular acessório na porção posterior do túnel cubital (seta) com aparente compressão do nervo ulnar (seta pontilhada), notando-se espessamento e elevação de sinal neurais no plano mais proximal (cabeça de seta).

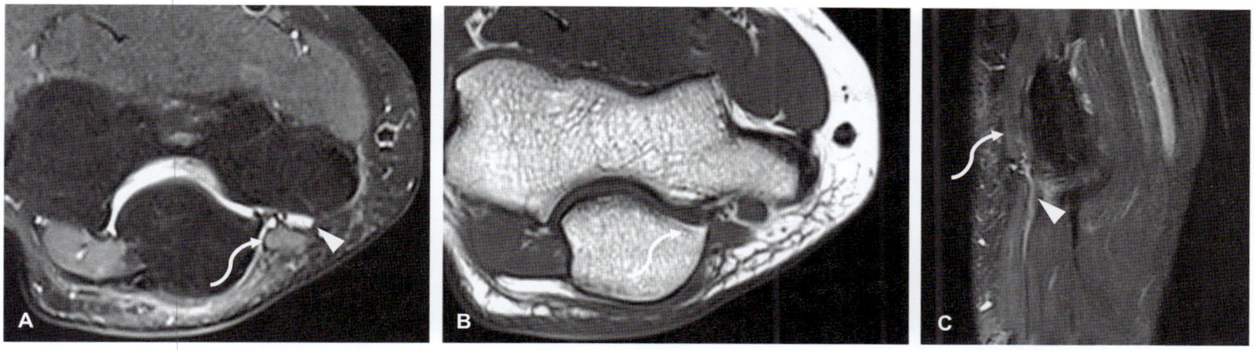

FIGURA 14
Insinuação da cabeça medial do tríceps no túnel cubital. Sequências axiais de ressonância magnética ponderadas em T2FS (A) e T1 (B) demonstrando a insinuação muscular na porção proximal do túnel (setas curvas) e sinais de neuropatia do ulnar com espessamento e elevação do sinal (cabeças de seta). Não há extensão desse componente muscular ao epicôndilo medial, o que ajuda a diferenciar de um ventre acessório ancôneo epitroclear.

nos quais existe um fator mecânico de deslocamento do nervo (Figura 15). A US permite a avaliação dinâmica do deslocamento neural com visualização simultânea do nervo ulnar e da cabeça medial do tríceps (Figura 16 e Vídeo 4). O reconhecimento por imagem do deslocamento concomitante do tríceps é importante para direcionar o tratamento adequado, já que a transposição anterior do nervo sem a correção do ressalto do tríceps pode levar à persistência dos sintomas.[10] Os aspectos cirúrgicos relacionados à transposição do nervo ulnar serão descritos no capítulo específico de pós-operatório.

VOUCHER: neurografiaperi

VÍDEO 4. Luxação do nervo ulnar com realização de manobras dinâmicas.

Na avaliação por RM, pacientes com neuropatia do ulnar podem apresentar aumento do sinal em T2/STIR e aumento da espessura do nervo, porém o hipersinal não é um achado específico, uma vez que pode estar presente em até 60% de pacientes assintomáticos no plano do túnel cubital.[8] A US pode demonstrar espessamento e hipoecogenicidade neural, com perda do padrão fascicular. A avaliação do nervo no eixo longitudinal e a comparação com o lado contralateral podem auxiliar na detecção do espessamento. Importante destacar que o nervo ulnar apresenta discreto aumento habitual do calibre no plano de epicôndilo medial, que não deve ser interpretado como neuropatia. Alguns autores têm sugerido um valor de 9 mm^2 como limite superior da normalidade em pacientes assintomáticos ou uma proporção maior que 1,5:1 comparando a área no túnel cubital com a medida no plano proximal ao túnel.[11]

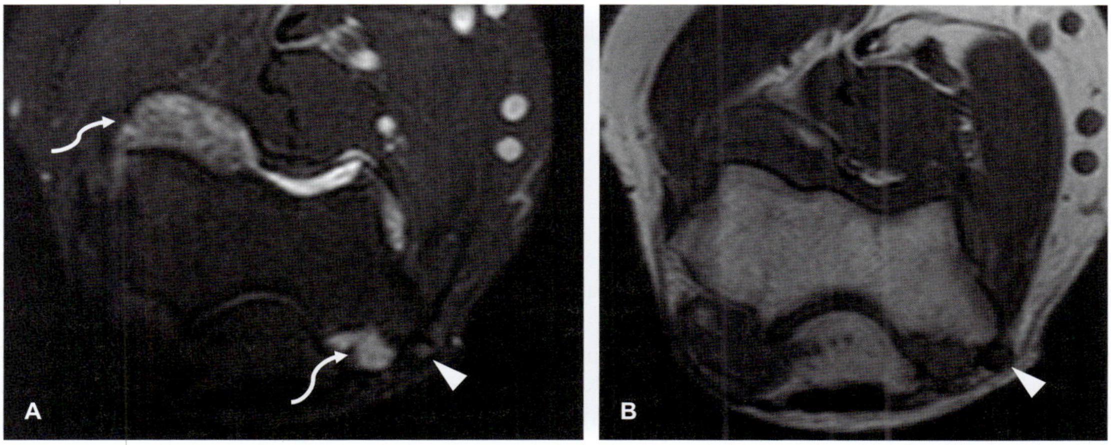

FIGURA 15
Sinovite no cotovelo determinando subluxação anterior do nervo ulnar em relação ao túnel cubital. Ressonância magnética com sequências axial T2fs (A) e T1 (B) demonstrando derrame articular com proliferação sinovial (setas curvas) e nervo ulnar subluxado anteriormente no exame realizado com o cotovelo em extensão (cabeça de seta).

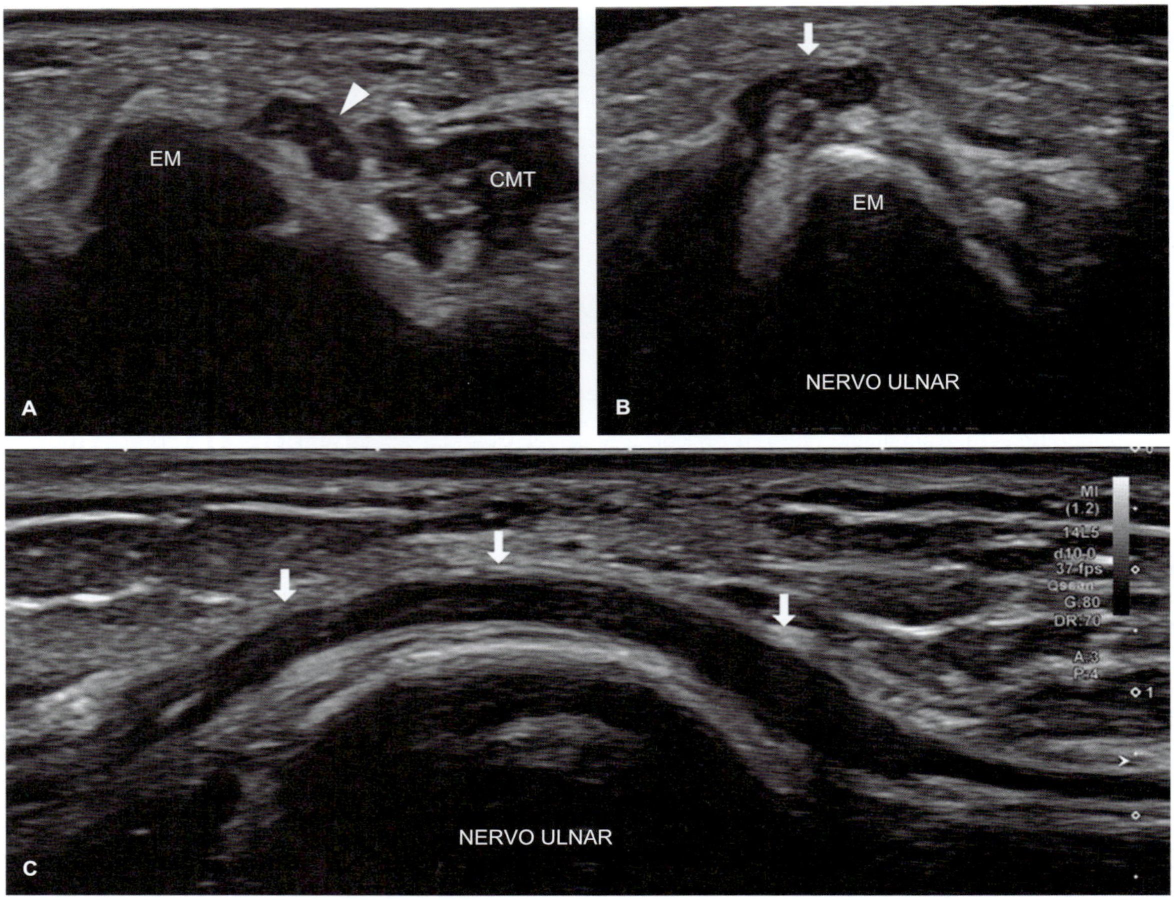

FIGURA 16
Luxação anterior do nervo ulnar em relação ao epicôndilo medial (EM). Imagens ultrassonográficas no eixo transverso com o cotovelo em extensão (A) e em flexão (B) demonstrando o nervo ulnar tópico no túnel cubital (cabeça de seta em A) e luxado anteriormente com a manobra dinâmica (seta em B). Associam-se sinais de neuropatia com perda do padrão fascicular habitual e espessamento neural, mais evidente no eixo longitudinal (setas em C). Cabeça medial do tríceps braquial (CMT) evidente em (A).

Canal de Guyon

A síndrome do canal de Guyon é uma patologia pouco frequente e resulta de uma compressão do nervo ulnar em seu interior, habitualmente causada por anormalidades estruturais que ocupam espaço no canal. As principais causas são:

- Cistos gangliônicos/sinoviais.
- Lipomas.
- Trauma repetitivo (síndrome do martelo hipotenar e paralisia do ciclista).
- Anomalias ligamentares e musculares (músculo abdutor acessório do 5º dedo, músculo palmar longo acessório, hipertrofia do músculo flexor ulnar do carpo).
- Fraturas do rádio, pisiforme ou gancho do hamato; subluxação/luxação do carpo (Figura 17).
- *Hamuli proprium* (alteração congênita do gancho do hamato).
- Artrose pisopiramidal.
- Aneurisma, dissecção ou trombose da artéria ulnar.

A principal causa de compressão do nervo ulnar no interior do canal de Guyon é a presença de cisto gangliônico/sinovial relacionado à articulação pisopiramidal (Figura 18). O trauma crônico repetitivo do nervo ulnar com o punho em extensão pode causar neuropatia e está mais frequentemente associado ao uso de ferramentas, muletas e guidão de bicicleta (paralisia do ciclista).[7] Além disso, o trauma direto na eminência hipotenar, como na síndrome do martelo hipotenar e na paralisia do ciclista, pode causar trombose (Figura 19), dissecção ou pseudoaneurisma da artéria ulnar resultando em compressão do nervo ulnar por aumento da pressão no interior do canal de Guyon.[11]

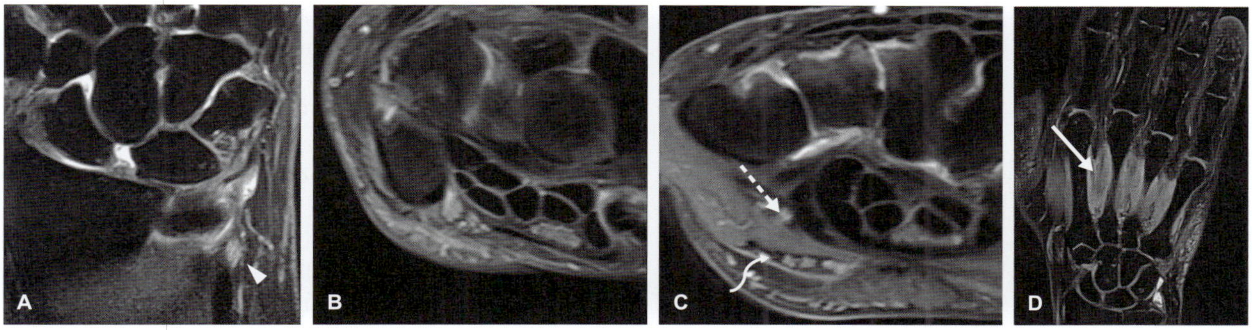

FIGURA 17
Subluxação medial do carpo com neuropatia do ulnar. Ressonância magnética com sequências T2FS coronais (A e D) e axiais (B e C) de paciente com subluxação medial do carpo determinando acotovelamento do trajeto do nervo ulnar (cabeça de seta) e sinais de neuropatia acometendo inclusive os ramos sensitivo (seta curva) e motor (seta pontilhada). Nota-se edema da musculatura intrínseca da mão (seta reta), sugerindo denervação.

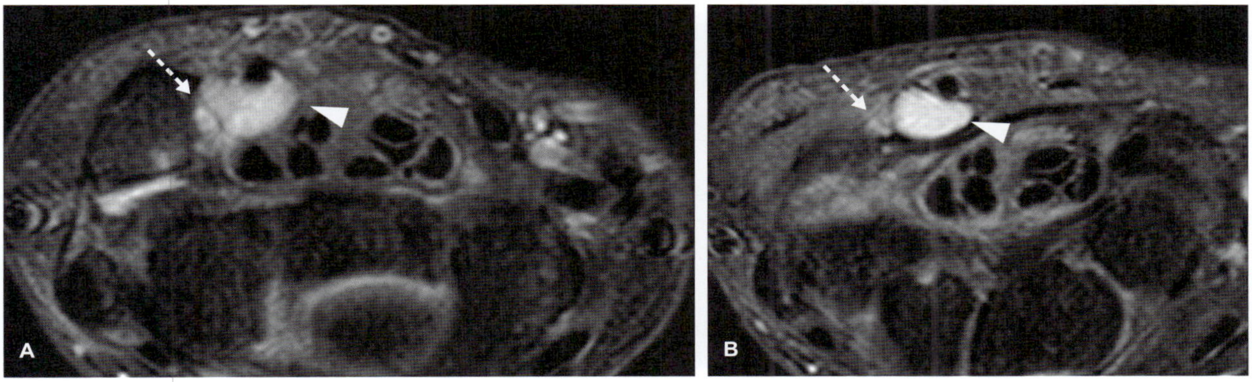

FIGURA 18
Cisto no canal de Guyon. Sequências axiais T2fs no plano proximal (A) e distal (B) do canal demonstrando cisto (cabeças de seta) que comprime e desloca medialmente o nervo ulnar (setas pontilhadas).

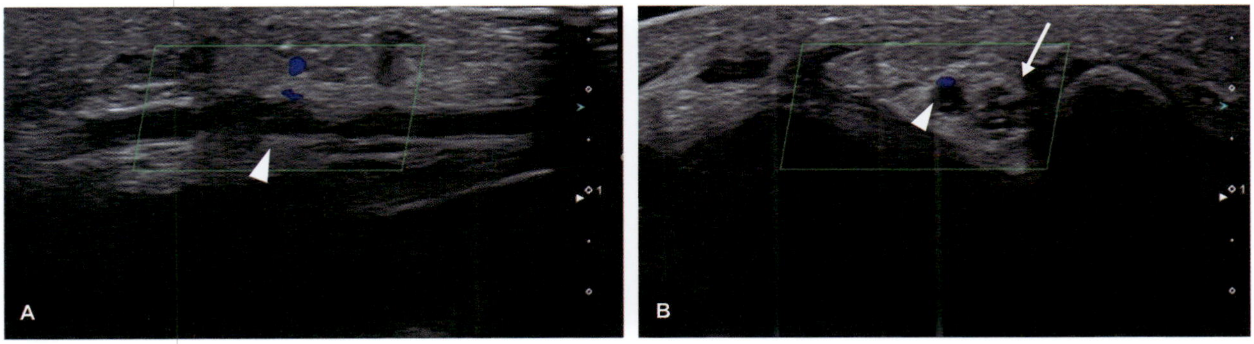

FIGURA 19
Trombose da artéria ulnar no interior do canal de Guyon. Imagens ultrassonográficas no plano longitudinal (A) e transverso (B) demonstrando ausência de fluxo arterial (cabeças de seta) ao Doppler colorido. Notam-se hiperecogenicidade da gordura do canal de Guyon e leve espessamento do nervo ulnar adjacente (seta), sem perda do padrão fascicular.

Na síndrome do canal de Guyon, os sintomas dependem do plano da lesão em relação à bifurcação do nervo (Figura 20), sendo mais comum no plano proximal à bifurcação (síndrome tipo 1) e caracterizada por alterações sensitivas combinadas à fraqueza de toda a musculatura hipotenar e intrínseca da mão, sem alteração sensitiva dorsal (território do ramo cutâneo dorsal), o que permite distinguir essa síndrome na compressão neural no túnel cubital. Uma lesão isolada do ramo motor profundo na saída do canal (síndrome tipo 2) afeta

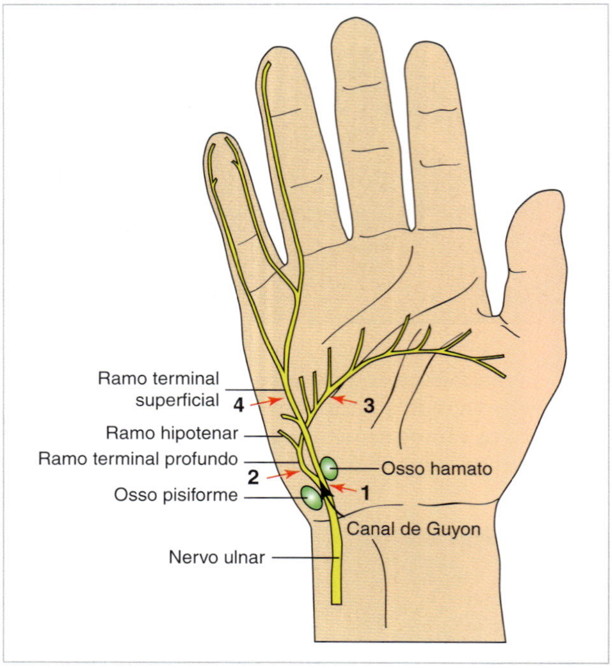

FIGURA 20
Figura esquemática das síndromes clínicas de compressão do nervo ulnar no punho em relação ao sítio anatômico.

toda a musculatura ulnar intrínseca da mão, sem alterações sensitivas associadas. Uma lesão do ramo motor profundo distal aos ramos hipotenares afeta a musculatura interóssea e lumbrical, mas poupa a musculatura hipotenar (síndrome tipo 3). A lesão isolada do ramo sensitivo superficial (tipo 4) determina perda sensitiva sem alterações motoras associadas.[7]

Na RM, o nervo ulnar no interior do canal de Guyon é mais bem identificado nas sequências ponderadas em T1. Apresenta-se como uma estrutura redonda ou oval de baixo sinal circundada por gordura, com diâmetro médio de 3 mm.[1] São sinais de neuropatia aumento do sinal em T2/STIR e aumento da espessura neural. A RM pode identificar lesões com efeito de massa no canal de Guyon, além de músculos anômalos/acessórios e bandas fibrosas. Além disso, a RM é o método ideal para avaliação dos sinais indiretos de neuropatia como edema ou atrofia muscular por denervação. Por ter trajeto superficial no canal de Guyon, o nervo ulnar e seus ramos também podem ser bem identificados pela US, que permite ainda a avaliação concomitante da artéria ulnar com estudo Doppler, sem necessidade do uso de contraste intravenoso como na RM.

NEUROPATIAS NÃO COMPRESSIVAS

Além das neuropatias compressivas relacionadas ao aprisionamento do nervo em sítios anatômicos predispostos, outras causas de neuropatia ulnar no membro superior incluem lesão neural traumática, infecção, polineuropatias inflamatórias e neuropatias causadas por tumor. Os tumores neurais serão discutidos em capítulo específico e as neuropatias inflamatórias serão discutidas no capítulo sobre plexo braquial.

Lesões neurais traumáticas podem ou não cursar com transecção neural completa/parcial. Clinicamente pode ser difícil diferenciar as lesões, que podem ser conduzidas de forma conservadora com potencial de recuperação espontânea (neuropraxia e axoniotmese, de acordo com a classificação de Seddon) e lesões que devem ser tratadas cirurgicamente (neurotmese).[7] Tanto a RM quanto a US permitem a avaliação da integridade e continuidade neural pós-traumática, além da avaliação de sinais indiretos relacionados à denervação.

Na axoniotmese, com a regeneração axonal gradual ocorre regressão completa das alterações neurais e da musculatura acometida, sendo o tempo de regeneração axonal bastante variável, podendo durar semanas. A denervação muscular é um sinal indireto de lesão neural e pode aparecer dentro de 24 a 48 horas nas imagens de RM, com edema muscular difuso no território de inervação. Na neurotmese, pela ausência de regeneração axonal, a denervação tende a evoluir cronicamente com atrofia e lipossubstituição muscular (aumento do sinal em T1 na RM e aumento da ecogenicidade na US), podendo haver formação de neuroma no coto proximal (Figura 21).

Os nervos periféricos podem ser acometidos por processos infecciosos virais (p. ex., varicela-zóster, herpes simples, poliomielite) e bacterianos (p. ex., hanseníase e tuberculose), cujo quadro clínico pode ser indistinguível de outras causas de neuropatia. Nesses casos, a avaliação clínica e laboratorial é essencial para o diagnóstico adequado e os exames de imagem podem contribuir para afastar outras causas anatômicas de neuropatia, já que habitualmente apresentam aspecto de imagem normal ou apenas um espessamento neural difuso (Figura 22).

CONSIDERAÇÕES FINAIS

O nervo ulnar apresenta trajeto predominantemente superficial no membro superior, sendo particularmente suscetível à compressão em seus trajetos anatômicos nos túneis fibro-ósseos no cotovelo e punho. Embora o exame clínico e os estudos eletrofisiológicos sejam a base diagnóstica, a avaliação por US e RM permite a visualização direta do nervo e a avaliação das estruturas adjacentes, muitas vezes auxiliando no diagnóstico

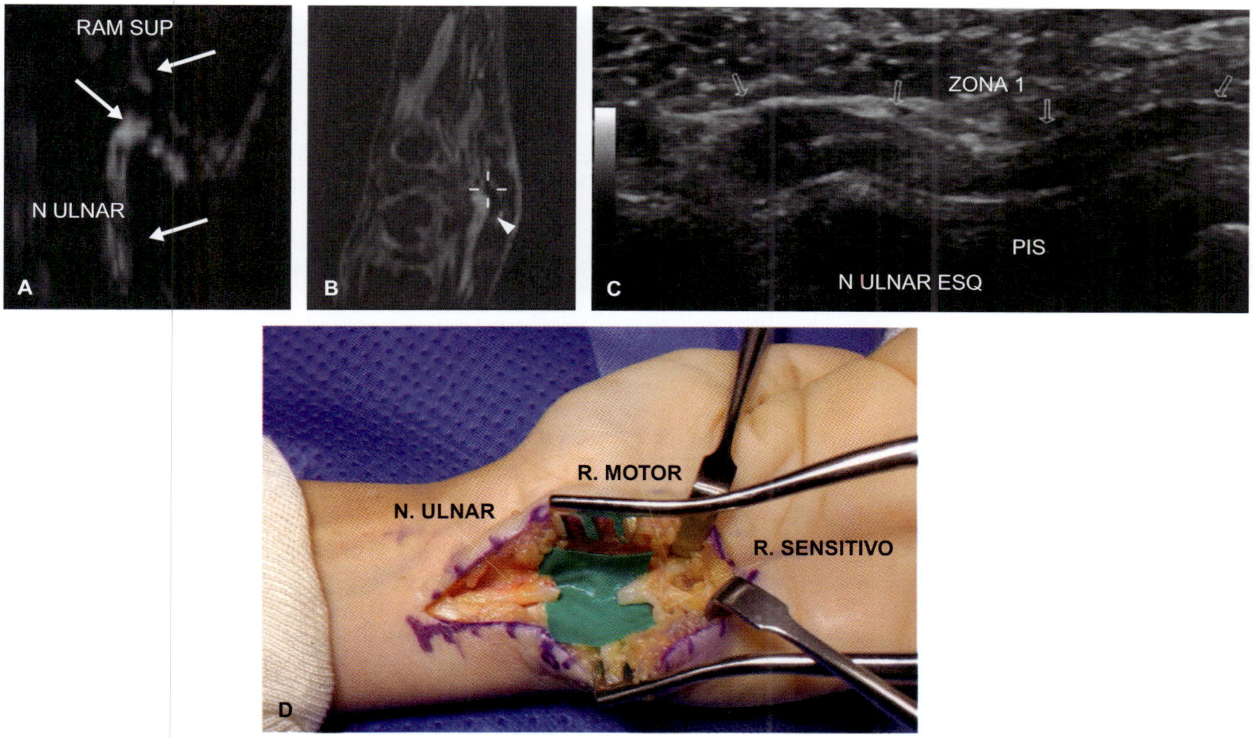

FIGURA 21
Neurotmese do ulnar no punho. Ressonância magnética com reconstrução coronal MIP da sequência DESS (A) e sagital T1FS pós-Gd (B) demonstrando transecção completa do nervo ulnar na zona 1 (setas), com espessamento e formação de neuroma no coto proximal (cabeça de seta), achados também evidentes na imagem ultrassonográfica no plano longitudinal do nervo (C) e no intraoperatório (D).

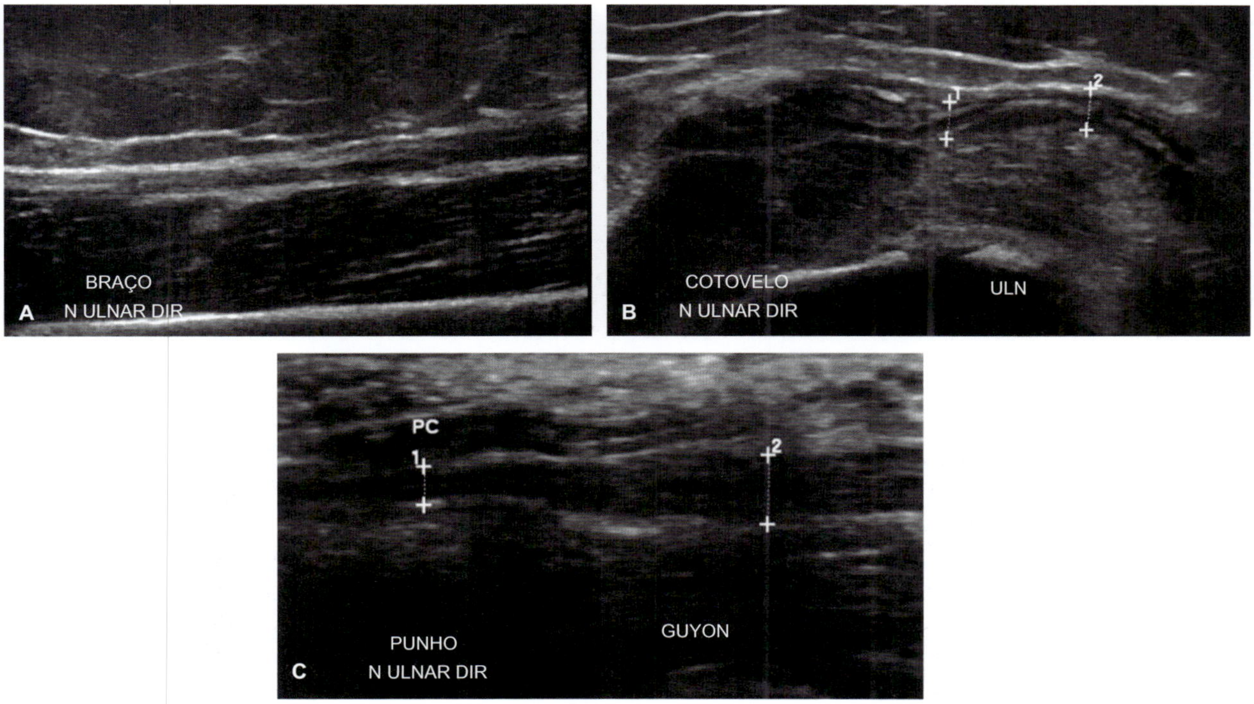

FIGURA 22
Imagens ultrassonográficas no eixo longitudinal realizadas em paciente com diagnóstico de hanseníase, notando-se leve espessamento difuso do nervo ulnar em seu trajeto no braço (A), cotovelo (B) e punho (C).

diferencial. O conhecimento das características clínicas das neuropatias periféricas, da anatomia e dos locais e causas mais comuns de aprisionamento do nervo facilita a escolha do teste diagnóstico e manejo clínico mais adequado do caso.

REFERÊNCIAS

1. Linda DD, Harish S, Stewart BG, Finlay K, Parasu N, Rebello RP. Multimodality imaging of peripheral neuropathies of the upper limb and brachial plexus. Radiographics. 2010;30:1373-400.
2. Agarwal A, Chandra A, Jaipal U, Saini N. Imaging in the diagnosis of ulnar nerve pathologies—a neoteric approach. Insights Imaging. 2019;10(37).
3. Brown JM, Yablon CM, Morag Y, Brandon CJ, Jacobson JA. US of the peripheral nerves of the upper extremity: a landmark approach. Radiographics. 2016;36(2):452-63.
4. Zaidman CM, Seelig MJ, Baker JC, Mackinnon SE, Pestronk A. Detection of peripheral nerve pathology: comparison of ultrasound and MRI. Neurology. 2013;80(18):1634-40.
5. Mitchell CH, Brushart TM, Ahlawat S, Belzberg AJ, Carrino JA, Fayad LM. MRI of sports-related peripheral nerve injuries. AJR Am J Roentgenol. 2014;203(5):1075-84.
6. Caetano EB, Sabongi Neto JJ, Vieira LA, Caetano MF. The arcade of Struthers: an anatomical study and clinical implications. Rev Bras Ortop. 2017;52(3):331-6.
7. Andreisek G, Crook DW, Burg D, Marincek B, Weishaupt D. Peripheral neuropathies of the median, radial, and ulnar nerves: MR imaging features. Radiographics. 2006;26:1267-87.
8. Husarik DB, Saupe N, Pfirrmann CWA, Jost B, Hodler J, Zanetti M. Elbow nerves: MR findings in 60 asymptomatic subjects - normal anatomy, variants, and pitfalls. Radiology. 2009;252(1):148-56.
9. Okamoto M, Abe M, Shirai H, Ueda N. Observation by ultrasonography. J Hand Surg. 2000;25B:86-90.
10. Xarchas KC, Psillakis I, Koukou O, Kazakos KJ, Ververidis A, Verettas DA. Ulnar nerve dislocation at the elbow: review of the literature and report of three cases. Open Orthop J. 2007;1:1-3.
11. Choi SJ, Ahn JH, Ryu DS, Kang CH, Jung SM, Park MS, et al. Ultrasonography for nerve compression syndromes of the upper extremity. Ultrasonography. 2015;34:275-91.

12

Nervos digitais

Eduarda Castelo Branco Araújo Bernal
Marcos Felippe de P. Corrêa

INTRODUÇÃO

Os nervos digitais são responsáveis pela função sensitiva das mãos e dos pés e representam ramificações terminais dos nervos ulnar, mediano e radial no membro superior e dos nervos plantares medial e lateral no membro inferior. Com a ressonância magnética (RM) e a ultrassonografia (US) de alta frequência, anormalidades traumáticas e não traumáticas dos nervos digitais podem ser diagnosticadas com alto contraste e alta resolução espacial.

ANATOMIA

Membro superior

Distalmente ao túnel do carpo, o nervo mediano se divide em uma porção lateral e uma porção medial. A porção lateral dá origem a um ramo motor recorrente curto para a musculatura tenar, e então se divide em três nervos digitais volares próprios, sendo dois deles para suprir cada lado do polegar e o terceiro inerva o lado radial do dedo indicador. A porção medial se divide em dois nervos digitais volares comuns. O primeiro corre entre os dedos indicador e médio, dividindo-se em dois nervos digitais próprios para inervar o segundo músculo lumbrical. O segundo nervo digital volar comum fornece dois nervos digitais próprios e corre entre o dedo médio e o anelar (Figura 1). Cada nervo digital próprio divide-se no final de cada dedo em dois ramos dorsais, um para suprir a polpa digital e outro para suprir o leito ungueal (Figura 2).

O ramo superficial do nervo radial é responsável pela inervação sensitiva do aspecto radial do dorso da mão, incluindo polegar, dedo indicador, terceiro dedo e metade radial do dedo anelar proximal à articulação interfalangiana distal pelo seu ramo chamado de nervo digital dorsal (Figuras 2 e 7).

No canal de Guyon, o nervo ulnar se divide em um ramo sensorial superficial e ramo motor profundo. O ramo sensorial superficial supre os dedos anular e mínimo. O ramo motor profundo supre os músculos da eminência hipotenar (Figura 1).

No corte transversal, os nervos digitais situam-se volares às artérias digitais e terminam logo após a articulação interfalangiana distal, onde inerva o leito ungueal, a polpa e a ponta digital (Figura 3).

Membro inferior

Os nervos plantares medial e lateral originam-se do nervo tibial, fornecendo inervação sensório-motora para a planta do pé. Os nervos plantares digitais comuns (ou interdigitais plantares) são ramos dos nervos plantares medial e lateral. O primeiro, segundo e terceiro nervos digitais plantares comuns geralmente surgem do nervo plantar medial, enquanto o quarto nervo digital plantar comum geralmente surge do nervo plantar lateral. O nervo digital comum do terceiro espaço é o único que recebe um ramo comunicante do nervo plantar lateral em cerca de 51% dos indivíduos. Ao nível dos espaços interdigitais, cada nervo digital plantar comum se bifurca em dois nervos plantares próprios, denominados ramos digitais medial e lateral, para suprir os lados opostos dos dedos adjacentes (Figura 4). Cada espaço intermetatarsal é separado em dois níveis pelos ligamentos metatarsais superficial e profundo. Os ligamentos metatarsais profundos consistem em bandas curtas, largas e achatadas que conectam as cabeças metatarsais adjacentes e se estendem entre as placas plantares das articulações metatarsofalângicas. A bursa intermetatarsal está localizada dorsalmente ao ligamento intermetatarsal profundo, e o nível inferior do espaço intermetatarsal contém o feixe neurovascular (Figura 5).[1]

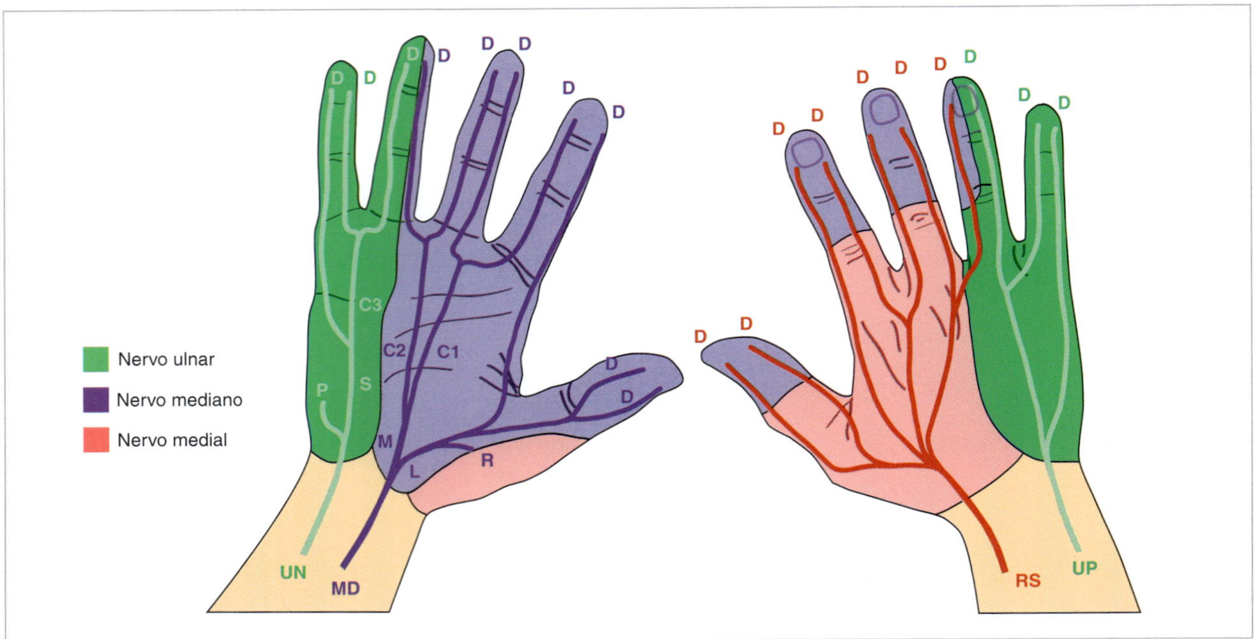

FIGURA 1
Suprimento cutâneo da mão – áreas de inervação sensitiva dos nervos mediano, radial e ulnar. Distal ao túnel do carpo, o nervo mediano (MD, roxo) divide-se em uma porção lateral menor (L) e uma porção medial maior (M). A porção lateral (L) dá origem a um ramo motor recorrente (R) para suprir a musculatura tenar e se divide em três nervos digitais volares próprios (D) para suprir o polegar e o dedo indicador radial. A porção medial (M) se divide em dois nervos digitais volares comuns (C1 e C2) que se dividem em dois nervos digitais próprios (D). Distal ao canal de Guyon, o nervo ulnar (UN, verde) se bifurca em um ramo sensitivo superficial (S) e motor profundo (P) para suprir a musculatura hipotenar. O ramo sensitivo superficial dá origem a um ramo digital volar próprio que supre o aspecto ulnar do dedo mínimo (D) e o ramo digital comum (C3).

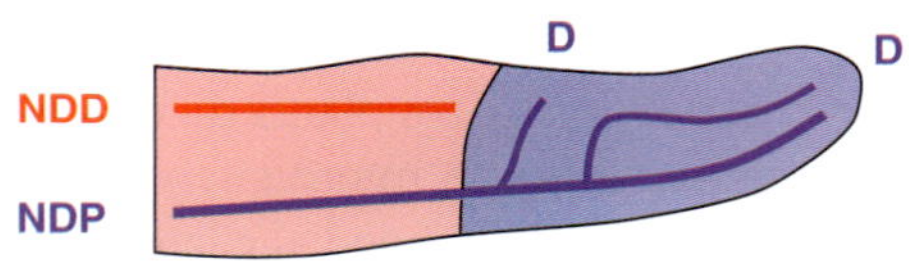

FIGURA 2
O nervo digital próprio (NDP) supre a falange distal dorsal via ramos dorsais (D), um deles para a polpa do dedo e o outro para o leito ungueal. O nervo digital dorsal (NDD) se origina do ramo superficial do nervo radial.

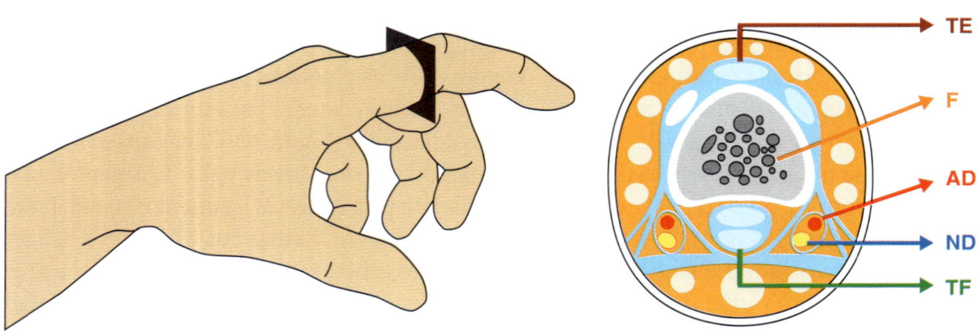

FIGURA 3
Corte transversal do dedo no nível da falange média (F) mostrando os tendões extensores (TE) e flexores (TF) e a posição volar do nervo digital (ND) em relação à artéria digital (AD).

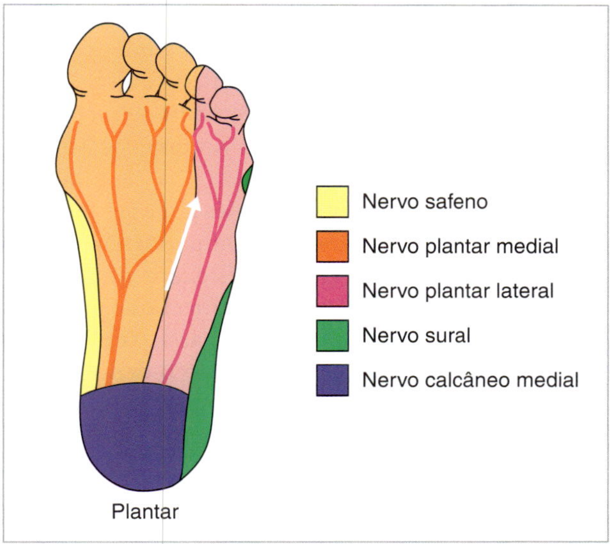

FIGURA 4
Suprimento cutâneo do pé – áreas de inervação sensitiva dos nervos safeno, plantar lateral e medial, calcâneo medial e sural. O nervo plantar medial (laranja) dá origem aos nervos digitais para os três primeiros espaços interdigitais e o nervo plantar lateral (rosa), para o quarto espaço interdigital. Um ramo de comunicação (seta) geralmente está presente para o terceiro espaço interdigital – único que recebe fibras dos nervos plantares medial e lateral.

CLÍNICA

Embora rara (0,3-3% das lesões da mão), a lesão dos nervos digitais da mão está associada a incapacidade significativa e geralmente faz com que os pacientes se afastem do trabalho. Pacientes com lesão do nervo digital apresentam perdas significativas na destreza das mãos, o que aumenta o potencial de queimaduras ou lacerações. A lesão ocorre mais comumente em homens com idade média de 30 anos e acontece no trabalho, geralmente decorrente de uma lesão penetrante. O prognóstico de pacientes com lesão do nervo digital é melhor em pacientes mais jovens. Pacientes com mais de 40 anos de idade ou com lesões graves têm pior prognóstico.

Os nervos digitais dos pés estão tipicamente envolvidos nos neuromas de Morton, os quais, embora classicamente denominados neuromas, consistem em um aumento fusiforme de um nervo digital plantar em razão de uma fibrose perineural não neoplásica que comumente acomete sua bifurcação, sendo o terceiro espaço interdigital normalmente o mais afetado. Na histologia representam uma degeneração do nervo em vez de um verdadeiro tumor neural. Os pacientes geralmente apresentam dor no antepé que irradia do mediopé para os dedos. Os sintomas são frequentemente progressivos e agravados pela atividade.[2]

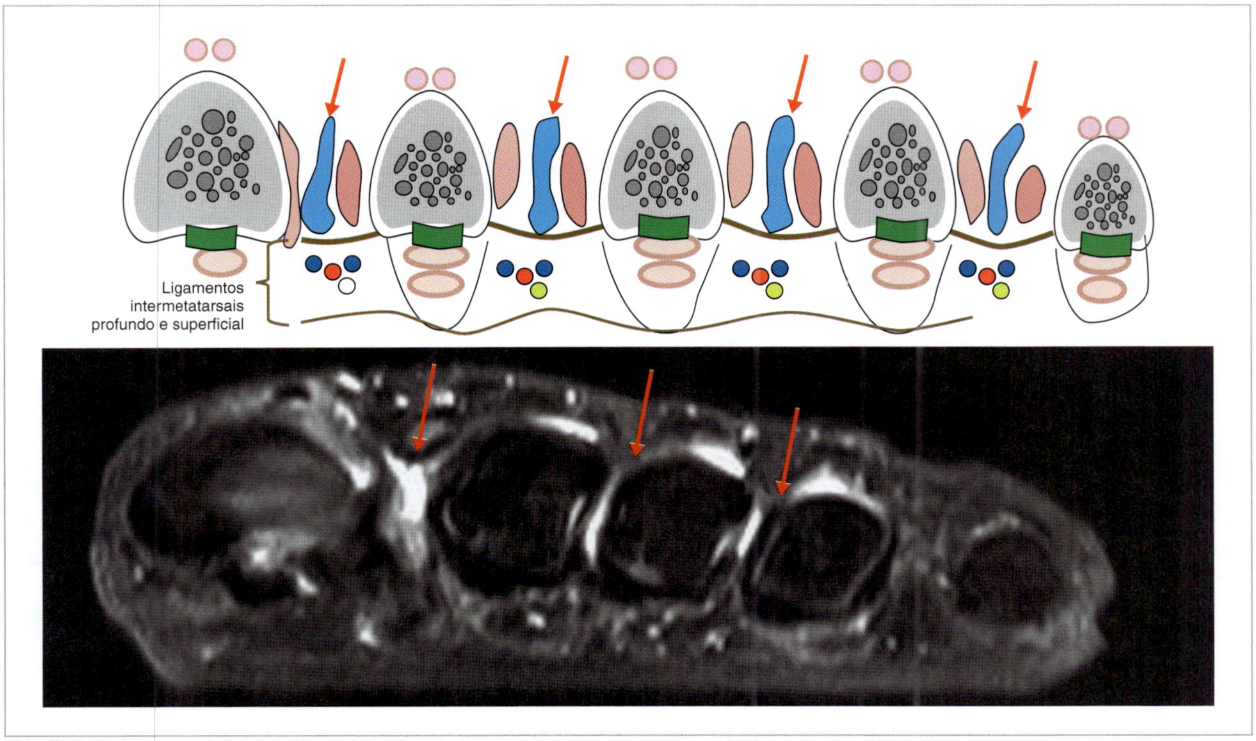

FIGURA 5
Relação da bursa intermetatarsal (setas vermelhas), localizada dorsalmente ao ligamento intermetatarsal profundo e o feixe neurovascular, localizado entre os ligamentos intermetatarsais.

IMAGEM

Ultrassonografia

Por sua excelente resolução espacial, a US de alta frequência, ou seja, com transdutores acima de 20 MHz, é uma das modalidades de imagem capaz de avaliar a integridade estrutural dos nervos digitais tanto das mãos quanto dos pés.

Pelo fato de o nervo digital da mão ter um fino calibre e por às vezes não seguir um curso retilíneo, sua visualização no eixo longitudinal pode ser dificultada, razão pela qual se recomenda que ele seja analisado no eixo transversal e seguido por toda sua extensão. Os reparos anatômicos descritos na Figura 3 também são demonstrados ao exame ultrassonográfico. Pela posição volar do nervo digital em relação à artéria digital, a análise do nervo digital no exame ultrassonográfico é realizada com a palma da mão virada para cima (Figura 6 e Vídeo 1). A aparência normal do nervo digital à US revela em seu eixo transversal pequenas áreas hipoecoicas separadas por septos hiperecoicos, dando uma aparência de "favo de mel". Os cortes longitudinais também revelam a arquitetura fascicular, levando a uma aparência de "feixe de canudos". O nervo é mais ecogênico e tem menor calibre quando comparado à artéria digital adjacente (Figura 6). O tendão é mais ecogênico em relação ao nervo e apresenta um arranjo compacto de fibrilas ecogênicas.

VÍDEO 1. Avaliação ultrassonográfica do nervo digital.

VOUCHER: neurografiaperi

À US também é possível avaliar os ramos dorsais descritos na Figura 2, como no caso de uma paciente com alteração de sensibilidade no aspecto dorsal e radial do polegar (Figura 7) com neuroma no nervo digital dorsal (NDD), o qual se origina no ramo superficial do nervo radial.

A US dos nervos digitais dos pés pode ser feita por abordagem dorsal e plantar. A compressão lateral do antepé pela mão pode causar deslocamento plantar de um neuroma e pode produzir um clique palpável. Essa manobra é derivada do teste clássico de Mulder. Já a aplicação de pressão direta com o dedo na face dorsal de cada espaço intermetatarsal abre as duas cabeças metatarsais, o que melhora sua visualização com a sonda em posição plantar (ou vice-versa). Os espaços interdigitais estão separados por tecido fibrogorduroso, o qual aparece hiperecogênico à US; a obliteração desses espaços pode representar alguma patologia. Os tecidos anteriores ao ligamento intermetatarsal são livremente móveis com compressão dinâmica, enquanto os tecidos profundos ao ligamento permanecem estáticos. O neuroma de Morton ocorre tipicamente na bifurcação terminal do nervo digital plantar comum (Figura 8).[3,9,10,13,14]

Ressonância magnética

À RM, espera-se que um nervo digital tenha um sinal intermediário em sequências sensíveis a fluidos. O achado isolado de discreto aumento na intensidade do sinal do nervo digital como única anormalidade é de difícil interpretação. O aumento do sinal neural pode refletir neuropatia leve, mas também pode representar artefato relacionado a fatores técnicos, como falha na supressão de gordura.[17]

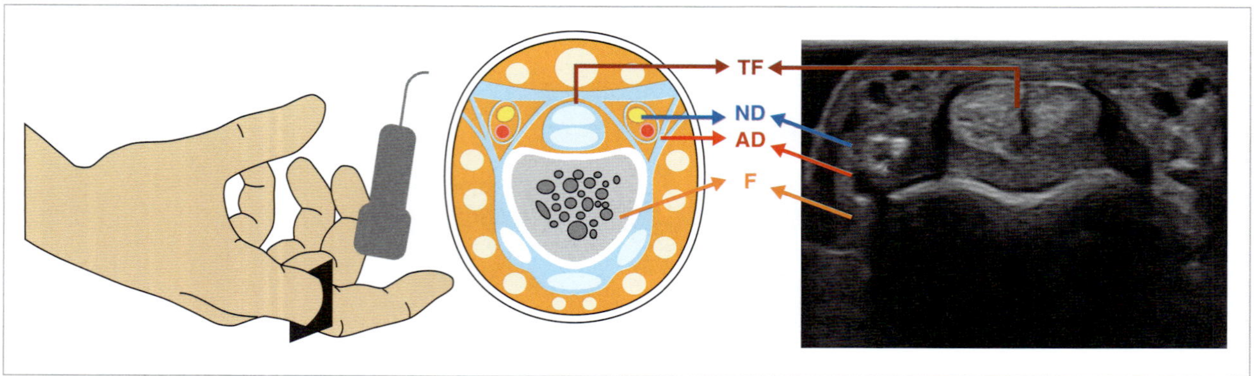

FIGURA 6
Corte transversal do dedo no nível da falange média (F) em correspondência ao estudo ultrassonográfico realizado com a palma da mão virada para cima, mostrando os tendões flexores (TF) e o nervo digital (ND) superficial a uma estrutura tubular mais espessa representando a artéria digital (AD).

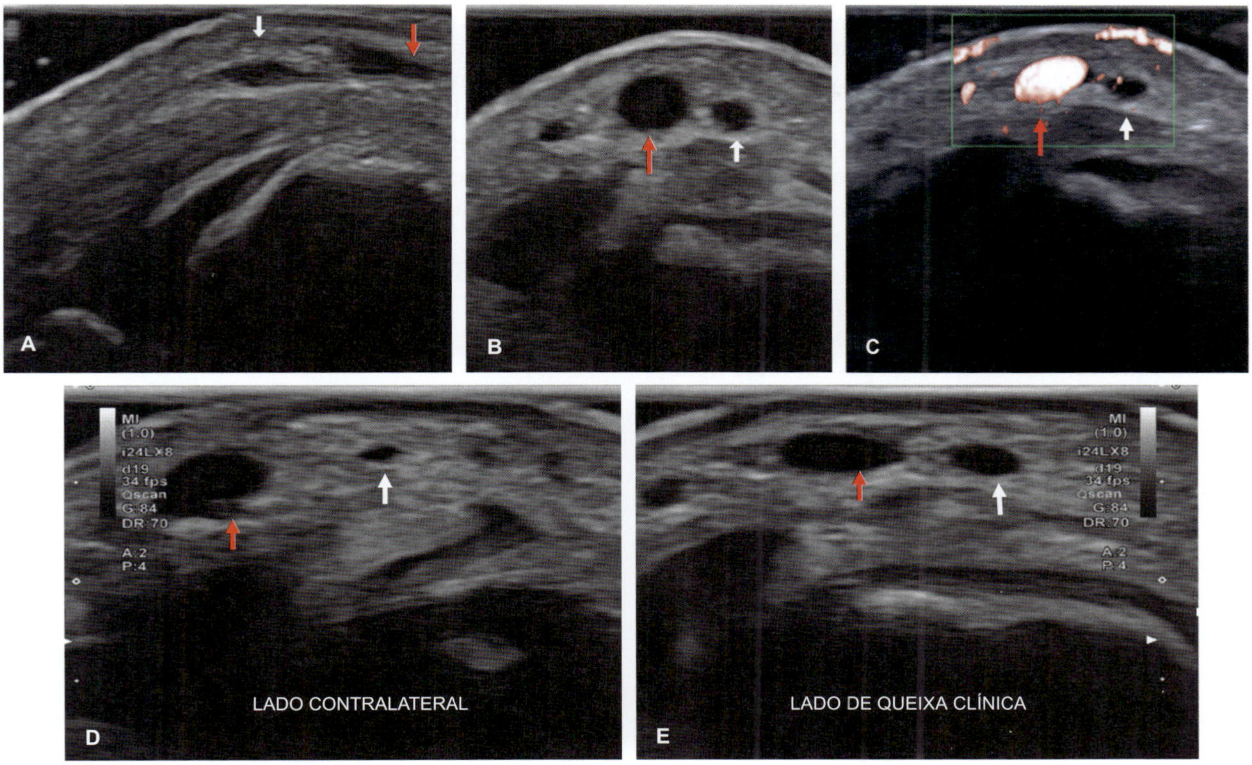

FIGURA 7
Espessamento focal nodular do nervo digital dorsal do polegar (ramo do nervo radial sensitivo), compatível com neuroma representado pelas setas brancas (imagem A) no eixo longo e nas demais no eixo curto, adjacente à veia cefálica (setas vermelhas). Note a diferença de calibre neural em comparação ao lado contralateral normal.

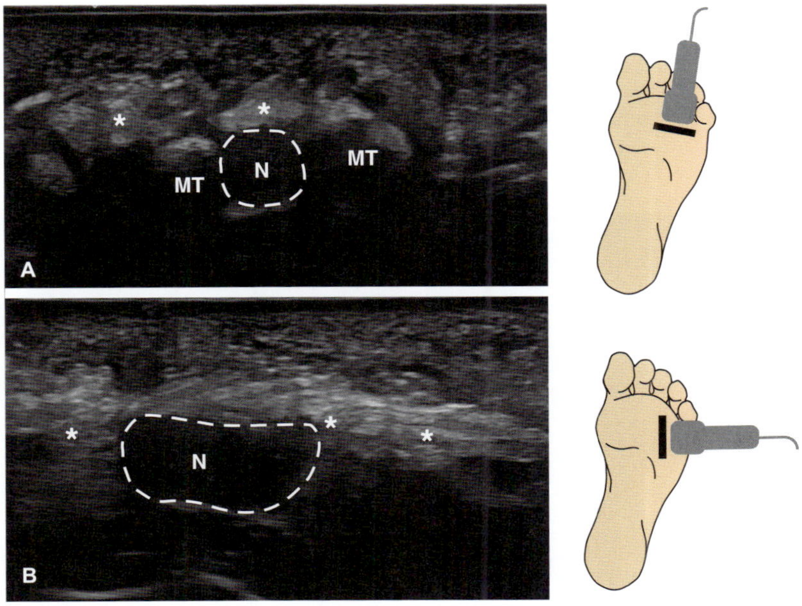

FIGURA 8
Espaços interdigitais hiperecogênicos representados pelos asteriscos (*) localizados entre cabeças metatarsais (MT) no corte transversal na imagem A e no corte longitudinal da imagem B. Tal espaço é obliterado por formação nodular hipoecogênica compatível com neuroma de Morton (N) delimitado pelas linhas tracejadas.

Outros achados como alterações de calibre e perda do padrão fascicular normal nas imagens ponderadas em T1 auxiliam no diagnóstico de lesão neural. Achados secundários como denervação muscular devem ser procurados para apoiar o diagnóstico de neuropatia.

As imagens ponderadas em T1 são mais anatômicas e permitem a visualização do nervo digital com mais facilidade, já que há gordura circunjacente (Figura 9); as imagens sensíveis a líquido permitem a avaliação da intensidade de sinal neural.

Na RM, os neuromas de Morton estão dentro do espaço intermetatarsal e centrados no feixe neurovascular plantar ao ligamento metatarsal transverso profundo. Possuem intensidade de sinal baixa a intermediária, refletindo a fibrose ao redor do nervo. Nas sequências ponderadas em T1, os neuromas de Morton têm intensidade semelhante à do músculo e são bem demarcados em decorrência do tecido adiposo hiperintenso circundante (Figura 10). Em sequências sensíveis a fluidos, os neuromas de Morton são de sinal baixo a intermediário e, portanto, imperceptíveis da gordura hipointensa circundante. A vantagem das sequências sensíveis ao fluido é na diferenciação entre neuromas e lesões que contêm líquido, como a distensão das bursas intermetatársicas.[4,11,12]

CASOS PATOLÓGICOS

Lesões traumáticas

Lesões dos nervos digitais são muito comumente observadas em um ambiente de emergência após trauma de mão. Se não tratadas, essas lesões podem resultar no desenvolvimento de neuroma e/ou levar a uma alteração na sensibilidade no dedo, o que resulta em incapacidade funcional.

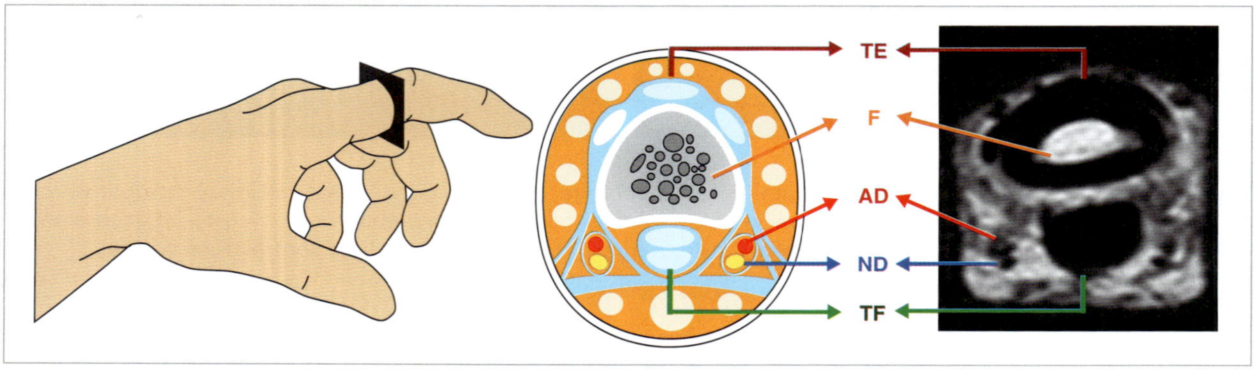

FIGURA 9
Corte transversal do dedo no nível da falange média (F) em correspondência à ressonância magnética ponderada em T, mostrando os tendões extensores (TE) e flexores (TF) e a posição volar do nervo digital (ND) em relação à artéria digital (AD).

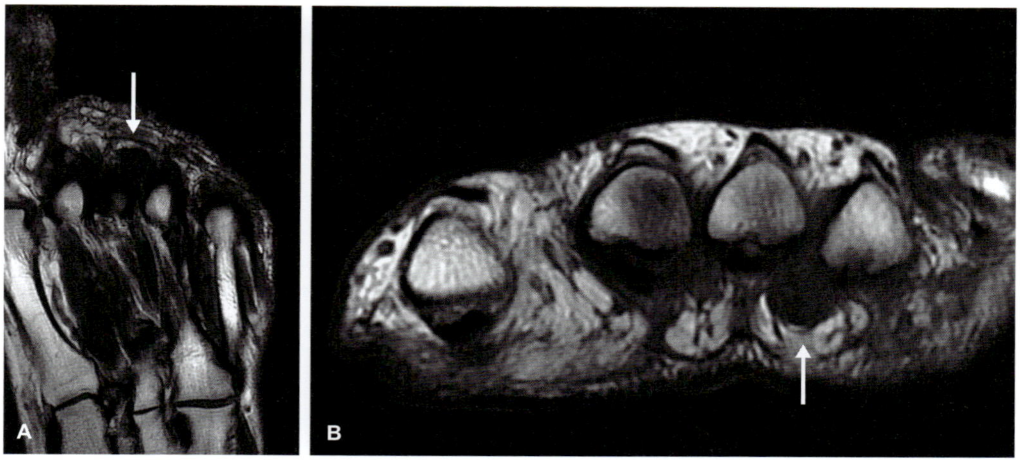

FIGURA 10
Imagens coronal e axial ponderadas em T1 mostram neuroma de Morton (seta) no terceiro espaço intermetatarsal ao nível da cabeça metatarsal.

Três tipos de lesão de nervo periférico foram descritos com base no seu mecanismo: lesões por estiramento, por laceração ou por compressão. A depender das alterações microscópicas, as lesões nervosas são amplamente classificadas como neuropraxia, axoniotmese e neurotmese. A neuropraxia é uma lesão com manutenção da continuidade nervosa. A axoniotmese é a ruptura dos axônios e da mielina com epineuro e perineuro intactos, enquanto a neurotmese é a ruptura completa do nervo. A neuropraxia e a axonotmese têm boas chances de recuperação, enquanto a neurotmese geralmente não se recupera sem cirurgia.

Queimaduras elétricas profundas em mãos e dedos também podem acometer o feixe neurovascular digital, causando limitação funcional, perda de sensibilidade e deformidade nos dedos (Figura 11).

A US e a RM podem ser usadas para detectar e demonstrar o local da lesão, avaliar se há transecção do nervo, detectar eventuais causas de compressão e presença de corpos estranhos (Figuras 12 e 13), bem como complicações tardias, como a formação de neuroma ou a presença de tecido fibrocicatricial.

A formação de neuroma ocorre em pacientes pela regeneração anormal do nervo após lesão (Figura 14 e Vídeo 2) e é mais comum em pacientes submetidos a reparo operatório tardio. Outros fatores associados à formação de neuroma são irritação crônica, pressão e estiramento, além de reparo inadequado de um neuroma anterior.

VOUCHER: neurografiaperi

VÍDEO 2. Trauma perfurocortante na face volar do dedo determinando descontinuidade transfixante do nervo digital palmar próprio e formação de neuroma de coto.

A fibrose perineural é o crescimento de tecido fibroso adjacente aos nervos digitais. Pacientes com lesão nervosa crônica ou reparo nervoso prévio têm risco

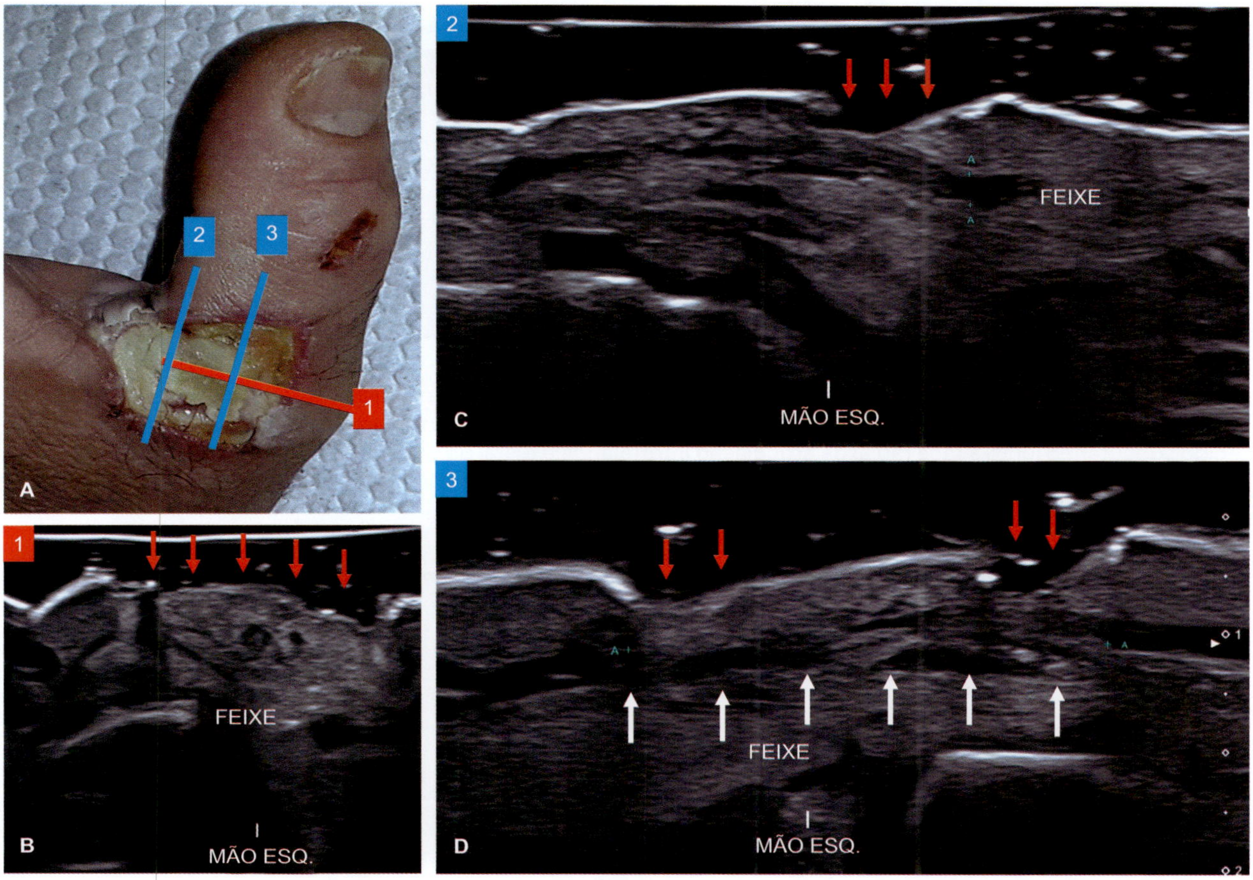

FIGURA 11
Paciente vítima de queimadura elétrica. US eixo curto (1) e eixos longos (2 e 3) demonstrando área de solução de continuidade da epiderme e derme com exposição do tecido subcutâneo no primeiro dedo esquerdo (setas vermelhas), com lesão ulcerada junto à face dorsomedial da articulação metacarpofalangiana/falange proximal do polegar, envolvendo o subcutâneo profundo incluindo o feixe neurovascular ulnar, com irregularidades e indefinição do nervo e artéria digital, com extensão estimada em 2 cm (setas brancas).

aumentado de fibrose perineural (Figura 15). Neuroma e fibrose perineural podem realçar após a administração do contraste intravenoso.

Tanto o neuroma quanto a fibrose perineural dos nervos digitais são difíceis de serem distinguidos pela RM, já que os cortes são grossos e ambas as entidades aparecem como tecido mal delimitado na topografia do nervo digital. Em contrapartida, a US com transdutor de alta frequência é muito sensível para fazer ambos os diagnósticos, como no caso da mesma paciente mostrado nas Figuras 14 e 15, que possuía os dois diagnósticos. Além disso, há possibilidade de realizar manobras dinâmicas ao exame ultrassonográfico, permitindo avaliar eventual limitação de movimento do nervo digital. Comumente em nossa rotina, complementamos o exame de RM com suspeita de lesão do nervo digital com US.

Finalmente, a RM e a US são úteis para identificar anormalidades de tecidos moles adjacentes aos nervos, como a detecção de lesão tendínea associada (Figura 16).[5-7,15,16]

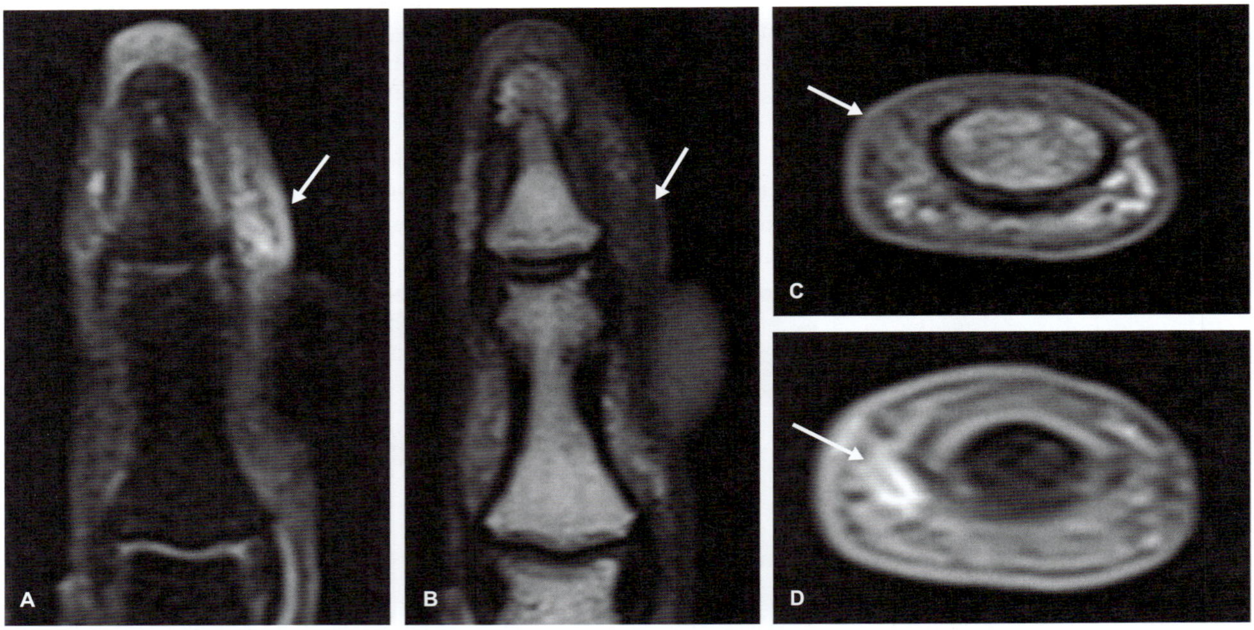

FIGURA 12
Paciente queixando-se de alteração de sensibilidade na face volar e radial do segundo dedo com nódulo palpável após trauma penetrante há três meses. A ressonância magnética evidencia imagem retilínea de baixo sinal (setas) no tecido subcutâneo junto à face radial da articulação interfalângica distal do segundo dedo, com trajeto descendente volar, insinuando-se no trajeto do feixe neurovascular digital, sugestiva de corpo estranho. Associa-se edema/realce ao seu redor, relacionado à processo inflamatório reacional, sem coleções.

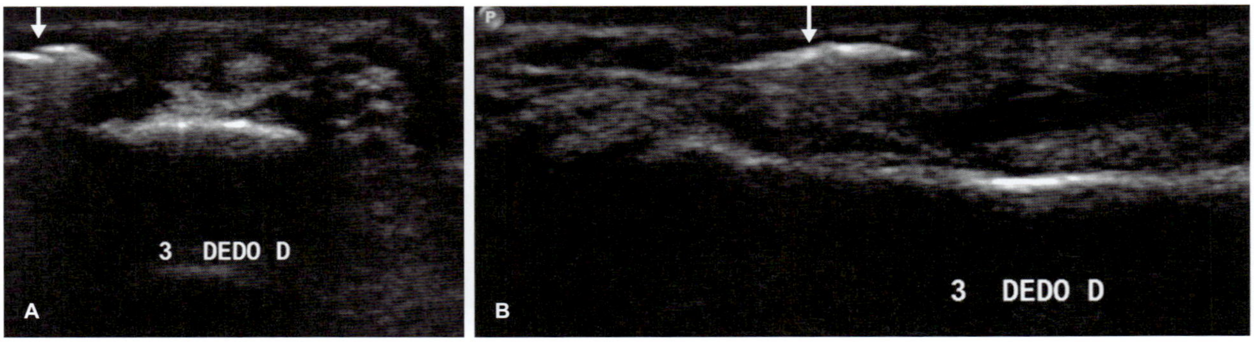

FIGURA 13
Paciente queixando-se de alteração de sensibilidade na face volar e radial do segundo dedo com nódulo palpável após trauma penetrante. Ultrassonografia no eixo curto e longo mostra imagem linear e hiperecogênica associada à reverberação acústica posterior, compatível com corpo estranho situado no subcutâneo adjacente à borda radial dos tendões flexores, próximo ao feixe neurovascular digital.

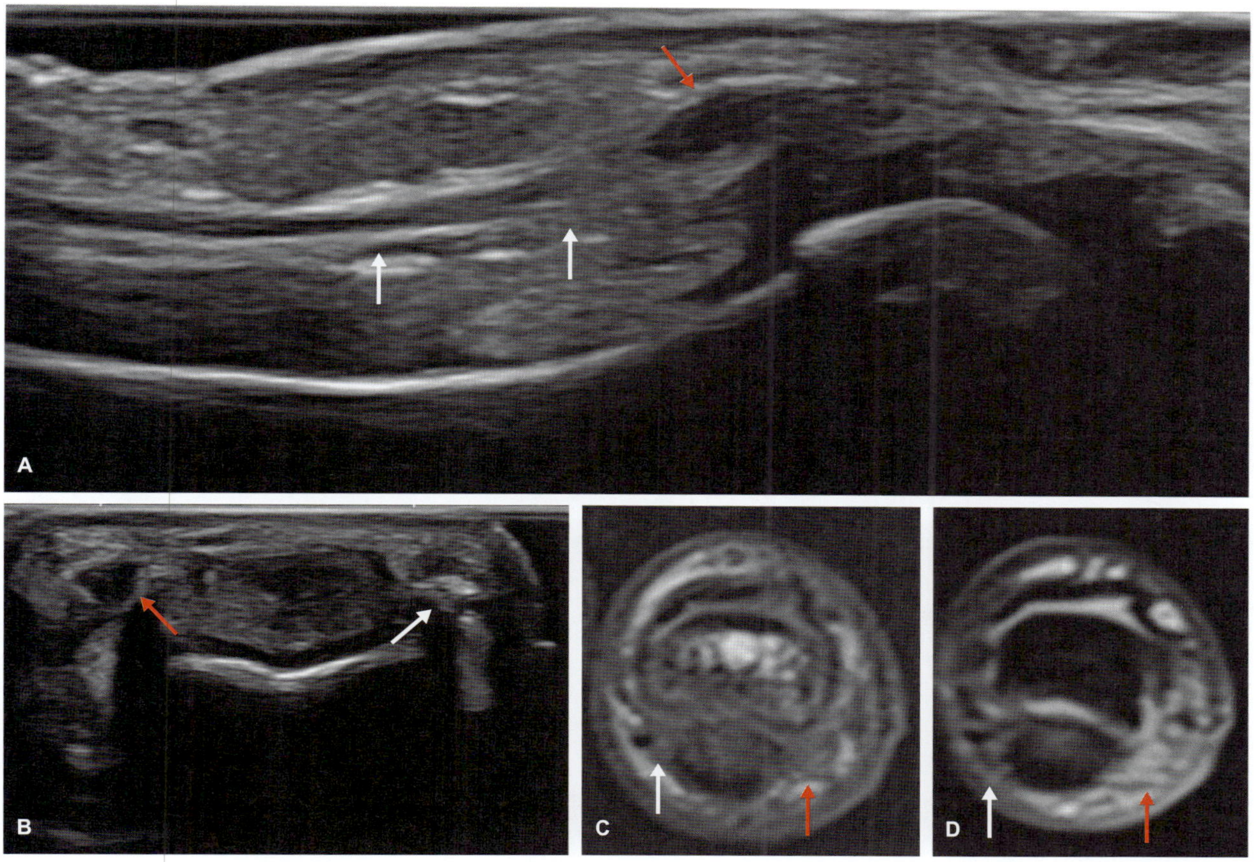

FIGURA 14
Paciente com alteração de sensibilidade na face ulnar do dedo mínimo dois meses após trauma corto-contuso. À ultrassonografia nota-se espessamento difuso dos fascículos e do epineuro do nervo digital no eixo longo (setas brancas) e, mais distal, a formação de neuroma pós-traumático, representado pelas setas vermelhas. À ressonância magnética há nódulo mal delimitado na face volar-ulnar do dedo mínimo nos cortes axiais em T1 e T2, compatível com neuroma (seta vermelha), em contraste com o lado contralateral normal (seta branca). Observe a melhor resolução da ultrassonografia para definir o diagnóstico.

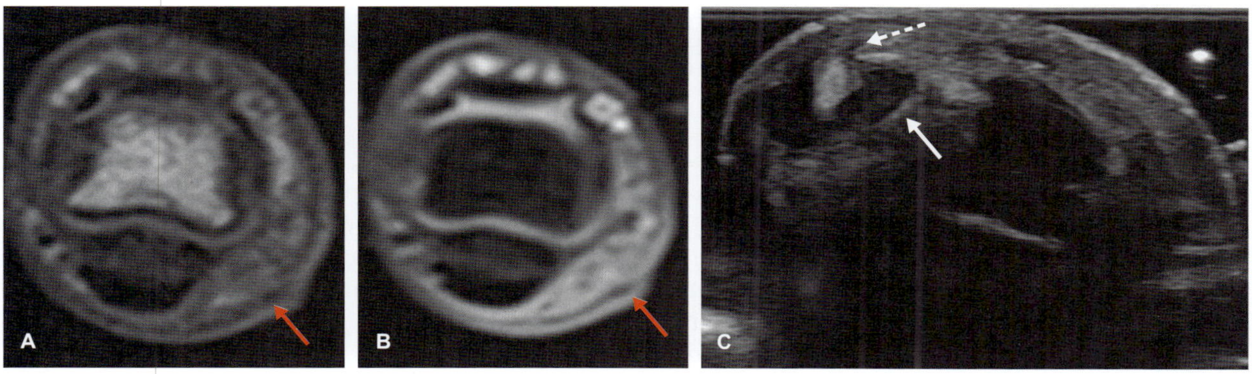

FIGURA 15
Paciente com alteração de sensibilidade na face ulnar do dedo mínimo dois meses após trauma corto-contuso. Cortes axiais da ressonância magnética T1 e T2 demonstram obliteração focal indefinida no subcutâneo superficial da região ulnar/volar do terço proximal do dedo mínimo, no plano da falange proximal (setas vermelhas). A ultrassonografia revela neuroma do digital (seta branca sólida), associado a tecido fibrocicatricial adjacente (seta tracejada).

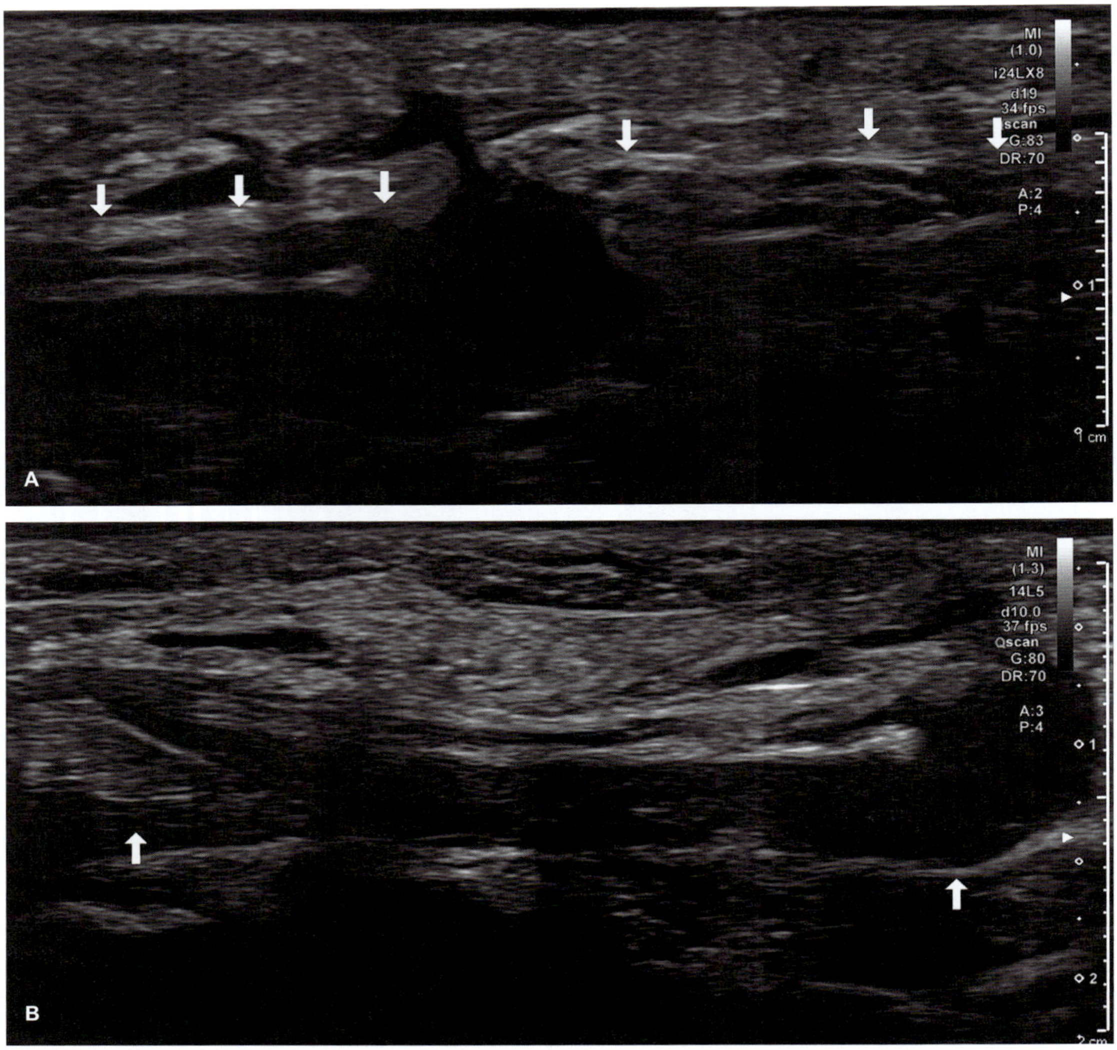

FIGURA 16
Trauma perfurocortante na região volar do segundo dedo, ocorrido há 15 dias. As imagens no eixo longo da ultrassonografia demonstram descontinuidade transfixante do nervo digital palmar (imagem superior) e rotura transfixante completa dos tendões flexores (superficial e profundo) do segundo dedo da mão direita (imagem inferior). Associam-se alterações fibrocicatriciais na via do trauma, com coleção/hematoma profundo no plano do *gap* tendíneo.

Outras causas

Lesões menos comuns que acometem os nervos digitais incluem anormalidades infecciosas e inflamatórias, sendo raras as neoplasias neurogênicas benignas e malignas. Também pode ocorrer neuropatia secundária à compressão extrínseca do nervo digital.

Inflamação

Pacientes com doenças do tecido conjuntivo, como artrite reumatoide (AR), lúpus eritematoso sistêmico (LES), síndrome de Sjögren (SS) e esclerose sistêmica podem apresentar neuropatia periférica. Pacientes com AR podem ter neuropatia periférica em aproximadamente 10% dos casos, o que pode se sobrepor aos sintomas de artrite e tenossinovite, sendo difícil de distinguir clinicamente.

Neoplasias benignas dos nervos digitais

Lesões benignas dos nervos digitais incluem schwannomas, neurofibromas, hamartomas fibrolipomatosos e tumores glômicos.

Schwannomas são os tumores de nervo periférico mais comuns da mão, geralmente de crescimento lento,

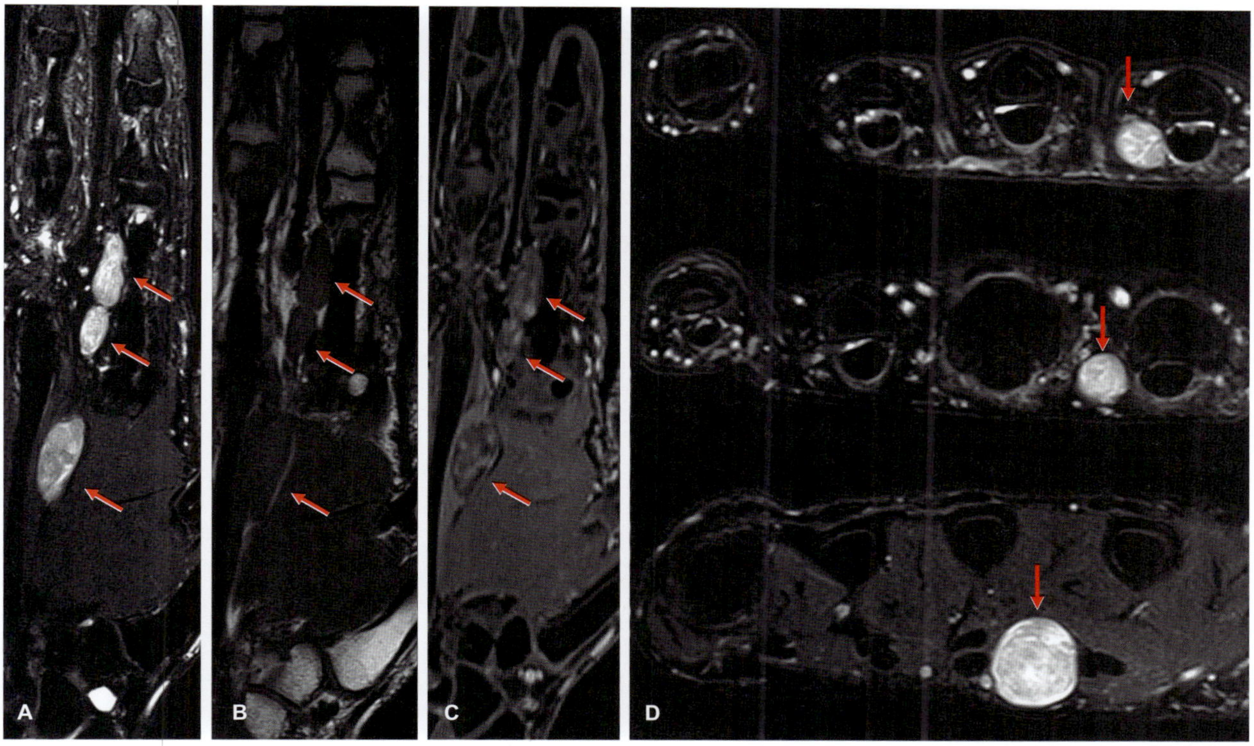

FIGURA 17
Paciente com nodulações palpáveis dolorosas na face volar da mão e no segundo dedo. A ressonância magnética demonstra três lesões fusiformes sólidas com realce heterogêneo nas fibras do nervo digital do segundo dedo, no nível do metacarpo e da falange proximal. Tais lesões são compatíveis com schwannomas.

solitários e indolores até que os sintomas de compressão do nervo apareçam (Figura 17). Múltiplos schwannomas podem ser vistos em pacientes com schwannomatose ou neurofibromatose tipo 2.

Os neurofibromas também podem envolver os nervos digitais, embora com menos frequência que os schwannomas. Múltiplos neurofibromas podem ser vistos em pacientes com neurofibromatose tipo 1.

O tratamento de um tumor benigno solitário da bainha do nervo periférico é a ressecção microcirúrgica.

Os hamartomas fibrolipomatosos são tumores benignos raros, de etiologia desconhecida, que acometem mais comumente o nervo mediano. Entretanto, há relatos de casos de envolvimento dos nervos digitais e associação com macrodactilia. Os tumores glômicos também podem afetar os nervos digitais, mas também são raros, com poucos relatos de casos na literatura cirúrgica.

Neoplasias malignas dos nervos digitais

Tumores malignos de nervos periféricos que se originam nos nervos digitais são extremamente raros, sendo mais comum o acometimento do nervo digital secundário a metástases ou extensão direta de tumores cutâneos ou ósseos.

Compressão extrínseca

A compressão extrínseca do nervo digital ocorre mais comumente secundária a cistos ganglionicos (Figura 18) e tumores de células gigantes (Figura 19). Além disso, a hipertrofia muscular local pode ser uma causa de compressão extrínseca.

Os nervos digitais também podem estar envolvidos em pacientes com doença de Dupuytren. Nesta doença, o envolvimento é geralmente superficial, com nódulos de fibromatose confinados à fáscia palmar. Se a fibromatose envolve o cordão espiral nos dedos, o nervo digital pode ser comprimido contra o ligamento metacarpal transverso, o qual é relativamente inelástico.

É raro o aprisionamento do nervo digital por etiologia vascular como malformação, hemangioma ou aneurisma arterial.[8]

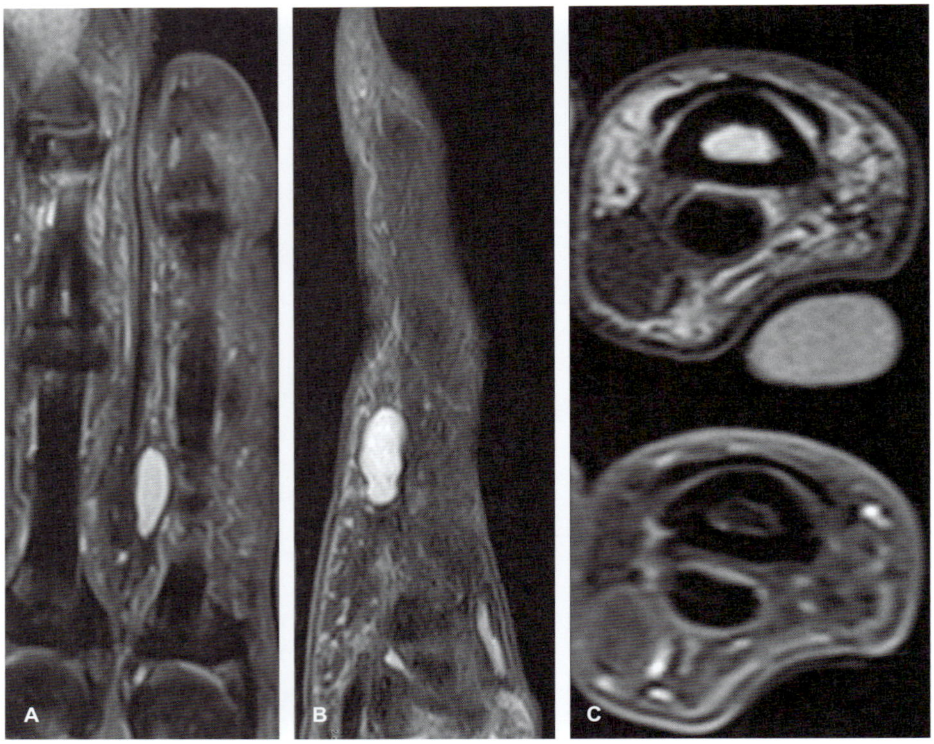

FIGURA 18
Paciente com queixa de nódulo palpável e alteração de sensibilidade na face volar e ulnar do segundo dedo. A ressonância magnética mostra no local próximo ao marcador cutâneo uma formação cística de contornos bem definidos e formato alongado obliterando o trajeto do nervo digital palmar no aspecto ulnar, ao nível da falange proximal do segundo dedo.

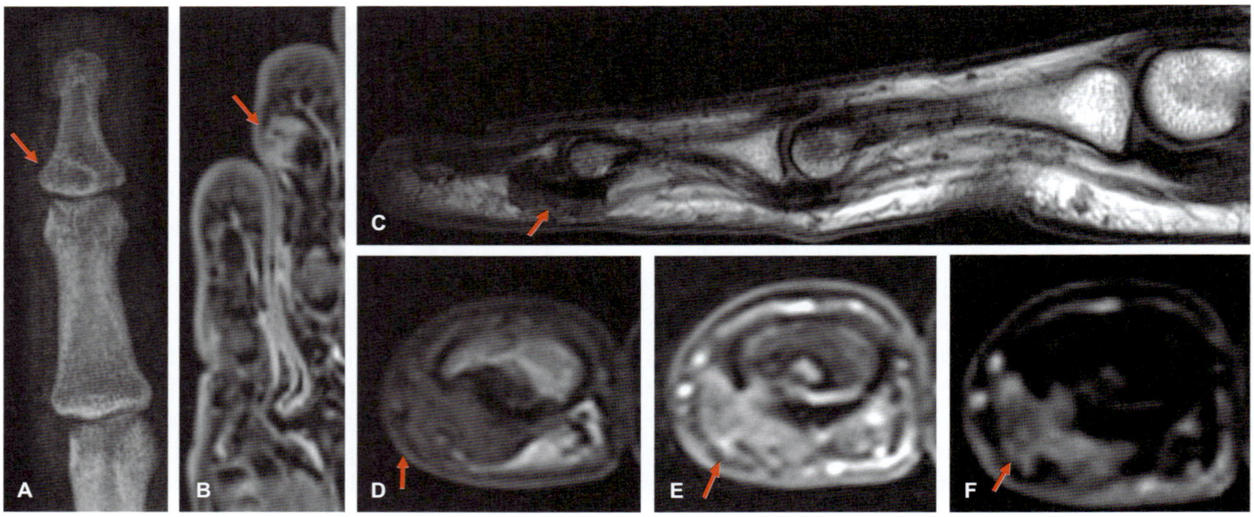

FIGURA 19
Paciente com alteração de sensibilidade na face volar e ulnar do quarto dedo. Radiografia e ressonância magnética mostram formação nodular de contornos lobulados e anfractuosos localizada na face ulnar/volar do quarto dedo, no plano da falange distal, com realce homogêneo ao meio de contraste. Mantém contato com as estruturas cápsulo-ligamentares e com o tendão flexor profundo, assim como determina erosão focal na base da falange distal. Oblitera o trajeto do nervo digital palmar ulnar. O paciente foi operado e o diagnóstico foi de tumor de células gigantes da bainha tendínea.

REFERÊNCIAS

1. Mitchell CH, Fayad LM, Ahlawat S. MRI of the digital nerves of the hand: anatomy and spectrum of pathology. Curr Prob Diagn Radiol. 2018;47(1):42-50.
2. Thorsén F, Rosberg HE, Steen Carlsson K, Dahlin LB. Digital nerve injuries: epidemiology, results, costs, and impact on daily life. J Plast Surg Hand Surg. 2012;46:184-90.
3. Umans H, Kessler J, de la Lama M, Magge K, Liebling R, Negron J. Sonographic assessment of volar digital nerve injury in the context of penetrating trauma. AJR Am J Roentgenol. 2010;194:1310-3.
4. Grant GA, Britz GW, Goodkin R, Jarvik JG, Maravilla K, Kliot M. The utility of magnetic resonance imaging in evaluating peripheral nerve disorders. Muscle Nerve. 2002;25:314-31.
5. Mitchell C, Brushart T, Ahlawat S, Belzberg A, Carrino J, Fayad L. MRI of Sports-Related Peripheral Nerve Injuries. AJR Am J Roentgenol. 2014;203(5):1075-84.
6. Tagliafico A, Altafini L, Garello I, Marchetti A, Gennaro S, Martinoli C. Traumatic neuropathies: spectrum of imaging findings and postoperative assessment. Semin Musculoskelet Radiol. 2010;14:512-22.
7. Tagliafico A, Cadoni A, Fisci E, Gennaro S, Molfetta L, Perez MM, et al. Nerves of the hand beyond the carpal tunnel. Semin Musculoskelet Radiol. 2012;16:129-36.
8. Murphey MD, Smith WS, Smith SE, Kransdorf MJ, Temple HT. From the archives of the AFIP. Imaging of musculoskeletal neurogenic tumors: radiologic-pathologic correlation. Radiographics. 1999;19(5):1253e80.
9. De Maeseneer MD, Madani H, Lenchik L, Kalume Brigido M, Shahabpour M, et al. Normal anatomy and compression areas of nerves of the foot and ankle: US and MR imaging with anatomic correlation. Radiographics. 2015;35(5):1469e82.
10. Torriani M, Kattapuram SV. Technical innovation. Dynamic sonography of the forefoot: the sonographic Mulder sign. AJR Am J Roentgenol. 2003;180(4):1121e3.
11. Ganguly A, Warner J, Aniq H. Central metatarsalgia and walking on pebbles: beyond Morton neuroma. AJR Am J Roentgenol. 2019;210:821e33.
12. Mak MS, Chowdhury R, Johnson R. Morton's neuroma: review of anatomy, pathomechanism, and imaging. Clin Radiol. 2021;76(3):235.e15-235.e23.
13. Chhabra A, Ahlawat S, Belzberg A, Andreseik G. Peripheral nerve injury grading simplified on MR neurography: as referenced to Seddon and Sunderland classifications. Indian J Radiol Imaging. 2014;24(3):217-24.
14. Lawande AD, Warrier SS, Joshi MS. Role of ultrasound in evaluation of peripheral nerves. Indian J Radiol Imaging. 2014;24(3):254-8.
15. Mavrogenis A, Pavlakis K, Stamatoukou A, Papagelopoulos PJ, Theoharis S, Zoubos AB, et al. Current treatment concepts for neuromas-in-continuity. Injury. 2008;39 Suppl 3(3): S43-8.
16. Endo Y, Sivakumaran T, Lee SC, Lin B, Fufa D. Ultrasound features of traumatic digital nerve injuries of the hand with surgical confirmation. Skeletal Radiol. 2021;50(9):1791-800.
17. Chen Y, Haacke EM, Li J. Peripheral nerve magnetic resonance imaging. F1000Res. 2019; 8: F1000 Faculty Rev-1803.

13

Plexo lombossacro – nervos obturatório, genitofemoral e ilioinguinal

Affonso Cardoso de Oliveira Neto
Marcos Felippe de P. Corrêa
Paulo Victor Partezani Helito
Vinícius Roeffero Brambilla

INTRODUÇÃO

O plexo lombossacro (PLS) é uma rede de convergências e ramificações de estruturas neurais com origem em nervos espinhais lombares e sacrais que promove inervação motora e sensitiva da parede abdominal, assoalho pélvico e dos membros inferiores.[1,2]

As patologias do PLS incluem lesões dos nervos desde sua emergência, incluindo síndromes com sintomas motores e sensitivos. O diagnóstico preciso das patologias do PLS pode ser desafiador, uma vez que sintomas clínicos podem se sobrepor e os estudos eletrofisiológicos apresentam limitações em função da localização profunda e por causa das variações anatômicas da inervação muscular.[2]

Os exames de imagem convencionais são classicamente utilizados para avaliação complementar da coluna lombar e diagnóstico de alterações mais evidentes, como tumores nos trajetos neurais. A neurografia por ressonância magnética (RM), no entanto, promove uma avaliação mais detalhada com dados adicionais na avaliação neural, incluindo a identificação precisa do trajeto dos nervos e sua relação com estruturas adjacentes, assim como a avaliação qualitativa das características morfológicas e de sinal. Adicionalmente, o trajeto profundo da maioria dos nervos desse segmento é o maior limitante do estudo ultrassonográfico de alta resolução, tornando a neurografia por RM o método de escolha para o estudo de boa parte dos ramos do PLS.[1,2]

Boa parte dos ramos do PLS será discutida neste livro em capítulos específicos. Este capítulo revisará a anatomia geral e o protocolo da neurografia por RM do PLS, e discutirá com maior ênfase quatro ramos desse plexo: os nervos obturatório, genitofemoral, ílio-hipogástrico e ilioinguinal.

PLEXO LOMBOSSACRO

Anatomia

Os ramos ventrais dos nervos espinhais de L1 a L4 se agrupam no interior ou posterior ao músculo psoas maior no nível dos processos transversos de L2 a L5 para formar o plexo lombar.[2] O plexo lombar forma os nervos ílio-hipogástrico, ilioinguinal, genitofemoral, femoral e cutâneo femoral lateral, que emergem lateralmente do músculo psoas maior, bem como o nervo obturador e o tronco lombossacral, que emergem medialmente.[1] O tronco lombossacral é formado pelo ramo ventral de L5 e um pequeno ramo de L4, que quase imediatamente se combinam com os ramos ventrais de S1 a S4 para formar o plexo sacral, permitindo que nervos espinhais lombares forneçam inervação acessória ao plexo sacral.[1] O plexo sacral segue ao longo da superfície anterior do músculo piriforme, estrutura anatômica chave para a identificação de seus ramos, e dá origem aos nervos ciático, glúteo superior, glúteo inferior, pudendo, cutâneo femoral posterior e coccígeo.[1] A Figura 1 ilustra a anatomia e a Tabela 1 descreve a origem e as funções motoras e sensitiva dos principais ramos do PLS.

Neurografia por ressonância magnética

A avaliação do PLS pode ser realizada por ressonância magnética, com protocolos que englobam de forma ampla todo o plexo ou, preferencialmente, avaliação focada para um segmento. A avaliação direcionada, embora limite a anatomia avaliada, deve ser preferida sempre que possível, tanto por possibilitar imagens de melhor qualidade com campos de visão (FOV, do inglês

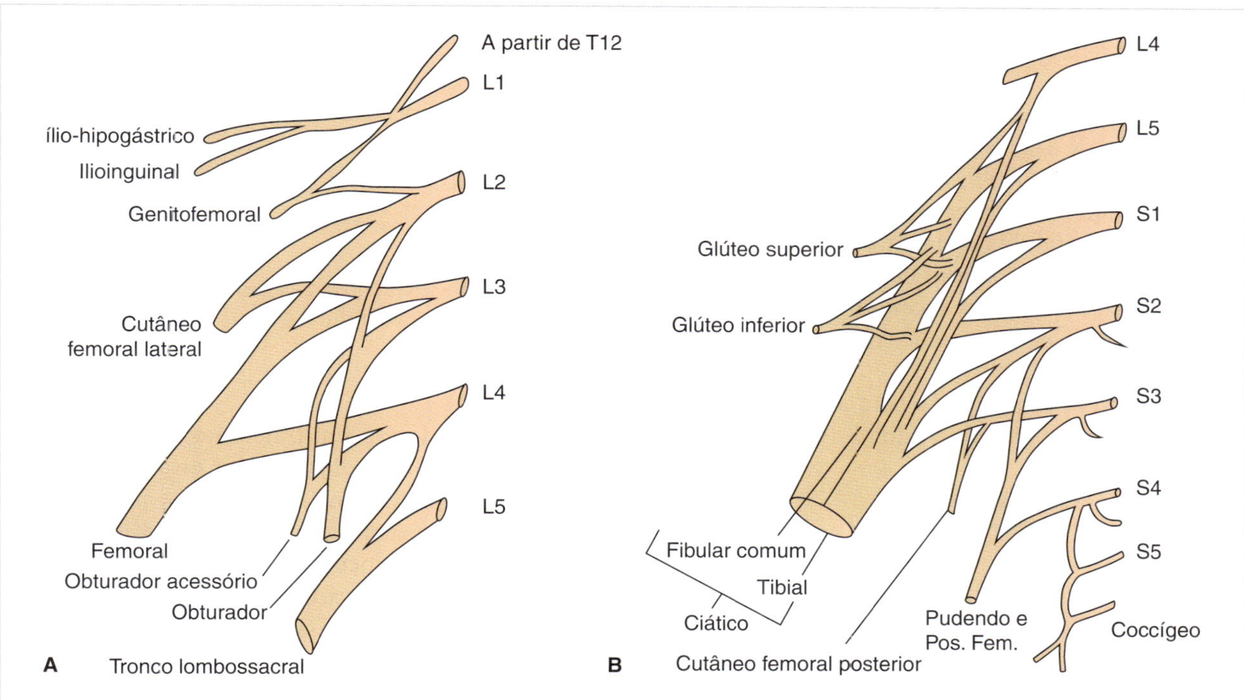

FIGURA 1
A: anatomia do plexo lombar de T12 a L5, com "T" denotando raízes nervosas torácicas e "L" denotando raízes nervosas lombares. B: anatomia do plexo sacral de L4 a S5, com "L" denotando lombar e "S" denotando raízes nervosas sacrais.

TABELA 1 **Descrição das raízes que originam e as funções motora e sensitiva de cada um dos principais nervos do plexo lombossacral. Vale destacar que podem ocorrer variações anatômicas tanto na origem quanto na função.**

Nervo	Raízes	Função motora	Função sensitiva
Ílio-hipogástrico	L1 (± T12)	Transverso do abdome e oblíquo interno	Parede abdominal anterolateral (área acima do púbis) e região glútea lateral
Ilioinguinal	L1 (± T12)		Sínfise púbica, face superior e medial do triângulo femoral; base do pênis e escroto anterior (homens) ou monte púbico e grandes lábios superiores (mulheres)
Genitofemoral	L1 e L2	Cremaster (homens)	Coxa adjacente ao ligamento inguinal e ao redor do triângulo femoral; cordão espermático e escroto posterior (homens) ou grandes lábios inferiores (mulheres)
Obturador	L2 a L4	Obturador externo, adutores magno, longo e curto, grácil e pectíneo	Face medial e distal da coxa
Femoral	L2 a L4	Quadríceps, sartório, pectíneo e ilíaco	Parte superior e anterior da coxa, articulações do quadril e joelho
Cutâneo femoral lateral	L2 e L3 (± L1)	–	Faces anterior e lateral da coxa
Ciático	L4 a S3	Bíceps femoral, semitendinoso, semimembranoso e adutor magno	Região glútea, coxa posterior, períneo, articulação do quadril, fossa poplítea, parte inferior da perna (exceto a parte medial)
Glúteo superior	L4 a S1	Tensor da fáscia natal, glúteos médio e mínimo	–
Glúteo inferior	L5 a S2	Glúteo máximo	–
Pudendo	S2 a S4	Esfíncter externo do ânus e urinário	Genitália externa
Cutâneo femoral posterior	S1 a S3	–	Região glútea inferior e medial, articulação do quadril, períneo e fossa poplítea

field of view) menores e matrizes mais adequadas, quanto por tornarem os exames mais breves e confortáveis para os pacientes.

A neurografia por RM do PLS pode ser realizada em aparelhos de 3 T ou 1,5 T, com magnetos de maior campo sendo preferíveis na maioria dos casos, por possibilitarem melhores relações sinal-ruído (SNR, do inglês *signal-to-noise ratio*).[3-4] No entanto, os magnetos de 1,5T também possibilitam imagens de alta resolução, tornando-os a melhor opção para escanear em situações onde há presença de material metálico na região do nervo ou próxima a ele.

Um exemplo de protocolo para avaliação do plexo lombossacro pode ser observado na Tabela 2.

NERVO OBTURATÓRIO

Anatomia

O nervo obturatório é formado pelos ramos anteriores das raízes de L2 a L4 e possui trajeto medial ao ventre muscular do psoas até a topografia de L5 (Figura 2A). Inferiormente a esse nível, assume trajeto anterolateral em direção ao forame obturatório (Figura 2B).

Após entrar no forame obturatório, divide-se em dois ramos (anterior e posterior), que são separados pelo ventre muscular do adutor curto (Figura 3). O ramo anterior do nervo obturatório segue superficialmente ao músculo adutor curto e termina na face distal do músculo adutor longo, onde forma um plexo subsartorial que se comunica com os ramos cutâneos anteriores do fêmur e nervos safenos, inervando a porção medial distal da coxa (Vídeo 1).[1]

VOUCHER: neurografiaperi

VÍDEO 1. Avaliação ultrassonográfica do nervo obturatório.

O ramo posterior tem trajeto no interior do ventre muscular do obturador externo, posteriormente ao adutor curto e anteriormente ao adutor magno, onde se divide em numerosos ramos musculares, geralmente emitindo um ramo articular para a articulação do joelho.

O nervo obturatório acessório, que está presente em cerca de um terço das pessoas, origina-se nos ramos ventrais das raízes L3 e L4, tem trajeto descendente ao longo da borda medial do músculo psoas, cruza o ramo púbico e o músculo pectíneo, onde se divide em numerosos ramos. Um desses ramos inerva o músculo pectíneo, outro se dirige à articulação do quadril, e um terceiro se comunica com o ramo anterior do nervo obturatório.[2]

TABELA 2 Exemplo de protocolo do plexo lombossacro (valores reproduzidos de um aparelho com campo magnético de 3T)

Sequência	Espessura (mm)	TR/TE/TI	Matriz	FOV	NEX	Largura de banda (Khz)	Aceleração	Tempo
Sagital T2 coluna lombar	4,0	3.710/95	384	280 × 280	02	343	02	02m 34s
Axial T1 (bacia)	4,0	899/9,5	512	400 × 400	02	287	03 × 03 (sms)	03m 49s
Axial T2 coluna sat. gordura (bacia)	4,0	4.130/81	448	400 × 400	02	260	02 × 02 (sms)	04m 43s
Axial T1 3D	1,2	559/19	320	370 × 300	1,4	504	02	05m 45s
Axial STIR 3D	2,0	3.200/139/210	320	360 × 270	1,4	744	03	04m 55s
Axial neurografia DESS 3D (2 blocos)	0,38	9,4/3,94	320	256 × 256	1	710	02	06m 19s cada bloco
Administração de contraste								
Coronal 3D STIR	1,2	3.500/203/220	384	450 × 372	1,4	620	02	08m 22s
Coronal 3D Dixon T1	1,0	5,56/3,69	288	300 × 300	02	530	02	02m 04s

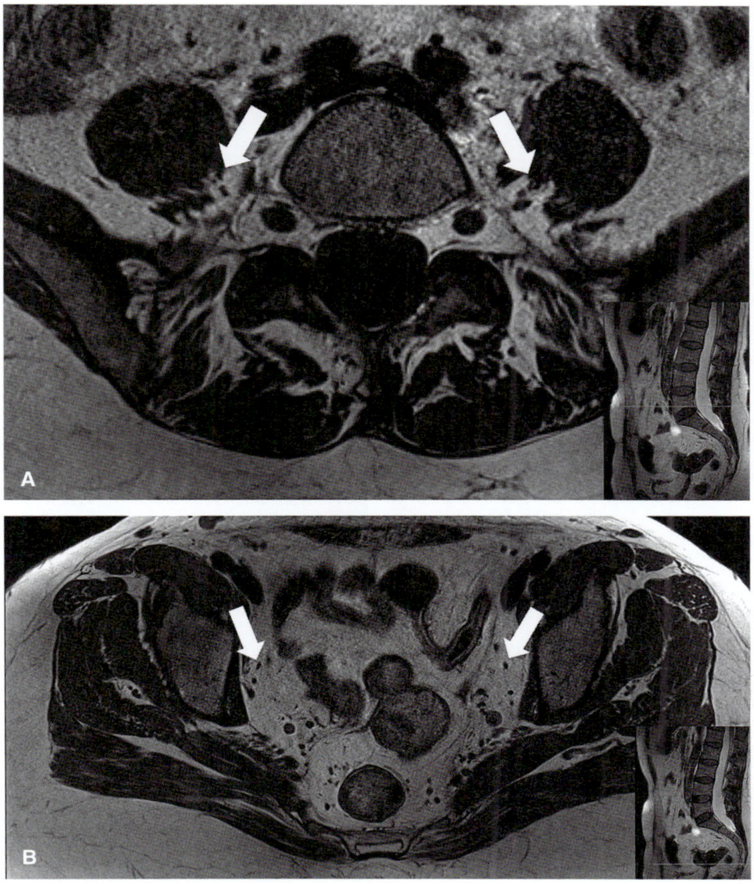

FIGURA 2
Imagens axiais ponderadas em T1 no plano de L5 (A) e no plano da bacia (B) (altura dos tetos acetabulares) demonstrando os nervos obturatórios junto aos músculos psoas (setas em A) e em direção aos forames obturados (setas em B).

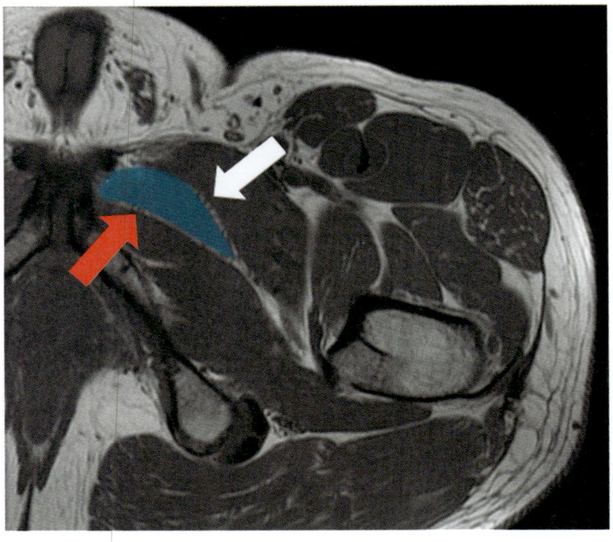

FIGURA 3
Imagem axial ponderada T1 demonstrando os ramos anterior (seta branca) e posterior (seta vermelha) do nervo obturatório. O ventre muscular do abdutor curto está evidenciado em azul-claro.

CONDIÇÕES PATOLÓGICAS

Diagnosticar uma neuropatia do nervo obturatório isolada com base na história e no exame clínico pode ser desafiador, sendo os sintomas álgicos mais prevalentes que os sensitivos (parestesia). Porém, os sintomas podem ser difíceis de distinguir de causas relacionadas a procedimentos ou trauma local recente.[5,6] O uso do bloqueio neural e a eletroneuromiografia podem auxiliar no diagnóstico.

As lesões do nervo obturatório comumente estão associadas a lesões do nervo femoral. Causas comuns de lesão do nervo obturatório incluem trauma pélvico, fratura ou luxação do quadril, acesso cirúrgico para artroplastia de quadril, tumores pélvicos, cistos paralabrais e parto[2,7] (Figura 4).

A neurografia por RM pode ser utilizada para caracterizar as alterações diretas (nervo anormal) ou indiretas (relacionadas à denervação no território de inervação). Dentre as alterações diretas, destacam-se as anormalidades de espessura e sinal do nervo, bem como tumores

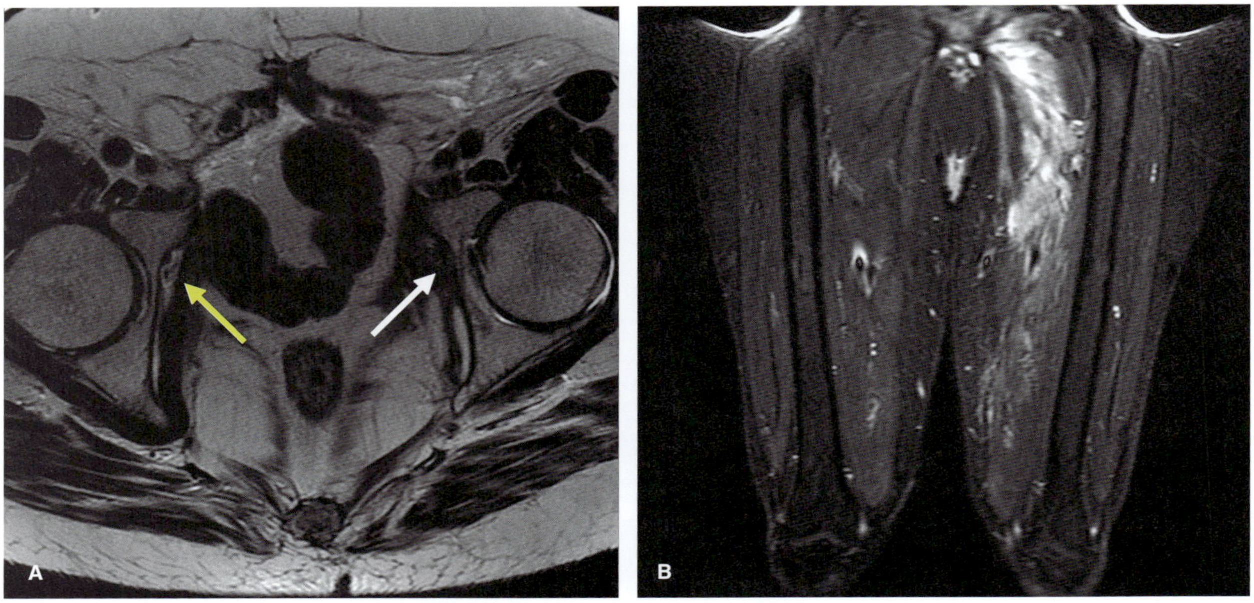

FIGURA 4
Paciente do sexo masculino com dor na face medial da coxa esquerda semanas após cirurgia da próstata. A: imagem de ressonância ponderada em T1 no plano dos forames obturatórios demonstrando tecido fibrocicatricial na topografia do nervo obturatório esquerdo, com obliteração da gordura perineural (seta branca). O nervo obturatório direito apresenta aspecto normal (seta amarela). B: imagem de ressonância da coxa ponderada em STIR demonstrando edema por denervação da musculatura adutora, secundária a lesão do nervo obturatório.

ou alterações cicatriciais na sua topografia e trajeto. As alterações indiretas podem ser melhor avaliadas com imagens da coxa proximal, acessando o trofismo e a qualidade de sinal da musculatura adutora da coxa (obturador externo, adutores magno, longo e curto, grácil e pectíneo) (Figura 5). Por fim, cabe aos exames de imagem avaliar a presença de outras patologias que possam provocar sintomas semelhantes (diagnóstico diferencial), como é o caso da osteíte púbica, de fraturas por estresse ou de hérnias inguinais.

A maioria dos pacientes com neuropatia aguda do nervo obturatório é tratada de forma conservadora. As abordagens cirúrgicas são comumente reservadas para casos refratários às medidas clínicas ou no caso de lesões expansivas.

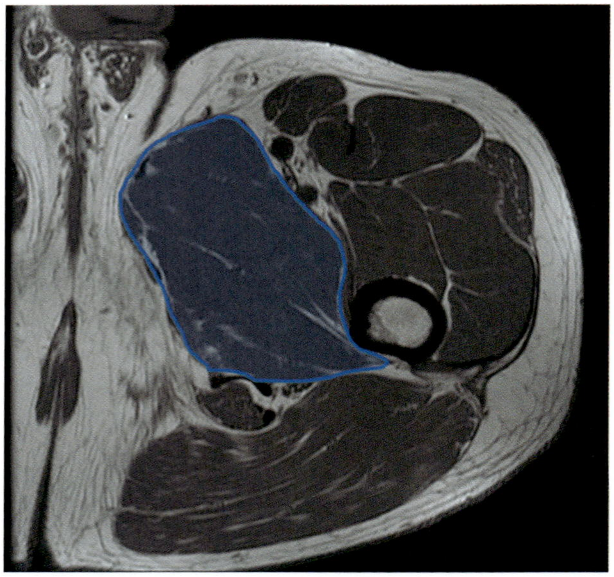

FIGURA 5
Imagem de ressonância ponderada em T1 no terço proximal da coxa, demonstrando os ventres musculares inervados pelo nervo obturatório – área destacada em azul.

NERVOS ÍLIO-HIPOGÁSTRICO, ILIOINGUINAL E GENITOFEMORAL

Anatomia

Os nervos ílio-hipogástrico e ilioinguinal são formados pela divisão anterior da raiz de L1, e ocasionalmente recebem uma pequena contribuição da raiz T12.

O nervo ílio-hipogástrico tem trajeto lateralmente ao ventre muscular do quadrado lombar e posteriormente ao rim, perfura o ventre muscular transverso do abdome e possui trajeto acima da crista ilíaca na parede abdominal lateral (Figura 6). Seus ramos terminais têm trajeto paralelo ao ligamento inguinal e emergem pela aponeurose do músculo oblíquo externo.

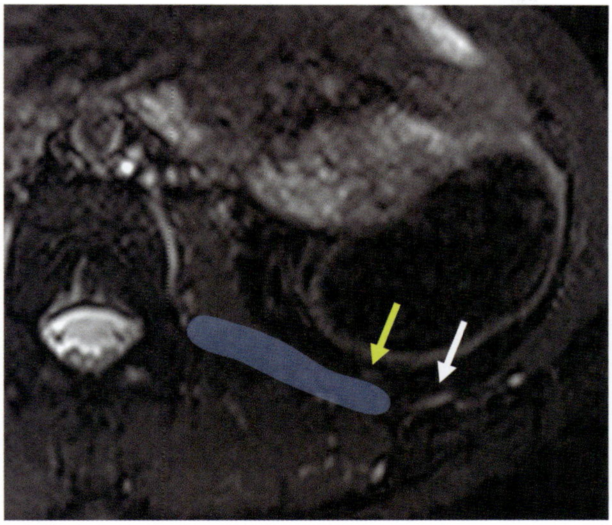

FIGURA 6
Recorte de imagem de ressonância ponderada em STIR no plano axial demonstrando os nervos ilioinguinal (seta amarela) e ílio-hipogástrico (seta branca) esquerdos no plano da vértebra L3. O nervo ílio-hipogástrico tem trajeto lateral ao músculo quadrado lombar (desenhado em azul) e penetra na musculatura da parede abdominal. O nervo ilioinguinal é mais anterior ao músculo quadrado lombar e tem trajeto mais medial ao nervo ílio-hipogástrico. Em seus trajetos interpostos entre os ventres oblíquo interno-transverso do abdome, eles se cruzam, ficando o nervo ilioinguinal mais lateralizado.

O nervo ilioinguinal também tem trajeto lateralmente ao ventre muscular do quadrado lombar, possuindo anastomoses com o nervo ílio-hipogástrico. Em seu trajeto distal, o nervo ilioinguinal perfura a parede abdominal lateral, próximo à origem do feixe vascular da artéria circunflexa ilíaca profunda, e corre medialmente ao nível do ligamento inguinal (Vídeo 2).

VOUCHER: neurografiaperi

VÍDEO 2. Avaliação ultrassonográfica dos nervos ílio-hipogástrico e ilioinguinal.

O nervo genitofemoral origina-se das raízes L1 e L2 e tem trajeto no interior do ventre muscular do psoas ao nível de L3-L4 (Figura 7). Na topografia de L5, localiza-se superficialmente a esse ventre muscular. Nesse segmento, apresenta proximidade com o ureter e os vasos gonadais. Proximal ao ligamento inguinal, o nervo se divide em dois ramos, o genital (medial) e o femoral (lateral). O ramo genital medial entra no canal inguinal junto ao cordão espermático em homens e junto ao ligamento redondo do útero em mulheres. O ramo

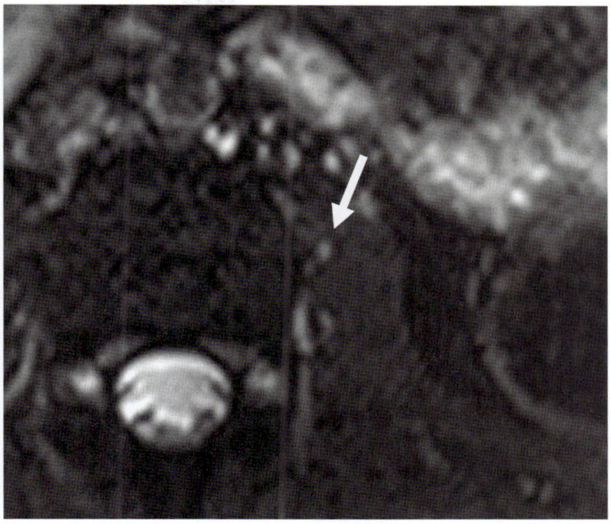

FIGURA 7
Recorte de imagem de ressonância ponderada em STIR no plano axial demonstrando o trajeto do nervo genitofemoral esquerdo (seta branca) no interior do músculo psoas (plano da vértebra L4).

femoral lateral segue lateralmente à artéria femoral e penetra na coxa proximal, perfurando o músculo sartório (Vídeo 3).

VOUCHER: neurografiaperi

VÍDEO 3. Avaliação ultrassonográfica do nervo genitofemoral.

Variações anatômicas não são raras nesses nervos, destacando-se a ausência do nervo ilioipogástrico, reportada em até 34% de espécimes anatômicos,[8] e a bifurcação precoce do nervo genitofemoral,[9] que pode ocorrer até mesmo no interior do músculo psoas maior.

O desenho esquemático da Figura 8 demonstra os trajetos dos nervos ilioguinal, ílio-hipogástrico e genitofemoral.

CONDIÇÕES PATOLÓGICAS

Procedimentos cirúrgicos que envolvam incisão do abdome são as etiologias mais prevalentes para a lesão desses nervos, destacando-se as cirurgias para a correção de hérnias inguinais.[10,11] Outras causas possíveis são lesões esportivas da parede abdominal e a expansão da parede abdominal durante o terceiro trimestre de gestação.

Os achados positivos para neuropatias em ressonância magnética desses nervos são mais frequentemente

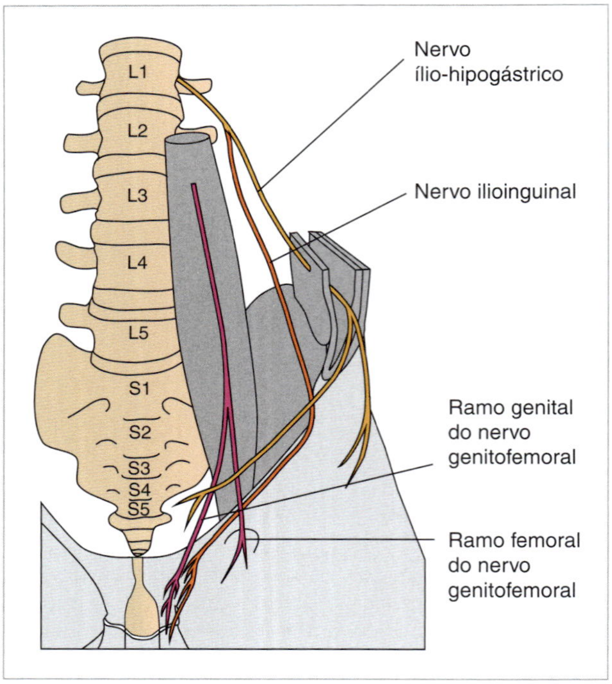

FIGURA 8
Desenho esquemático dos nervos ilioinguinal, ílio-hipogástrico e genitofemoral e suas relações com os músculos ilíaco, psoas e da parede abdominal.

primários, com espessamento e elevação de sinal dos nervos (Figura 9).[11] Destaca-se que, pelas pequenas dimensões desses nervos, sua identificação pode ser limitada, em especial quando apresentam espessura e sinal normais.[6]

Dentre os achados secundários, destaca-se o tecido cicatricial perineural ou fibrose pós-cirúrgica como principal achado (Figura 10), sendo a denervação da musculatura da parede abdominal (nos nervos ilioinguinal e ílio-hipogástrico) um achado menos frequente.[11] Pela grande heterogeneidade de protocolos e limitações técnicas dos exames de neurografia por RM, tecidos cicatriciais pós-cirúrgicos ou lesões expansivas em trajetos neurais podem ser o único achado na ressonância magnética. Nesses casos, destaca-se a importância do conhecimento anatômico do trajeto de cada nervo e sua correlação com a clínica.

Em um estudo com neurografia por RM para pacientes com dor inguinal neuropática,[11] as neuropatias foram mais frequentemente unilaterais e envolveram um só nervo. Os nervos ilioinguinal e genitofemoral foram os mais envolvidos isoladamente.

A compressão do nervo ílio-hipogástrico se manifesta por dor e parestesia no local da lesão, com irradiação para a parede abdominal anteromedial. Já a compressão

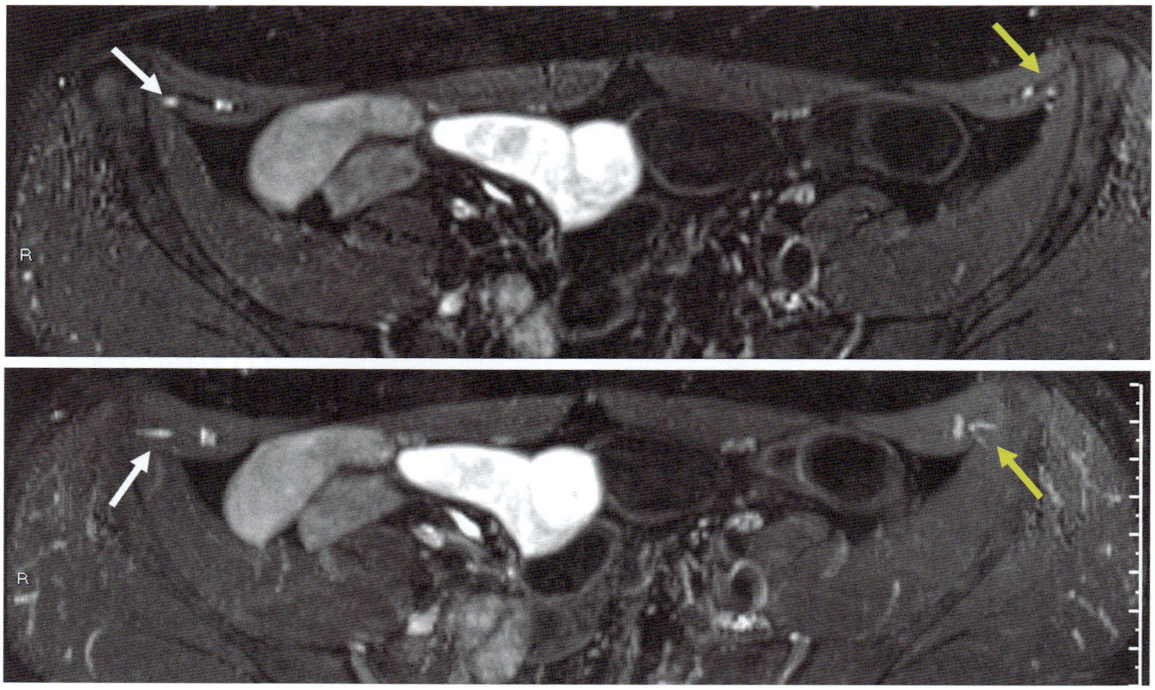

FIGURA 9
Neuropatia do ílio-hipogástrico direito idiopática em uma paciente do sexo feminino de 28 anos. Imagens de ressonância magnética ponderadas em STIR (sequência axial isotrópica) no plano axial e em uma reconstrução axial com projeção de intensidade máxima (MIP) demonstram espessura e sinal assimétricos do nervo ílio-hipogástrico direito (setas brancas) em relação ao contralateral (setas amarelas).

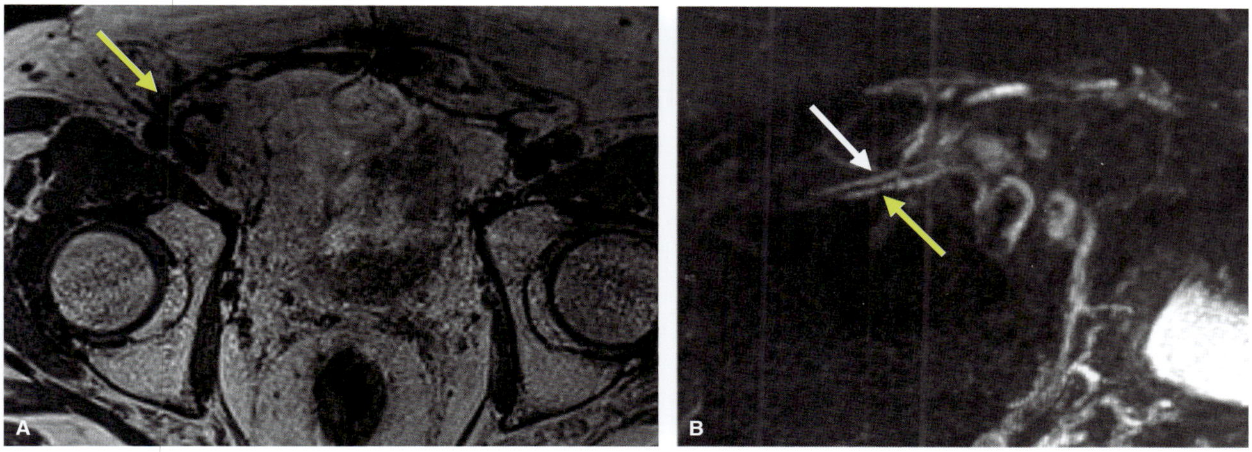

FIGURA 10
A: paciente de 68 anos com dor na região inguinal e genital direita após cirurgia de hérnia inguinal. Imagem axial ponderada em T1 demonstrando tecido cicatricial na região inguinal direita (seta amarela), próximo aos vasos ilíacos no trajeto dos nervos ilioinguinal, ilio-hipogástrico e do ramo genital do nervo genitofemoral direitos. B: imagem de reconstrução oblíqua com projeção de intensidade máxima (MIP) demonstra espessamento dos nervos ílio-hipogástrico (seta branca) e ilioinguinal (seta amarela) direitos, proximal ao tecido cicatricial.

do nervo ilioinguinal manifesta-se como dor e parestesia no local da lesão, e possui irradiação para as regiões inguinal, dos grandes lábios ou escroto.[12]

O aprisionamento do nervo genitofemoral manifesta-se como dor no local de manipulação cirúrgica com irradiação para a região inguinal, na face anterior da coxa proximal, grandes lábios ou escroto.

Destaca-se também o papel do bloqueio neural guiado por imagem, ferramenta utilizada para teste diagnóstico, auxiliar à eletroneuromiografia, também com intuito terapêutico.[11,13]

O tratamento de lesões desses nervos geralmente é conservador. A neurólise e o tratamento cirúrgico são reservados para os casos de falha da abordagem conservadora.

REFERÊNCIAS

1. Neufeld EA, Shen PY, Nidecker AE, Runner G, Bateni C, Tse G, Chin C. MR imaging of the lumbosacral plexus: a review of techniques and pathologies. J Neuroimaging. 2015;25(5): 691-703.
2. Soldatos T, Andreisek G, Thawait GK, Guggenberger R, Williams EH, Carrino JA, Chhabra A. High-resolution 3-T MR neurography of the lumbosacral plexus. Radiographics. 2013;33(4):967-87.
3. Chhabra A, Lee PP, Bizzell C, Soldatos T. 3 Tesla MR neurography–technique, interpretation, and pitfalls. Skeletal Radiol. 2011;40(10):1249-60.
4. Sneag DB, Daniels SP, Geannette C, Queler SC, Lin BQ, de Silva C, Tan ET. Post-contrast 3D inversion recovery magnetic resonance neurography for evaluation of branch nerves of the brachial plexus. Eur J Radiol. 2020;132:109304.
5. Harvey G, Bell S. Obturator neuropathy: an anatomic perspective. Clin Orthop Relat Res. 1999;(363):203-11.
6. Kim SG, Jung JY. Role of MR Neurography for Evaluation of the Lumbosacral Plexus: A Scoping Review. J Korean Soc Radiol. 2022; 83(6):1273-1285.
7. Sorenson EJ, Chen JJ, Daube JR. Obturator neuropathy: causes and outcome. Muscle Nerve. 2002;25(4):605-7.
8. Manolakos K, Zygogiannis K, Mousa C, Demesticha T, Protogerou V, Troupis T. Anatomical variations of the iliohypogastric nerve: a systematic review of the literature. Cureus. 2022;14(5):e24910.
9. Anloague PA, Huijbregts P. Anatomical variations of the lumbar plexus: a descriptive anatomy study with proposed clinical implications. J Man Manip Ther. 2009;17(4):e107-14.
10. Choi PD, Nath R, Mackinnon SE. Iatrogenic injury to the ilioinguinal and iliohypogastric nerves in the groin: a case report, diagnosis, and management. Ann Plast Surg. 1996;37(1):60-5.
11. Poh F, Xi Y, Rozen SM, Scott KM, Hlis R, Chhabra A. Role of MR neurography in groin and genital pain: ilioinguinal, iliohypogastric, and genitofemoral neuralgia. AJR Am J Roentgenol. 2019;212(3):632-43.
12. Starling JR, Harms BA, Schroeder ME, Eichman PL. Diagnosis and treatment of genitofemoral and ilioinguinal entrapment neuralgia. Surgery. 1987;102(4):581-6.
13. Starling JR, Harms BA. Diagnosis and treatment of genitofemoral and ilioinguinal neuralgia. World J Surg. 1989;13(5): 586-91.

14

Nervo cutâneo femoral lateral

Vinícius Roeffero Brambilla
Affonso Cardoso de Oliveira Neto
Paulo Victor Partezani Helito
Marcos Felippe de P. Corrêa

INTRODUÇÃO

O nervo cutâneo femoral lateral (NCFL) é um ramo puramente sensitivo que emerge do plexo lombar, formado pelas raízes posteriores de L2 e L3, sendo responsável pela inervação da face anterolateral da coxa até o nível do joelho (Figura 1).[1]

A neuropatia do NCFL, mais conhecida como "meralgia parestésica" (MP), é a patologia mais frequentemente relacionada a esse nervo, cuja causa mais comum é a compressão de seu trajeto sob o canal inguinal ou na raiz da coxa. Os sintomas são variáveis, podendo incluir dor, queimação, parestesia e perda de sensibilidade no seu território de inervação.[2]

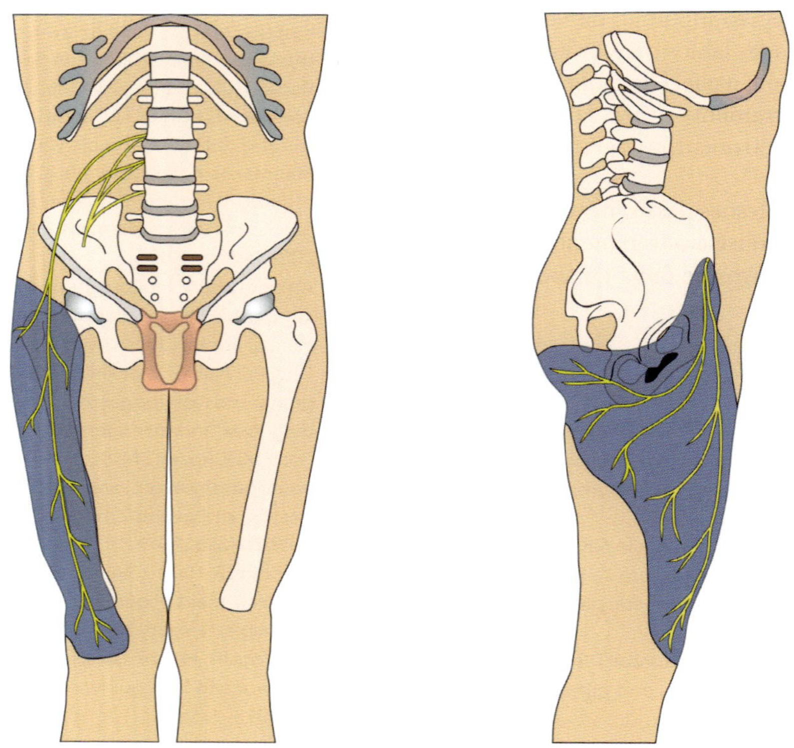

FIGURA 1
Território de inervação sensitiva do nervo cutâneo femoral lateral (destacado em azul).

O diagnóstico final de MP pode ser desafiador, uma vez que tal sintomatologia pode se sobrepor à de outras doenças prevalentes em nossa população, como radiculopatias compressivas por doença degenerativa lombar.

A avaliação por imagem do NCFL, seja por ressonância magnética (RM), seja por ultrassonografia (US), faz parte do arsenal diagnóstico para confirmação das neuropatias e investigação de possíveis fatores causais. A US também pode ser utilizada para guiar procedimentos e a RM tem, ainda, importante papel para avaliação de diagnósticos diferenciais, como patologias da coluna lombar, embora não sejam o foco deste capítulo.

ANATOMIA

O NCFL é um ramo puramente sensitivo do plexo lombar, emergindo das divisões posteriores das raízes de L2 e L3, enquanto as raízes anteriores contribuem para a formação do nervo obturador. Um estudo anatômico realizado com 34 cadáveres[2] demonstrou algumas possíveis variações anatômicas dessa origem, incluindo a emergência de L1 e L2, ou exclusivamente de L2.

Após sua emergência no plexo lombar, o NCFL possui trajeto oblíquo anteriormente ao músculo ilíaco em direção à espinha ilíaca anterossuperior, emergindo da pelve anteriormente à transição miotendínea da origem do sartório, e posteriormente ou inferiormente à porção superior do ligamento inguinal (Figura 2). Divide-se nos ramos anterior e posterior após esse ponto. O ramo anterior é responsável pela inervação da pele na porção anterolateral da coxa, enquanto o ramo posterior perfura a fáscia lata e inerva a pele da face lateral da coxa, do nível do trocanter maior ao seu terço médio.

Esse trajeto anatômico é o mais frequente e descrito por anatomistas e médicos. No entanto, pesquisadores demonstraram algumas variações anatômicas do NCFL em seu trajeto após emergir da pelve, que podem ter implicação clínica. Azmann et al. classificaram cinco diferentes variações nesse trajeto com base no estudo anatômico de 52 cadáveres, cujos resultados são exibidos na Tabela 1 e na Figura 3, mais tarde confirmados por outros estudos anatômicos.[4,5]

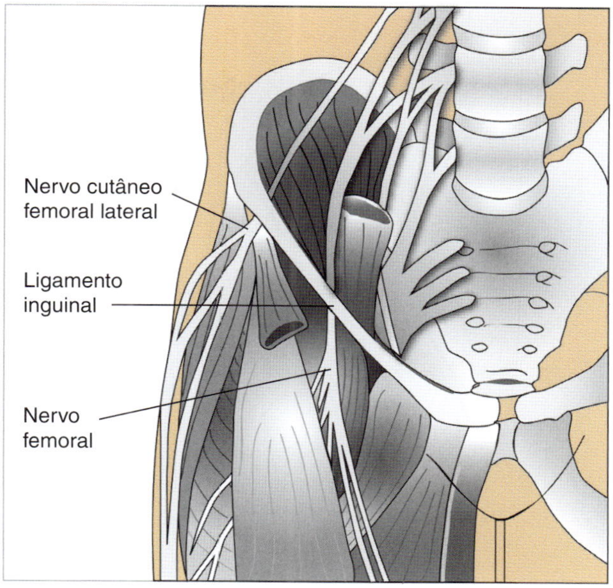

FIGURA 2
Relações anatômicas do nervo cutâneo femoral lateral.

Dentre os possíveis trajetos do NCFL, destaca-se uma maior predisposição a lesões traumáticas nos trajetos descritos como tipos A, B e C, por sua maior proximidade a proeminências ósseas, como a espinha ilíaca anterossuperior.

MERALGIA PARESTÉSICA

Meralgia parestésica (MP), também denominada síndrome de Bernhardt-Roth ou neuralgia do nervo cutâneo femoral lateral, é a patologia mais frequentemente relacionada ao NCFL, geralmente causada pela compressão desse nervo em seu trajeto ao emergir da

TABELA 1 Variações anatômicas do trajeto do nervo cutâneo femoral lateral ao emergir da pelve

Tipos	Porcentagem	Trajeto
Tipo A	4%	Posterior à espinha ilíaca anterossuperior, cruzando a crista ilíaca
Tipo B	27%	Anterior à espinha ilíaca anterossuperior e superficial à origem do sartório, mas sem contato com o ligamento inguinal
Tipo C	23%	Medial à espinha ilíaca anterossuperior, envolvido pelo tendão da origem do sartório
Tipo D	26%	Medial à origem do sartório, localizado em um intervalo entre o tendão do sartório e a fáscia do iliopsoas, profundo ao ligamento inguinal
Tipo E	20%	Mais medial e envolvido por tecido conectivo regional, profundo ao ligamento inguinal, sobrejacente à fina fáscia do iliopsoas e contribuindo para o ramo femoral do nervo genitofemoral

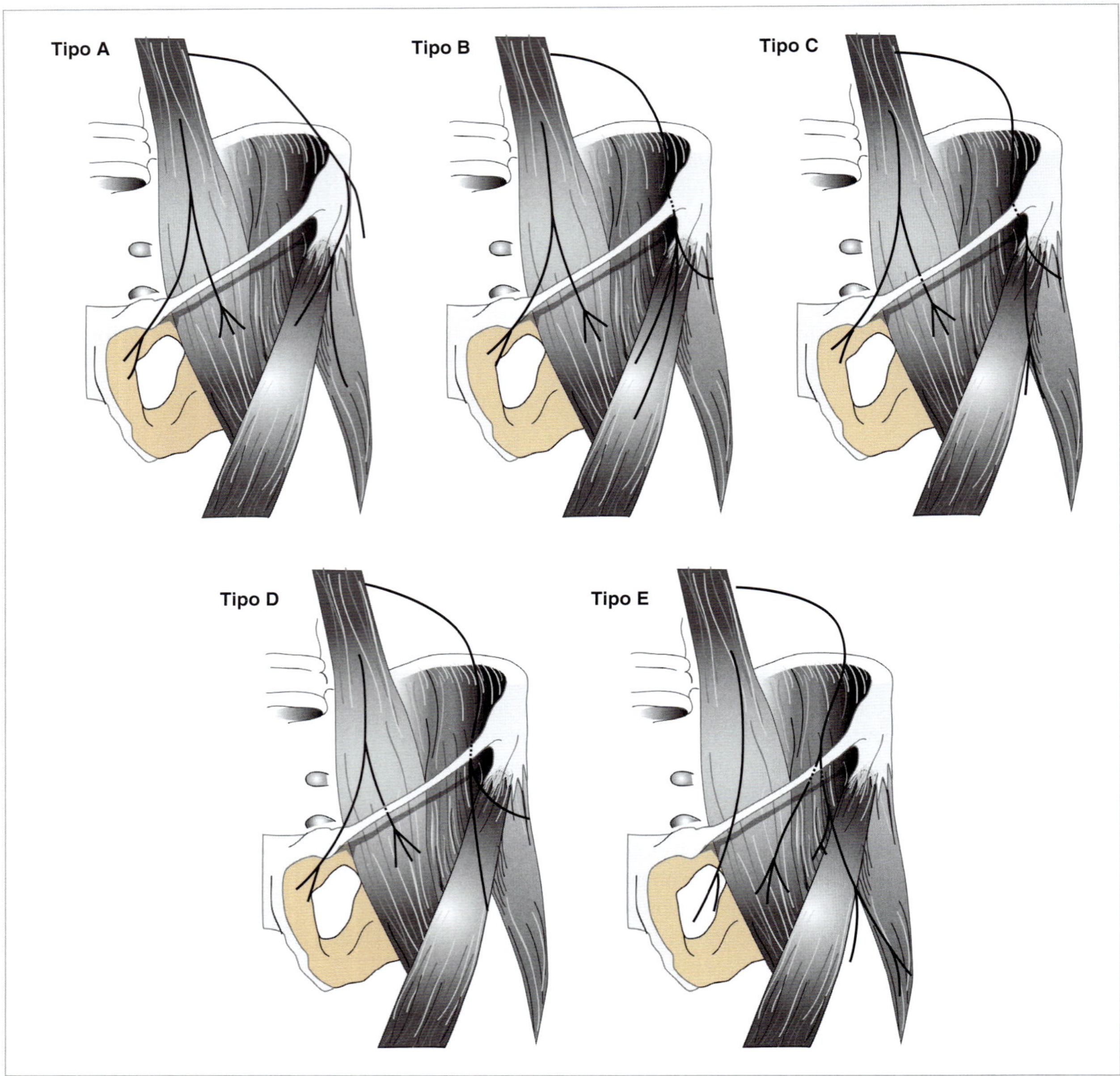

FIGURA 3
Variações anatômicas relatadas e classificação proposta por Azmann et al.

pelve (Figura 4). Dentre os possíveis sintomas, os mais frequentemente reportados são dor, queimação, parestesia e perda de sensibilidade no seu território de inervação. Sua incidência na população é estimada em cerca de 4,3 para 10 mil pacientes ao ano na população geral, que aumenta para cerca de 24,7 para 10 mil em pacientes com *diabetes mellitus*.[6,7] A MP também parece ter relação com a prática de exercícios físicos de alta intensidade.

Tal condição deve ser considerada quando o paciente apresenta queixa álgica que envolve o território de inervação do NCFL, especialmente quando há refratariedade da queixa álgica às medidas terapêuticas. A MP também deve ser investigada quando diagnósticos mais prevalentes, como bursite trocantérica e radiculopatia envolvendo as raízes de L1 a L3, foram descartados.

A MP pode ser idiopática ou iatrogênica, e dentre as causas possíveis podem-se destacar a utilização de roupas ou uniformes justos (*jeans*, cintos, fardas), trauma direto, espasmos musculares, hematomas regionais e até mudanças mais rápidas no comprimento do membro inferior (osteotomias ou estirão de crescimento). Uma alta incidência de MP é reportada como consequência

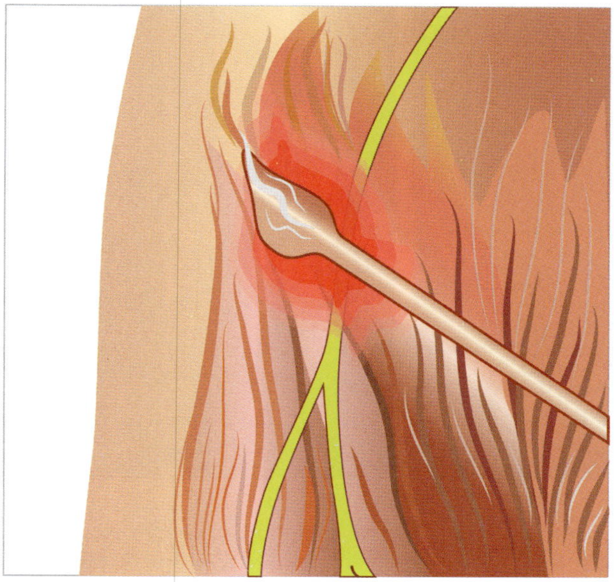

FIGURA 4
Demonstração da compressão do nervo cutâneo femoral lateral pelo ligamento inguinal.

pós-cirúrgica relacionada ao acesso cirúrgico de artroplastias totais de quadril e cirurgias da coluna vertebral, especialmente do primeiro caso.[8,9]

O diagnóstico dessa condição é tradicionalmente estabelecido por meio de quadro clínico compatível e exclusão de outras causas mais frequentes, e auxiliado por estudos neurofisiológicos, como potencial evocado somatossensitivo e condução nervosa sensorial (eletroneuromiografia), que apresentam algumas limitações técnicas. Com os avanços tecnológicos mais recentes, exames de imagem como a neurografia por ressonância magnética (NRM) ou por US vêm ganhando espaço na avaliação de neuropatias envolvendo o NCFL.[10]

NEUROGRAFIA POR RESSONÂNCIA MAGNÉTICA

A NRM produz uma imagem detalhada de nervos periféricos e pode ser utilizada na avaliação do NCFL.

Chhabra et al. avaliaram a concordância interobservador e a acurácia na detecção de MP por meio de NRM 3 T, com dois avaliadores cegos à queixa clínica e amostra de 39 pacientes (11 com diagnóstico estabelecido de MP e 28 controle), chegando a valores preditivo positivo de 71% e preditivo negativo de 94% para a detecção da patologia, atingindo uma acurácia diagnóstica superior a 90% para ambos os avaliadores.[10]

O protocolo de RM deve ser realizado com sequências convencionais do quadril ou da bacia, incluindo sequências volumétricas isotrópicas ponderadas em T1 e sensíveis a líquido (T2 com saturação de gordura ou STIR). As sequências isotrópicas devem englobar desde o trajeto intra-abdominal do NCFL até seu segmento proximal na coxa. A aquisição em decúbito ventral pode ser útil em pacientes com muitos artefatos de movimentação abdominal decorrentes da respiração.[11]

Além da avaliação direta do NCFL, sequências de RM convencionais das regiões de interesse (coluna lombossacra e quadril) podem trazer informações adicionais valiosas que auxiliam tanto no diagnóstico da MP como na exclusão de diagnósticos diferenciais altamente prevalentes, como abaulamentos e protrusões discais como causa de radiculopatias, e bursite trocantérica.

Um cuidado importante na aquisição desses estudos é a inclusão de toda a pele e tecido celular subcutâneo da região de interesse, garantindo assim a inclusão do NCFL em todo o seu trajeto e seus ramos, além de eventuais alterações da pele e partes moles que podem estar associadas à condição.

O estudo de patologias do NCFL por NRM deve ser realizado em todo o seu trajeto, avaliando: seu trajeto anterior ao músculo ilíaco e cranialmente à espinha ilíaca anterossuperior (Vídeo 1); ao nível da espinha ilíaca anterossuperior; distal à espinha ilíaca anterossuperior, onde ele se divide em ramos anterior e posterior.

VOUCHER: neurografiaperi

VÍDEO 1. Imagens de ressonância magnética sequenciais, ponderadas em T2 com saturação de gordura para avaliação de neuropatia do cutâneo femoral lateral, nos planos coronal (de posterior para anterior) e axial (de cranial para caudal). As imagens demonstram o trajeto do nervo cutâneo femoral lateral proximal (apontado pelas setas vermelhas), assim como espessamento segmentar proximal a sua emergência da pelve. Note a diferença de espessura quando realizada a comparação com o nervo contralateral. Os desenhos esquemáticos demonstram os reparos anatômicos principais para identificação desse nervo, assim como para diferenciação com o nervo femoral. MI: músculo ilíaco; MIP: músculo iliopsoas; MP: músculo psoas; MPA: musculatura da parede abdominal (músculos transverso e oblíquos interno e externo); NCFL: nervo cutâneo femoral lateral; NF: nervo femoral.

O método permite a detecção de alterações diretas no NCFL, sendo avaliadas as suas dimensões e a intensidade do sinal. Os nervos com sinais de neuropatia apresentam aumento do calibre e elevação da intensidade do sinal nas sequências sensíveis a líquido (Figura 5). Presumindo que o paciente apresenta queixa unilateral, recomenda-se, sempre que possível, a avaliação comparativa com o lado assintomático.

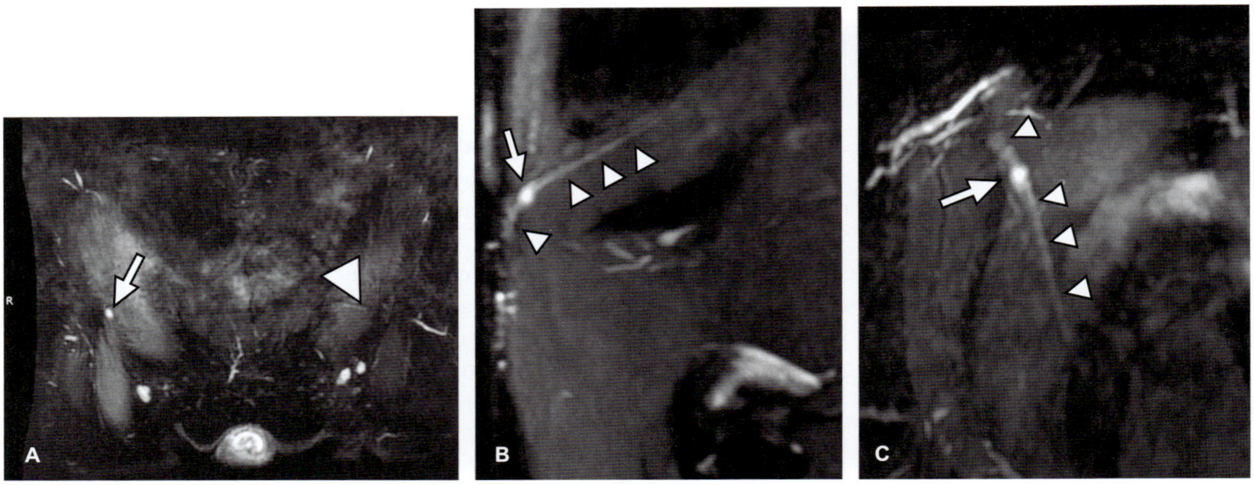

FIGURA 5
Paciente de 42 anos com neuropatia compressiva do cutâneo femoral lateral junto à espinha ilíaca anterossuperior à direita e neuroma em continuidade. Imagens de ressonância magnética realizada em decúbito ventral no plano coronal ponderada em STIR (A) e reformatações sagital oblíqua (B) e coronal oblíqua (C) no eixo do NCFL. A: acentuado espessamento do nervo cutâneo femoral lateral direito (seta) em comparação com o contralateral assintomático (cabeça de seta). B e C: espessamento e elevação de sinal do nervo cutâneo femoral lateral (cabeças de seta), principalmente junto à espinha ilíaca anterossuperior e o ligamento inguinal, onde se observa maior espessamento focal (seta) por neuroma em contiguidade.

É válida a ressalva de que alterações morfológicas, na espessura ou no aspecto fascicular do nervo podem ser difíceis de apreciar em nervos mais periféricos, como é o caso do NCFL, principalmente quando não há causas traumáticas e/ou iatrogênicas bem definidas.

Exuberantes espessamentos focais e neuromas podem ser mais raramente observados no trajeto do NCFL, sendo geralmente relacionados a alterações traumáticas ou iatrogênicas (Figura 6). Nesse contexto, a pesquisa de alterações de sinal da pele e tecido celular subcutâneo na área de interesse pode fornecer dicas valiosas para a detecção de alterações neurais.

NEUROGRAFIA POR ULTRASSONOGRAFIA

A avaliação por imagem do NCFL também pode ser realizada por US, método excelente para a avaliação de estruturas superficiais e com capacidade de acessar o NCFL no seu trajeto na coxa e, principalmente, junto ao ligamento inguinal (principal local de compressão).

A técnica de US, assim como mencionado na NRM, também inclui a avaliação de diferenciais, que incluem patologias do quadril, com destaque para a síndrome de dor trocantérica.

A varredura do NCFL deve ser realizada com o paciente em posição supina, por via anterior e com transdutores de alta frequência (12, 15 ou superior a 20 MHz). Embora sondas de frequência elevada em teoria sejam vantajosas, seu uso pode ser limitado em pacientes obesos, nos quais haverá significativa atenuação do feixe ultrassonográfico.

O nervo pode ser facilmente identificado no seu trajeto na coxa, distal à espinha ilíaca anterossuperior e junto aos músculos sartório e tensor da fáscia lata. O NCFL se situa no interior de um canal gorduroso e limitado por duas fáscias. O padrão ultrassonográfico do nervo nesse segmento é de uma estrutura com aspecto fascicular em "favo de mel". A partir desse ponto, pode-se realizar a varredura distal e proximal do nervo (Vídeo 2).

VOUCHER: neurografiaperi

VÍDEO 2. A varredura proximal do nervo é a mais importante, devendo-se dar atenção ao seu trajeto entre a espinha ilíaca anterossuperior e o ligamento inguinal, principal ponto de compressão. A varredura transversal é ideal para avaliação do padrão fascicular e ecogenicidade do nervo, enquanto a varredura longitudinal demonstra com maior clareza mudanças na espessura e pontos de compressão (Figura 7). Sempre que possível, também se devem avaliar possíveis variações anatômicas do NCFL, em especial sua relação com o ligamento inguinal.

Os sinais de neuropatia incluem espessamento, redução da ecogenicidade e perda do padrão fascicular do nervo (Figura 8). Em alguns casos, espessamentos focais ou neuromas em continuidade podem ser identificados,

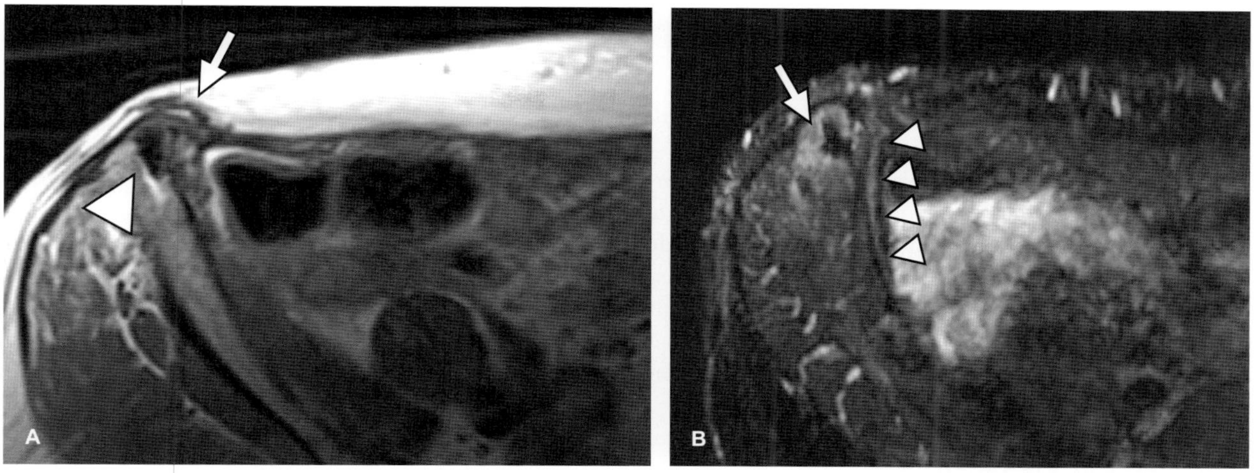

FIGURA 6

Paciente de 52 anos com lesão iatrogênica do nervo cutâneo femoral lateral direito após cirurgia na espinha ilíaca anterossuperior direita. Imagens axiais ponderadas em T1 (A) e reformatação axial oblíqua de sequência isotrópica STIR (B). A: âncora na espinha ilíaca anterossuperior (cabeça de seta) e tecido fibrocicatricial na origem do ligamento inguinal (seta). B: acentuados espessamento e elevação de sinal segmentares do NCFL (cabeças de seta) proximal ao tecido fibrocicatricial e à manipulação cirúrgica (seta).

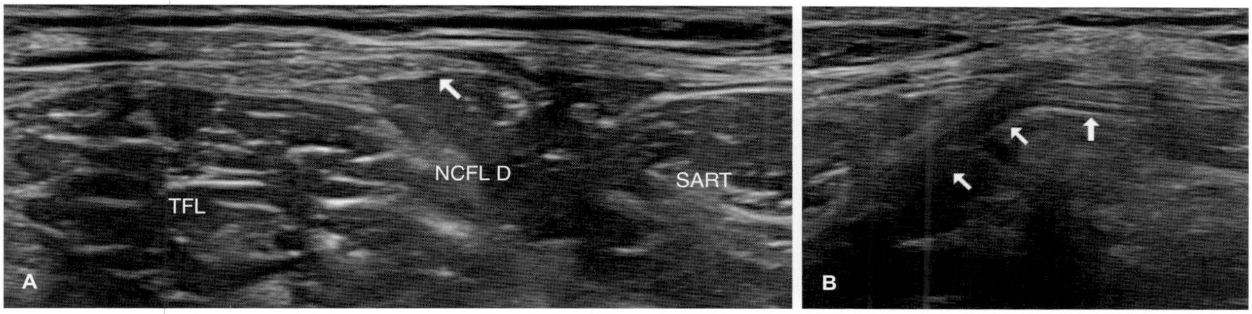

FIGURA 7

Imagens ultrassonográficas do nervo cutâneo femoral lateral normal demonstrando as varreduras transversa (A) e longitudinal (B) de um nervo normal. A seta em A demonstra o nervo normal, com padrão fascicular preservado e ecogenicidade normal. As setas em B demonstram o nervo normal passando acima da espinha ilíaca anterossuperior. SART: músculo sartório; TFL: músculo tensor da fáscia lata.

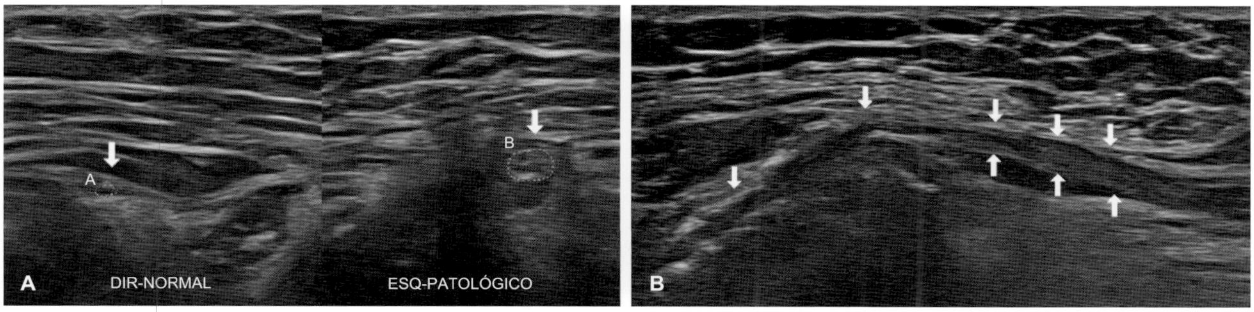

FIGURA 8

Imagens ultrassonográficas de paciente do sexo masculino, de 42 anos, com meralgia parestésica à esquerda. Varredura axial comparativa (A) e longitudinal do nervo cutâneo femoral lateral esquerdo (B). A: as setas demonstram espessamento do NCFL (9 mm² à esquerda e 4 mm² à direita). B: as setas demonstram espessamento e hipoecogenicidade do NCFL no segmento distal à espinha ilíaca anterossuperior.

sendo considerados sinais menos sensíveis, porém altamente específicos. Embora pouco sensível, a reprodução do sintoma pela compressão local do nervo com o transdutor (sinal de Tinel ultrassonográfico) também é um achado auxiliar para o diagnóstico.[12]

Suh et al.[12] e Powell et al.[13] avaliaram de forma quantitativa a espessura do NCFL, ambos com valor de corte de 5 mm^2, e obtiveram resultados de sensibilidade de 87 a 95% e especificidade de 90 a 95%. No entanto, assim como mencionado na NRM, mais do que um valor objetivo, recomenda-se a avaliação comparativa com o NCFL contralateral (presumindo que o paciente apresente queixa unilateral).

CONSIDERAÇÕES FINAIS

A neuropatia do NCFL, também conhecida como meralgia parestésica, é uma doença insidiosa, que apresenta potencial prejuízo à funcionalidade e qualidade de vida dos pacientes. Seu diagnóstico permanece sendo um desafio e é tradicionalmente estabelecido por meio de achados clínicos e de história compatíveis, que muitas vezes podem simular outras condições mais prevalentes.

Os avanços técnicos da neurografia por RM e por US têm fornecido uma avaliação cada vez mais detalhada e confiável e com elevada acurácia do NCFL. Ambos os métodos são capazes de avaliar diretamente o NCFL, diagnósticos diferenciais e possíveis fatores causais.

REFERÊNCIAS

1. Anloague PA, Huijbregts P. Anatomical variations of the lumbar plexus: a descriptive anatomy study with proposed clinical implications. J Man Manip Ther. 2009;17(4):e107-14.
2. Cheatham SW, Kolber MJ, Salamh PA. Meralgia paresthetica: a review of the literature. Int J Sports Phys Ther. 2013;8(6): 883-93.
3. Aszmann OC, Dellon ES, Dellon AL. Anatomical course of the lateral femoral cutaneous nerve and its susceptibility to compression and injury. Plast Reconstr Surg. 1997;100(3):600-4.
4. Majkrzak A, Johnston J, Kacey D, Zeller J. Variability of the lateral femoral cutaneous nerve: An anatomic basis for planning safe surgical approaches. Clin Anat. 2010;23(3):304-11.
5. Üzel M, Akkin SM, Tanyeli E, Koebke J. Relationships of the lateral femoral cutaneous nerve to bony landmarks. Clin Orthop Relat Res. 2011;469(9):2605-11.
6. Parisi TJ, Mandrekar J, Dyck PJ, Klein CJ. Meralgia paresthetica: relation to obesity, advanced age, and diabetes mellitus. Neurology. 2011;77(16):1538-42.
7. Martinez-Salio A, Moreno-Ramos T, Diaz-Sanchez M, Porta-Etessam J, González de la Aleja J, Gutiérrez-Gutiérrez G, Calandre-Hoenigsfeld L. Meralgia paraesthetica: a report on a series of 140 cases. Rev Neurol. 2009;49(8):405-8.
8. Goulding K, Beaule PE, Kim PR, Fazekas A. Incidence of lateral femoral cutaneous nerve neuropraxia after anterior approach hip arthroplasty. Clin Orthop Relat Res. 2010;468(9):2397-404.
9. Bhargava T, Goytia RN, Jones LC, Hungerford MW. Lateral femoral cutaneous nerve impairment after direct anterior approach for total hip arthroplasty. Orthopedics. 2010;33(7):472.
10. Chhabra A, Del Grande F, Soldatos T, Chalian M, Belzberg AJ, Williams EH, et al. Meralgia paresthetica: 3-Tesla magnetic resonance neurography. Skeletal Radiol. 2013;42:803-8.
11. Ally RM, Velleman MD, Suleman FE. Meralgia paresthetica: now showing on 3T magnetic resonance neurography. S Afr J Rad. 2019;23(1):a1745.
12. Suh DH, Kim DH, Park JW, Park BK. Sonographic and electrophysiologic findings in patients with meralgia paresthetica. Clin Neurophysiol. 2013;124(7):1460-4.
13. Powell GM, Baffour FI, Erie AJ, Puffer RC, Spinner RJ, Glazebrook KN. Sonographic evaluation of the lateral femoral cutaneous nerve in meralgia paresthetica. Skeletal Radiol. 2020;49(7):1135-40.

15

Nervo femoral

Felipe Veiga Rodrigues
João Carlos Cerioni Souto Vilhena
Marcos Felippe de P. Corrêa

INTRODUÇÃO

O nervo femoral é o maior nervo do plexo lombar, responsável pela inervação anterior da coxa e por grande território sensitivo de predomínio anteromedial da coxa e da face medial da perna até o hálux.

O avanço tecnológico nas sequências e nas resoluções espacial e de contraste em exames de ressonância magnética, bem como no aprimoramento dos transdutores de alta frequência de exames ultrassonográficos, vem permitindo uma melhor avaliação do nervo femoral e de seus ramos. Esse avanço, em conjunto com exames eletroneuromiográficos, permite diagnósticos etiológicos, anatômicos e funcionais mais acurados.[1,2]

ANATOMIA

O nervo femoral é formado a partir da confluência das divisões dorsais das raízes de L2, L3 e L4, aprestando trajeto por entre as fibras musculares do psoas maior. Após emergir da borda anterolateral do ventre muscular do psoas maior, o nervo femoral apresenta trajeto descendente por entre os ventres musculares do psoas maior e do ilíaco, profundamente à fáscia ilíaca, onde emite ramos que inervam o ventre muscular do ilíaco e parte superior da artéria femoral (Figura 1).

Na região inguinal, o nervo femoral passa abaixo do ligamento inguinal, na porção mais lateral do triângulo femoral, lateralmente à artéria femoral comum (Figura 2). Cerca de 4 cm abaixo do ligamento inguinal, o nervo femoral divide-se em posterior e anterior.

A divisão anterior apresenta ramos motores para o pectíneo e o sartório, além dos ramos sensitivos cutâneo medial e cutâneo intermediário da coxa.

A divisão posterior apresenta trajeto junto à borda medial do ventre muscular do sartório e divide-se em um longo ramo sensitivo (nervo safeno), quatro ramos motores para os ventres musculares do quadríceps femoral e ramos articulares para o quadril e o joelho. O nervo femoral passa a se chamar nervo safeno quando passa o canal dos adutores, cruzando a artéria femoral e situando-se medialmente a ela na porção inferior do canal dos adutores. O nervo safeno ao nível do joelho passa entre os ventres musculares do sartório e grácil, através da fáscia profunda, e apresenta trajeto junto da veia safena magna na perna.[2-6]

O ventre muscular do psoas é inervado por ramos das raízes ventrais de L1 a L4, principalmente de L2 e L3.

Triângulo femoral

- O triângulo femoral é delimitado lateralmente pelo sartório, medialmente pelo adutor longo e superiormente pelo ligamento inguinal. Tem como assoalho os ventres musculares do iliopsoas, na sua porção mais lateral, o ventre muscular do pectíneo na porção medial, e tem como teto a pele, o tecido subcutâneo, a fáscia superficial e a fáscia lata.
- Os componentes do triângulo femoral incluem (de lateral para medial): o nervo femoral, a artéria femoral comum, a veia femoral comum e o canal femoral com vasos linfáticos.

QUADRO CLÍNICO E FUNÇÃO

O quadro clínico da neuropatia do nervo femoral, como nas demais neuropatias, pode se apresentar de forma aguda, subaguda e crônica. Os quadros agudos geralmente estão relacionados a eventos traumáticos ou

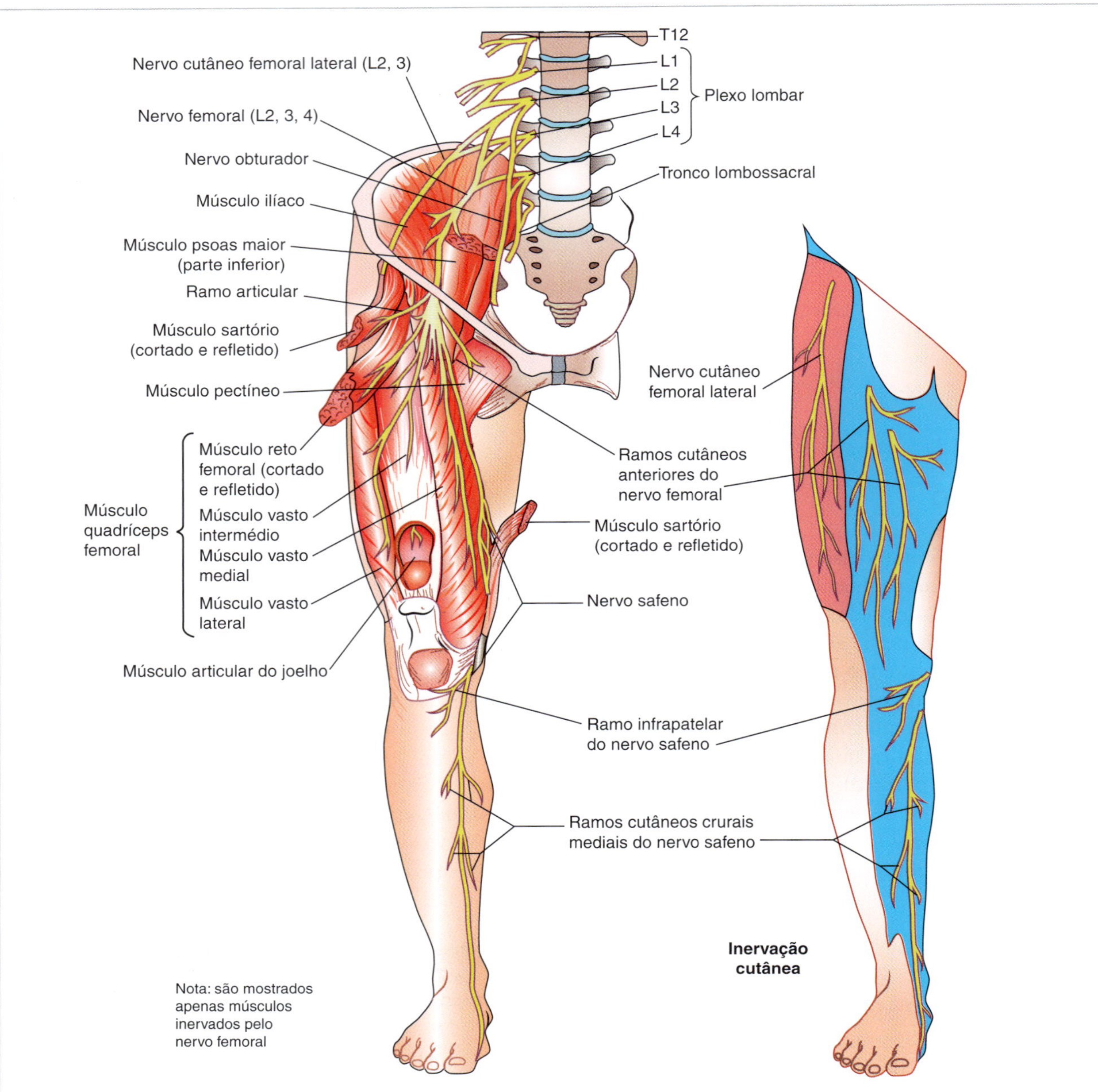

FIGURA 1
Ilustração da anatomia e do território de inervação sensitiva dos nervos femoral e cutâneo lateral femoral.

compressões rapidamente progressivas, como em casos de hematomas. As demais patologias que acometem o nervo femoral apresentam curso subagudo e crônico.

A depender do local do acometimento, as neuropatias do nervo femoral e seus ramos resultarão em sintomas motores (Tabela 1), sensitivos (Tabela 2) ou mistos. Lesões proximais completas do nervo femoral resultam em denervação do quadríceps com paralisia da extensão do joelho e fraqueza na flexão do quadril, além de disestesia na face anteromedial da coxa e na face medial da perna. As lesões também podem cursar com algia na região inguinal, com o paciente adotando postura antálgica com flexão e rotação externa do quadril. As lesões abaixo do ligamento inguinal geralmente produzem sintomatologia mais branda em decorrência da ramificação do nervo, e lesões ao nível do canal dos adutores/nervo safeno resultam em sintomatologia sensitiva.

Ao exame clínico, pode-se observar perda do reflexo patelar (em lesões completas), postura fletida do joelho, perda de força motora do quadríceps à extensão ativa do joelho e alterações sensitivas no seu território de inervação.[3,7]

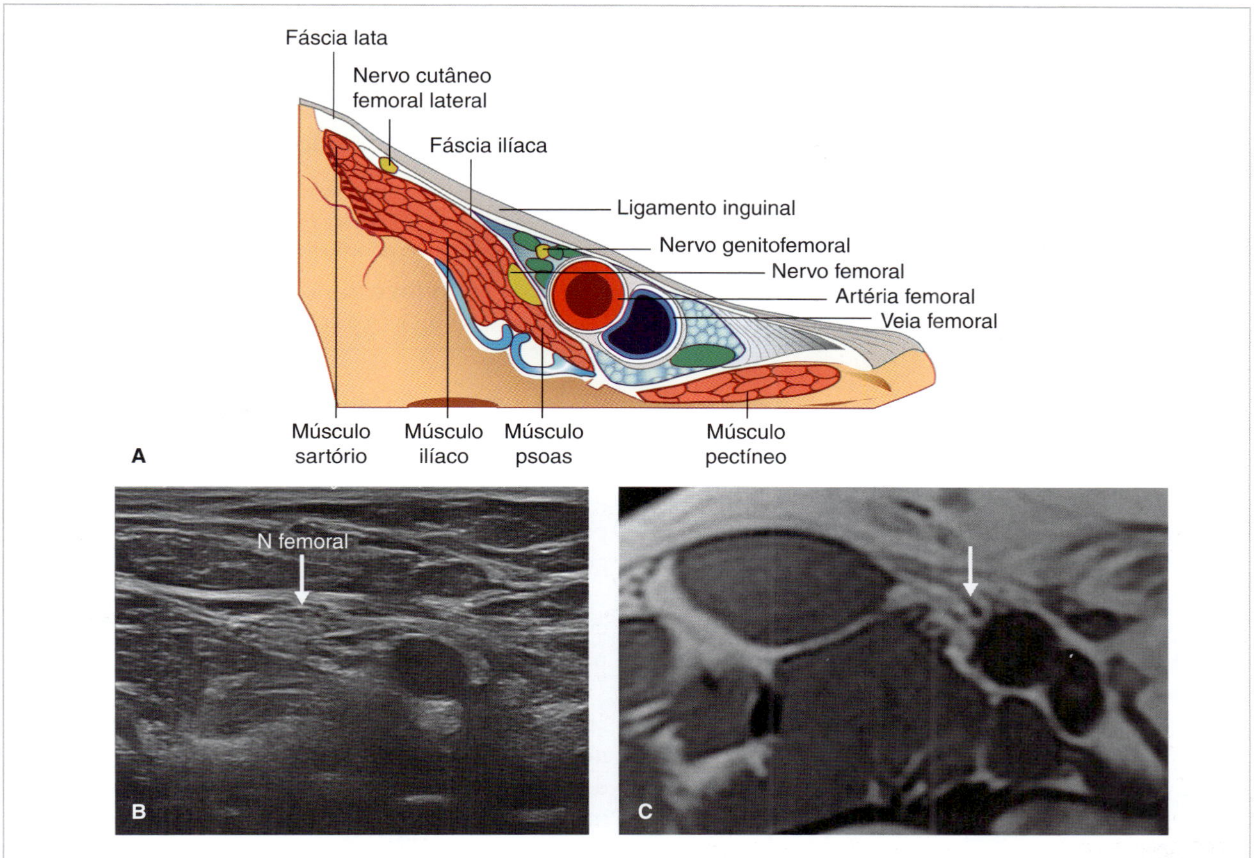

FIGURA 2
A: ilustração do nervo femoral ao nível do triângulo femoral. B e C: corte ultrassonográfico transverso e imagem axial T1 de RM ao nível do triângulo femoral (setas).

TABELA 1 Inervação motora

Função motora			
	Limite anatômico	**Músculo**	**Função**
Nervo femoral		Ilíaco	Flexão da coxa e estabilização do quadril
Nervo femoral, ramo anterior	4 cm abaixo do ligamento inguinal, plano da artéria femoral circunflexa	Pectíneo	Adução e flexão da coxa. Assistência na rotação medial
		Sartório	Abdução e flexão da coxa. Assistência na rotação lateral da coxa e flexão do joelho
Nervo femoral, ramo posterior	4 cm abaixo do ligamento inguinal, plano da artéria femoral circunflexa	Reto femoral	Flexão da coxa e extensão do joelho
		Vasto intermédio	Extensão do joelho. Grande estabilizador do joelho
		Vasto medial	Extensão do joelho. Grande estabilizador da patela
		Vasto lateral	Extensão do joelho

TABELA 2 Inervação sensitiva

Função sensitiva		
	Ramo	**Local**
Nervo femoral	Ramo anterior, medial da coxa	Face medial da coxa
	Ramo anterior, intermédio da coxa	Face anteromedial da coxa
	Nervo safeno	Face medial da perna e do pé

MÉTODOS DE IMAGEM

A avaliação clínica conjunta da eletromiografia e o estudo de condução de velocidade do nervo são os métodos padrão-ouro para avaliação do nervo femoral, sendo capazes de detectar ondas relacionadas à fibrilação muscular relacionada à denervação e à condução neural, respectivamente.

No entanto, nenhum desses métodos é capaz de fornecer o local exato e a causa da compressão, fundamentais para o tratamento, sendo mais bem avaliadas pelos métodos de imagem.

Ultrassonografia

O nervo femoral pode ser avaliado por meio da ultrassonografia de alta resolução 10 cm acima do ligamento inguinal e 5 cm abaixo usando transdutores lineares de ao menos 5 MHz, com o paciente em decúbito dorsal. Diferentemente dos nervos superficiais, é necessário adaptar a frequência nos segmentos mais profundos para ser capaz de visualizar o nervo ou os planos de seu trajeto – com a perda da resolução associada.

A avaliação inicia-se no canal inguinal, com a identificação do marco anatômico do ligamento inguinal e a caracterização do nervo femoral no interior do triângulo femoral. Sequencialmente, desloca-se o transdutor para a fossa ilíaca com discreta compressão abdominal pelo transdutor para afastar alças intestinais caso haja interposição gasosa cranialmente até o segmento acessível. Posteriormente, avalia-se caudal o nervo até o segmento medial do quadríceps (Vídeos 1 e 2).

VOUCHER: neurografiaperi

VÍDEO 1. Avaliação ultrassonográfica do nervo femoral com transdutor de 14 MHz.

VÍDEO 2. Visualização do nervo femoral através de transdutor de 24 MHz.

Tal como nos demais nervos, deve-se observar o padrão fascicular (favo de mel) com epineuro hiperecoico homogêneo e constante. O diagnóstico de neuropatia pode ser feito pelo espessamento segmentar neural com perda do padrão fascicular, descontinuidades e/ou angulações.[4,8]

As manobras dinâmicas podem ser usadas nos pacientes em que há referência álgica de suspeita neural na realização de um determinado movimento.

Há grande valor na identificação do nervo para a realização de bloqueios regionais, guiado por ultrassonografia com injeção de anestésico em plano, ao nível desejado de bloqueio – geralmente subjacente ao canal inguinal. É fundamental ter atenção às artérias circunflexas, devendo-se sempre utilizar mapeamento Doppler para evitar injeção intra-arterial (Figura 3).[8,9]

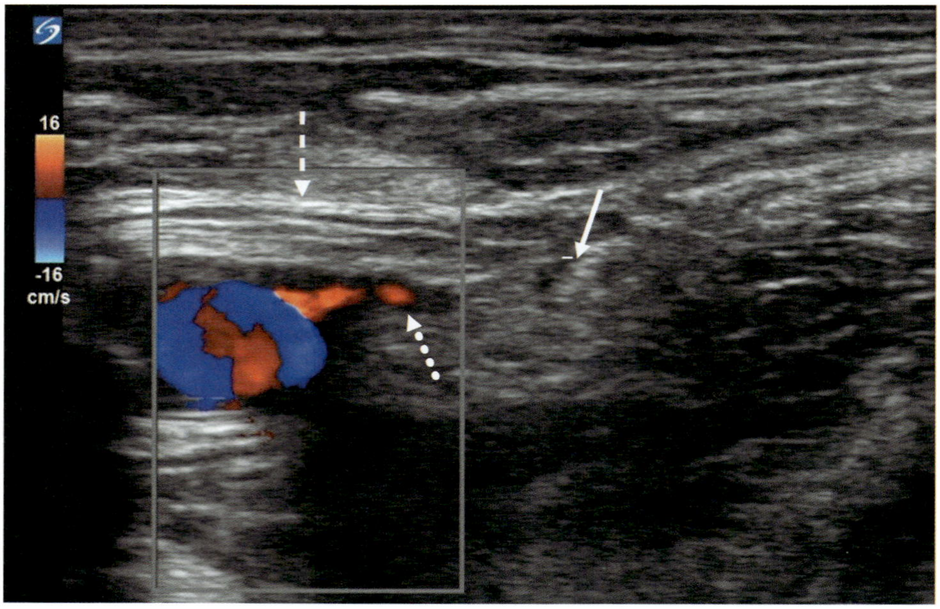

FIGURA 3
Ultrassonografia com Doppler axial da coxa esquerda demonstrando o nervo femoral (seta branca) lateral à artéria femoral, subjacente ao ligamento inguinal (seta tracejada). Note a artéria circunflexa femoral (seta pontilhada), sugerindo plano de bifurcação neural e demonstrando relevância do uso do Doppler antes de procedimentos intervencionistas locais.

Ressonância magnética

A ressonância magnética, com o avanço tecnológico nas aquisições nas resoluções espacial e de contraste, permite a avaliação do nervo femoral desde suas raízes até o seu segmento distal.

O estudo das neuropatias periféricas requer o conhecimento da apresentação normal dos nervos, seus ramos, conforme já descrito, incluindo sua espessura, trajetos e intensidade de sinal. Em T1, os nervos apresentam padrão fascicular de sinal semelhante ao músculo. Em T2, os nervos apresentam discreto hipersinal em relação ao músculo normal. Os planos perineurais devem ser preservados, não sendo observado realce pós-contraste. Deve haver redução progressiva do calibre dos nervos, com trajeto suave, sem angulações acentuadas.

Podem-se dividir os achados de imagem em alterações diretas do próprio nervo e alterações indiretas da repercussão clínica e de imagem.

Das alterações diretas do nervo, podem-se identificar espessamento e alteração de sinal/perda do padrão fascicular do segmento alterado, e a avaliação contralateral pode fornecer informações comparativas relevantes. Aumento segmentar distal do nervo, associado a alteração de sinal – em comparação às porções proximais –, sugere neuropatia.

Das alterações indiretas do nervo, a avaliação do território usual de inervação dos ramos musculares pode fornecer dados sobre a natureza aguda ou crônica pelo sinal dos músculos acometidos, seu trofismo e percentual de lipossubstituição. À ultrassonografia, pode-se ainda aproveitar a presença do paciente e avaliar dados de natureza sensitiva.[4,5,7-10]

Checklist de avaliação do nervo femoral

1. Avaliação do trajeto, espessura e sinal
2. Comparação entre segmentos distal-proximal
3. Comparação contralateral da espessura e sinal neural
4. Trofismo e sinal dos ventres musculares pectíneo e sartório
5. Trofismo e sinal dos ventres musculares do quadríceps
6. Avaliação cronológica com anteriores
7. Identificação de fatores causais cranial ou caudal ao segmento de neuropatia (compressão, bandas anatômicas etc.)
8. Exclusão de polineuropatias

PATOLOGIAS

O nervo femoral pode ser afetado por discopatias lombares, compressões extrínsecas, tumores de bainha tendínea, polineuropatias periféricas, doenças autoimunes, doenças metabólicas e radiação.

A ressonância magnética é o método de escolha para avaliação do plexo lombossacro e do trajeto do nervo femoral, bem como das repercussões aguda e crônica no território motor.

Plexopatia lombar

Qualquer patologia envolvendo as divisões dorsais dos nervos de L2, L3 e L4, bem como as raízes emergentes, pode determinar neuropatia femoral. As principais causas compressivas são as discopatias lombares e as artropatias interfacetárias, podendo estar associadas à escoliose (Figura 4).[11]

A alteração de sinal em T2 com hipersinal, espessamento e desvio do trajeto das raízes emergentes, bem como a causa da compressão, podem ser avaliadas nas aquisições axial e principalmente coronal. Tais achados, apesar de possíveis de serem evidenciados em exames não neurográficos, são muito mais bem avaliados pelas sequências volumétricas específicas.[8,11]

Neuropatia compressiva

Em qualquer segmento do seu trajeto, o nervo femoral pode ser sujeito a compressão, sendo o local de maior fragilidade distal ao ligamento inguinal. Alterações com efeito de massa, como hematomas,[12] bursite (Figura 5)[13,14] e neoplasias, podem determinar alteração neural.[6,15]

Neuropatia traumática

Lesões do nervo femoral podem ocorrer por causas não iatrogênicas (p. ex., acidentes com cortantes, lesões perfurocortantes e projéteis – Figura 6) e iatrogênicas (p. ex., resultado de intervenções cirúrgicas, procedimentos vasculares e infiltrações – Figura 7).

Cirurgias pélvicas e abdominais podem levar à compressão neural direta pelo uso de afastadores contra a pelve. A artroplastia total de quadril, principalmente de via anterior, pode determinar uma lesão neural, não sendo sempre evidente o motivo. A rotação externa e a abdução da perna – posicionamento de algumas cirurgias, em especial ginecológicas e urológicas – podem levar a isquemia e dano neural se forem de prolongada duração.[16,17]

Podem ocorrer graus variados de lesão de neuropraxia (estiramento/isquemia), axoniotmese (lesão neural em contiguidade) e até neurotmese (descontinuidade parcial ou completa). Os exames de imagem são fundamentais no diagnóstico de descontinuidade, dada a necessidade de reparo cirúrgico imediato para evitar progressão.

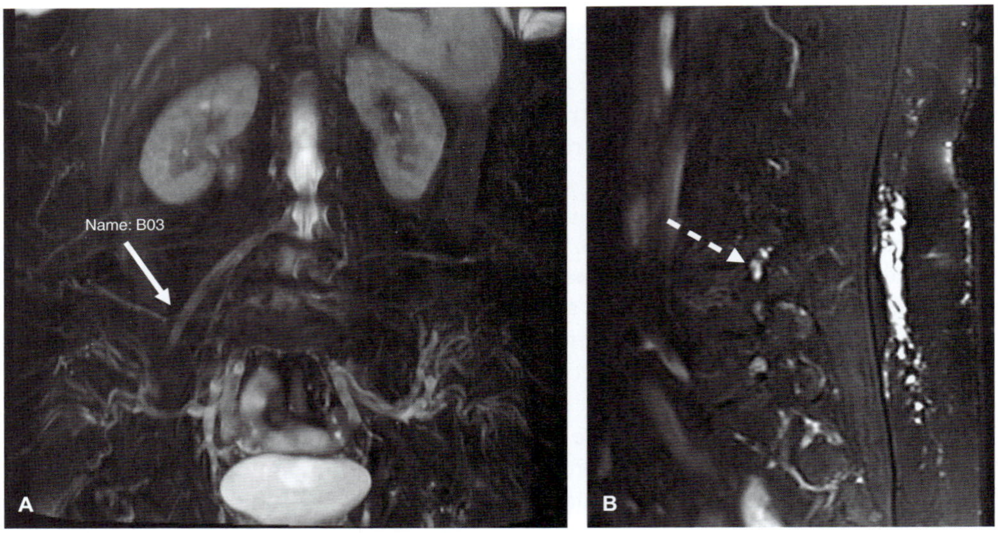

FIGURA 4

A: ressonância magnética coronal STIR MIP demonstrando espessamento e alteração da raiz L3 direita (seta branca) relacionados a discopatia e escoliose lombar. Tal espessamento e alteração de sinal se estendem em todo o trajeto do nervo femoral. A reconstrução MIP contribui para avaliação neural e comparação contralateral. B: a ressonância sagital T2FS do mesmo paciente demonstra espessamento e alteração de sinal da raiz emergente direita de L3 no forame (seta tracejada), evidente na comparação do sinal com as raízes de L4 e L5.

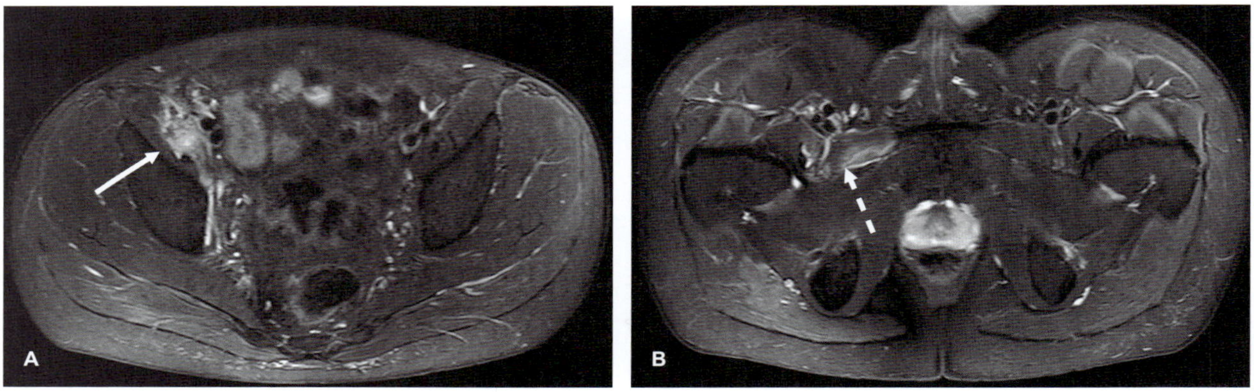

FIGURA 5

A: ressonância T2FS axial demonstra bursite do iliopsoas (seta branca), com proeminente edema do ventre muscular do ilíaco e dos planos do nervo femoral, sem distinção do nervo nesse segmento. B: ressonância T2FS axial evidencia edema heterogêneo dos ventres musculares do pectíneo (seta pontilhada), do sartório e do quadríceps, compatível com neuropatia e repercussão muscular aguda, secundário a bursite.

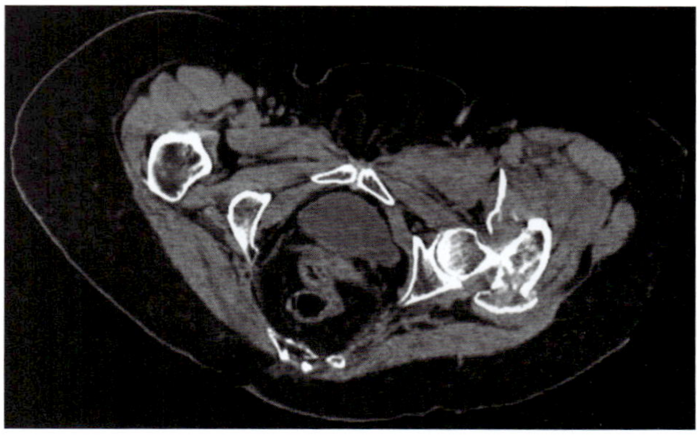

FIGURA 6

Tomografia computadorizada axial em janela de partes moles demonstrando fratura femoral esquerda aguda com fragmento cortical desviado comprimindo o espaço femoral no plano do nervo femoral, associado a clínica compatível, sugestivo de lesão neural.

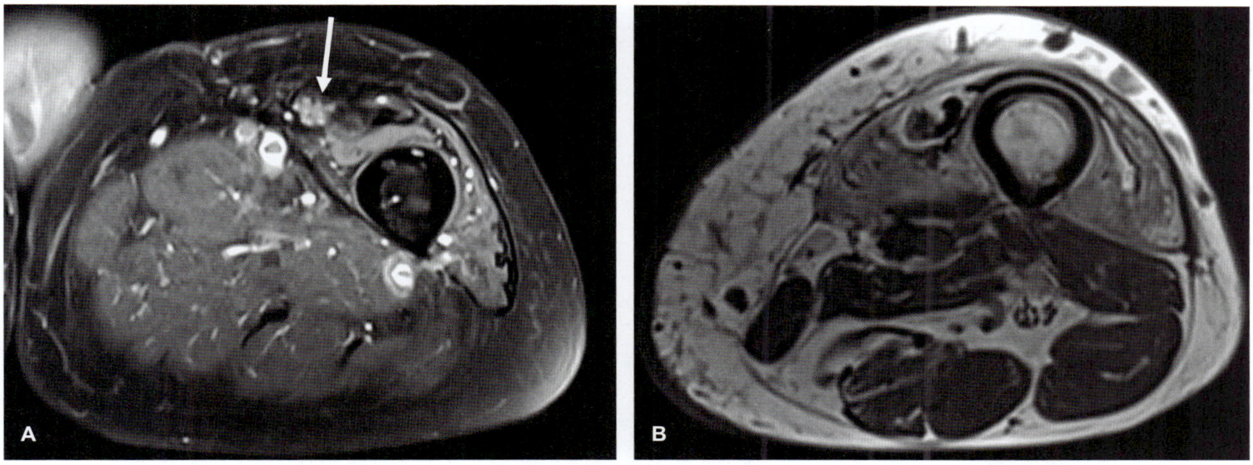

FIGURA 7
A: ressonância T2FS axial demonstrando espessamento nodular do nervo femoral em local de manipulação cirúrgica (ressecção de sarcoma de sartório, não demonstrado). B: ressonância T1 axial demonstrando repercussões crônicas dos ventres musculares do quadríceps femoral com atrofia e lipossubstituição, sem edema em T2.

Neoplasias e lesões pseudotumorais

Lesões primárias neurais, bem como da bainha neural, além de afecções perineurais como amiloidose e perineuroma, podem acometer o nervo femoral. Tumores benignos são mais frequentes que os malignos, sendo os mais comuns os schwannomas e os neurofibromas.

A ressonância magnética é o padrão-ouro para a caracterização da lesão neural e sua extensão, bem como os relacionamentos com as estruturas adjacentes.

Lesões neurais benignas apresentam-se fusiformes ou ovaladas de margens circunscritas. Em T2, podem demonstrar baixo sinal central e alto sinal periférico (sinal do alvo) ou ainda demonstrar acentuação do padrão fascicular com múltiplos fascículos com alto sinal e baixo sinal no interior. Aumento e redução progressivos do calibre neural (sinal do cometa) e a separação das estruturas adjacentes com gordura favorecem a benignidade pelo crescimento lento.

Correlação clínica com dor acentuada em repouso, acentuada fraqueza muscular e rápido aparecimento dos sintomas deve suscitar hipóteses neoplásicas malignas. Acometimento metastático, lesões neurais satélites, margens indistintas, edema perilesional, diâmetro maior que 5 cm e sinal heterogêneo podem sugerir malignidade (Figura 8).[11,18]

Outras lesões mais raras que determinam aumento do nervo femoral são os hamartomas e os lipomas intraneurais. Essas são lesões circunscritas e encapsuladas, apresentando plano de clivagem e disposição excêntrica dos fascículos neurais. Os hamartomas causam aumento progressivo da gordura epineural, determinando afastamento dos fascículos neurais entre si e consequente alargamento neural (sinal do cabo coaxial – Figura 9).[19]

Neuropatia infecciosa

Os nervos periféricos podem ser acometidos por microrganismos tanto pela invasão neural direta como pela resposta inflamatória/imunomediada causada por eles. Além disso, medicamentos utilizados no tratamento de microrganismos podem ocasionar neurotoxicidade. Diversos agentes etiológicos podem levar a neuropatias periféricas, incluindo agentes virais (herpes-zóster, hepatite C, HIV), micobacterianos (*Mycobaterium leprae*) e bacterianos (*Borrelia burgoferi*), dos quais o herpes-zóster é o agente mais frequente, com risco estimado ao longo da vida de 10 a 20% (Figura 10).[20]

Os achados de ressonância magnética não são específicos e incluem espessamento neural, aumento de sinal em T2 e realce pelo meio de contraste.[21]

Outras patologias

Afecções de estruturas em proximidade ao nervo femoral e seus ramos podem determinar neuropatia, como malformações vasculares e trombose, podendo ser resultados primários dessas patologias ou ainda secundários ao tratamento de embolização.

Neuropatia actínica deve ser valorizada apenas na presença de achados clínicos, pois a região irradiada pode apresentar achados de imagem sem representação clínica, como espessamento segmentar e aumento de sinal em T2 nas fases agudas.

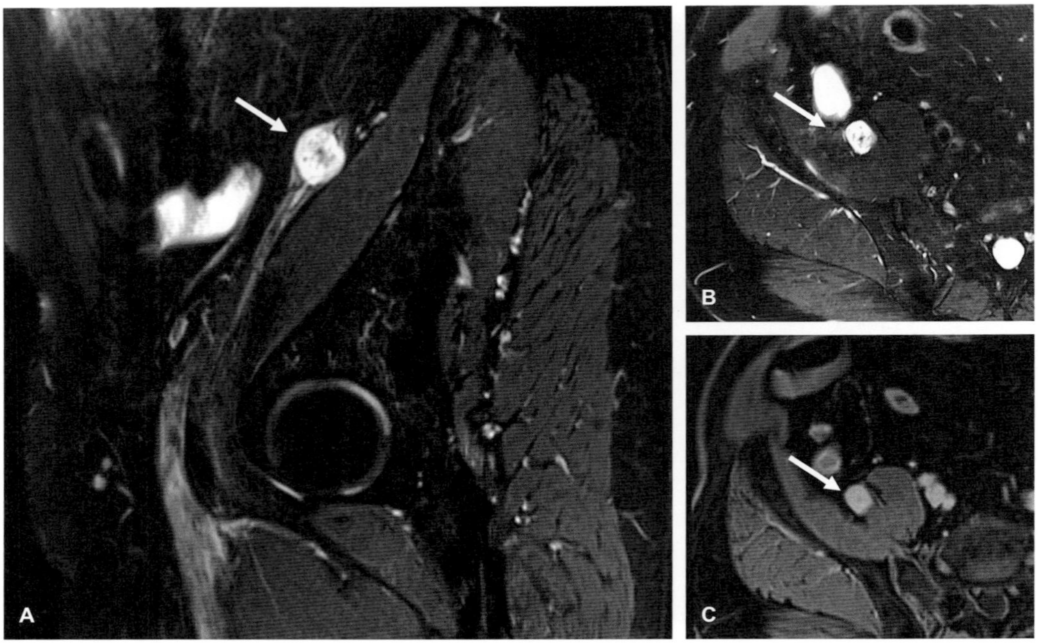

FIGURA 8
Imagens de ressonância magnética sagital T2FS (A), axial T2 (B) e axial T1 pós-contraste (C) com saturação de gordura. Tumor benigno de bainha neural apresentando-se com lesão nodular oval com hipersinal em T2 e realce homogêneo pelo meio de contraste no feixe neural do femoral no seu trajeto entre os ventres musculares do psoas maior e ilíaco (setas brancas).

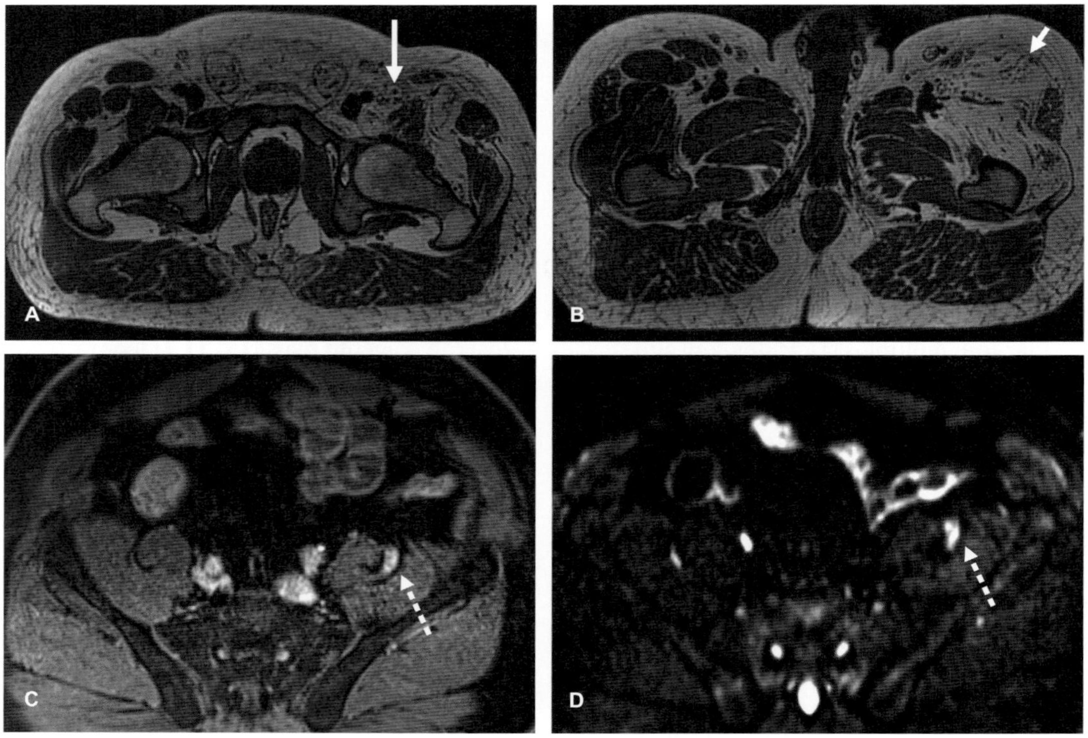

FIGURA 9
A: imagem de ressonância T1 axial demonstrando deposição de gordura entre os fascículos do nervo femoral, o que determina espessamento da secção transversa, com aspecto coaxial. B: imagem de ressonância T1 axial demonstrando atrofia e lipossubstituição total dos ventres musculares do quadríceps, sartório e pectíneo, sugestivo de macrodistrofia lipomatosa. C: imagem de ressonância T1 axial pós-contraste com saturação de gordura e (D) ressonância axial DWI proximal à área de espessamento lipomatoso do nervo femoral com espessamento, realce pelo meio de contraste.

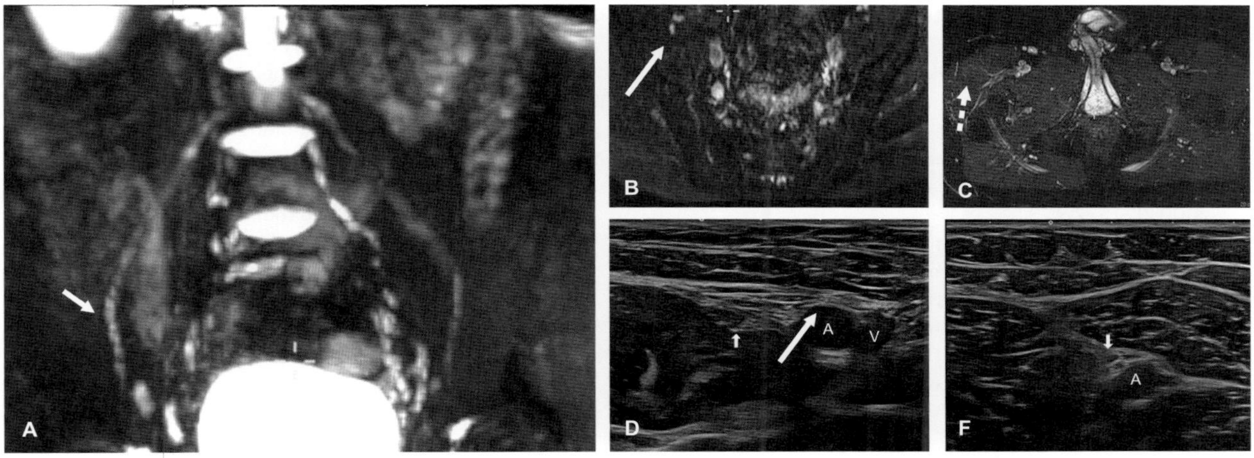

FIGURA 10
Imagens de ressonância em reformatação coronal MIP (A) do nervo femoral na região pélvica, axial STIR SPACE (B e C) na região pélvica e quadril, assim como cortes ultrassonográficos transversais (D e E) ao nível do triângulo femoral e no terço médio da coxa. Paciente com diagnóstico de herpes-zóster apresentando espessamento e aumento de sinal do nervo femoral direito (cabeça de seta), em comparação com o lado esquerdo, e sinais de discreta denervação, com tênue edema de fibras musculares do reto femoral direito (seta tracejada). Paciente também foi submetido a estudo ultrassonográfico com espessamento dos fascículos do nervo femoral na coxa (setas brancas).

Por último, deve-se sempre lembrar das polineuropatias difusas, multicompartimentais e multifocais, que podem estar relacionadas a vasculites, condições tóxicas como pós-quimioterapia, linfoma, amiloidose e síndromes neurocutâneas. As alterações tóxicas, vasculites e secundárias ao diabetes se manifestam com alteração de sinal de predomínio distal, podendo envolver os nervos do plexo lombossacro nas fases agudas e deposição de gordura peri e intraneural nas fases crônicas. Nos casos de polineuropatias, o conhecimento da anatomia e comparação temporal contribui para a identificação das neuropatias.

CONSIDERAÇÕES FINAIS

O diagnóstico da neuropatia do femoral depende da correlação clínico-radiológica, da correta aquisição do estudo e do conhecimento do trajeto anatômico e suas principais patologias.

Os estudos neurográficos permitem caracterizar a neuropatia por meio dos achados diretos, identificar patologias extrínsecas e estadiar os achados indiretos, com a possibilidade de estudar outras patologias da cintura pélvica.

REFERÊNCIAS

1. Thawait SK, Chaudhry V, Thawait GK, Wang KC, Belzberg A, Carrino JA, et al. High-resolution MR neurography of diffuse peripheral nerve lesions. Am J Neuroradiol. 2011;32(8):1365-72.
2. Chhabra A, Williams EH, Wang KC, Dellon AL, Carrino JA. MR neurography of neuromas related to nerve injury and entrapment with surgical correlation. Am J Neuroradiol. 2010;31(8):1363-8.
3. Netter FH, Dalley AF. Atlas of human anatomy. Teterboro: Icon Learning Systems; 2003.
4. Yablon CM, Hammer MR, Morag Y, Brandon CJ, Fessell DP, Jacobson JA. US of the peripheral nerves of the lower extremity: a landmark approach. Radiographics. 2016;36(2): 464-78.
5. Anloague PA, Huijbregts P. Anatomical variations of the lumbar plexus: a descriptive anatomy study with proposed clinical implications. J Man Manip Ther. 2009;17(4):e107-14.
6. Petchprapa CN, Rosenberg ZS, Sconfienza LM, Cavalcanti CFA, Vieira RLR, Zember JS. MR imaging of entrapment neuropathies of the lower extremity. Part 1. The pelvis and hip. Radiographics. 2010;30(4):983-1000.
7. Al-Ajmi A, Rousseff RT, Khuraibet AJ. Iatrogenic femoral neuropathy: two cases and literature update. J Clin Neuromuscul Dis. 2010;12(2):66-75.
8. Gruber H, Peer S, Kovacs P, Marth R, Bodner G. The ultrasonographic appearance of the femoral nerve and cases of iatrogenic impairment. J Ultrasound Med. 2003;22(2): 163-72.
9. Baker MD, Gullett JP. Ultrasound-guided femoral nerve blocks. Pediatr Emerg Care. 2015;31(12):864-8.
10. Kapoor D, Palta S. Ultrasound guided femoral nerve block: an essential pain management modality in emergency settings for femur fractures. Saudi J Anaesth. 2010;4(2):118.
11. Delaney H, Bencardino J, Rosenberg ZS. Magnetic resonance neurography of the pelvis and lumbosacral plexus. Neuroimaging Clin N Am. 2014;24(1):127-50.
12. Jamjoom ZAB, Al-Bakry A, Al-Momen A, Malabary T, Tahan AR, Yacub B. Bilateral femoral nerve compression by iliacus

hematomas complicating anticoagulant therapy. Surg Today. 1993;23(6):535-40.

13. Tonus C, Kasparek S, Nier H. Psoas abscess. Der Chirurg. 2002;73(10):1059-62.
14. Yoon TR, Song EK, Chung JY, Park CH. Femoral neuropathy caused by enlarged iliopsoas bursa associated with osteonecrosis of femoral head-a case report. Acta Orthop Scand. 2000;71(3):322-4.
15. Hruban RH, Shiu MH, Senie RT, Woodruff JM. Malignant peripheral nerve sheath tumors of the buttock and lower extremity. A study of 43 cases. Cancer. 1990;66(6):1253-65.
16. Kim SJ, Hong SH, Jun WS, Choi JY, Myung JS, Jacobson JA, et al. MR imaging mapping of skeletal muscle denervation in entrapment and compressive neuropathies. Radiographics. 2011;31(2):319-32.
17. Bohrer JC, Walters MD, Park A, Polston D, Barber MD. Pelvic nerve injury following gynecologic surgery: a prospective cohort study. Am J Obstet Gynecol. 2009;201(5):531.e1-7.
18. Woertler K. Tumors and tumor-like lesions of peripheral nerves. Semin Musculoskelet Radiol. 2010;14(5):547-58.
19. Arrigo A, Gaeta M, Calamuneri A, Mormina E, Marino S, Stagno d'Alcontres F, et al. Lipofibromatous hamartoma of the median nerve: 3T MRI evaluation by constrained spherical deconvolution analysis. Neuroradiol J. 2018;31(4):445-8.
20. Sindic CJ. Infectious neuropathies. Curr Opin Neurol. 2013; 26(5):510-5.
21. Liu Y, Wu BY, Ma ZS, Xu JJ, Yang B, Li H, Duan RS. A retrospective case series of segmental zoster paresis of limbs: clinical, electrophysiological and imaging characteristics. BMC Neurol. 2018;18(1):121.

16

Nervo ciático e pudendo

Denise Tokechi Amaral
Thaís Rossana Cruz de Souza
Marcos Felippe de P. Corrêa

NERVO CIÁTICO

Anatomia

O nervo ciático é formado pelas raízes ventrais de L4 a S3. Apresenta trajeto anterior e inferior ao músculo piriforme através do forame isquiático maior (Figura 1), acompanhado pelos nervos cutâneo femoral posterior e glúteo inferior. Ao sair da pelve, circunda a espinha isquiática e passa pelo espaço subglúteo (Figuras 2 e 3).

O espaço subglúteo é delimitado pela aponeurose glútea profunda e média, que se estende do forame isquiático maior até a borda inferior do glúteo máximo. A borda medial do espaço subglúteo é formada pelo sacro, tuberosidade isquiática/tendões isquiotibiais e ligamentos que formam os forames isquiáticos maior e menor. Sua borda posterior é o músculo glúteo máximo e a borda anterior é formada pelos músculos piriforme, obturador interno, gêmeos superior/inferior, quadrado femoral, origem dos isquiotibiais e o colo femoral.[1]

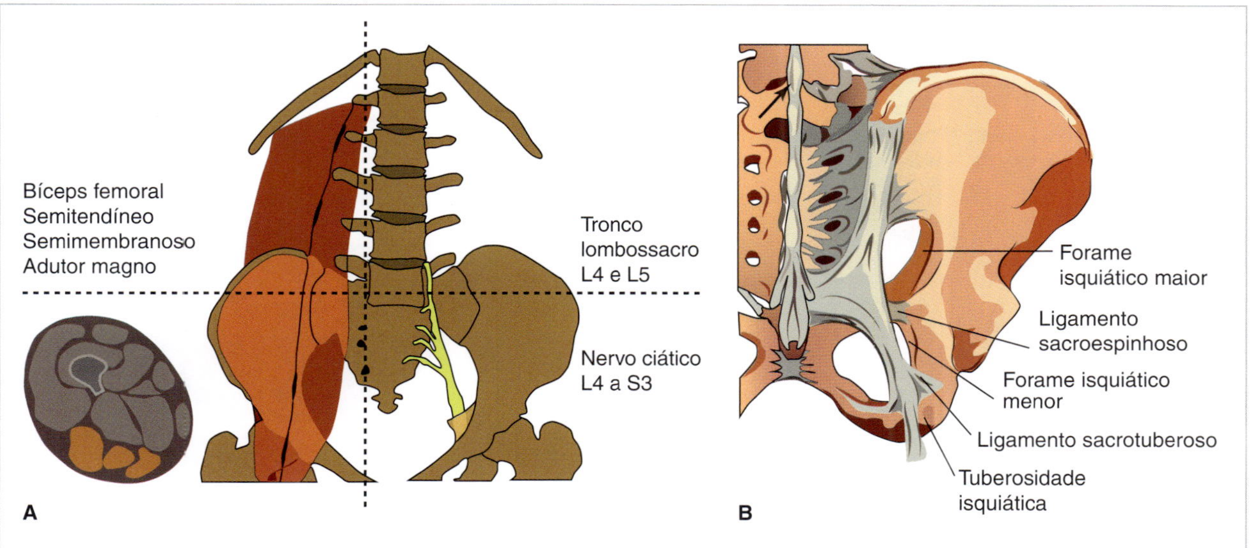

FIGURA 1
A: esquema das emergências das raízes de L4 a S3 que formam o nervo ciático (visão frontal) que inerva os músculos do compartimento posterior da coxa (bíceps femoral, semitendíneo, semimembranoso e adutor magno). B: visão posterior do forame isquiático maior delimitado pela incisura isquiática maior e o ligamento sacroespinhoso, por onde passam o músculo piriforme e o nervo ciático. O forame isquiático menor é delimitado pela incisura isquiática menor, entre os ligamentos sacroespinhoso (superior) e sacrotuberoso (inferior), e contém o músculo obturador interno.

O nervo ciático consiste em dois troncos: a divisão lateral fibular e a medial tibial, que tem um trajeto entre os músculos adutor magno e o glúteo máximo, lateral aos isquiotibiais. Na coxa proximal, cursa anterior ao músculo adutor magno e posterior aos isquiotibiais. Na porção distal da coxa, divide-se no nervo tibial e no fibular comum. É responsável pela inervação motora do compartimento posterior da coxa e toda a inervação sensitiva do membro inferior, exceto a porção medial da coxa (nervo obturador) e perna distal (nervo femoral).[2]

Como a divisão fibular contém fascículos maiores, menor suporte de tecido conectivo e trajeto mais superficial no quadril e na coxa proximal, apresenta maior acometimento que a divisão tibial. Além disso, a divisão fibular é fixada à tuberosidade isquiática e no colo da fíbula, enquanto a divisão tibial é fixa apenas na tuberosidade isquiática.[3]

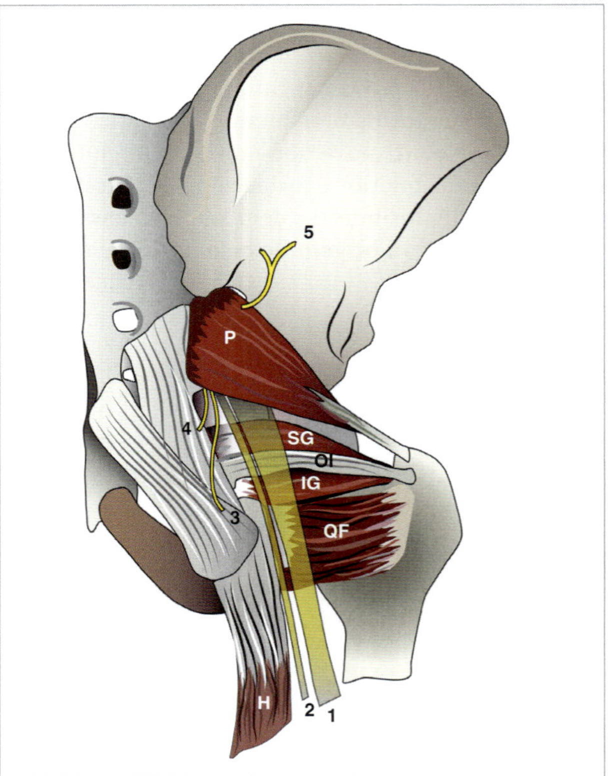

FIGURA 2
Diagrama do espaço subglúteo, com remoção do músculo glúteo máximo. O nervo ciático emerge abaixo do piriforme (P), passa posterior ao complexo gêmeos (SG e IG)/obturador interno (OI) e o quadrado femoral (QF) e lateral à origem dos isquiotibiais (H). O nervo cutâneo femoral posterior (2) tem trajeto medial ao ciático (1). Os nervos glúteos inferior (3) e do pudendo (4) emergem abaixo do piriforme, medial ao espaço subglúteo. O nervo glúteo superior (5) está superior ao espaço subglúteo, com trajeto superior ao piriforme e à articulação sacroilíaca.[1]

Aspectos de imagem

O padrão de imagem dos nervos é apresentar um sinal intermediário em T1 semelhante ao músculo, circundado por gordura perineural (Figura 4). O sinal em T2 pode ser levemente mais intenso que o músculo em razão do fluido endoneural. Deve-se observar simetria do sinal e espessura, assim como realce focal, por quebra de barreira, relacionada a formação expansiva, trauma ou processo inflamatório intrínseco ou circunjacente.[4]

A ressonância magnética (RM) permite não só confirmar a afecção, como também localizar o segmento comprometido e propor possíveis causas para os achados clínicos, como direcionar para procedimentos terapêuticos.

A neuropatia do ciático inclui um espectro de causas traumáticas, compressivas, isquêmicas, neoplásicas e idiopáticas.

As causas traumáticas estão associadas a fratura do fêmur proximal, luxações do quadril e síndrome compartimental posterior da coxa, que podem causar lesão direta ou praxia do ciático, assim como ossificações heterotópicas e miosite ossificante.[4]

As causas compressivas podem estar relacionadas a variantes anatômicas, bandas fibrosas, cistos paralabrais, endometriose e lesões iatrogênicas.

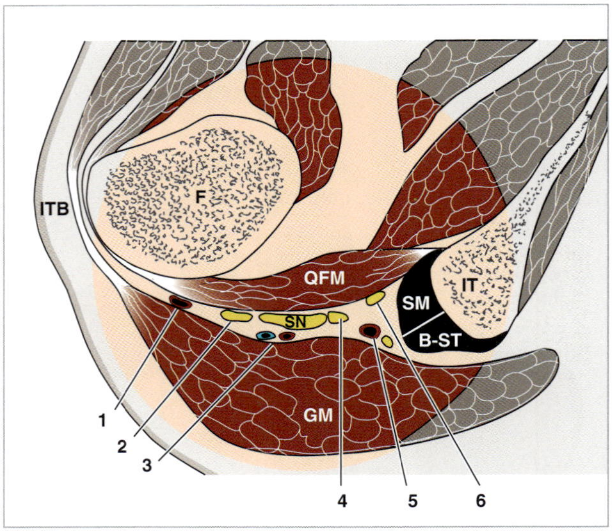

FIGURA 3
Anatomia axial do espaço subglúteo. 1: artéria femoral circunflexa ascendente. 2: nervo da cabeça curta do bíceps. 3: *vasa vasorum* do nervo ciático. 4: nervo cutâneo femoral posterior. 5: artéria e nervo glúteo inferior. 6: nervo da cabeça longa do bíceps. B-ST: bíceps e semitendíneo; F: fêmur; GM: glúteo máximo; IT: tuberosidade isquiática; QFM: quadrado femoral; SM: semimembranoso; SN: nervo ciático.[4]

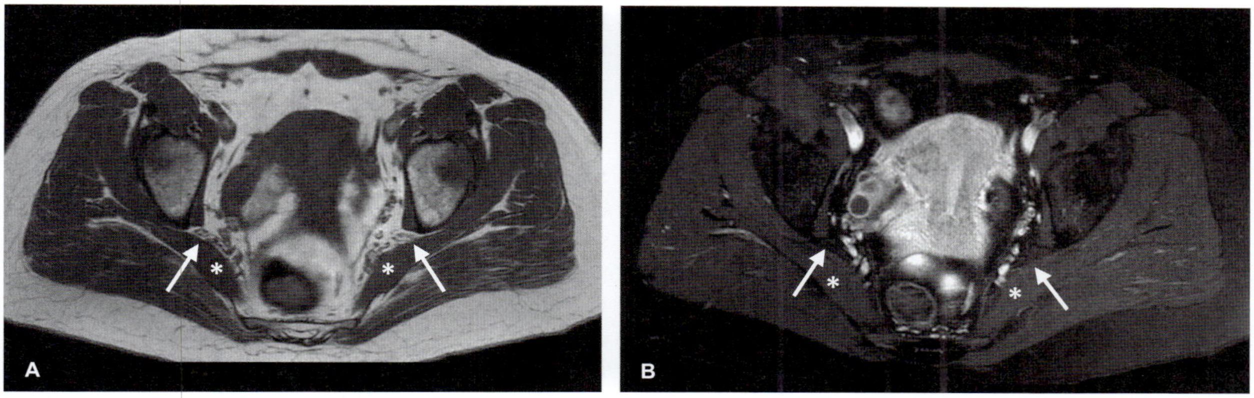

FIGURA 4
Nervo ciático normal no forame isquiático maior. Plano axial T1 (A) e T2 FSE com saturação de gordura (B): relação do nervo ciático (seta) com o músculo piriforme (*), apresentando sinal intermediário, semelhante ao músculo.

Os sinais indiretos de denervação são observados nos músculos do compartimento posterior da coxa (semimembranoso, semitendíneo, bíceps femoral e adutor magno) e dependem da duração:

- Fase aguda (até 4 semanas): hipersinal homogêneo com realce, pela proliferação do leito capilar muscular.
- Fase subaguda, entre quatro semanas e três meses: hipersinal homogêneo, com lipossubstituição/hipersinal em T1.
- Fase crônica além de três meses: os músculos apresentam hipotrofia e lipossubstituição com hipersinal em T1.[4]

Na ultrassonografia (US), observa-se espessamento do nervo com perda da ecotextura fascicular e um padrão hipoecogênico segmentar, com obliteração da gordura perineural relacionada a alterações fibrorreparativas.[5]

VOUCHER neurografiaperi

VÍDEO 1. Técnica de avaliação ultrassonográfica do nervo ciático.

Dor glútea profunda/síndrome do piriforme

É caracterizada por dor ou disestesia na região glútea, porção posterior do quadril/coxa, por compressão do nervo ciático no espaço subglúteo, descrita inicialmente por McCrory e Bell em 1999.[6]

A multiplicidade de afecções que podem causar essa dor e o melhor conhecimento da anatomia fizeram com que o termo "síndrome do piriforme" fosse abandonado, tendo sido adotado o termo "síndrome da dor glútea profunda".

Os sintomas são imprecisos e variam de dor na região glútea ou quadril, dor na região retrotrocantérica ou mesmo dor ciática, que piora com a rotação do quadril em flexão e extensão do joelho, intolerância ao ficar sentado mais de 20-30 minutos, dor noturna e posição antálgica (sentar-se de lado).

Os testes de exame físico utilizados são:

- Friberg: dor à adução e rotação interna passiva forçada do membro inferior acometido.
- Pace: dor à manobra de abdução com rotação externa do quadril contra resistência.[7]

Como teste terapêutico, a redução > 60% da dor glútea após injeção de anestésico no músculo piriforme, guiada por US ou tomografia computadorizada (TC), favorece o diagnóstico de dor glútea profunda.[8]

A prevalência da síndrome da dor glútea profunda é maior no sexo feminino (6:1), o que pode estar relacionado a fatores como gravidez, instabilidade pélvica e fibrose na tuberosidade isquiática e ligamentos sacrais.

Em uma revisão sistemática recente, com 481 pacientes com síndrome de dor glútea profunda, o diagnóstico de síndrome do piriforme foi dado em 26% dos casos, compressão do ciático por outros músculos em 14%, endometriose em 6% e compressão pela veia glútea inferior em 2%.[9]

Músculo piriforme

A neuropatia do ciático pode ser causada por uma hipertrofia, processo inflamatório ou variantes anatômicas do músculo piriforme, no plano do forame isquiático maior.

O músculo piriforme se origina na porção ventrolateral de S2 a S4 e se insere na borda interna do trocanter maior. A função do músculo piriforme é rotação externa da coxa e abdução da coxa quando o quadril está fletido. O termo síndrome do piriforme foi introduzido por Robinson em 1947, para descrever a dor ciática não discogênica.[10]

A neuropatia do ciático relacionada à hipertrofia do músculo piriforme deve estar associada à hiperintensidade do nervo no plano do forame isquiático (especificidade de 93% e sensibilidade de 64%).[11]

Variações anatômicas do músculo piriforme

Estas variações foram descritas por Beaton e Anson em 1937 (Figura 5):

A. Trajeto normal, anterior e abaixo do músculo piriforme.
B. O componente fibular do nervo passa através do músculo e o tibial abaixo.
C. O componente fibular passa acima do músculo.
D. O nervo todo passa através do músculo piriforme.
E. O componente fibular do nervo passa acima do músculo piriforme e o tibial tem trajeto intramuscular.
F. O nervo todo passa acima do músculo.[12]

Pećina[13] enfatizou que as variações anatômicas poderiam levar ao desenvolvimento de neuropatia do ciático, particularmente do componente fibular, se ele tiver um trajeto por entre as fibras do músculo piriforme (Figura 6).

O nervo ciático apresenta uma excursão medial de 2,8 cm durante o movimento de Lasègue (elevação do membro inferior com a extensão do joelho). Bandas fibrosas podem encarcerar o trajeto do nervo ciático, ou bandas que aderem ao próprio nervo, restringindo sua excursão habitual.[14]

Não há, porém, relação direta entre as variantes anatômicas e o quadro doloroso.[15] Portanto, esse achado apenas pode ser valorizado se houver alteração morfológica e do sinal do nervo ciático, particularmente do componente fibular. O tratamento pode ser com fisioterapia, bloqueios anestésicos/esteroide ou toxina botulínica. Nos casos refratários, a cirurgia laparoscópica pode ser indicada para transecção da banda muscular (Figura 7).

Lesões iatrogênicas do nervo ciático

A principal causa de lesão iatrogênica do ciático é secundária à artroplastia do quadril, relacionada ao acesso posterior, hematoma, extrusão de metilmetacrilato ou

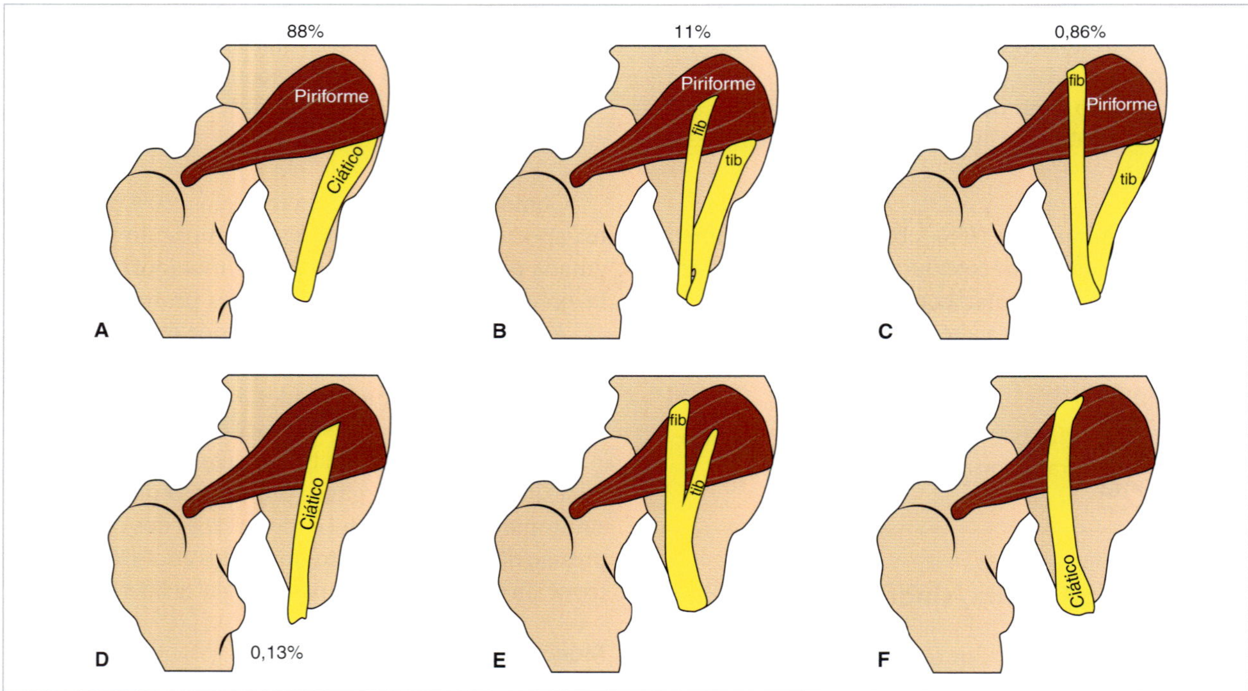

FIGURA 5

Classificação de Beaton e Anson para as variações anatômicas entre o músculo piriforme e o nervo ciático. A: normal (ciático sai como tronco único do forame, passando abaixo do músculo). B: ciático sai dividido do forame, com o ramo fibular comum emergindo por dentro da massa muscular do piriforme. C: ciático sai dividido do forame, com o ramo fibular comum emergindo por cima do piriforme. D: ciático sai como tronco único do forame, porém passa por dentro do ventre muscular do piriforme. E: ciático sai dividido, com o ramo tibial comum com trajeto intramuscular no piriforme, e o ramo fibular comum por cima do piriforme. F: ciático sai como tronco único, porém passando por cima do piriforme. fib: nervo fibular comum; tib: nervo tibial.

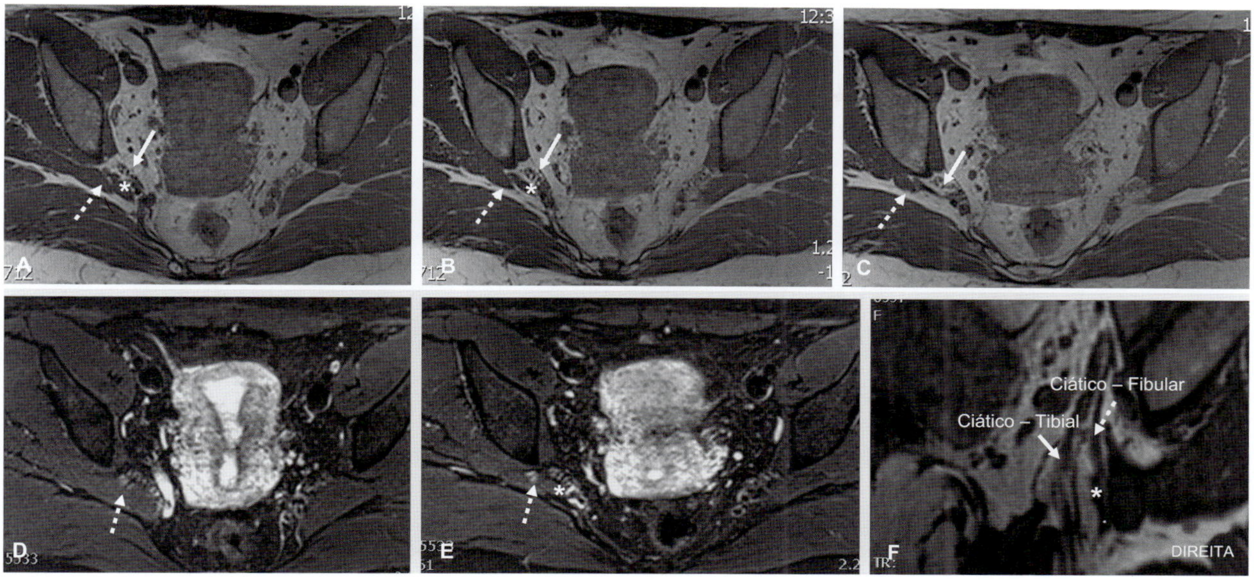

FIGURA 6
Paciente do sexo feminino, 35 anos, com dor glútea à direita. Plano axial T1 (A, B, C) e T2 com saturação de gordura (D, E) e reformatação coronal (F). Banda muscular do piriforme (*) que se insinua entre os componentes tibial (seta) e fibular (seta tracejada), que se encontra espessado com hipersinal.

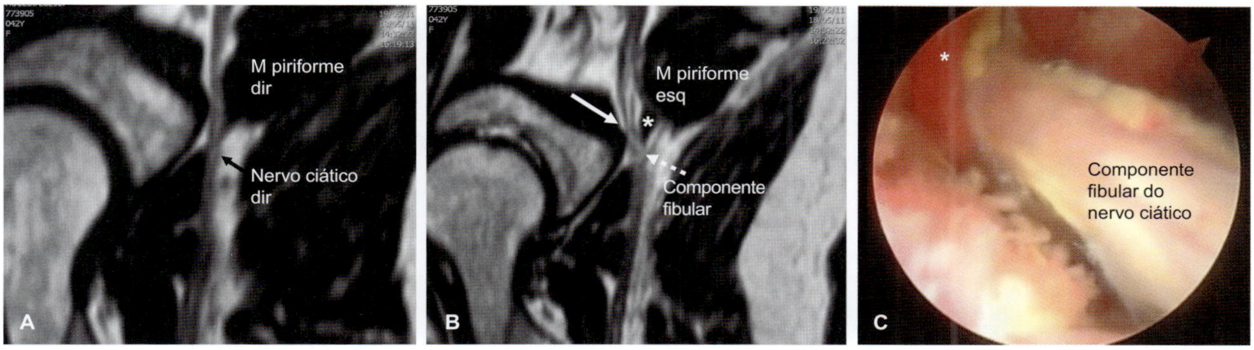

FIGURA 7
Paciente do sexo feminino, 42 anos. Banda muscular do piriforme (*) que se interpõe entre os componentes tibial (seta) e fibular (seta tracejada) do nervo ciático, com alteração do sinal à esquerda. Neurografia por ressonância – reformatação no maior eixo do nervo ciático (seta) do lado direito (A), que passa anteriormente ao músculo piriforme. No lado esquerdo (B), o ventre muscular acessório do piriforme (*) se insinua entre a banda do fibular comum e o tibial do nervo ciático. Visão endoscópica (C) demonstra a banda do piriforme (*).[16]

cimento, assim como extrusão de material de síntese/parafusos. Outras lesões descritas são relacionadas ao prolongado tempo cirúrgico (Figura 10).[4]

Lesão do nervo ciático secundária a artroplastia total do quadril

A neuropatia do ciático é uma complicação descrita nas artroplastias do quadril (Figuras 8 e 9), e, na literatura, sua ocorrência varia até 7,6%. Essas neuropatias são altamente debilitantes, com perda da função sensitivo-motora, além de dor e processos médico-legais. As causas podem ser diretas, por compressão do material de síntese, hematoma intra ou perineural, assim como o calor da polimerização do cimento.[4]

Por esse motivo, é importante determinar a causa e definir em quais casos há necessidade de exploração cirúrgica com liberação ou reconstrução do segmento neural. O padrão de sintomas clínicos e achados eletrofisiológicos é da distribuição motora da divisão fibular do nervo ciático.

É imprescindível utilizar sequências com redução do artefato (VAT/SEMAC ou MAVRIC) e evitar equipamentos de 3 T.[17]

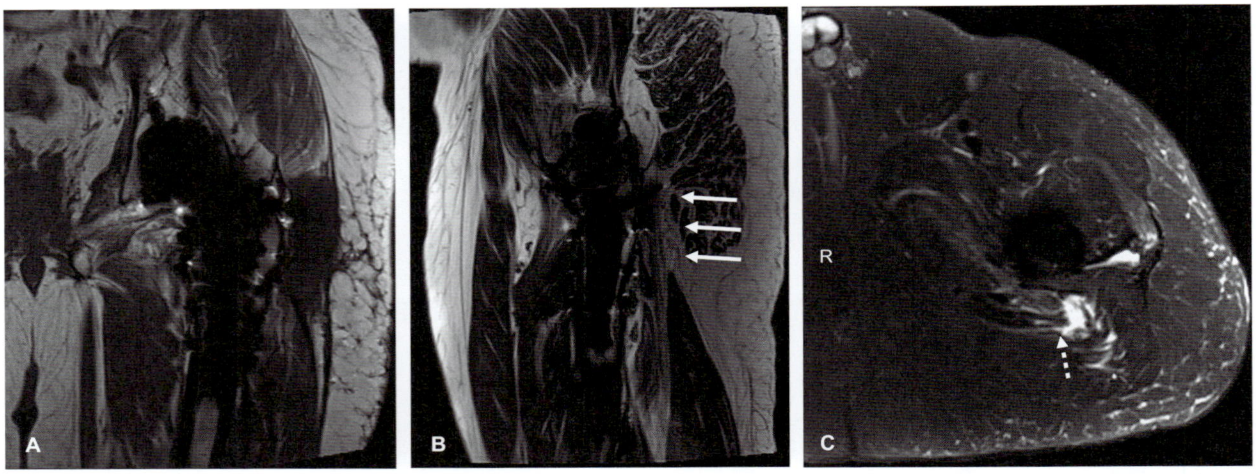

FIGURA 8
Paciente do sexto masculino, 71 anos, há 3 anos com prótese do quadril esquerdo. Evoluiu com dor irradiada para todo o membro inferior esquerdo há 2 meses. Plano coronal T1 (A): artroplastia do quadril e amarrilhas metálicas no fêmur proximal com artefatos de suscetibilidade magnética. Plano sagital T1 (B): descontinuidade da amarrilha com fragmento deslocado em proximidade com o nervo ciático (setas). Plano axial T2 com saturação de gordura (C): nervo ciático espessado com hipersinal (seta tracejada).

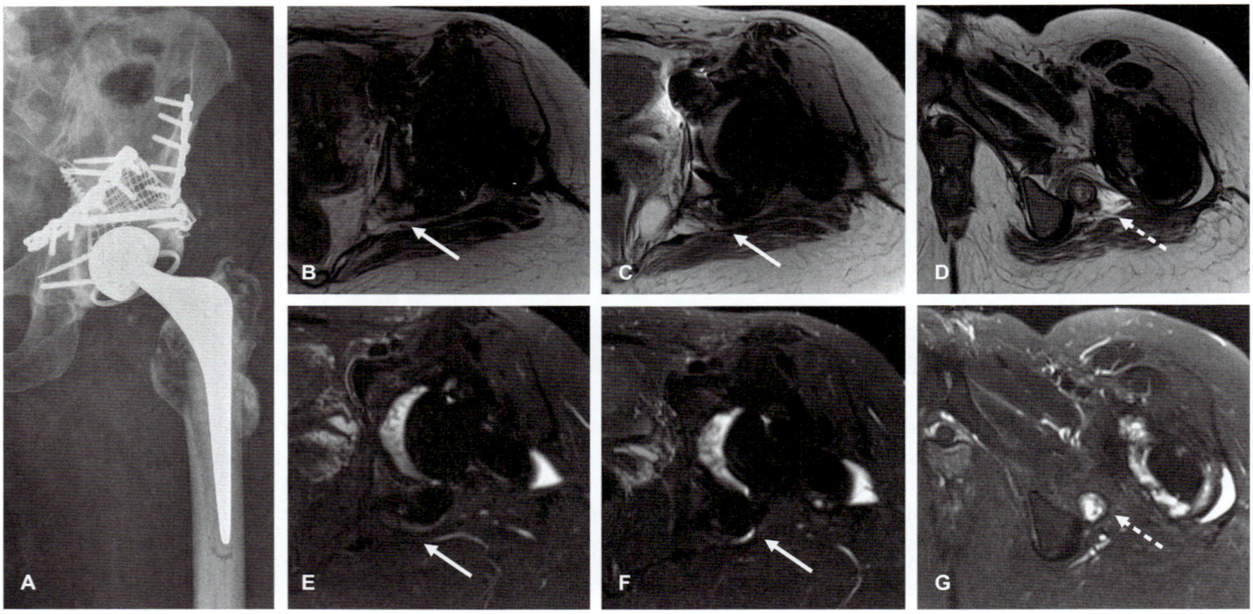

FIGURA 9
Paciente do sexo feminino, 40 anos. Radiografia (A) mostra artroplastia do quadril esquerdo. Placa e parafusos no corpo/asa ilíaca esquerda e coluna anterior do acetábulo, associados a tela metálica. Plano axial T1 VAT (B, C, D). Axial STIR VAT (E, F, G). Nervo ciático (setas) com espessamento segmentar junto à coluna posterior do acetábulo, deslocado posteriormente pelo material cirúrgico (B, C, E, F); degeneração cística (setas tracejadas) junto à tuberosidade isquiática (D, G).

Lesão do nervo ciático relacionada a prolongado tempo cirúrgico

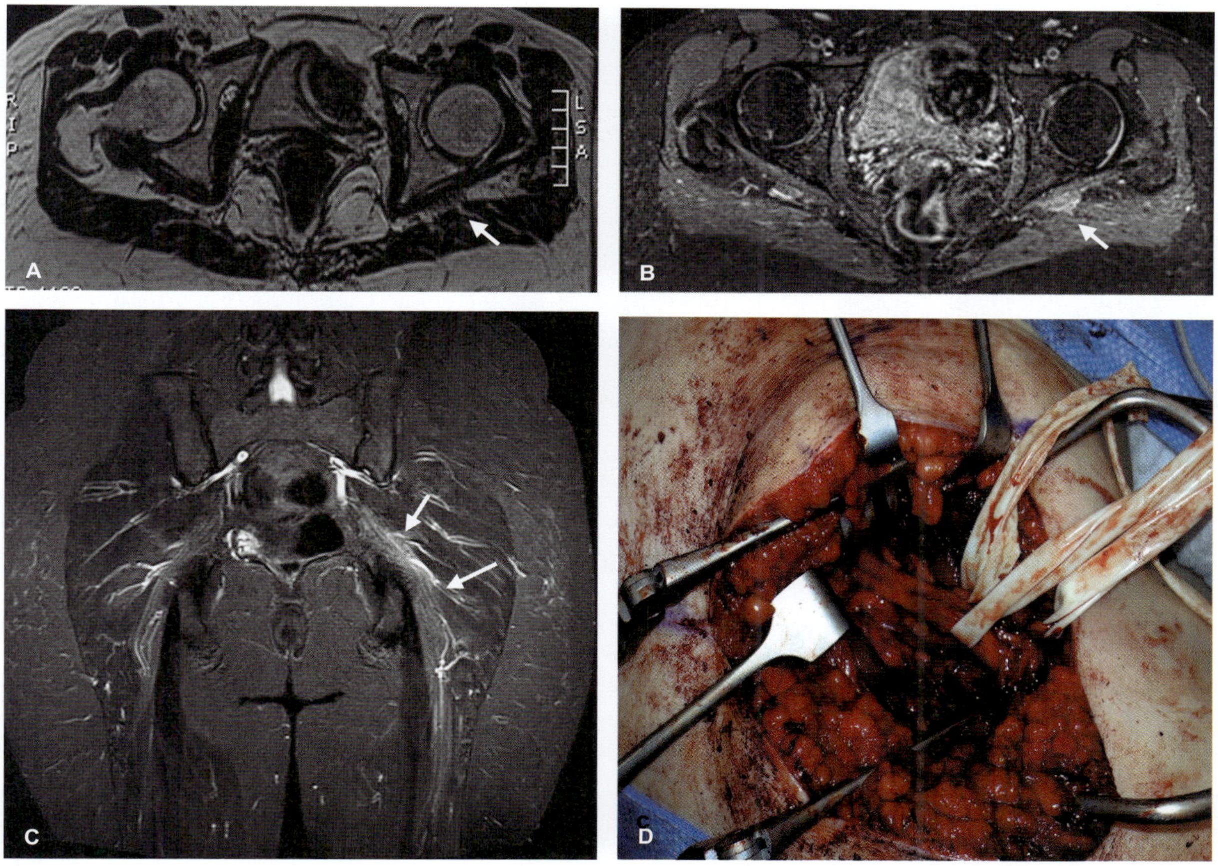

FIGURA 10
Paciente de 49 anos apresentando ciatalgia típica intensa no pós-operatório imediato de laparotomia exploradora para ressecção de segmento cólico por diverticulite complicada há 3 anos. Desde então refere dor incapacitante para atividades laborais. Plano axial T1 (A), T2 com saturação de gordura axial (B) e coronal (C): espessamento e hipersinal do nervo ciático esquerdo (setas) junto à coluna posterior do acetábulo com perda do padrão fascicular. D: aspecto intraoperatório do nervo ciático após liberação dos múltiplos processos aderenciais.

Endometriose

O tecido uterino ectópico, responsivo ao estímulo hormonal, determina a produção de focos hemorrágicos que envolvem o nervo ciático e desencadeiam uma reação inflamatória local, que se repete a cada ciclo menstrual. O processo inflamatório causa uma lesão do epineuro/perineuro e, posteriormente, uma neuropatia crônica.

O quadro clínico é de episódios cíclicos de dor no território do nervo ciático, durante o período menstrual. Se não tratada, a inflamação neural crônica determina uma mononeuropatia sensório-motora crônica.[18]

O envolvimento neural caracteriza-se por um endometrioma, formação cística com alto sinal em T1 e alto/baixo sinal em T2 que envolve o nervo (Figura 11). O sinal varia dependendo do volume e do tempo de evolução da hemorragia, assim como da proporção de células endometriais/estroma no tecido ectópico.

A outra apresentação é um tecido retrátil de contornos irregulares e espiculados circundando o nervo ciático (Figura 12). Apresenta focos de hipersinal em T1, relacionados a focos hemáticos e em T2, correspondendo a pequenas glândulas/cistos. O realce pós-contraste é heterogêneo.[19]

Formação cística paralabral com compressão do nervo ciático

Cisto paralabral relacionado a lesão na porção posterossuperior do lábio acetabular pode determinar compressão e deslocamento do nervo ciático, no seu trajeto junto à coluna posterior do acetábulo (Figura 13).

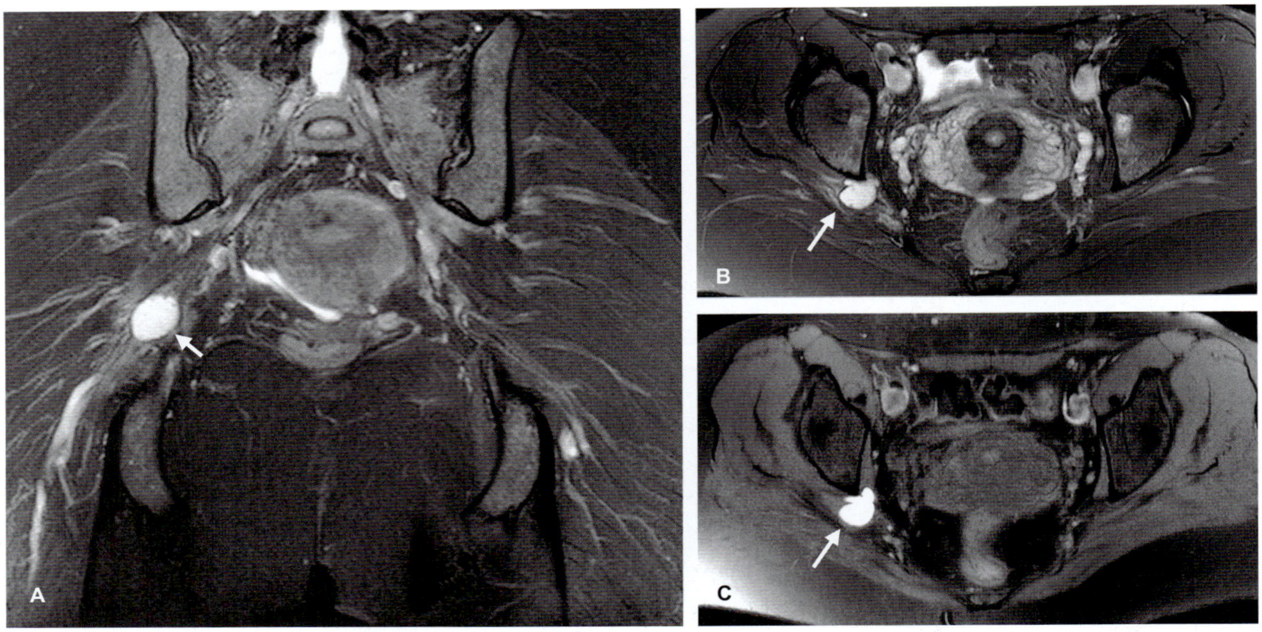

FIGURA 11
Paciente do sexo feminino de 38 anos, com queixa de dor em todo o membro inferior direito e episódios cíclicos de piora clínica. Planos coronal e axial (A, B) T2 com saturação de gordura e axial T1 com saturação de gordura (C): lesão cística lobulada de contornos bem definidos com alto sinal em T2 (A, B) e T1 (C) envolvendo o nervo ciático no forame isquiático maior, caracterizando endometrioma (setas).

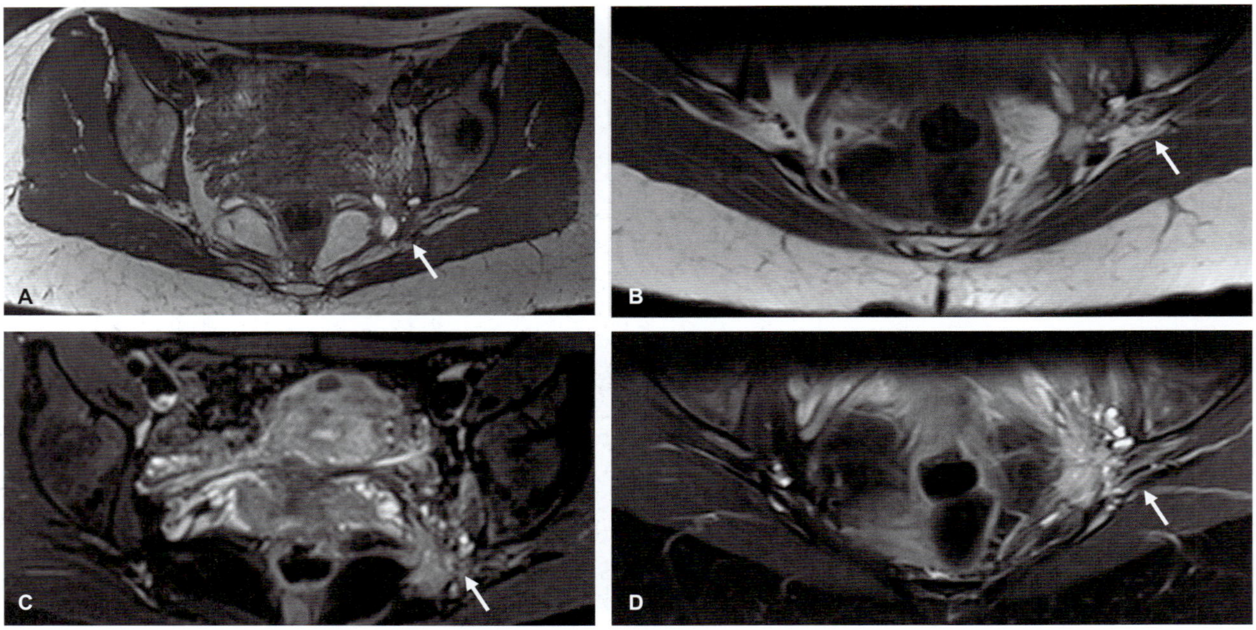

FIGURA 12
Paciente do sexo feminino, 31 anos, com dor crônica na coluna e no membro inferior esquerdo há 10 anos. Endometriose caraterizada por tecido heterogêneo com alto sinal em T2 no forame isquiático maior esquerdo. Axial T1 (A, B) e T1 pós-contrate (C, D) evidencia a lesão infiltrativa retrátil com múltiplos focos de alto sinal em T1 (hemáticos) de permeio na topografia do nervo ciático (setas).

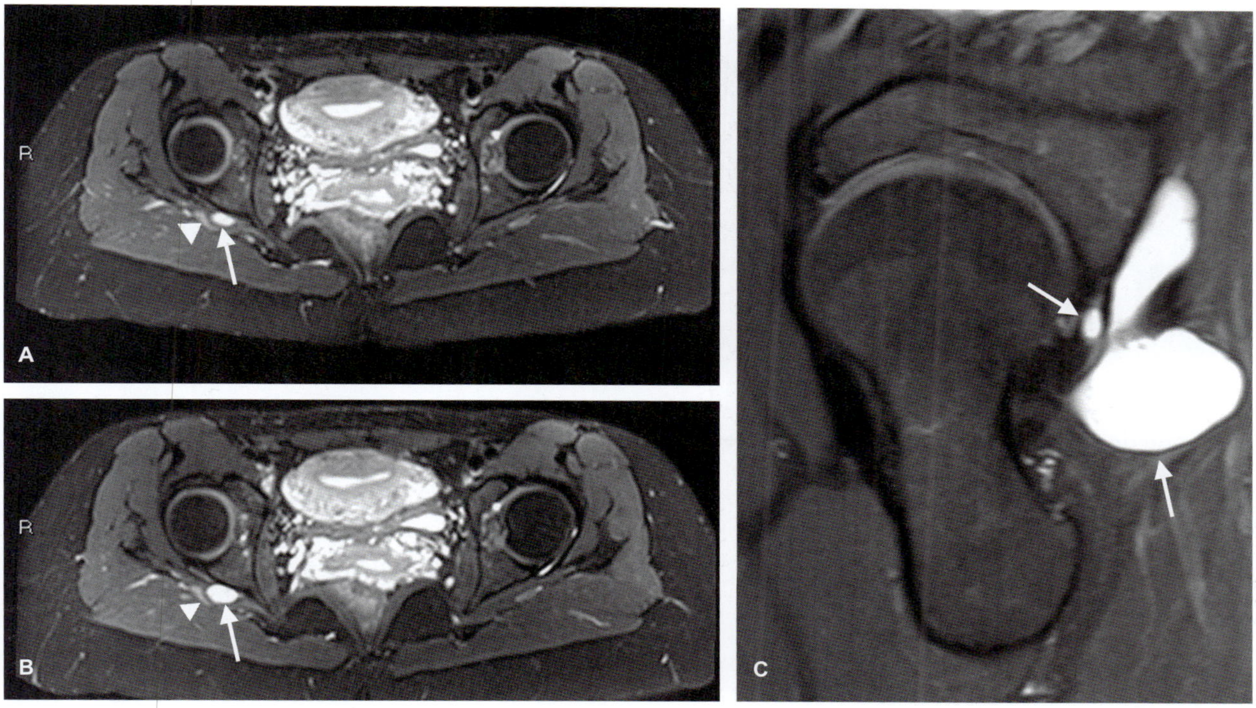

FIGURA 13
Paciente do sexo feminino, 28 anos, com dor no quadril e membro inferior direito há 2 anos. Compressão do nervo ciático por cisto paralabral. Plano axial (A, B) e oblíquo (C) T2 com saturação de gordura mostram lesão cística paralabral direita (setas) determinando compressão e deslocamento do nervo ciático (cabeça de seta) junto à coluna posterior do acetábulo.

Neuropatia após ferimento por arma de fogo

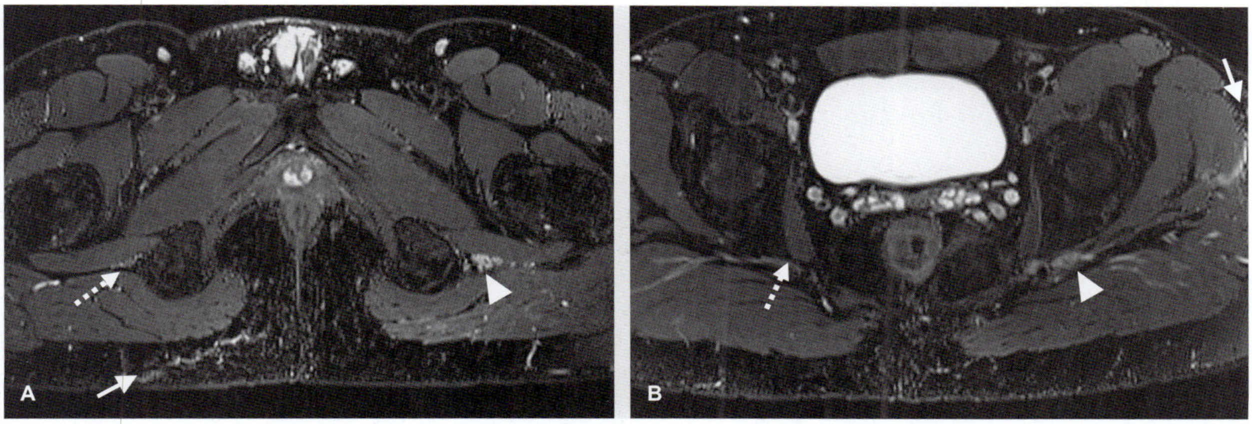

FIGURA 14
Paciente do sexto masculino, 33 anos, com ferimento por projétil de arma de fogo. Evoluiu com dor intensa em todo o membro inferior esquerdo, com parestesia e disestesia por neuropatia do ciático de provável natureza térmica. Plano axial STIR (A, B): trajeto do projétil de arma de fogo (setas) no subcutâneo da região trocantérica esquerda/face lateral do quadril, atravessa a prega interglútea e se estende ao subcutâneo da região glútea direita. Espessamento e alteração de sinal do nervo ciático esquerdo (cabeça de seta). Nervo ciático direito com morfologia normal (seta tracejada).

Neuropatia após fratura do acetábulo

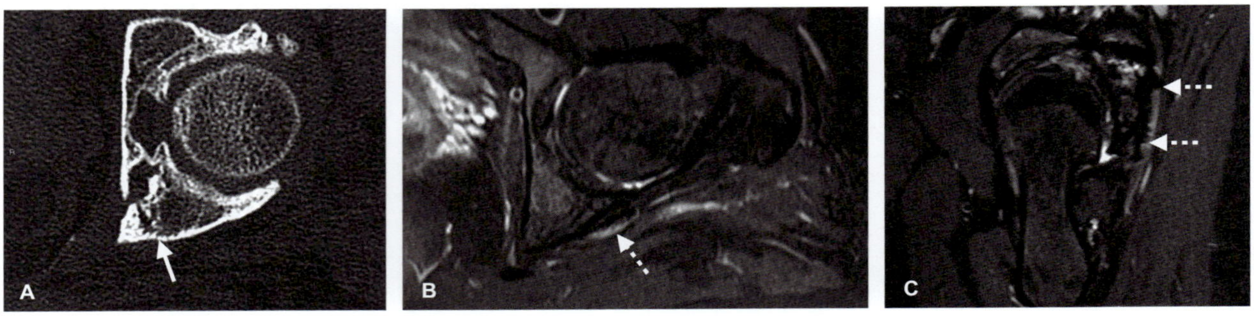

FIGURA 15
Paciente do sexo feminino, 41 anos, com sequela de fratura do acetábulo após acidente automobilístico há 11 anos e retirada do material de síntese há 8 anos. Evoluiu com dor constante e intensa disestesia na face posterior do membro inferior. A: plano axial da tomografia: deformidade da coluna posterior (seta). Planos axial (B) e oblíquo (C) T2 com saturação de gordura: espessamento do nervo ciático (setas tracejadas) junto à coluna posterior do acetábulo.

Neuropatia actínica

A neuropatia é resultante do dano celular direto secundário a radiação ionizante e lesão isquêmica (dano ao *vasa nervorum*), sendo dose-dependente acima de 60 Gray. Os sintomas aparecem após 6 a 20 anos pós-radioterapia. Há também um efeito indireto da fibrose no tecido adjacente ao nervo, que se torna hialinizado. A radiação determina alterações bioelétricas na condução, permeabilidade vascular, desmielinização e dano do neurilema. Os sintomas se iniciam entre 10 e 22 meses após a radioterapia, e, quanto maior a dose, mais precoce o início dos sintomas (Figura 16).[20]

Neuropatia pós-Covid

O envolvimento dos nervos periféricos na Covid-19 varia de 1,3 a 9,5% dos casos. Há dois padrões descritos: a) complicações neurológicas por efeito viral direto (parainfecção/neuroinvasão); e b) complicações neurológicas após o início dos sintomas por um mecanismo indireto imunomediado. A infecção por Covid-19 provoca liberação de múltiplas citocinas como IL-1, IL-6 e TNF, assim como hiperativação imunocelular, que determina quadros de vasculite, miocardite, síndrome Kawasaki-*like*, mielite, encefalite, Guillain-Barré e polineuropatia desmielinizante inflamatória crônica. Anticorpos antigangliosídeos e autoanticorpos neuronais foram observados em neuropatias pós-Covid. Achados histológicos de biópsias em nervos femorais demonstram inflamação perivascular e infiltrados endoneurais. Hospitalização em unidades de terapia intensiva e posicionamento em decúbito prolongado são fatores associados à polineuropatia (Figuras 17 e 18).[21,22]

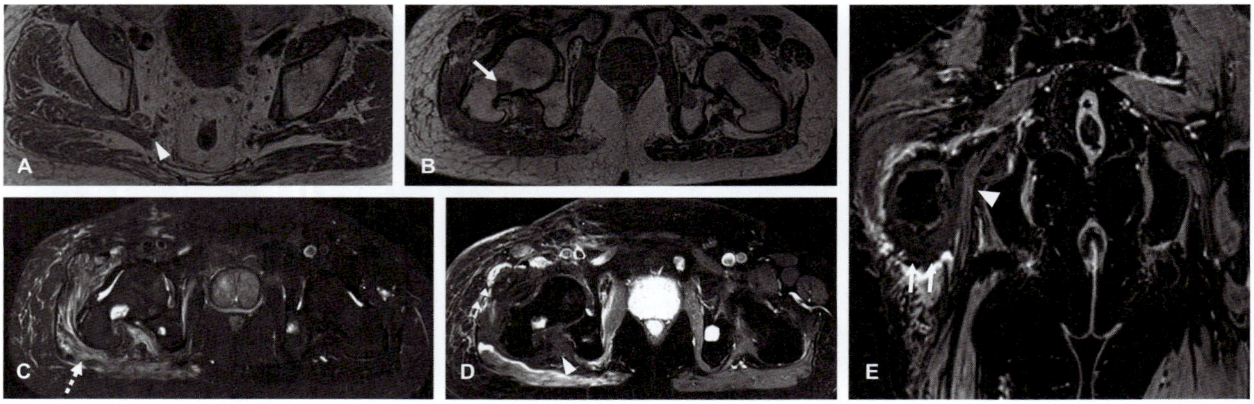

FIGURA 16
Paciente do sexo masculino, 72 anos, com antecedente de leiomiossarcoma de coxa direita com metástase no colo femoral (seta), tratada com radioterapia e intensa dor na face posterior da coxa. Plano axial T1 (A, B): espessamento difuso do nervo ciático direito, com perda do padrão fascicular (cabeça de seta). Plano axial T2 com saturação de gordura (C): sinais de denervação de toda a musculatura circunjacente ao quadril direito, com hipersinal difuso (seta tracejada). Planos axial e coronal T1 pós-contraste (D, E): alteração pós-actínica com hipovascularização central e realce periférico (setas duplas).

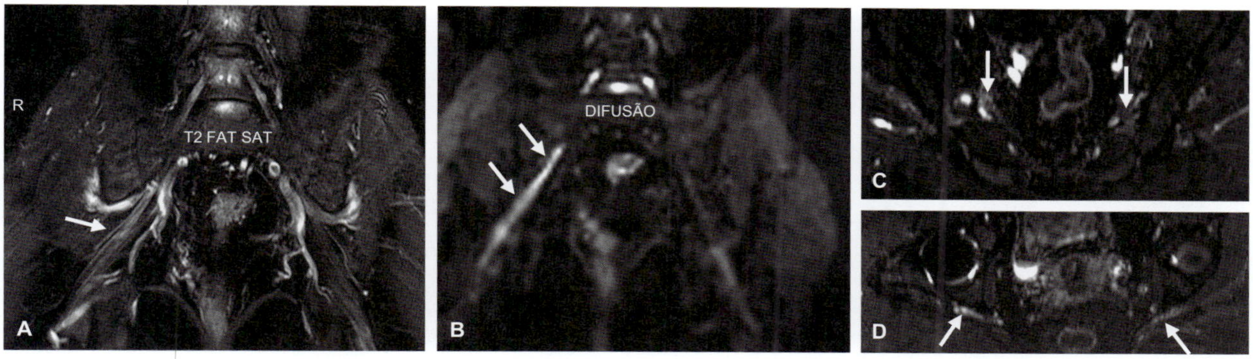

FIGURA 17
Paciente do sexo feminino, 60 anos, com Covid-19. Neuropatia do ciático direito com espessamento e hipersinal no plano do forame isquiático maior. Planos coronal (A) e axial (C, D) T2 com saturação de gordura. Plano coronal difusão (B).

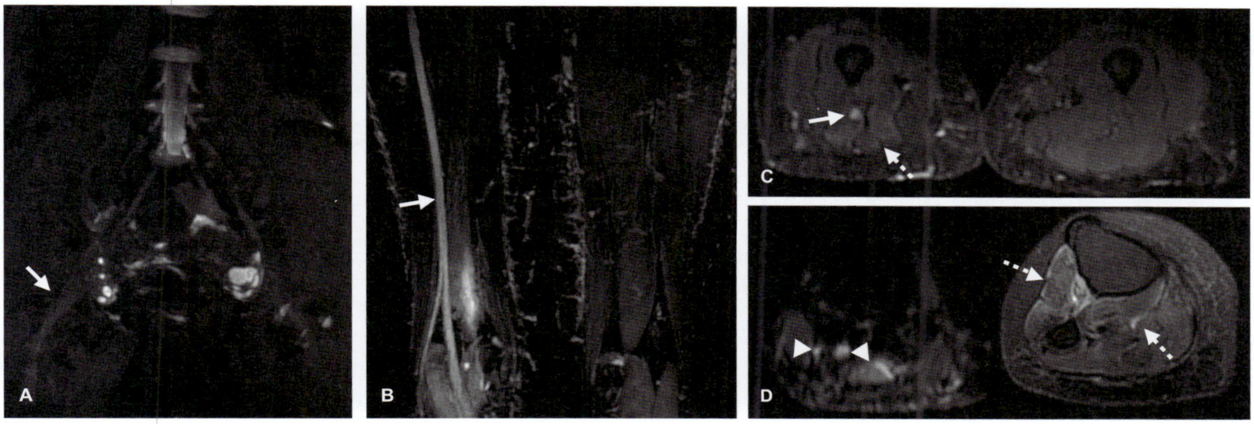

FIGURA 18
Paciente do sexo feminino, 32 anos, com internação prolongada (2 meses) por Covid-19, perda de 20 kg, evoluindo com queixa de pé caído. Plano coronal STIR da bacia (A) e coxa (B): espessamento difuso do nervo ciático direito (setas), desde o forame isquiático maior com extensão até a coxa. Plano axial T2 com saturação de gordura (C, D): extensão da alteração de sinal aos nervos tibial e fibular (cabeça de seta). Denervação da musculatura do compartimento posterior da coxa e anterior da perna (setas tracejadas).

Neuropatia após parotidite viral

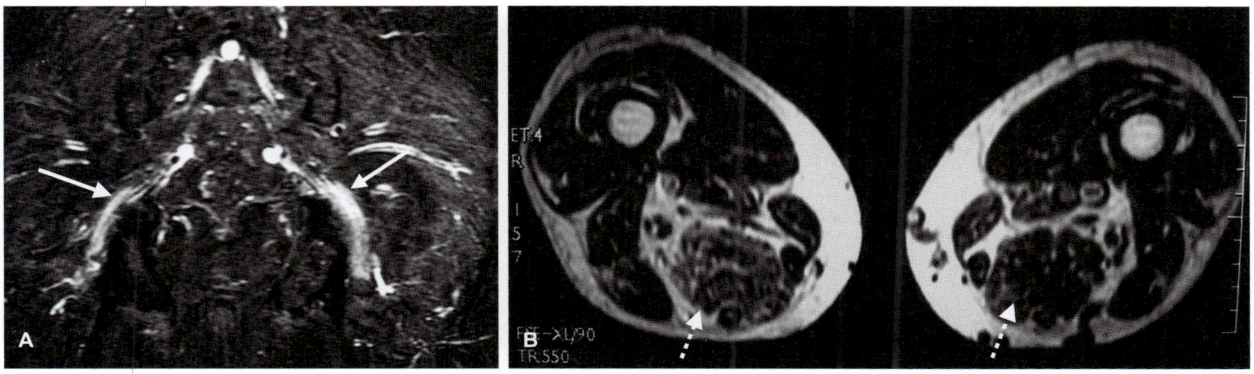

FIGURA 19
Parotidite bilateral por caxumba em paciente do sexo masculino de 18 anos, com fraqueza dos membros inferiores e dor aguda na porção posterior das coxas. Plano coronal STIR (A): espessamento e hipersinal difuso dos nervos ciáticos, principalmente à esquerda no plano dos espaços subglúteos. Plano axial T1 (B) com hipotrofia e substituição gordurosa dos ventres musculares do compartimento posterior das coxas (setas tracejadas).

Neuropatia pós-traumática

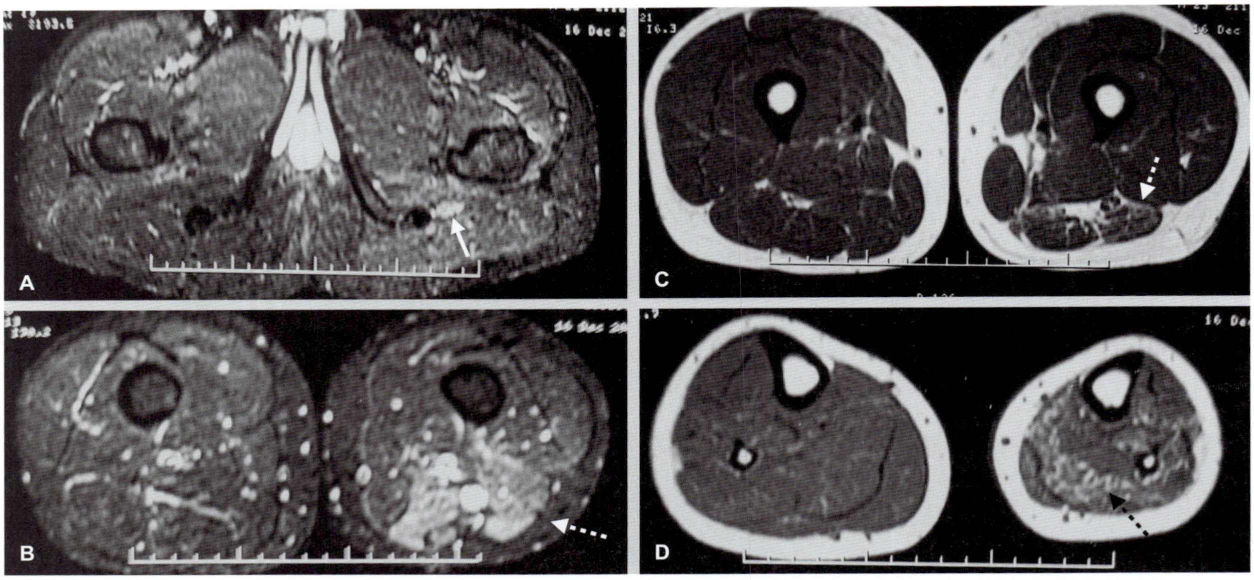

FIGURA 20
Paciente do sexo masculino, 23 anos, com história de queda de bicicleta e dor na região glútea esquerda há 2 meses. Planos axiais STIR (A, B) e T1 (C, D) demonstram espessamento e hipersinal do nervo ciático esquerdo (seta) junto à tuberosidade isquiática. Hipersinal da musculatura posterior da coxa por denervação, com hipotrofia e lipossubstituição dos isquiotibiais e perna (seta tracejada).

Charcot-Marie-Tooth

A doença de Charcot-Marie-Tooth é um grupo de neuropatias periféricas transmitida geneticamente, com uma prevalência estimada de 1:2.500. Há aproximadamente 40 diferentes genes associados a esta afecção, e é classificada em vários tipos com base na idade, gravidade e patogênese (desmielinização ou degeneração axonal). Cerca de um terço dos afetados não apresentam história familiar, o que torna o diagnóstico mais difícil. Clinicamente, apresentam fraqueza muscular distal, atrofia e redução dos reflexos tendíneos profundos. Na histologia, notam-se degeneração crônica, espessamento dos nervos, com infiltração gordurosa do epineuro interfascicular, coexistindo com desmielinização e atrofia dos fascículos. O tipo I (forma desmielinizante) é o mais comum (70%), com acentuado espessamento simétrico dos nervos e hipersinal difuso. No plano axial T1, observa-se lipossubstituição simétrica dos compartimentos posteriores das coxas (Figura 21).[23]

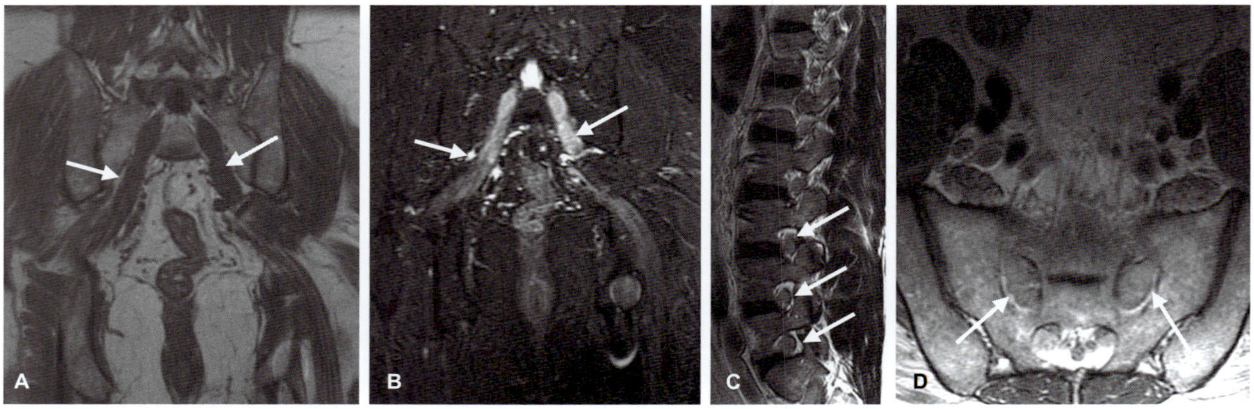

FIGURA 21
Charcot-Marie-Tooth. Planos coronais T1 (A) e STIR (B), sagital T2 (C) e axial T2 (D): espessamento de todas as raízes do plexo lombossacro e dos nervos ciáticos de aspecto simétrico, com hipersinal difuso em STIR.

Polineuropatia desmielinizante inflamatória crônica

Afecção imunomediada, caracterizada por fraqueza simétrica tanto nos músculos proximais quanto nos distais, déficit sensorial e arreflexia que aumenta progressivamente por mais de dois meses. Há ativação das células B e células T autorreativas, causando perda autoimune da mielinização dos nervos periféricos e aumento da concentração de proteína no líquor, assim como redução multifocal e assimétrica na condução nervosa. Os nervos ciáticos apresentam aumento da área de secção transversa, assim como na doença de Charcot-Marie-Tooth, porém não há história familiar e o espessamento é menor. A história clínica, o exame físico e os achados eletrofisiológicos devem ser correlacionados com a RM, mas o diagnóstico definitivo é estabelecido apenas com biópsia (Figura 22).[23]

Neuropatia compressiva no intervalo isquiofemoral

O intervalo isquiofemoral, entre o trocanter menor e a tuberosidade isquiática, é de 1,5 cm em indivíduos controle assintomáticos. Se houver redução desse intervalo, pode haver hipotrofia, lipossubstituição e/ou edema do músculo quadrado femoral, assim como compressão do nervo ciático.[24-26]

O aumento da torção femoral reduz a distância entre a tuberosidade isquiática e o trocanter maior, pela posteriorização do trocanter maior, encarcerando o nervo ciático no intervalo isquiofemoral (Figuras 23 e 24).[27]

Persistência da artéria ciática

A artéria ciática (Figura 25) é responsável pelo suprimento sanguíneo dos membros inferiores na vida embrionária, forma o segmento proximal da artéria glútea inferior e regride no terceiro mês de vida intrauterina. Sua persistência é rara, com incidência de 0,05%, sendo 50% à direita, 20% à esquerda e 30% bilateral. Apresenta uma forma completa caracterizada por comunicação entre a artéria ilíaca comum e a poplítea, sendo a artéria dominante da extremidade. A forma incompleta é hipoplásica, sendo o sistema femoral dominante, e pode haver comunicação através de colaterais com a artéria poplítea. Como manifestações clínicas, observam-se hemi-hipertrofia do membro inferior, isquemia e massa glútea. Há uma tendência a aneurisma, aterosclerose, embolização distal e neuropatia do ciático.[28]

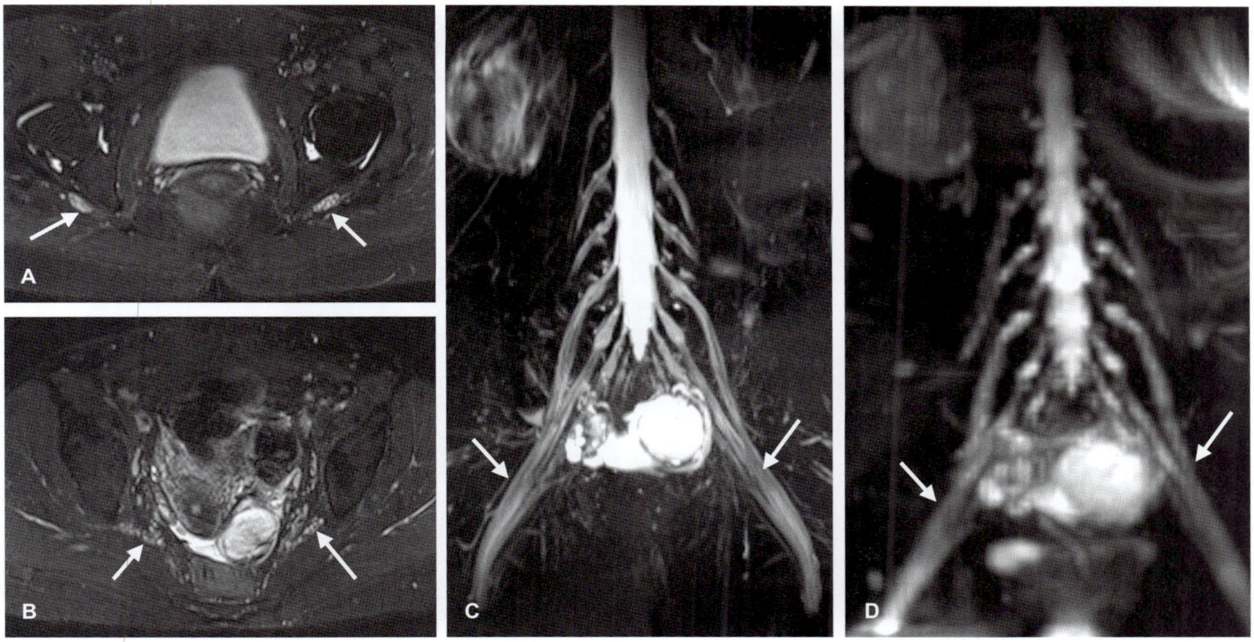

FIGURA 22
Paciente do sexo feminino, 29 anos, há 4 meses com queixa de intensa fraqueza nos membros inferiores, predominando à esquerda. A eletroneuromiografia indica uma polineuropatia periférica desmielinizante sensitivo-motora crônica nos 4 membros, de predomínio sensitivo e distal, com acentuado comprometimento das fibras sensitivas, e moderado a acentuado (membros inferiores) comprometimento das fibras motoras distais. Planos axial T2 com saturação de gordura (A, B), coronais MIP (C) e difusão (D) mostram espessamento e alteração de sinal difusa do plexo lombossacro, principalmente dos ciáticos (setas).

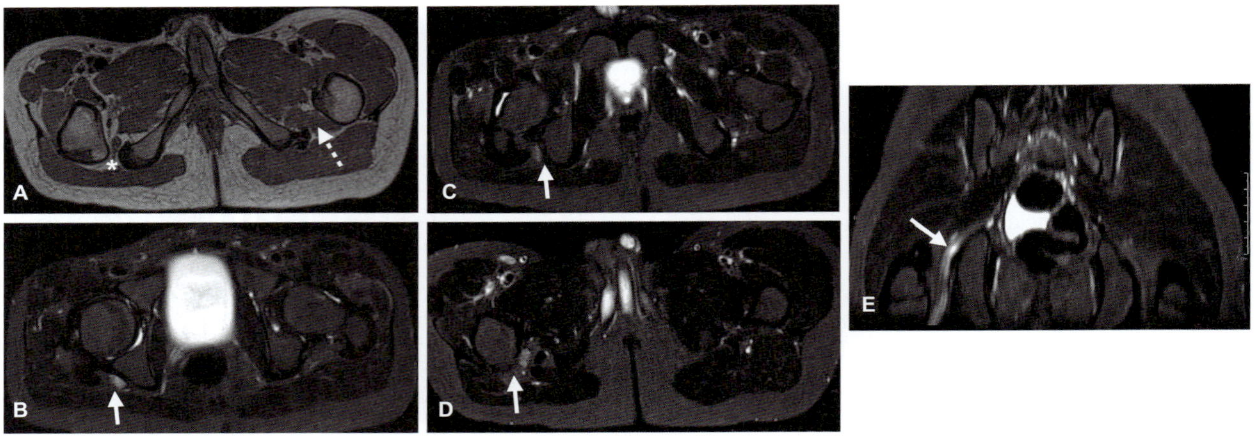

FIGURA 23
Paciente do sexo masculino, 10 anos, há 5 semanas com perda de força no membro inferior direito após intubação por crise asmática. Plano axial T1 (A): agenesia do músculo quadrado femoral direito e aumento da torção femoral esquerda determinam redução do intervalo isquiofemoral (*). Músculo quadrado femoral esquerdo normal (seta tracejada). Planos axial T2 com saturação de gordura (B, C, D) e coronal (E): encarceramento, espessamento e hipersinal difuso (seta) do nervo ciático.

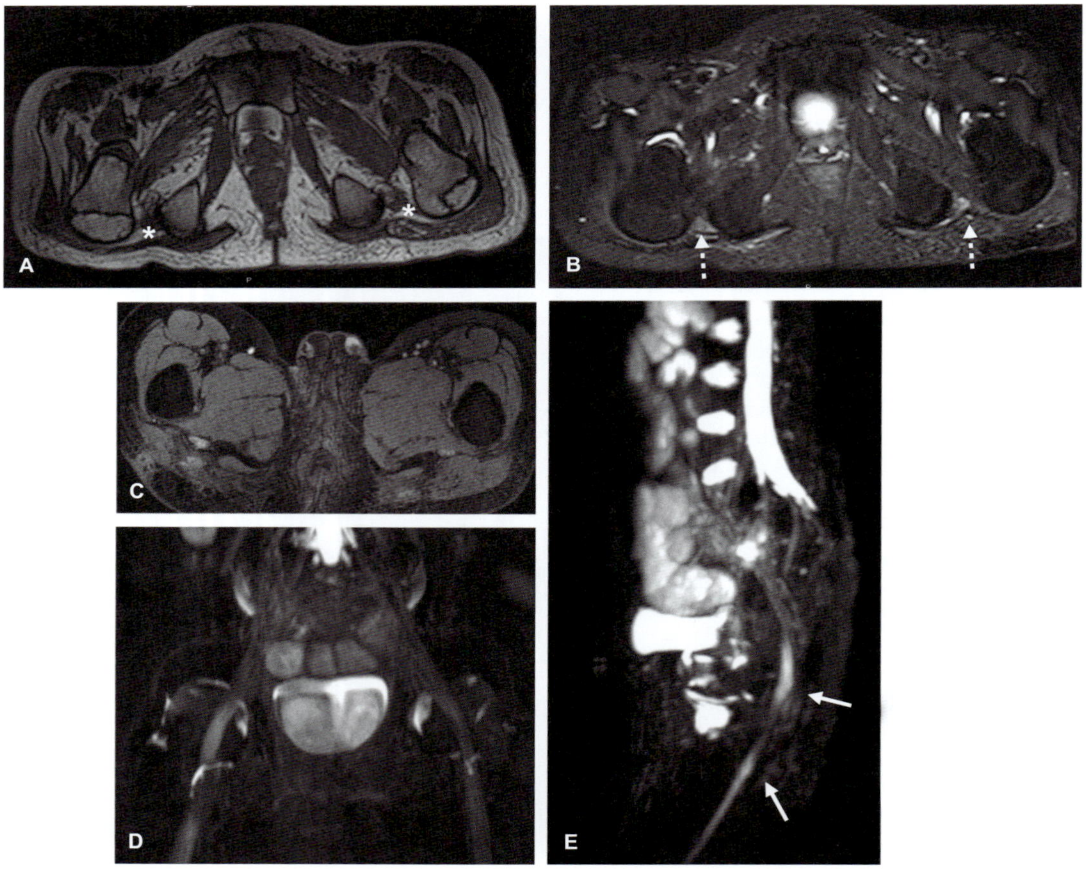

FIGURA 24
Paciente do sexo masculino, 12 anos. Neuropatia compressiva no espaço isquiofemoral. Evoluiu com pé caído no pós-operatório de cirurgia por intestino curto. Plano axial T1 (A): anteversão dos colos femorais em decúbito e redução dos espaços isquiofemorais com hipotrofia e lipossubstituição dos ventres musculares dos quadrados femorais e obturadores externos (*). Planos axial T2 com saturação de gordura (B, C), coronal e sagital difusão (D, E): interposição dos nervos ciáticos nos intervalos isquiofemorais (setas tracejadas), consequente afilamento segmentar, espessamento e hipersinal nos demais segmentos (aspecto em ampulheta) (seta).

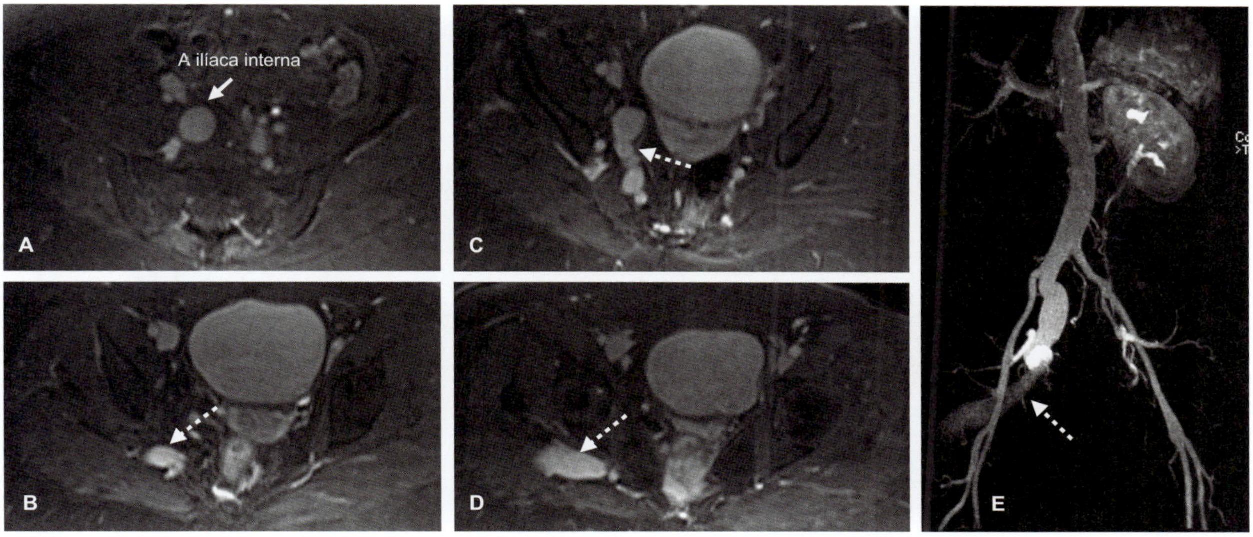

FIGURA 25
Paciente do sexo feminino, 57 anos, com aumento progressivo do membro inferior direito. Planos axial T1 com saturação de gordura pós-contraste (A, B, C, D) e MIP coronal (E): persistência da artéria ciática direita (setas pontilhadas) que se comunica com a artéria ilíaca interna (seta).

NERVO PUDENDO

Introdução

O nervo pudendo inerva a genitália feminina/masculina, o períneo e o reto. A neuralgia do pudendo é relatada com uma prevalência de 6,6% da população, predominando nas mulheres. Pode ser causada por compressão, trauma, manipulação cirúrgica, infecção ou tumores que comprimem ou infiltram o nervo. Os achados clínicos e a eletroneuromiografia apresentam limitações na avaliação das neuropatias pélvicas. A neurografia por RM permite definir o local da afecção e, para isso, o radiologista precisa se familiarizar com a anatomia e os principais locais de possível compressão.[29]

Anatomia e possíveis locais de compressão

O nervo pudendo se origina dos ramos ventrais de S2 a S4, com fibras sensitivas, motoras e autonômicas, sendo seu trajeto lateral e inferior à borda anterior do músculo piriforme. Apresenta um componente extrapélvico através do forame isquiático maior, passa junto à porção medial da espinha isquiática, entre os ligamentos sacrotuberoso e sacroespinhoso, e então retorna à pelve passando pelo forame isquiático menor, circundando o ligamento sacroespinhoso próximo a sua inserção distal.

O espaço entre os ligamentos sacrotuberoso e sacroespinhoso é delimitado pelo processo falciforme do ligamento sacrotuberoso, que forma um compartimento perineural.

No períneo, o nervo cursa pela fossa isquioanal e então atravessa o canal de Alcock, ou canal do nervo pudendo, que é formado pela fáscia obturatória na parede lateral da fossa isquioanal. Proximal ou no canal pudendo, o nervo dá um ramo retal inferior, que cruza a fossa isquioanal para o canal anal e o músculo do esfíncter anal externo. Posteriormente, se divide em dois ramos terminais, o nervo perineal e o dorsal do pênis/clitóris (Figura 26). O nervo dorsal do clítoris/pênis tem um trajeto por um sulco, localizado anterior ao osso púbico. É responsável pela inervação do tecido erétil do corpo cavernoso e crus clitóris/pênis.

Em 90% dos cadáveres, o ramo dorsal tem um trajeto separado, mais cranial pelo músculo obturador interno, abaixo da sua fáscia, segue o ramo púbico inferior, sai pelo sulco do nervo dorsal e então cursa pelo dorso do pênis (Figura 27).

Foram descritas variações anatômicas na ramificação do nervo pudendo:[30]

- Troncos separados: retoperineal comum, perineal dorsal e retal dorsal.
- Ramos retal inferior, perineal e dorsal com origem direta do plexo sacral.
- Nervo dorsal do pênis/clitóris com origem proximal ao espaço interligamentar ou canal de Alcock, em um trajeto 3 cm superior à tuberosidade isquiática e 1,9 cm inferior ao arco tendíneo do elevador do ânus e 0,6 cm lateral à sínfise púbica, para terminar no dorso do pênis/clitóris.

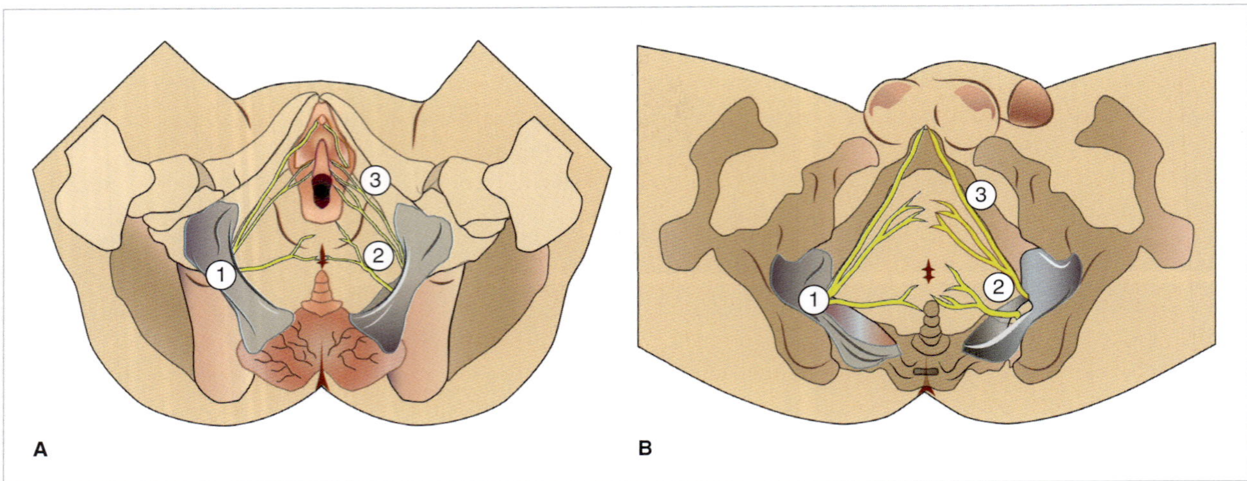

FIGURA 26
Trajeto do nervo dorsal do clitóris (A) e pênis (B). 1: ramo retal inferior; 2: ramos perineais; 3: ramo dorsal do clitóris/pênis.

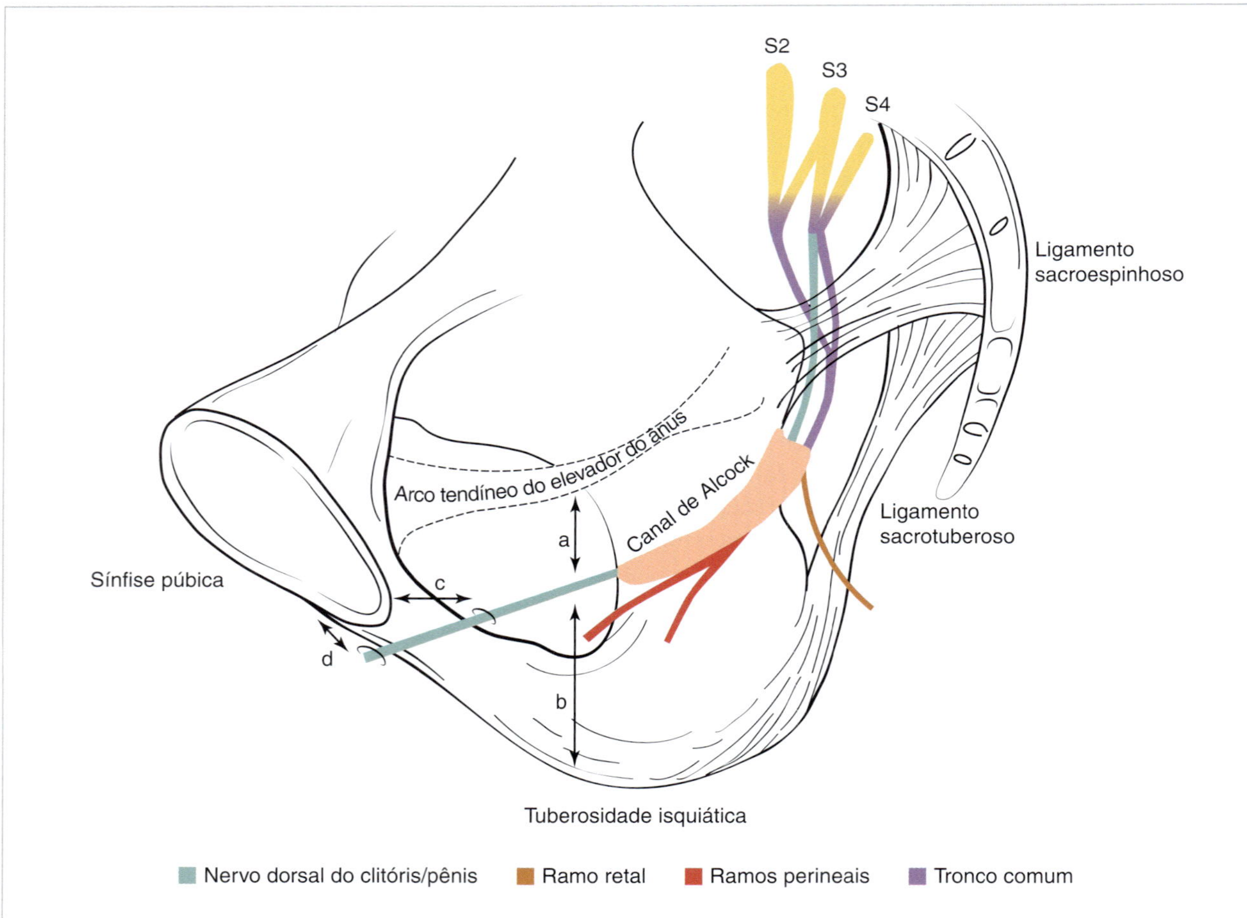

FIGURA 27
Raízes de S2 a S4 formam o nervo pudendo, apresentam trajeto extrapélvico, posterior ao ligamento sacrotuberoso, entram na pelve, entre os ligamentos sacroespinhal e sacrotuberoso, passam pelo canal de Alcock (aponeurose do músculo obturador interno) e emitem o ramo retal inferior. Posteriormente se dividem nos ramos perineais e dorsal do clitóris/pênis, passando pelo canal do ramo púbico inferior.

Ao longo de todo o seu trajeto, é acompanhado pela artéria pudenda interna e pelo plexo venoso.

A inervação motora é do bulboesponjoso, isquiocavernoso, uretra externa e músculos do esfíncter retal/anal externo. A parte sensorial é do períneo, escroto e ânus. O ramo perineal se conecta com o ramo perineal do nervo cutâneo femoral posterior. Esse nervo desce pelo forame isquiático maior com o nervo ciático e o pudendo, apresentando um trajeto anterior e inferior ao músculo piriforme. O nervo cutâneo femoral posterior e o ciático descem lateralmente abaixo do músculo glúteo máximo. Cerca de 4 cm abaixo do ligamento sacrotuberoso, emerge o ramo perineal, que inerva a porção posterolateral do períneo, caoxa proximal medial e a borda posterolateral do escroto/lábio maior e porção do pênis e clitóris.[31]

Os principais locais de compressão do nervo pudendo (Figura 28) são no plano da espinha isquiática, no espaço interligamentar (entre o sacrotuberoso/sacroespinhoso) e no canal de Alcock (80%), onde pode ser comprimido pela fáscia do músculo obturador interno. O efeito de cisalhamento causado pelo glúteo máximo no ligamento sacrotuberoso parece estar associado à compressão.[32]

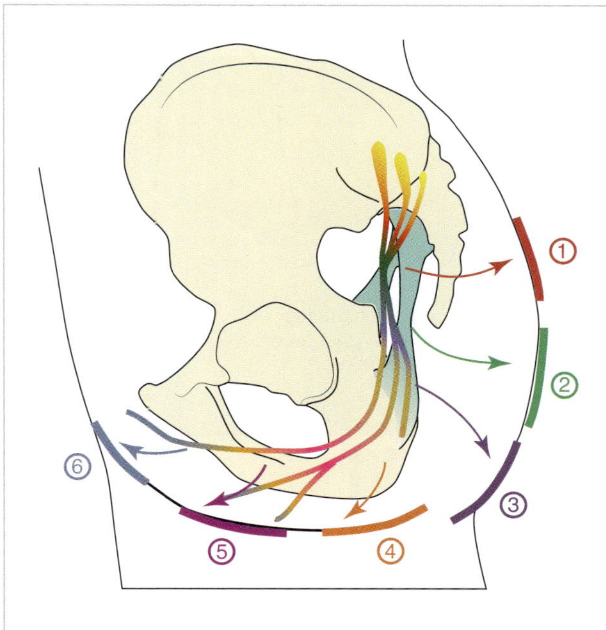

FIGURA 28
Possíveis locais de compressão do nervo pudendo. 1: trajeto intrapélvico; 2: intervalo entre os ligamentos sacroespinhoso e sacrotuberoso, 3: entrada no canal de Alcock, 4: interior do canal de Alcock, 5: canal do ramo púbico inferior, 6: trajeto extrapélvico junto à sínfise púbica.[26]

Sintomas e avaliação clínica

Os pacientes apresentam dormência genital/perineal e disfunção erétil. A dor é unilateral e posteriormente bilateral, que piora durante o ato sexual.

Os sintomas de compressão são dor perineal, com piora na posição sentada e melhora na posição ortostática. Outros sintomas incluem parestesia perineal ou genital e incontinência fecal ou urinária.[4]

Os critérios de Nantes[33] para definição da neuralgia do pudendo são:

- Dor no território anatômico do pudendo.
- Dor que piora na posição sentada.
- Ausência de perda sensitiva objetiva no exame físico.
- Teste positivo no bloqueio do nervo pudendo.

Os critérios de exclusão são: dor puramente hipogástrica, glútea ou coccígea, exclusivamente prurido ou dor paroxística. Para o diagnóstico de neuralgia do pudendo, o paciente deve apresentar todos os cinco critérios de inclusão e nenhum de exclusão.

A eletroneuromiografia pode contribuir para o diagnóstico, mas tem sensibilidade e especificidade limitadas.

Neurografia por ressonância magnética

A avaliação neurográfica por RM, de preferência em equipamento de 3 T, inclui sequências volumétricas de alta resolução e difusão e que permitem suprimir o alto sinal dos vasos como a sequência DESS (Figuras 29 e 30). É importante fazer preparo intestinal, e o uso de antiespasmódicos auxilia nos artefatos de peristaltismo intestinal, assim como manter a bexiga vazia.

O protocolo utilizado em nosso serviço consiste no plano axial T1 volumétrico, T2 com saturação de gordura ou STIR, difusão, DESS e coronal T2 com saturação de gordura, com FOV de L5-S1 ao trocanter menor. Manter o TE nas sequências T2 com saturação de gordura entre 60-65 ms proporciona uma boa relação sinal-ruído (SNR).

Não há necessidade de administração intravenosa de meio de contraste, exceto em casos de tumor ou processos infecciosos.

Os sinais de neuropatia são espessamento, hipersinal (Figura 31) e perda da gordura perineural.

A síndrome de dor pélvica crônica pode ser causada por neuropatias pélvicas, relacionadas a compressão nervosa, encarceramento, microtrauma repetitivo, incisão cirúrgica e fibrose pós-operatória/actínica (Figura 32).

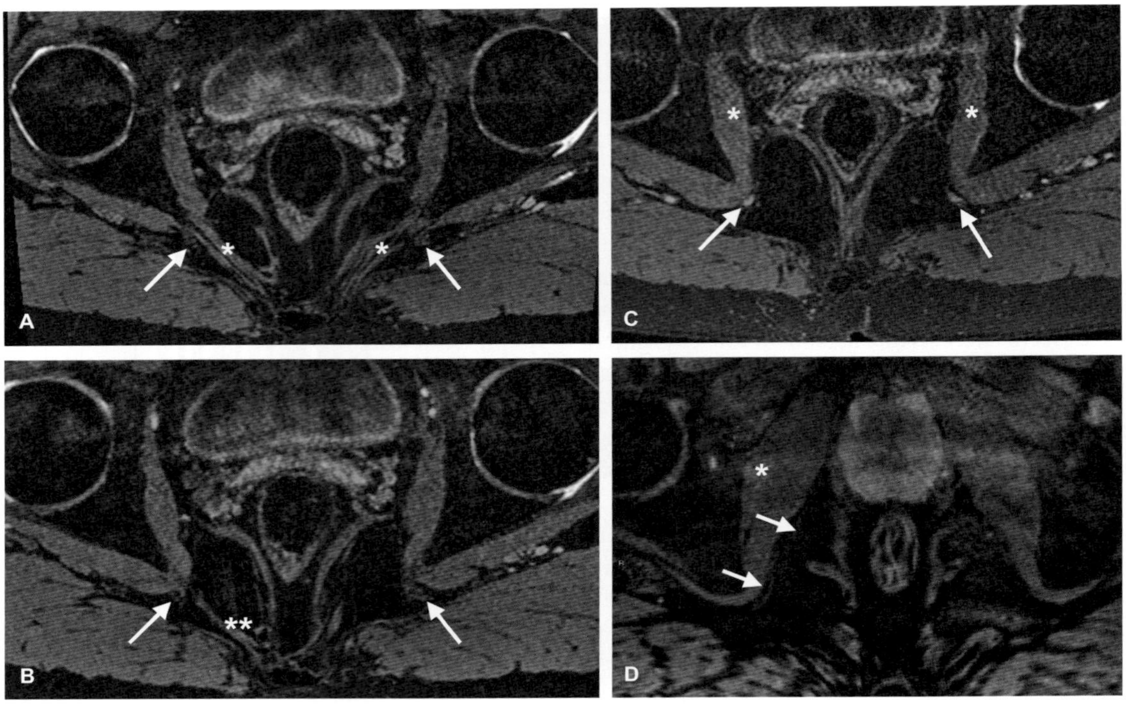

FIGURA 29

Paciente do sexo masculino, 46 anos, com queixa de dor na região perineal há 18 meses, refratária ao tratamento clínico. Nervo pudendo normal (seta). Plano axial sequência DESS: (A) trajeto extrapélvico posterior ao ligamento sacroespinhoso (*); (B) entrada no canal de Alcock acima do ligamento sacrotuberoso (**). Plano axial sequência DESS: (C) entrada no canal de Alcock; (D) trajeto no interior do canal de Alcock junto ao músculo obturador interno (*).

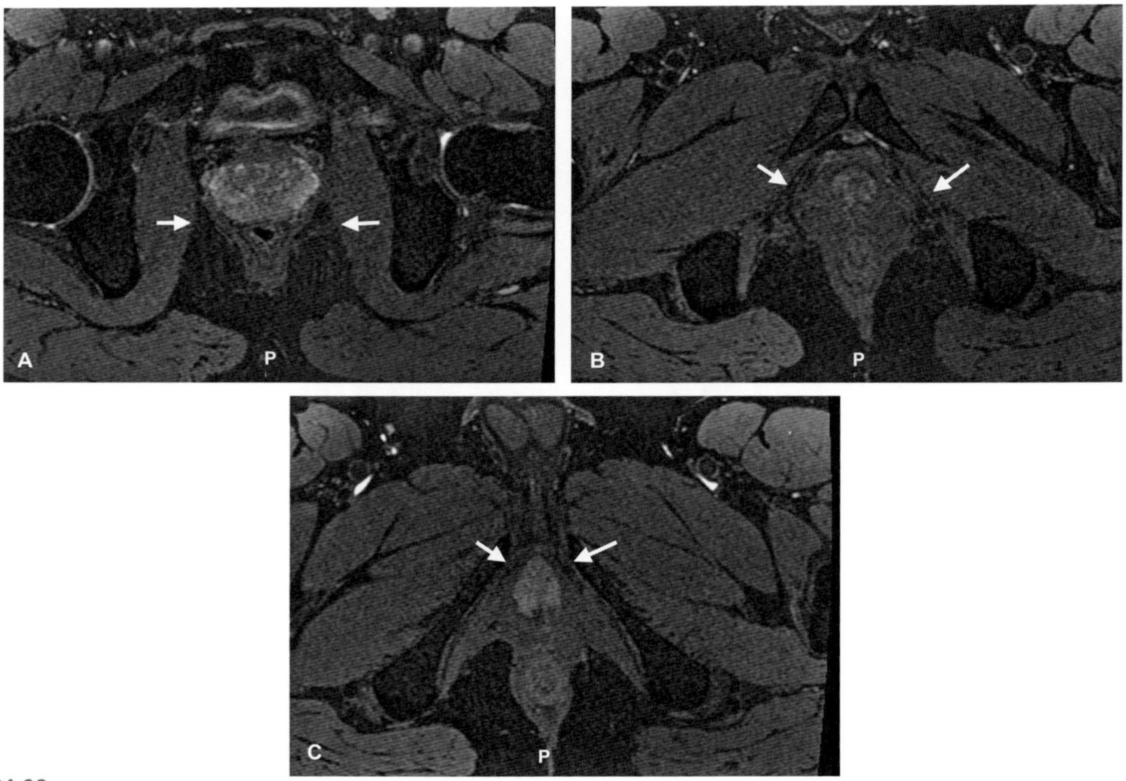

FIGURA 30

Nervo pudendo normal (seta). Plano axial sequência DESS: (A) ramo retal inferior; (B) ramos perineais; (C) ramo dorsal do pênis.

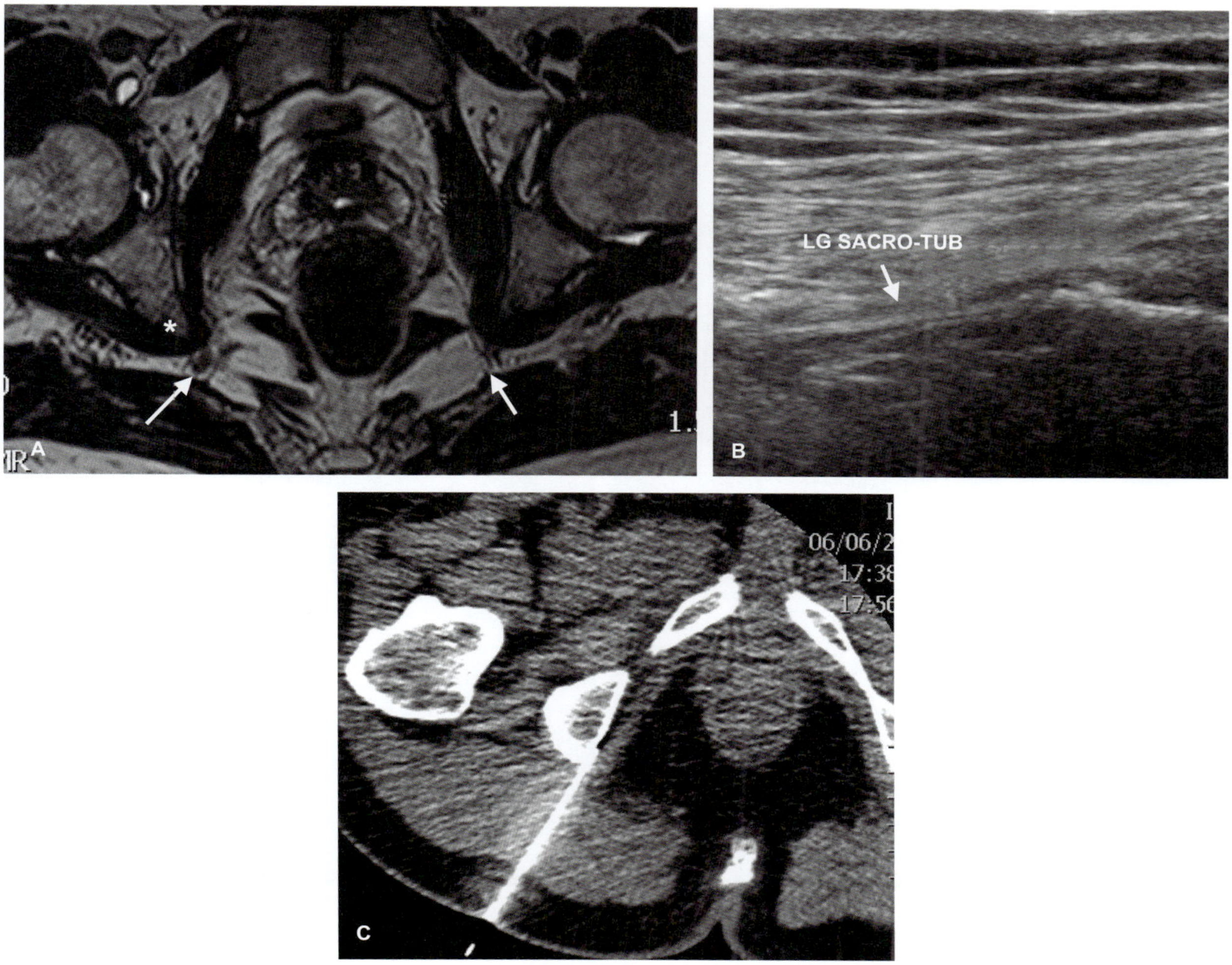

FIGURA 31
Paciente do sexto masculino, 60 anos, com dor perineal direita de longa data refratária à analgesia oral. Ressonância plano axial T2 (A): espessamento do nervo pudendo direito (seta) em relação ao contralateral (seta pequena), no plano da espinha isquiática (*). Ultrassonografia (B) revela espessamento (seta) do ligamento sacrotuberoso e esporão em sua inserção distal. A compressão local do ligamento reproduzia/exacerbava a queixa álgica do paciente. Infiltração de anestésico na entrada do canal de Alcock guiada por tomografia (C), com resolução completa da dor.

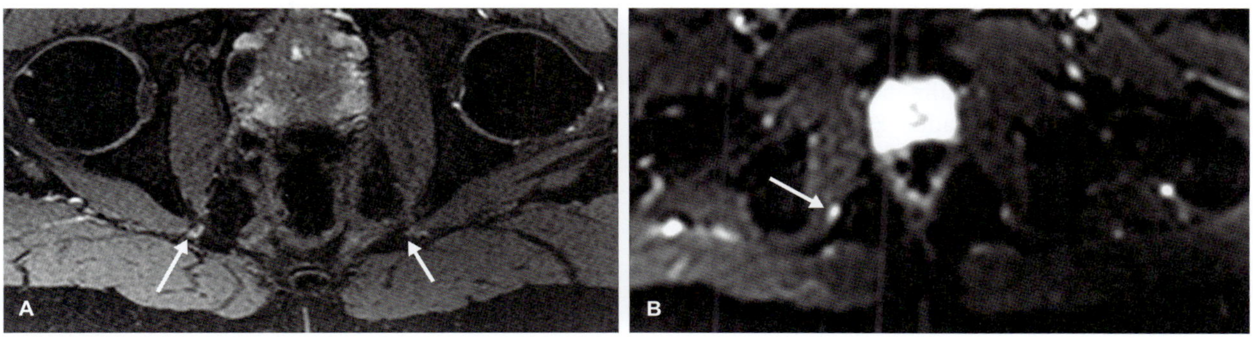

FIGURA 32
Paciente do sexo masculino, 39 anos, com dor perineal direita. Plano axial DESS (A): espessamento do nervo pudendo na entrada do canal de Alcock (seta longa) e hipersinal em relação ao contralateral (seta curta). Plano axial difusão (B): hipersinal do nervo no interior do canal de Alcock (seta longa).

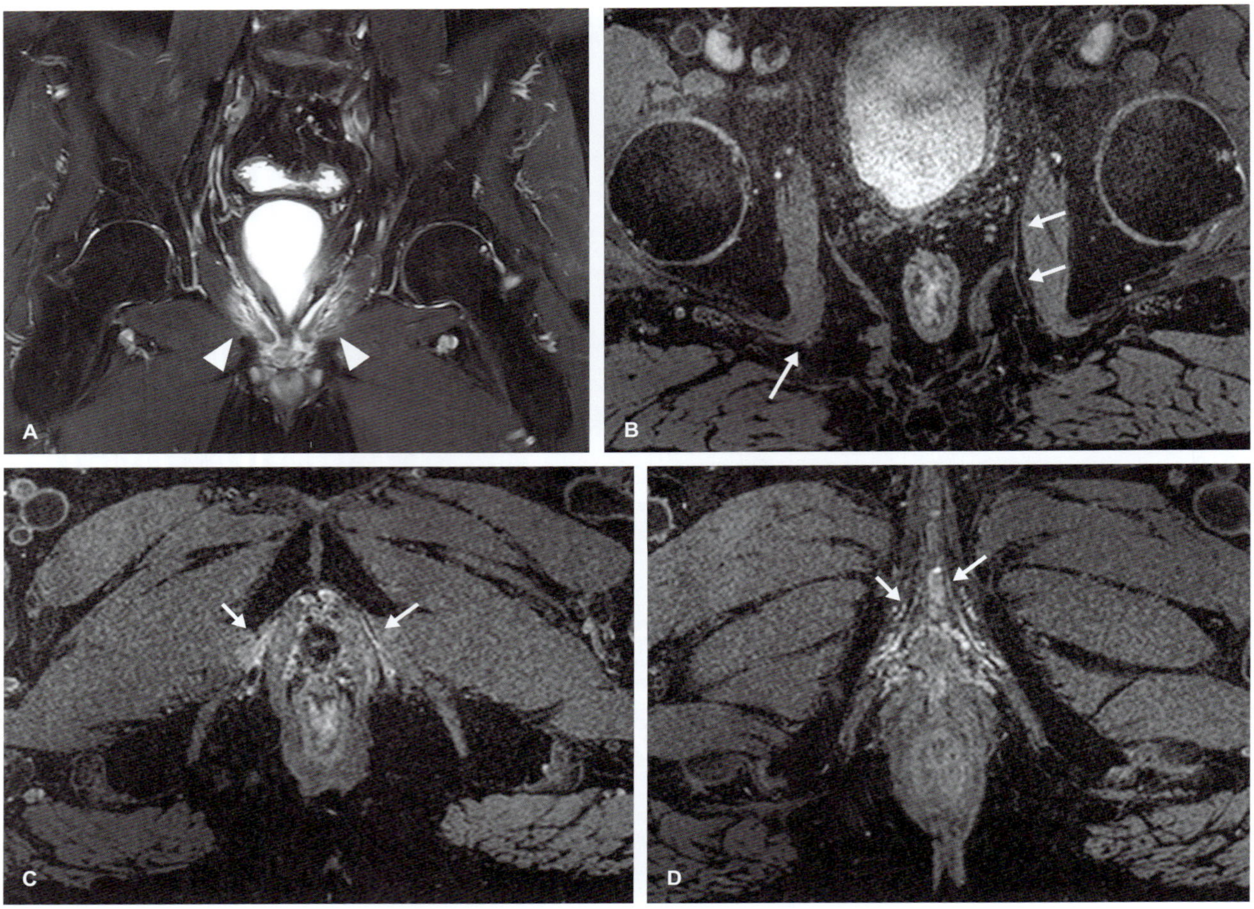

FIGURA 33
Paciente do sexo masculino, 69 anos, com antecedente de prostatectomia (2018) e radioterapia (2022). Evoluiu com disestesia em toda a região perineal e peniana. Plano coronal T2 com saturação de gordura (A): hipersinal por denervação actínica dos músculos obturadores internos (cabeça de seta). Plano axial DESS: nervos pudendos com espessura e sinal normais na entrada e interior do canal de Alcock (B) (setas), e espessamento/hipersinal e perda da gordura perineural nos ramos perineais (C), mais evidente à direita (setas) e nos ramos dorsais do pênis (D).

Os bloqueios nervosos (Figura 33) podem ser diagnósticos ou terapêuticos para a definição de um nervo específico como causa da dor. É possível realizar esses procedimentos guiados em tempo real por TC e US, ou mesmo por RM, especialmente nos casos do canal pudendo ou forame obturador. Essa ferramenta pode ser utilizada nos casos em que há dissociação entre a clínica e os achados de imagem, insucesso cirúrgico ou recorrência.

É necessário sempre pesquisar outras causas de dor pélvica, como endometriose, neuropatia genitofemoral, ilioinguinal e cutâneo femoral posterior.

Portanto, a neurografia por RM tem importante papel na investigação das dores perineais, ao topografar locais de compressão, direcionar bloqueios anestésicos e excluir outras causas de dor pélvica.

REFERÊNCIAS

1. Koh E. Imaging of peripheral nerve causes of chronic buttock pain and sciatica. Clin Radiol. 2021;76(8):626.e1-.e11.
2. Tomaszewski KA, Graves MJ, Henry BM, Popieluszko P, Roy J, Pękala PA, et al. Surgical anatomy of the sciatic nerve: a meta-analysis. J Orthop Res. 2016;34(10):1820-7.
3. Yuen EC, So YT. Sciatic neuropathy. Neurol Clin. 1999;17(3): 617-31, viii.
4. Lo L, Duarte A, Bencardino JT. Nerve entrapments in the pelvis and hip. Semin Musculoskelet Radiol. 2022;26(2):153-62.
5. Neufeld EA, Shen PY, Nidecker AE, Runner G, Bateni C, Tse G, et al. MR imaging of the lumbosacral plexus: a review of techniques and pathologies. J Neuroimaging. 2015;25(5): 691-703.
6. McCrory P, Bell S. Nerve entrapment syndromes as a cause of pain in the hip, groin and buttock. Sports Med. 1999;27(4): 261-74.

7. Park JW, Lee YK, Lee YJ, Shin S, Kang Y, Koo KH. Deep gluteal syndrome as a cause of posterior hip pain and sciatica-like pain. Bone Joint J. 2020;102-B(5):556-67.
8. Miller TA, White KP, Ross DC. The diagnosis and management of piriformis syndrome: myths and facts. Can J Neurol Sci. 2012;39(5):577-83.
9. Kay J, de Sa D, Morrison L, Fejtek E, Simunovic N, Martin HD, et al. Surgical management of deep gluteal syndrome causing sciatic nerve entrapment: a systematic review. Arthroscopy. 2017;33(12):2263-78.e1.
10. Robinson DR. Pyriformis syndrome in relation to sciatic pain. Am J Surg. 1947;73(3):355-8.
11. Filler AG, Haynes J, Jordan SE, Prager J, Villablanca JP, Farahani K, et al. Sciatica of nondisc origin and piriformis syndrome: diagnosis by magnetic resonance neurography and interventional magnetic resonance imaging with outcome study of resulting treatment. J Neurosurg Spine. 2005;2(2):99-115.
12. Beaton LE, Anson BJ. The relation of the sciatic nerve and of its subdivisions to the piriformis muscle. The Anatomical Record. 1937;1-5.
13. Pećina M. Contribution to the etiological explanation of the piriformis syndrome. Acta Anat (Basel). 1979;105(2):181-7.
14. Hernando MF, Cerezal L, Pérez-Carro L, Abascal F, Canga A. Deep gluteal syndrome: anatomy, imaging, and management of sciatic nerve entrapments in the subgluteal space. Skeletal Radiol. 2015;44(7):919-34.
15. Bartret AL, Beaulieu CF, Lutz AM. Is it painful to be different? Sciatic nerve anatomical variants on MRI and their relationship to piriformis syndrome. Eur Radiol. 2018;28(11): 4681-6.
16. Polesello GC, Queiroz MC, Linhares JoPT, Amaral DT, Ono NK. Variação anatômica do músculo piriforme como causa de dor glútea profunda: diagnóstico por neurografia RM e seu tratamento. Rev Bras Ortop. 2012;114-7.
17. Wolf M, Bäumer P, Pedro M, Dombert T, Staub F, Heiland S, et al. Sciatic nerve injury related to hip replacement surgery: imaging detection by MR neurography despite susceptibility artifacts. PLoS One. 2014;9(2):e89154.
18. Torkelson SJ, Lee RA, Hildahl DB. Endometriosis of the sciatic nerve: a report of two cases and a review of the literature. Obstet Gynecol. 1988;71(3 Pt 2):473-7.
19. Moura Filho JP, Leão RV, Horvat N, Helito PVP, Amaral DT, Viana PCC, et al. What abdominal radiologists should know about extragenital endometriosis-associated neuropathy. Abdom Radiol (NY). 2020;45(6):1818-28.
20. Gikas PD, Hanna SA, Aston W, Kalson NS, Tirabosco R, Saifuddin A, et al. Post-radiation sciatic neuropathy: a case report and review of the literature. World J Surg Oncol. 2008;6:130.
21. Taga A, Lauria G. COVID-19 and the peripheral nervous system. A 2-year review from the pandemic to the vaccine era. J Peripher Nerv Syst. 2022;27(1):4-30.
22. Fernandez CE, Franz CK, Ko JH, Walter JM, Koralnik IJ, Ahlawat S, et al. Imaging review of peripheral nerve injuries in patients with COVID-19. Radiology. 2021;298(3):E117-E30.
23. Wadhwa V, Thakkar RS, Maragakis N, Höke A, Sumner CJ, Lloyd TE, et al. Sciatic nerve tumor and tumor-like lesions – uncommon pathologies. Skeletal Radiol. 2012;41(7): 763-74.
24. Goldberg-Stein S, Friedman A, Gao Q, Choi J, Schulz J, Fornari E, et al. Narrowing of ischiofemoral and quadratus femoris spaces in pediatric ischiofemoral impingement. Skeletal Radiol. 2018;47(11):1505-10.
25. Torriani M, Souto SC, Thomas BJ, Ouellette H, Bredella MA. Ischiofemoral impingement syndrome: an entity with hip pain and abnormalities of the quadratus femoris muscle. AJR Am J Roentgenol. 2009;193(1):186-90.
26. Carro LP, Hernando MF, Cerezal L, Navarro IS, Fernandez AA, Castillo AO. Deep gluteal space problems: piriformis syndrome, ischiofemoral impingement and sciatic nerve release. Muscles Ligaments Tendons J. 2016;6(3):384-96.
27. Hatem M, Martin HD, Safran MR. Snapping of the sciatic nerve and sciatica provoked by impingement between the greater trochanter and ischium: a case report. JBJS Case Connect. 2020;10(3):e2000014.
28. Costa DR, Fidelis RJR, Dos Santos VP, Fidelis C, Alves CAS, de Araújo JS. Aneurisma da artéria isquiática persistente: relato de caso de tratamento endovascular. J Vasc Bras. 2018;17(1):49-54.
29. Wadhwa V, Hamid AS, Kumar Y, Scott KM, Chhabra A. Pudendal nerve and branch neuropathy: magnetic resonance neurography evaluation. Acta Radiol. 2017;58(6): 726-33.
30. Furtmüller GJ, McKenna CA, Ebmer J, Dellon AL. Pudendal nerve 3-dimensional illustration gives insight into surgical approaches. Ann Plast Surg. 2014;73(6):670-8.
31. Fritz J, Chhabra A, Wang KC, Carrino JA. Magnetic resonance neurography-guided nerve blocks for the diagnosis and treatment of chronic pelvic pain syndrome. Neuroimaging Clin N Am. 2014;24(1):211-34.
32. Martinoli C, Miguel-Perez M, Padua L, Gandolfo N, Zicca A, Tagliafico A. Imaging of neuropathies about the hip. Eur J Radiol. 2013;82(1):17-26.
33. Labat JJ, Riant T, Robert R, Amarenco G, Lefaucheur JP, Rigaud J. Diagnostic criteria for pudendal neuralgia by pudendal nerve entrapment (Nantes criteria). Neurourol Urodyn. 2008;27(4):306-10.

17

Nervos tibial e plantares

Faissal Matsubara Saad
Marcos Felippe de P. Corrêa

INTRODUÇÃO

Para um melhor entendimento das doenças que acometem os nervos tibial e plantares, é recomendável compreender a anatomia local, incluindo o trajeto e a relação desses nervos com as estruturas adjacentes ao longo do membro inferior. Além disso, o conhecimento das principais variações anatômicas e das funções desses nervos também fornece subsídios para uma abordagem diagnóstica mais assertiva.

As neuropatias compressivas podem ser divididas em duas categorias principais: a) de causa mecânica – tipicamente ocorrendo em túneis fibrosos e osteofibrosos (compartimentos inelásticos); b) de causa dinâmica – relacionada às lesões durante movimentos e/ou posicionamentos específicos do membro afetado em relação ao nervo periférico local.

Nas próximas seções deste capítulo serão apresentadas, de forma ilustrativa, a anatomia e as principais patologias compressivas que envolvem os nervos tibial, plantares e seus principais ramos sob a perspectiva dos métodos de imagem por ultrassonografia (US) e ressonância magnética (RM) de alta resolução.

ANATOMIA DO NERVO TIBIAL

O nervo tibial (NT) e o nervo fibular comum (NFC) são os dois ramos terminais do nervo ciático (NC), que é o maior nervo do corpo humano, formado pelos ramos ventrais das raízes lombares inferiores (L4 e L5) e sacrais superiores (S1, S2 e S3). O nervo tibial apresenta função mista (motora e sensitiva), sendo responsável pela inervação da maior parte do compartimento posterior da perna e do pé.

O nervo ciático emerge da pelve através do forame isquiático maior na margem inferior do ventre muscular do piriforme. Ao adentrar no compartimento posterior da coxa, esse nervo apresenta trajeto descendente, profundo ao bíceps femoral e superficial ao adutor magno. Na maioria dos casos, 85,2% segundo Tomaszewski et al.,[1] o nervo ciático apresenta a configuração e o trajeto supracitados, entretanto algumas variações anatômicas foram descritas, que incluem a emergência conjunta na margem superior do ventre muscular do piriforme e a bifurcação proximal no interior da pelve com o nervo fibular comum atravessando o meio do ventre muscular do piriforme.

A presença dessas variações anatômicas entre o nervo ciático e o músculo piriforme tem sido relacionada com o surgimento da síndrome do piriforme, caracterizada por distúrbios sensitivos, motores e tróficos na área de inervação do nervo ciático proximal. A incidência dessa síndrome na população é de cerca de 6%, sendo mais comum no sexo feminino.[2]

Habitualmente, o nervo ciático bifurca-se em nervos tibial e fibular comum ao nível da margem superior da fossa poplítea – espaço anatômico localizado no aspecto posterior do joelho cujos limites incluem o ventre muscular do semimembranoso (superomedial), o bíceps femoral (superolateral), a cabeça medial (inferomedial) e a cabeça lateral (inferolateral) do gastrocnêmio (Figura 1).

Em uma vista posterior, de superficial para profundo, a fossa poplítea contém os nervos tibial e fibular comum, a veia e a artéria poplíteas e os linfonodos poplíteos. Após sua origem, o nervo fibular comum afasta-se do nervo tibial, dirigindo-se inferior e lateralmente, acompanhando a margem medial da cabeça longa do músculo bíceps femoral e seu tendão até o colo da fíbula, onde emite seus principais ramos[3].

Em contrapartida, o nervo tibial continua seu trajeto descendente na linha média da fossa poplítea para aprofundar-se na perna, onde emite seu primeiro ramo

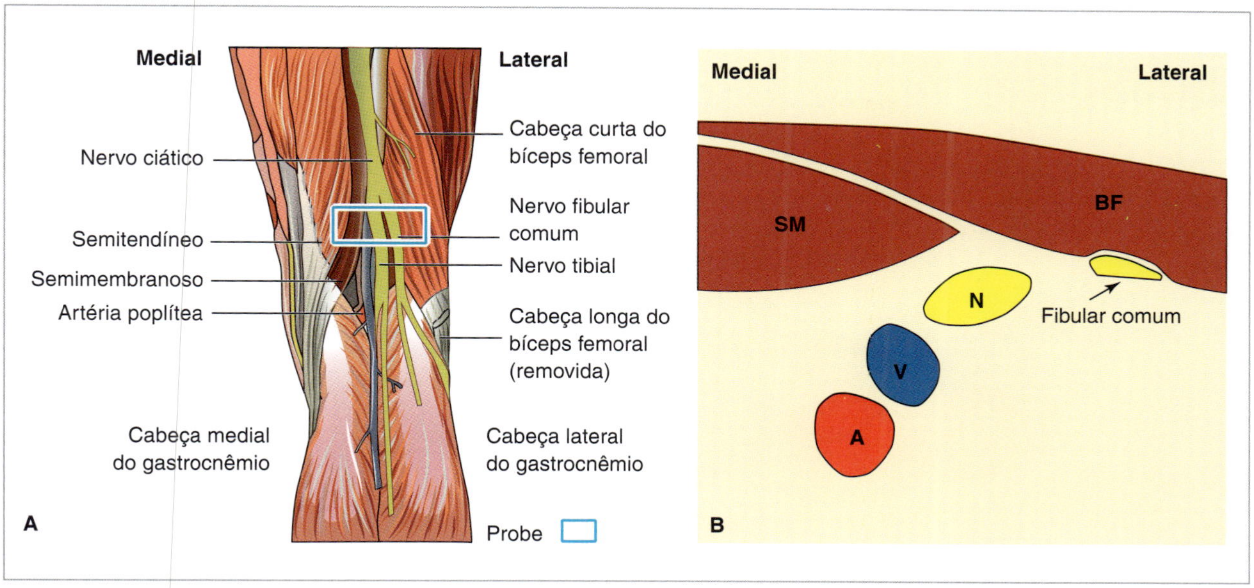

FIGURA 1
Fossa poplítea e a relação com os nervos tibial e fibular comum. Representação de uma peça anatômica esquemática em visão posterior do joelho evidenciando os limites da fossa poplítea (A) e o respectivo corte ultrassonográfico esquemático no eixo transversal (B) correspondente ao nível ilustrado pelo retângulo azul em (A). SM: músculo semimembranoso; BF: músculo bíceps femoral; A, V e N: artéria, veia e nervo tibiais.

sensitivo – o nervo cutâneo sural medial, que se comunica com o ramo sural do fibular comum para formar o nervo sural, responsável pelo território sensitivo do aspecto posterolateral da perna. O tronco principal do nervo tibial continua profundamente aos músculos plantar e entre as cabeças do gastrocnêmio até a margem inferior do músculo poplíteo, onde atravessa anteriormente o arco tendíneo do sóleo.[4]

A partir desse nível, o nervo tibial acompanha os vasos tibiais posteriores no interior do compartimento posterior profundo da perna em proximidade com a fáscia profunda do músculo tibial posterior, onde fornece inervação motora para os músculos plantar, poplíteo, gastrocnêmio, sóleo, tibial posterior, flexores longos dos dedos e do hálux.

Essa relação compacta do nervo tibial com os ventres musculares do compartimento posterior da perna faz com que, em situações que ocasionem edema e/ou inchaço local, possam causar uma condição clínica grave, denominada síndrome compartimental. Este quadro é caracterizado por hipersensibilidade no território de inervação, dor e perda da força dos músculos flexores, necessitando, na maioria dos casos, de uma descompressão cirúrgica urgente e de conhecimento anatômico prévio para evitar lesões iatrogênicas no nervo tibial e seus ramos.

No terço distal da perna, o nervo tibial apresenta trajeto medial ao tendão do calcâneo, superficializando-se ao nível do maléolo medial do tornozelo, onde passa a ser denominado nervo tibial posterior e adentra no túnel do tarso.

ANATOMIA DO TÚNEL DO TARSO

O túnel do tarso (TT) é um canal osteofibroso[5] localizado posteriormente ao maléolo medial cujos limites incluem a face medial do tálus e do calcâneo (assoalho) e o retináculo dos flexores (teto). Esse compartimento inelástico é dividido em dois segmentos, o tibiotalar (superior) e o tibiocalcâneo (inferior), este último considerado o verdadeiro túnel do tarso segundo a *Nomina Anatomica*.

O retináculo dos flexores emite septos transversais em direção ao assoalho do túnel, delimitando três compartimentos. O feixe vascular tibial posterior e o nervo tibial posterior e seus ramos ocupam o compartimento intermediário, posterior ao compartimento que contém os tendões tibial posterior e flexor longo dos dedos e anterior ao compartimento que abriga o tendão do flexor longo do hálux (Figura 2).[6]

Os ramos emitidos pelo nervo tibial posterior nesse espaço[7] incluem o nervo calcâneo medial (um, dois ou múltiplos ramos) e seus dois ramos terminais: o nervo plantar medial (NPM) e o nervo plantar lateral (NPL) (Figura 3). Frequentemente, a bifurcação terminal do nervo tibial ocorre no interior do túnel do

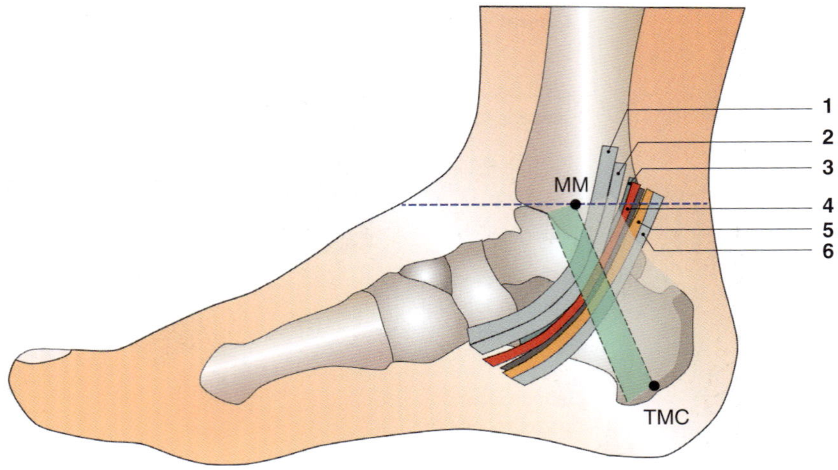

FIGURA 2
Desenho esquemático de uma vista medial do tornozelo demonstrando o conteúdo dos três compartimentos do túnel do tarso. Primeiro compartimento: tendões do tibial posterior (1) e do flexor longo dos dedos (2); segundo compartimento: veia (3), artéria (4) e nervo (5) tibiais posteriores; terceiro compartimento: tendão flexor longo do hálux (6). O retângulo verde representa a referência do eixo calcâneo-maleolar, formado entre o centro do maléolo medial (MM) e a tuberosidade medial do calcâneo (TMC).

tarso (86,7% segundo Fernandes),[6] sendo a situação proximal em 10% dos casos e o restante (3,3%), distal ao túnel (Vídeo 1).

VÍDEO 1. Avaliação do nervo tibial e seus ramos na região do tornozelo e do pé.

VOUCHER: neurografiaperi

A anatomia da porção distal do nervo tibial e de seus principais ramos é influenciada em grande parte pela relação desses com o túnel do tarso (Figura 4).[8] Essa região anatômica é o local mais comum de ocorrência de neuropatia compressiva no membro inferior.[9,10]

ANATOMIA DOS NERVOS PLANTARES

Os nervos plantares, ramos terminais do nervo tibial posterior, deixam o túnel do tarso e continuam seus trajetos pelo aspecto plantar do pé.

O nervo plantar medial, maior ramo terminal, apresenta situação anterior e medial ao plantar lateral, sendo responsável pela sensibilidade dos dois terços mediais do aspecto plantar do pé e pela inervação motora do flexor curto dos dedos, do abdutor e do flexor curto do hálux, e do primeiro lumbrical. Apresenta trajeto entre os músculos quadrado plantar e abdutor do hálux até se aproximar do nó de Henry (cruzamento entre os tendões do flexor longo dos dedos e do flexor longo do hálux) e alcança a margem medial do músculo flexor curto dos dedos, onde se ramifica (Figura 5).[13]

Já o nervo plantar lateral é responsável pela sensibilidade do terço lateral na porção plantar do pé e pela inervação motora dos músculos remanescentes do pé. Proximalmente, também apresenta trajeto entre os músculos quadrado plantar e abdutor do hálux, lateralizando-se ao nível do mediopé, onde passa entre os ventres musculares do quadrado plantar e do flexor curto dos dedos até alcançar a margem lateral do flexor curto dos dedos em proximidade com o abdutor do quinto dedo, onde se ramifica (Figura 5).[13]

Um ramo clinicamente importante do nervo plantar lateral é o nervo calcâneo inferior, também conhecido como nervo de Baxter ou nervo para o abdutor do quinto dedo.[15] Na maioria dos casos, esse nervo é ramo direto do nervo plantar lateral, entretanto pode apresentar variações anatômicas que incluem a origem da bifurcação do nervo plantar lateral e direta do nervo tibial posterior (Figura 6).[12]

O nervo calcâneo inferior apresenta um trajeto de medial ao longo do ligamento plantar longo para lateral entre o músculo abdutor do hálux e a tuberosidade do calcâneo, penetrando no aspecto proximal do músculo abdutor do quinto dedo. Tem função mista e fornece ramos motores para o abdutor do quinto dedo e, ocasionalmente, para o flexor curto dos dedos e o músculo quadrado plantar, além de ramos sensitivos para periósteo do calcâneo, ligamento plantar longo e pele adjacente.[16]

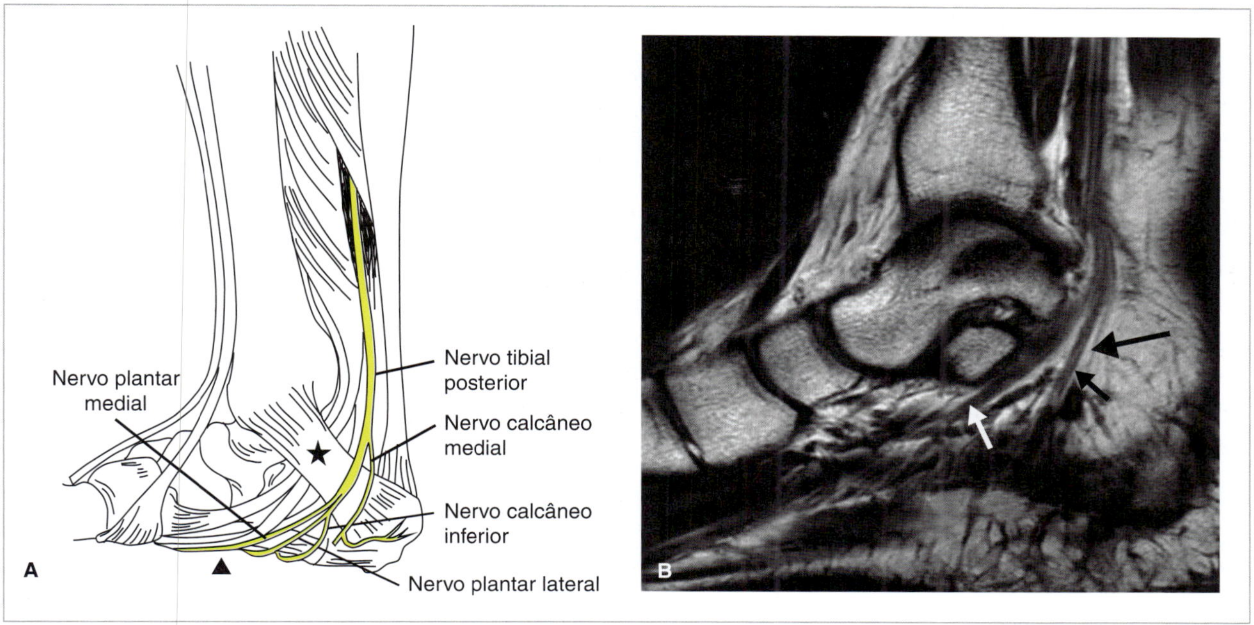

FIGURA 3

Nervo tibial posterior e seus ramos. A: desenho esquemático de uma vista medial do tornozelo demonstrando o nervo tibial posterior e seus principais ramos. ★: retináculo dos flexores; ▲: nó de Henry (cruzamento entre os tendões do flexor longo dos dedos e do flexor longo do hálux). B: ressonância no plano sagital ponderado em T1 evidenciando os nervos plantares medial (seta branca), lateral (seta preta pequena) e calcâneo inferior (seta preta grande).

Fonte: adaptada de Donovan et al., 2010.[11]

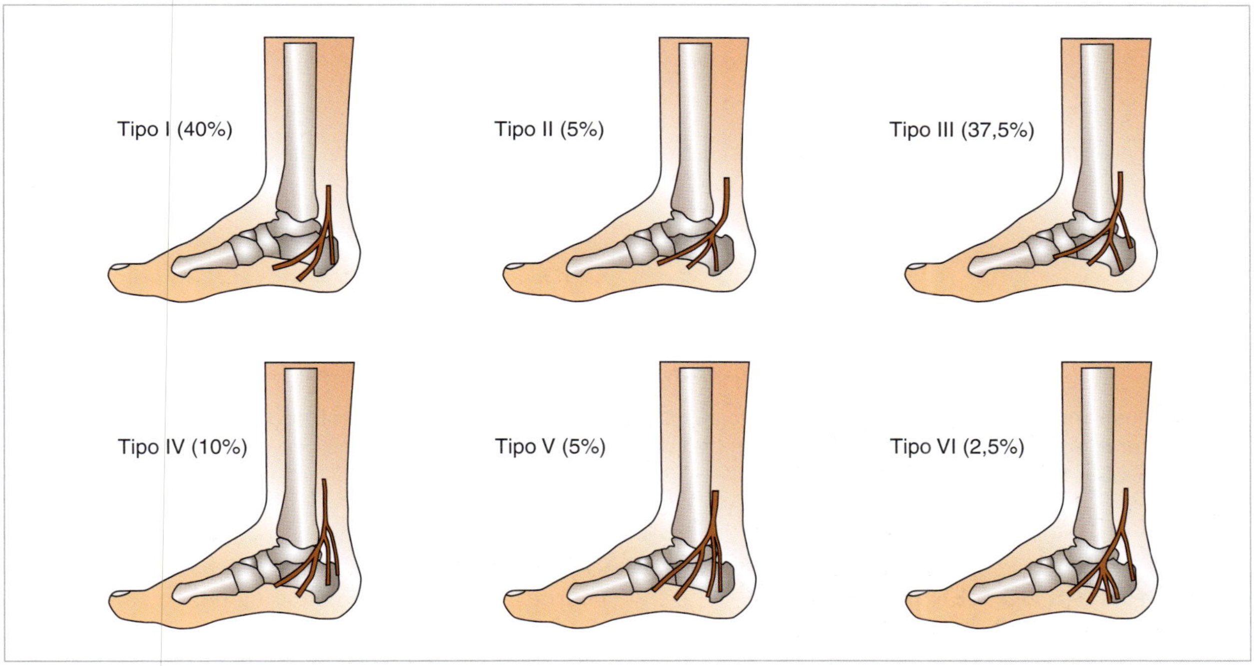

FIGURA 4

Modelos ilustrando as variações da origem e do número de ramos do nervo calcâneo medial e suas respectivas frequências. Tipo I: origem única do nervo tibial posterior; tipo II: origem única do nervo plantar lateral; tipo III: dois nervos calcâneos mediais, um com origem no tibial posterior e outro no plantar lateral; tipo IV: dois nervos calcâneos mediais com origem no tibial posterior; tipo V: dois nervos calcâneos mediais com origem comum no tibial posterior; tipo VI: três nervos calcâneos mediais, um com origem no tibial posterior e os outros dois no plantar lateral.

Fonte: adaptada de Zhang et al., 2021.[12]

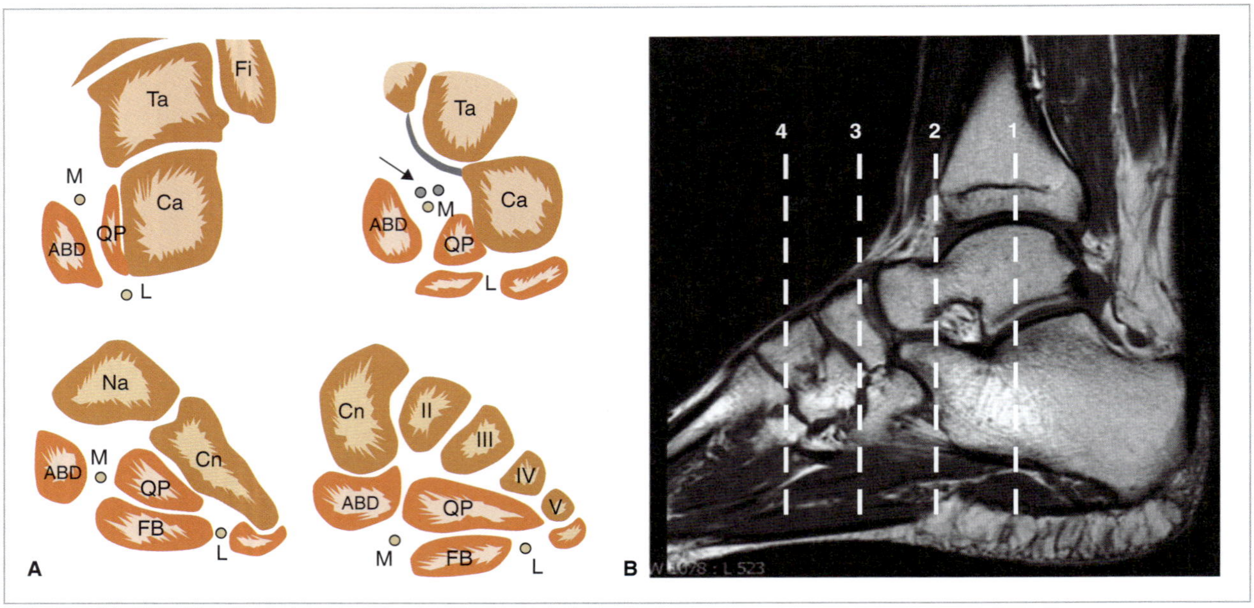

FIGURA 5

Anatomia dos nervos plantares. A: desenho esquemático ilustrando quatro cortes coronais dos trajetos dos nervos plantares medial (M) e lateral (L). B: correspondência dos níveis de corte em (A) a partir da ressonância do tornozelo no plano sagital ponderado em T1. ABD: músculo abdutor do hálux; Ca: calcâneo; Cn: osso cuneiforme; FB: músculo flexor curto dos dedos; Fi: fíbula; QP: músculo quadrado plantar; Ta: tálus.

Fonte: adaptada de De Maeseneer et al., 2015.[14]

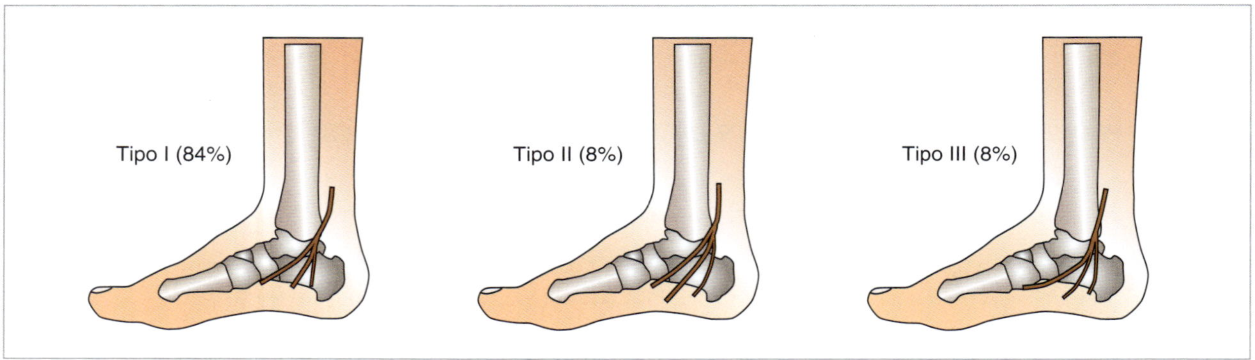

FIGURA 6

Modelos ilustrando os tipos de origem do nervo calcâneo inferior e suas respectivas frequências. Tipo I: origem no plantar lateral; tipo II: origem na bifurcação do nervo plantar lateral; tipo III: origem no nervo tibial posterior.

Fonte: adaptada de Zhang et al., 2021.[12]

NEUROPATIAS DO NERVO TIBIAL E DE SEUS RAMOS

As neuropatias compressivas do nervo tibial e de seus ramos podem ocorrer em qualquer ponto ao longo de seu trajeto no membro inferior, cursando com diferentes sinais e sintomas relacionados ao nível da compressão e, consequentemente, caracterizando síndromes específicas. Didaticamente, são subdivididas em neuropatia do tibial proximal na perna, síndrome do túnel do tarso, neuropatia do plantar medial, neuropatia do plantar lateral e neuromas de Morton e de Joplin.

Os sinais diretos de uma neuropatia incluem a modificação da arquitetura habitual do nervo, caracterizada pela redução da ecogenicidade e perda do padrão “em favo de mel” na US e alteração de sinal na RM, que podem estar acompanhadas de espessamento e aumento da área de secção transversa (Figura 7). Nessa avaliação, a US tem se mostrado superior pela maior resolução alcançada pelos transdutores de alta frequência na avaliação de estruturas superficiais, principalmente no contexto de ultrassonografistas treinados. Já a RM apresenta maior acurácia no estudo de nervos profundos ou pacientes com biotipo desfavorável (aumento do tecido celular subcutâneo), entretanto, faz-se necessária a definição de protocolos específicos (estudos neurográficos) em aparelhos de alto campo magnético.

Já os sinais indiretos incluem os padrões de denervação muscular correspondente ao território acometido. No contexto agudo/subagudo, observa-se um aumento da água extracelular nas fibras musculares, caracterizada pelo aumento da ecogenicidade na US e pelo aumento do sinal em sequências ponderadas em T2 na RM. Nos casos tardios, a denervação crônica é caracterizada pela atrofia e substituição gordurosa do respectivo ventre muscular. Nessa avaliação, a RM se mostra superior.[17]

Os métodos de imagem também podem evidenciar o fator causal das neuropatias, que incluem as lesões expansivas que ocupam espaços inelásticos (como o túnel do tarso) e comprimem o nervo adjacente. A RM é mais indicada pelo maior campo de visão que proporciona.

Neuropatia do tibial proximal

É um quadro incomum em razão do trajeto profundo do nervo tibial nesse segmento e pela proteção mecânica extrínseca das estruturas circunjacentes. Clinicamente, manifesta-se com perda de força dos flexores plantares e dos inversores de pé, associada ou não à parestesia no território de inervação do nervo sural.

O principal ponto de ocorrência de compressão do nervo tibial proximal é ao nível da fossa poplítea, que pode apresentar lesões expansivas locais, como cistos ou aneurismas poplíteos, tumores de partes moles ou

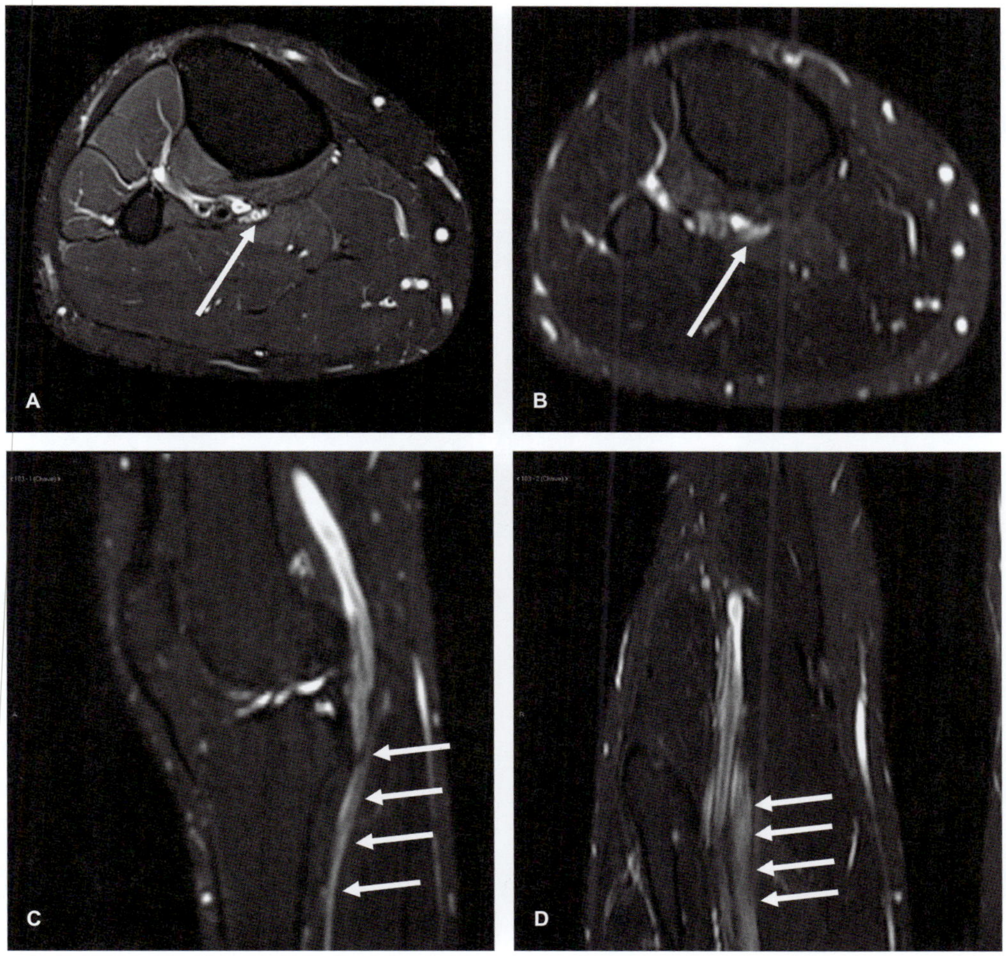

FIGURA 7
Espessamento e elevação do sinal do nervo tibial (setas), iniciando-se na altura da articulação do joelho (A e B) e estendendo-se distalmente nos planos sagital (C) e coronal (D), acompanhados de edema de planos gordurosos ao seu redor, compatível com neuropatia. Não se observam compressões extrínsecas associadas.

ósseos. O território de denervação inclui os músculos do compartimento posterior da perna, poupando os demais compartimentos (anterior e lateral) e os isquiotibiais.

Síndrome do túnel do tarso

O local mais comum de compressão do nervo tibial é o túnel do tarso. A síndrome do túnel do tarso (STT) é caracterizada por ser neurogênica e se situar no território do nervo tibial posterior e seus ramos, sendo descrita pela primeira vez por Kopell e Thompson.[18] Clinicamente, apresenta-se com parestesia e dor no aspecto plantar do pé e dos dedos, que pode piorar com o exercício. Ao exame físico, observam-se alteração de sensibilidade no território de inervação do tibial posterior e presença de percussão dolorosa sobre o túnel do tarso (sinal de Tinel) em até 50% dos casos. A disfunção motora se apresentará apenas em estágios tardios.

Os principais fatores etiológicos incluem lesões traumáticas (fraturas, cirurgias e tecido fibrocicatricial),[19] expansivas (músculos acessórios, tumores e cistos)[20,21] e deformidades congênitas ou adquiridas (pé plano, coalizões tarsais e retropé valgo) (Figuras 8, 9 e 10).[22] Adicionalmente, doenças sistêmicas como o *diabetes mellitus* e a doença vascular periférica são fatores de risco. Entretanto, em até 40% dos casos nenhuma causa específica é definida.

Os sinais diretos da síndrome do túnel do tarso, apesar da difícil caracterização em virtude das dimensões reduzidas do nervo tibial posterior e de seus ramos, podem ser identificados em uma parcela considerável dos casos. Já os sinais indiretos, mais facilmente caracterizados, incluem os padrões de denervações acometendo os músculos mais distais, ao nível do mediopé e antepé.

Neuropatia do plantar medial

A compressão do nervo plantar medial pode ocorrer no interior do túnel do tarso ou distalmente, sendo os locais mais comuns o nó de Henry e entre a tuberosidade do navicular e o ventre muscular do abdutor do hálux.

A patologia conhecida como pé do corredor (*jogger's foot*) é causada pelo trauma repetitivo no trajeto do nervo plantar medial durante o movimento da corrida nos indivíduos com tendência a apresentar pisada pronada. Clinicamente, apresenta-se com dor no calcanhar e no arco plantar, associada à percussão dolorosa ao nível da tuberosidade do navicular e hipoestesia no aspecto medial e plantar do pé.[23]

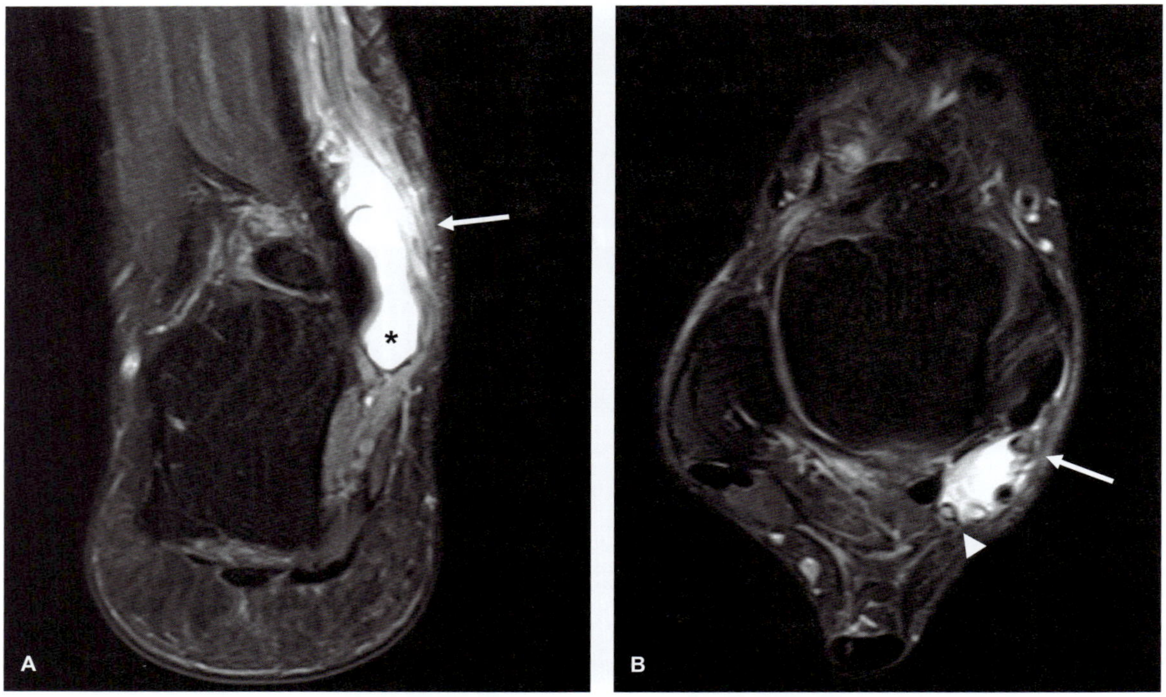

FIGURA 8

Síndrome do túnel do tarso secundária a formação cística. A: ressonância do tornozelo no plano coronal ponderada em T2 com saturação de gordura evidenciando a formação cística alongada (*) ocupando o túnel e determinando compressão sobre o feixe neurovascular tibial posterior. B: ressonância do tornozelo no plano axial ponderada em T2 com saturação de gordura caracterizando os nervos plantares medial (seta) e lateral (cabeça de seta) espessados e com alteração de sinal, inferindo uma neuropatia.

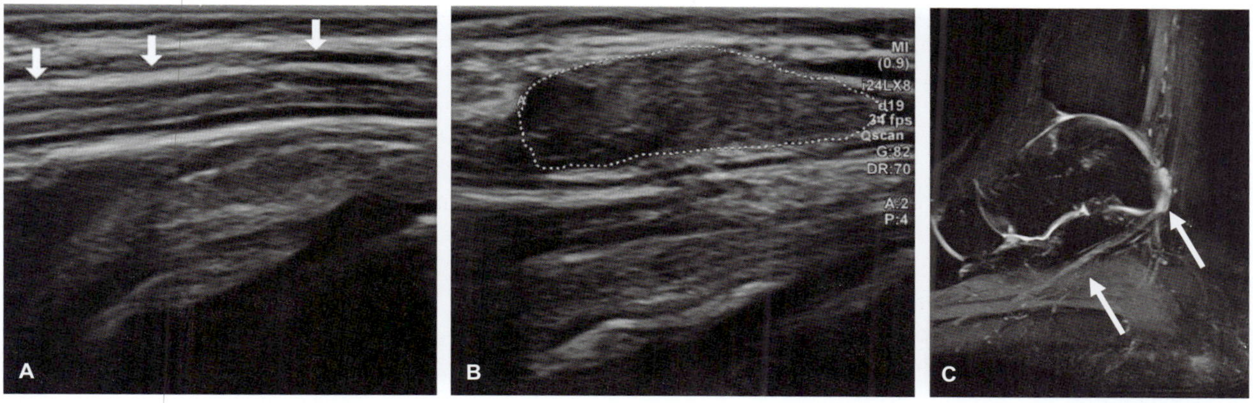

FIGURA 9
Neuroma do nervo tibial posterior ao nível do túnel do tarso. A: aspecto morfológico normal do nervo tibial posterior à ultrassonografia. B: no lado contralateral do mesmo paciente, observa-se um espessamento focal com perda da morfologia habitual do nervo tibial posterior. C: imagem correspondente na ressonância do tornozelo no plano sagital ponderada em T2 com saturação de gordura. Há ainda sinais de neuropatia do ramo plantar medial, caracterizada por espessamento e alteração de sinal (setas).

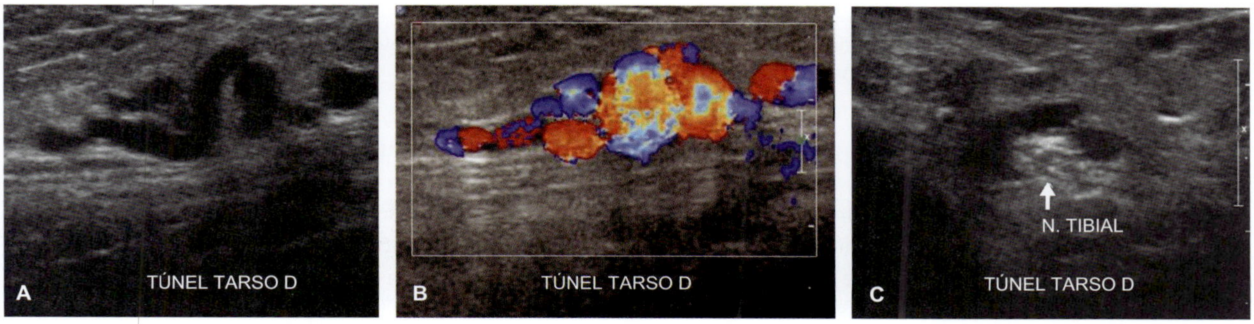

FIGURA 10
Síndrome do túnel do tarso secundária a varizes. Ultrassonografia no plano longitudinal no modo B (A) e com Doppler colorido (B) evidenciando estruturas vasculares ectasiadas e redundantes (varizes) ocupando o túnel do tarso e determinando compressão sobre o nervo tibial posterior (C).

Os sinais indiretos incluem os padrões de denervação acometendo o abdutor do hálux e o flexor curto dos dedos, sendo o envolvimento do flexor curto do hálux e do primeiro lumbrical um indicativo de uma compressão mais distal.

Neuropatia do plantar lateral

A compressão do nervo plantar lateral também pode ocorrer no interior ou distalmente ao túnel do tarso. A sintomatologia mais comum inclui as anormalidades sensitivas no terço lateral do aspecto plantar do pé. A fraqueza do abdutor do quinto dedo também pode estar presente, entretanto é mais difícil de ser avaliada clinicamente.

A compressão do nervo calcâneo inferior – principal ramo nervo do plantar lateral – caracteriza a neuropatia de Baxter, que se manifesta com dor crônica no calcanhar e pode ser erroneamente atribuída à fascite plantar. Os principais pontos de aprisionamento do nervo calcâneo inferior são:

- Profundo ou adjacente à margem fascial do músculo abdutor do hálux hipertrofiado.
- Na borda medial do músculo quadrado plantar onde o nervo muda de direção e se horizontaliza.
- Na tuberosidade medial do calcâneo (local mais comum).

Essa compressão pode ser precipitada pela formação de esporões ósseos ou alterações inflamatórias da fáscia plantar. A presença de atrofia do músculo abdutor do quinto dedo reflete a compressão crônica do nervo calcâneo inferior e contribui para o diagnóstico indireto da neuropatia de Baxter (Figura 11).[24]

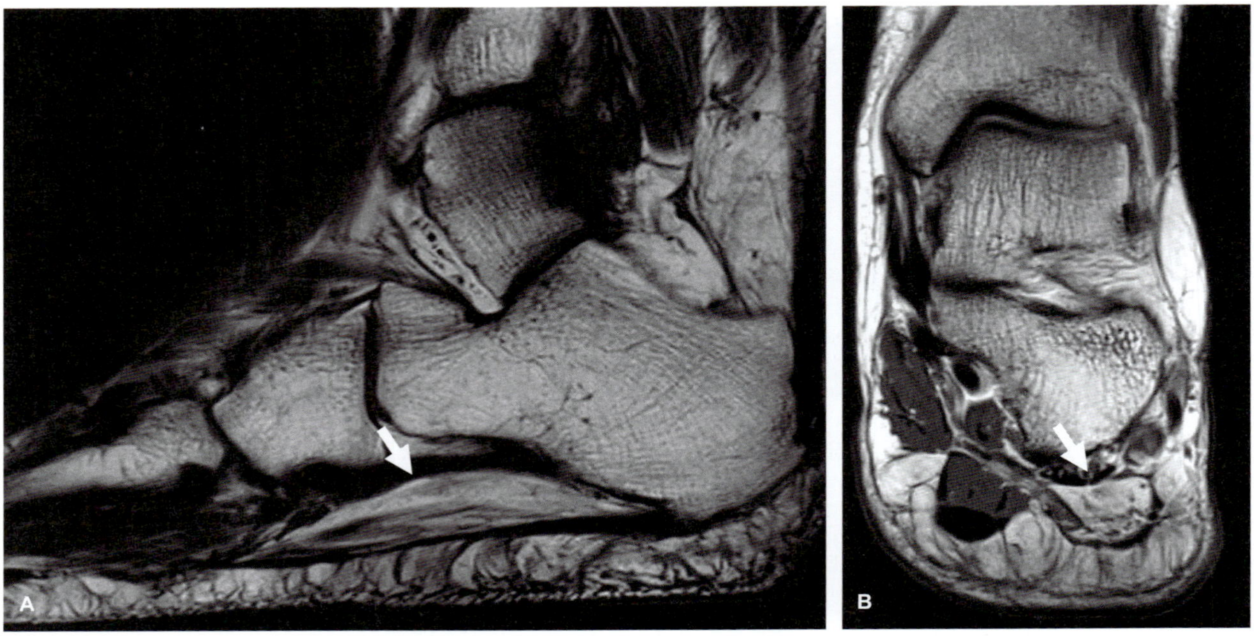

FIGURA 11
Ressonância ponderada em T1 nos planos sagital (A) e coronal (B) do tornozelo evidenciando a atrofia do abdutor do quinto dedo (seta), inferindo a neuropatia de Baxter.

Neuromas de Morton e de Joplin

O neuroma interdigital ou de Morton é causa frequente de metatarsalgia. É uma lesão não neoplásica determinada por fibrose perineural e degeneração nervosa,[25] desencadeada pela compressão mecânica dos ramos digitais dos nervos plantares.

A incidência é maior nas mulheres acima de 40 anos, pelo uso habitual de calçados elevados e com câmara anterior estreita, favorecendo a compressão do nervo digital contra o ligamento intermetatársico transverso.[26]

Todos os espaços interdigitais podem ser acometidos, entretanto há maior prevalência no terceiro espaço.[27] Clinicamente, é causa frequente de dor referida em queimação ou pulsátil na região plantar entre as cabeças dos metatarsos, podendo ser acompanhada de outros sintomas sensitivos, como parestesia ou dormência, agravados pelo uso de sapatos antifisiológicos.

Embora na maioria das vezes seja um diagnóstico clínico, os exames de imagem como US e RM têm um papel importante na programação cirúrgica e na determinação de possíveis diagnósticos diferenciais, incluindo lesões tumorais e alterações inflamatórias. A RM é um método de elevada acurácia, com altas sensibilidade (87%) e especificidade (100%).[27]

Os neuromas interdigitais configuram lesões nodulares bem delimitadas e centradas no aspecto plantar no espaço interdigital (junto ao feixe neurovascular), podendo estar acompanhados de alterações inflamatórias adjacentes. A literatura preconiza a mensuração no eixo transversal.[28] O uso de contraste na RM é controverso em razão do realce variável, entretanto pode auxiliar na diferenciação entre as tumorações sólidas e císticas. A melhor sequência na RM para a detecção dessa lesão é a ponderada em T1 no plano coronal por permitir uma boa relação de contraste entre a lesão e o coxim adiposo plantar adjacente (Figura 12A).[29] Ao US, observa-se uma lesão nodular hipoecóica no espaço intercapitometatársico, podendo ser avaliada por vias dorsal ou plantar, sobretudo com manobras de compressão laterolateral do antepé (Figura 13).

Já o neuroma de Joplin, mais raro, é causado pelo aprisionamento do nervo digital plantar próprio, ramo sensitivo terminal do nervo plantar medial. O principal ponto de compressão é no aspecto medial da primeira articulação metatarsofalangeana, onde o nervo se superficializa e fica suscetível ao trauma de repetição (Figura 12B).[30] Atividades como futebol e balé, que aumentam a pressão sobre a primeira articulação metatarsofalangeana, podem facilitar o surgimento dessa lesão.

Ocasionalmente, o aprisionamento do nervo digital plantar próprio pode acontecer como uma complicação pós-cirúrgica de correção do hálux valgo. O quadro clínico consiste em dor e parestesia no aspecto medial e plantar ao longo do primeiro metatarso e sua respectiva articulação com a falange proximal. Os diagnósticos diferenciais incluem artropatias em geral, fraturas por estresse e sesamoidite.

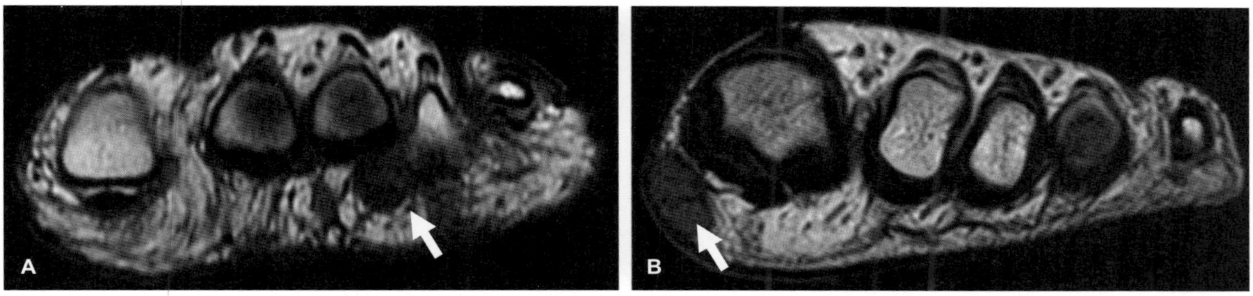

FIGURA 12
Ressonância do antepé no plano coronal ponderado em T1 mostrando um neuroma de Morton (A) no terceiro espaço interdigital e um neuroma de Joplin (B) no aspecto medial da primeira articulação metatarsofalangeana.

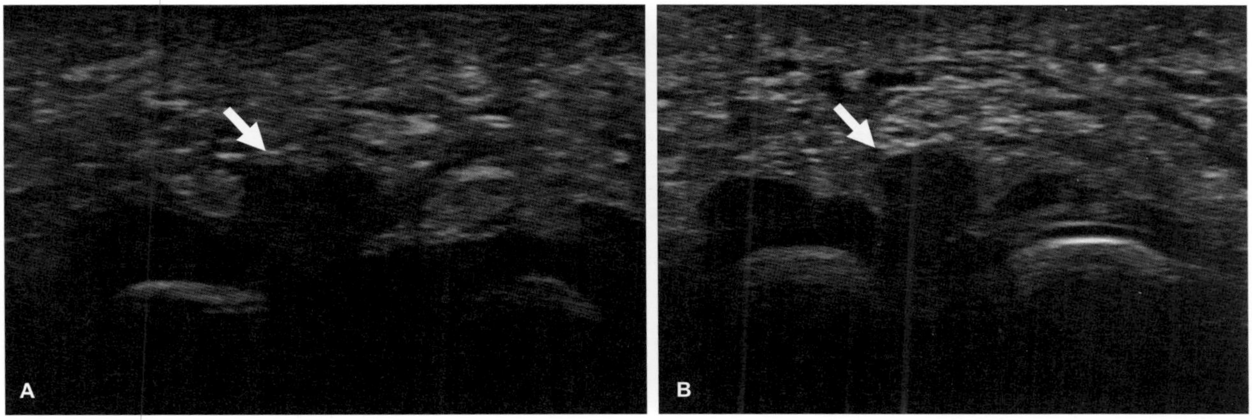

FIGURA 13
Ultrassonografia do antepé no plano transversal mostrando um neuroma de Morton (seta) no terceiro espaço interdigital (A) e com a manobra de Dickson (B), onde se observa sinal de Mulder (ressalto plantar do neuroma durante o aperto das cabeças dos metatarsos).

OUTRAS CAUSAS DE NEUROPATIAS (NÃO COMPRESSIVAS)

Além das neuropatias compressivas relacionadas ao aprisionamento do nervo em sítios anatômicos predispostos, outras causas de neuropatia incluem lesões neurais traumática, infecciosa e actínica.

Os nervos periféricos podem ser acometidos por processos infecciosos virais e bacterianos (p. ex., hanseníase e tuberculose), cujo quadro clínico pode ser indistinguível de outras causas de neuropatia. Nesses casos, a avaliação clínica e laboratorial é essencial para o diagnóstico adequado, e os exames de imagens podem contribuir para afastar outras causas anatômicas de neuropatia, já que habitualmente apresentam aspecto de imagem normal ou apenas um espessamento neural difuso. Outras causas de neuropatia devem ser consideradas quando há vários territórios comprometidos (Figura 14).

Quadros neurológicos também podem surgir no período pós-traumático, tanto por trauma direto ou iatrogenia quanto pelo envolvimento por fibrose (Figura 15).

Apesar de ser uma entidade rara, a neuropatia periférica pós-radiação pode estar associada a morbidade significativa. Mais pesquisas são cruciais para identificar os principais mecanismos fisiopatológicos, diretos e indiretos, subjacentes aos danos aos nervos periféricos após a radiação terapêutica. Hoje se sabe que a neuropatia pós-irradiação ocorre direta e indiretamente: diretamente pelo efeito nocivo da radiação no próprio nervo e indiretamente pela fibrose que a radiação causa no tecido ao redor do nervo. A lesão do nervo periférico é uma complicação rara, mas compreensivelmente importante da radioterapia, associada a uma morbidade significativa. A frequência de lesão relatada em alguns dos estudos mais antigos é provavelmente maior do que ocorreria hoje, pois antes do advento da tomografia computadorizada e da RM campos maiores eram usados pela maior incerteza sobre as dimensões do tumor. A latência é um fator importante a ser considerado na avaliação da lesão nervosa: a maioria ocorre entre 10 e 22 meses após a irradiação[31] (Figura 16).

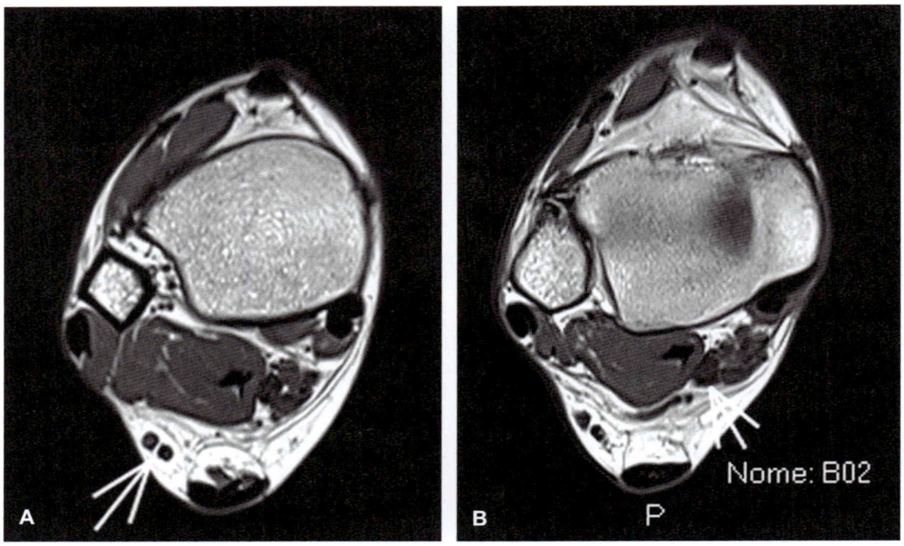

FIGURA 14
Ressonância realizada em paciente com diagnóstico de hanseníase evidenciando espessamento do nervo sural (seta em A), adjacente à veia safena parva, assim como espessamento do nervo tibial posterior na entrada do túnel do tarso (seta em B).

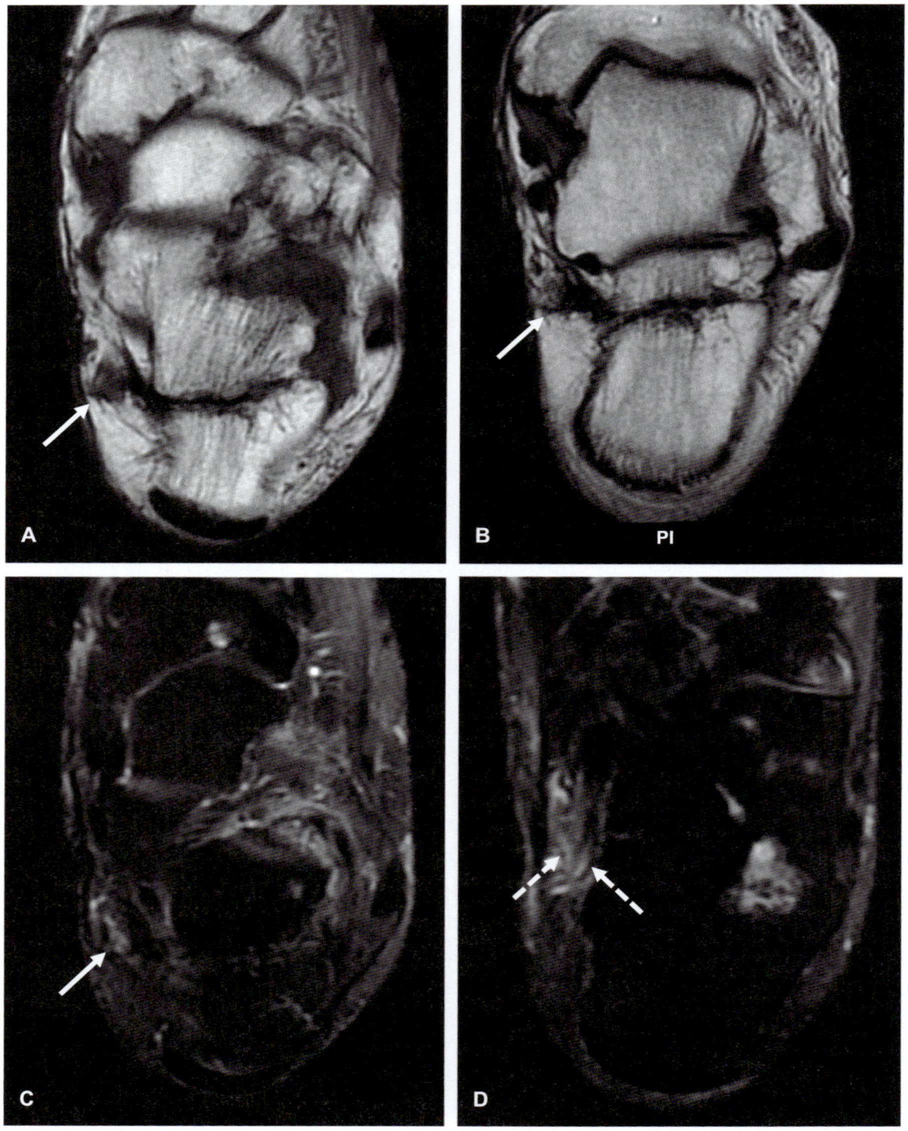

FIGURA 15
Alterações fibrocicatriciais na face medial do retropé, no plano do traço sequelar de fratura do corpo do calcâneo (A e B), que envolvem pele e subcutâneo, estendendo-se até o plano ósseo e junto ao nervo tibial (seta sólida) e aos vasos tibiais posteriores. O tecido fibrocicatricial apresenta amplo contato com o nervo tibial nesse segmento, onde há perda segmentar do padrão fascicular, além de elevação de sinal e leve espessamento (C e D), que se estende aos seus ramos plantares (setas tracejadas).

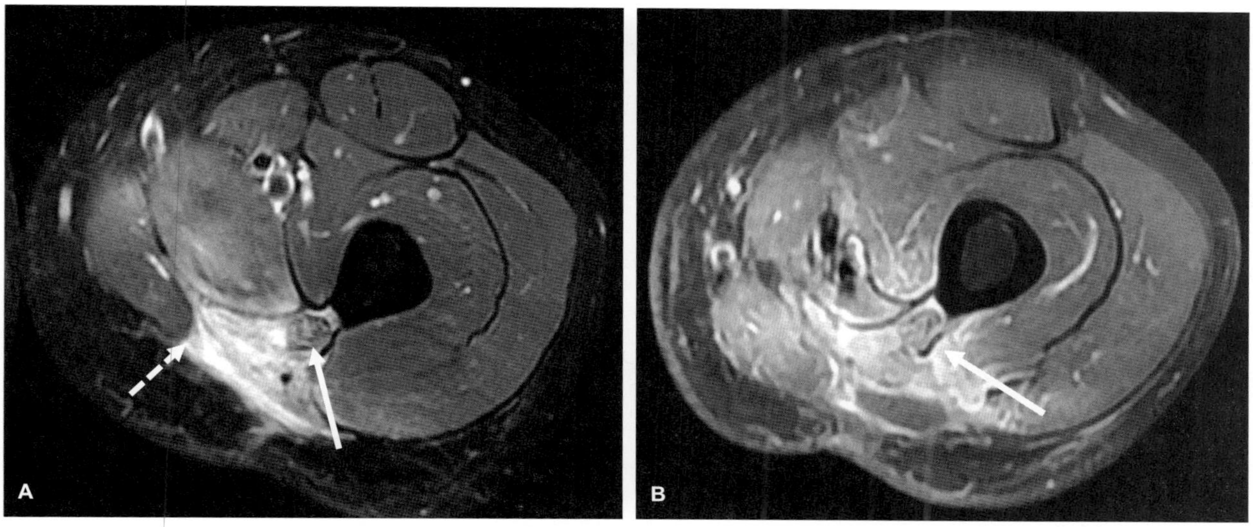

FIGURA 16
Neuropatia do ciático de natureza actínica. Paciente submetido há cerca de 1 ano à retirada de lesão tumoral no compartimento posterior da coxa, seguida de radioterapia. Observam-se espessamento e alteração do sinal do nervo ciático (setas sólidas em A e B), com realce pós-contraste (B). Associam-se alterações fibrocicatriciais e radioterápicas nas partes moles adjacentes (seta tracejada).

CONSIDERAÇÕES FINAIS

A anatomia dos nervos periféricos, incluindo os nervos tibial, plantares e seus ramos, é complexa. O conhecimento do padrão anatômico usual e do trajeto desses nervos, bem como das principais variações anatômicas, é recomendável para que o profissional médico seja capaz de reconhecer essas estruturas e as possíveis patologias que as envolvem.

Dentre os métodos de imagem, a US – ferramenta não invasiva e de baixo custo – apresenta alta resolução espacial e permite o diagnóstico das neuropatias em uma grande parcela dos casos. Entretanto, apresenta como principal limitação a necessidade de transdutores de alta frequência e o manuseio por operadores experientes.[32]

Já a RM é extremamente útil para caracterizar os sinais diretos e indiretos da neuropatia, além de caracterizar os fatores extrínsecos, como os processos expansivos (músculos acessórios, tumores e cistos) que possam determinar o aprisionamento do nervo.[33]

REFERÊNCIAS BIBLIOGRÁFICAS

1. Tomaszewski KA, Graves MJ, Henry BM, Popieluszko P, Roy J, Pękala PA, et al. Surgical anatomy of the sciatic nerve: a meta-analysis. J Orthop Res. 2016;34(10):1820-7.
2. Smoll NR. Variations of the piriformis and sciatic nerve with clinical consequence: a review. Clin Anat. 2010;23(1):8-17.
3. Knackfuss IG, Fernandes RMP, Ibiapina N. Síndrome de compressão do nervo fibular superficial. Rev Bras Ortop. 2004;39(1/2).
4. Iida T, Kobayashi M. Tibial nerve entrapment at the tendinous arch of the soleus: a case report. Clin Orthop Relat Res. 1997;(334):265-9.
5. Dellon AL, Mackinnon SE. Tibial nerve branching in the tarsal tunnel. Arch Neurol. 1984;41(6):645-6.
6. Fernandes RMP, Mozella AP, Dias MVF, Carvalho RM, Andrade FM, Babinski MA, et al. Estudo anatômico do nervo tibial no túnel do tarso. Rev Bras Ortop. 2006;41(7):272-7.
7. Baxter DE, Thigpen CM. Heel pain – operative results. Foot Ankle. 1984;5(1):16-25.
8. Manske MC, Mckeon KE, McCormick JJ, Johnson JE, Klein SE. Arterial anatomy of the posterior tibial nerve in the tarsal tunnel. J Bone Joint Surg Am. 2016;98(6):499-504.
9. Ahmad M, Tsang K, Mackenney PJ, Adedapo AO. Tarsal tunnel syndrome: a literature review. Foot Ankle Surg. 2012;18(3): 149-52.
10. Craig A. Entrapment neuropathies of the lower extremity. PM R. 2013;5(5):31-40.
11. Donovan A, Rosenberg ZS, Cavalcanti CF. MR imaging of entrapment neuropathies of the lower extremity. Radiographics. 2010;30:4,1001-19.
12. Zhang Y, He X, Li J, Ye J, Han W, Zhou S, et al. An MRI study of the tibial nerve in the ankle canal and its branches: a method of multiplanar reformation with 3D-FIESTA-C sequences. BMC Med Imaging. 2021;21(1):51.
13. Sarrafian S, Kelikian A. Nerves. In: Kelikian A, Sarrafian S, eds. Sarrafian's. anatomy of the foot and ankle. 3. ed. Philadelphia, PA: Wolters Kluwer–Lippincott Williams & Wilkins; 2011. p.381-427.
14. De Maeseneer M, Madani H, Lenchik L, Kalume Brigido M, Shahabpour M, Marcelis S, et al. Normal anatomy and compression areas of nerves of the foot and ankle: US and MR imaging with anatomic correlation. Radiographics. 2015;35(5):1469-82.

15. del Sol M, Olave E, Gabrielli C, Mandiola E, Prates JC. Innervation of the abductor digiti minimi muscle of the human foot: anatomical basis of the entrapment of the abductor digiti minimi nerve. Surg Radiol Anat. 2002;24:18-22.
16. Hayashi N, Yamamoto S, Okubo T, Yoshioka N, Shirouzu I, Abe O, et al. Avulsion injury of cervical nerve roots: enhanced intradural nerve roots at MR imaging. Radiology. 1998;206:817-22.
17. Rondhuis JJ, Huson A. The first branch of the lateral plantar nerve and heel pain. Acta Morphol Neerl Scand. 1986;24:269-79.
18. Kopell HP, Thompson WA. Peripheral entrapment neuropathies of the lower extremity. N Engl J Med. 1960;262: 56-60.
19. Aszmann OC, Ebmer JM, Dellon AL. Cutaneous innervation of the medial ankle: an anatomic study of the saphenous, sural, and tibial nerves and their clinical significance. Foot Ankle Int. 1998;19(11):753-6.
20. Sammarco GJ, Conti SF. Tarsal tunnel syndrome caused by an anomalous muscle. J Bone Joint Surg Am. 1994;76(9):1308-14.
21. Sammarco GJ, Stephens MM. Tarsal tunnel syndrome caused by the flexor digitorum accessories longus: a case report. J Bone Joint Surg Am. 1990;72(3):453-4.
22. Trepman E, Kadel NJ, Chisholm K, Razzano L. Effect of foot and ankle position on tarsal tunnel compartment pressure. Foot Ankle Int. 1999;20(11):721-6.
23. Schon L. Chronic pain. In: Myerson's foot and ankle disorders. V. 2. Philadelphia, PA: Saunders; 2000. p.851-81.
24. Delfaut EM, Demondion X, Bieganski A, Thiron MC, Mestdagh H, Cotten A. Imaging of foot and ankle nerve entrapment syndromes: from well-demonstrated to unfamiliar sites. Radiographics. 2003;23:613-23.
25. Ashman CJ, Klecker RJ, Yu JS. Forefoot pain involving the metatarsal region: differential diagnosis with MR imaging. Radiographics. 2001;21:1425-40.
26. Keh RA, Balley KK, Higgins KR, Odom R, Harkless LB. Long-term follow-up of Morton's neuroma. J Foot Surg. 1992;31:93-5.
27. Williams JW, Meaney J, Whitehouse GH, Klenerman L, Hussein Z. MRI in the investigation of Morton's neuroma: which sequences? Clin Radiol. 1997;52(1):46-9.
28. Bhatia M, Thomson L. Morton's neuroma – current concepts review. J Clin Orthop Trauma. 2020;11(3):406-9.
29. Zanetti M, Ledermann T, Zollinger H, Hodler J. Efficacy of MR imaging in patients suspected of having Morton's neuroma. AJR Am J Roentgenol. 1997;168:529-32.
30. Ames PA, Lenet MD, Sherman M. Joplin's neuroma. J Am Podiatry Assoc. 1980;70(2):99-101.
31. Gikas PD, Hanna SA, Aston W, Kalson NS, Tirabosco R, Saifuddin A, Cannon SR. Post-radiation sciatic neuropathy: a case report and review of the literature. World J Surg Oncol. 2008;6:130.
32. Linda DD, Haris S, Stewart BG, Finlay K, Parasu N, Rebello RP. Multimodality imaging of peripheral nueropathies of the upper limb and brachial plexus. Radiographics. 2010;30(5):1373-400.
33. Husain R, Reddy A, Dayan E, Huang M, Corcuera-Solano I. MRI evaluation of various elbow, forearm, and wrist neuropathies: a pictorial review. Semin Musculoskelet Radiol. 2021;25(04):617-27.

18

Nervos fibulares

Hugo Pereira Costa
Marcos Felippe de P. Corrêa

INTRODUÇÃO

O nervo fibular comum e suas divisões possuem grande importância na inervação sensitiva e motora da perna e do pé. Por ter um trajeto superficial na região do joelho e da cabeça da fíbula, é um dos nervos mais suscetíveis a uma lesão direta, e a neuropatia do fibular comum é a principal neuropatia do membro inferior. O conhecimento de sua anatomia normal e variações, bem como de sua função, é fundamental para identificar e diagnosticar as diversas patologias que podem acometê-lo.

Ao longo do capítulo, detalharemos os principais aspectos por imagem da avaliação dos nervos fibular comum, fibular superficial e fibular profundo, com a necessária correlação clínica para individualização e localização topográfica das patologias que os envolvem.

ANATOMIA

O nervo fibular comum é um dos dois maiores ramos do nervo ciático e recebe fibras das raízes neurais de L4 a S2. Na coxa distal e porção mais cranial da fossa poplítea, o nervo ciático divide-se nos nervos tibial e fibular comum. O fibular comum tem um trajeto posterolateral, profundo ao músculo bíceps femoral e superficial à cabeça lateral do gastrocnêmio. No plano da cabeça da fíbula, está recoberto apenas por tecido subcutâneo e anterioriza-se conforme atravessa o túnel osteofibroso formado pelo periósteo do colo da fíbula e a origem do músculo fibular longo para posteriormente dividir-se nos nervos fibular superficial e fibular profundo[1-3] (Figura 1).

O nervo fibular profundo tem um trajeto anteromedial, profundo ao compartimento muscular anterior da perna, anterior à membrana interóssea tibiofibular e lateral ao feixe vascular tibial anterior. Cerca de 1,3 cm acima da articulação tibiotalar, após passar sob o retináculo superior dos extensores no tornozelo, divide-se nos ramos terminais medial e lateral. O ramo terminal medial acompanha a artéria dorsal do pé até o primeiro espaço interdigital. O ramo terminal lateral corre profundo ao extensor curto dos dedos, inervando as articulações tarsais e metatarsofalângicas[4-6] (Figura 2).

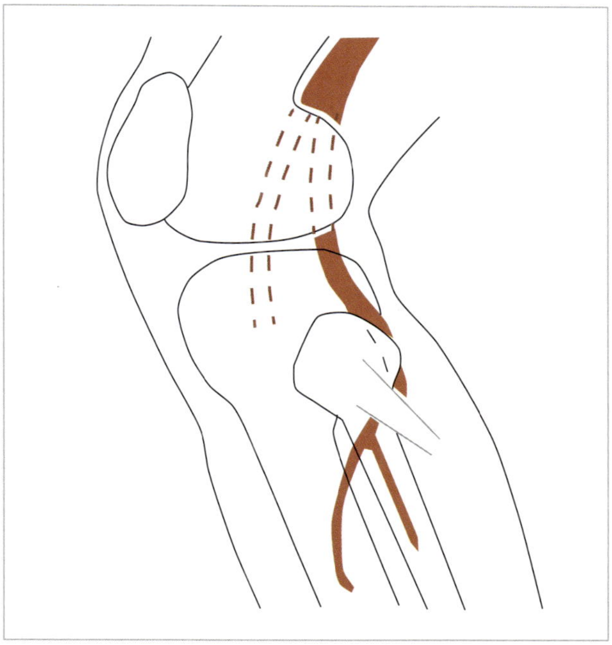

FIGURA 1
Bifurcação do nervo ciático na fossa poplítea em nervos tibial e fibular comum (esquema tracejado). O nervo fibular comum passa pelo túnel osteofibroso fibular e divide-se nos nervos fibular superficial e fibular profundo.

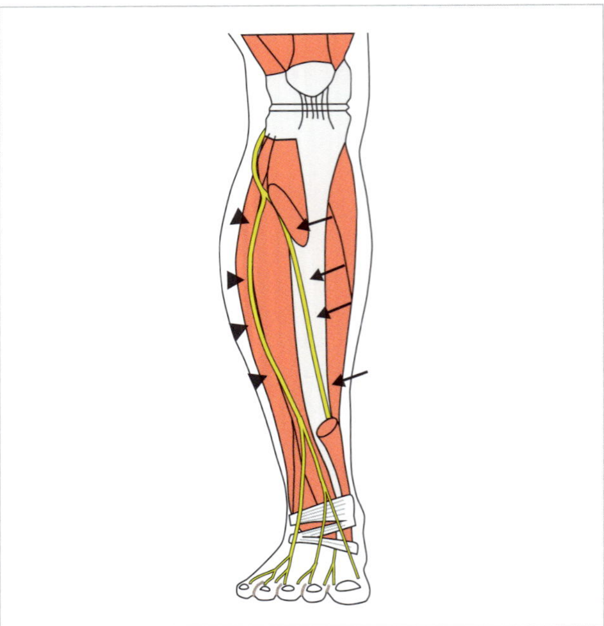

FIGURA 2
Trajeto dos nervos fibulares superficial (cabeças de seta) e profundo (setas) na perna. Obs.: os ventres musculares dos compartimentos anterior e lateral foram removidos na ilustração.

O nervo fibular superficial tem um trajeto anterolateral profundo ao músculo fibular longo e com superficialização por entre os ventres musculares do fibular longo e extensor longo dos dedos no terço distal da perna, ficando superficial ao ventre do fibular e profundo à fáscia do compartimento lateral. Cerca de 10 a 12 cm cranial ao maléolo lateral, esse nervo ocupa as camadas mais profundas do subcutâneo após emergir por uma pequena abertura na fáscia muscular. Sua porção subcutânea divide-se em ramos terminais cerca de 6 cm acima da extremidade do maléolo lateral, os nervos cutâneos dorsais medial e intermédio[5,6] (Figura 2).

Há um ramo menor (nervo articular recorrente), que também se origina após a deflexão do nervo fibular comum no colo da fíbula, que inerva a articulação tibiofibular proximal e cuja relevância é associada à possibilidade de um cisto artrossinovial articular dissecar o epineuro desse ramo articular e atingir o nervo fibular comum, promovendo neuropatia.

Van den Bergh et al.[7] ilustram as principais variações anatômicas do nervo fibular comum e da sua divisão em fibulares superficial e profundo e ramo articular recorrente (Figura 3).

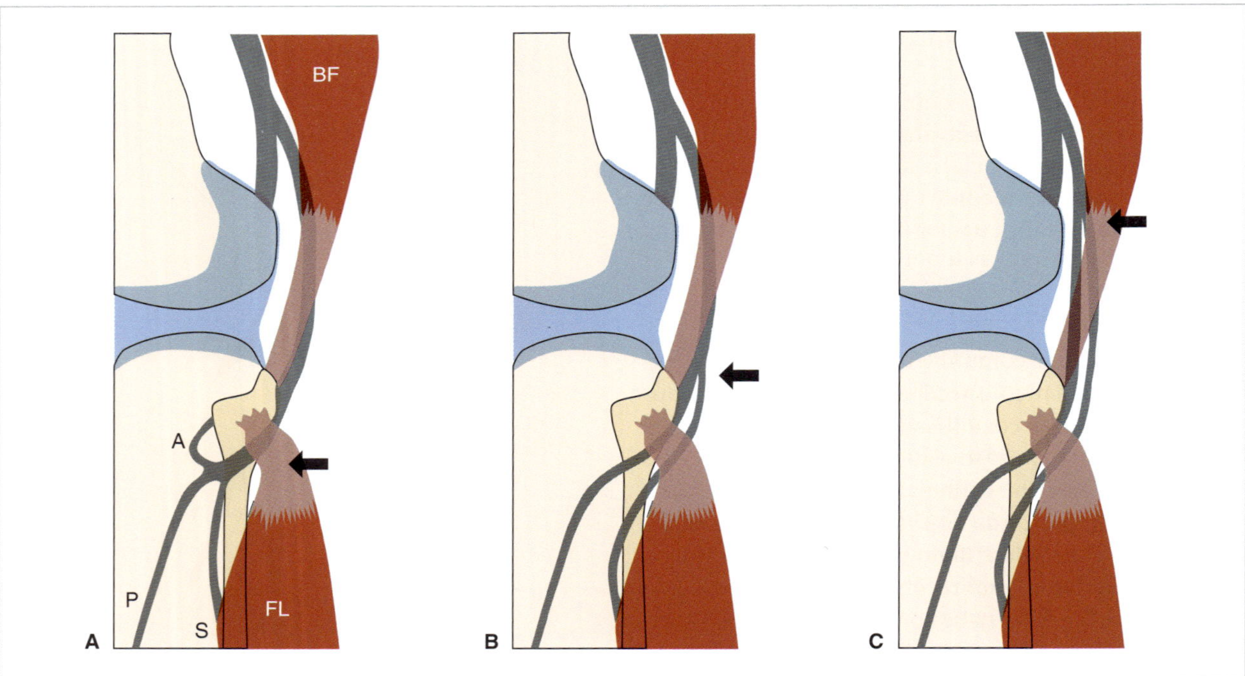

FIGURA 3
Músculos bíceps femoral (BF) e fibular longo (FL). Ramos superficial (S), profundo (P) e articular recorrente (A) do nervo fibular comum. As três principais variações da divisão do nervo fibular comum: em (A), tem-se a divisão ocorrendo após o túnel osteofibroso fibular; em (B), tem-se a divisão ocorrendo entre a interlinha articular do joelho e a cabeça da fíbula; em (C), ela ocorre antes da interlinha articular do joelho. A prevalência das variantes é de 81%, 9% e 10%, respectivamente.

FUNÇÃO

As fibras da porção fibular do nervo ciático distal suprem a inervação da cabeça curta do bíceps femoral, sendo o único músculo da coxa que apresenta inervação relacionada ao fibular.[8]

O nervo fibular comum não tem nenhuma função motora, mas suas fibras terminais formam o nervo cutâneo sural lateral, que fornece inervação sensitiva na face lateral da perna e distalmente fornece fibras para formar o nervo sural.

O nervo fibular profundo possui função motora relacionada ao compartimento anterior da perna, englobando os músculos tibial anterior, extensor longo dos dedos, extensor longo do hálux e, quando presente, o fibular terceiro, sendo responsável pela dorsiflexão do pé e extensão do hálux. Sua função sensitiva é proporcionada pelo seu ramo terminal medial, que tem trajeto junto à artéria dorsal do pé na face dorsal, promovendo a sensibilidade da primeira comissura (Figura 4).

O nervo fibular superficial possui função motora relacionada ao compartimento lateral da perna, englobando os músculos fibular longo e fibular curto e sendo responsável pela eversão do pé. Sua função sensitiva é feita pelos seus ramos terminais, os nervos cutâneos dorsais medial e intermédio, provendo sensibilidade na face anterolateral da perna e restante do dorso do pé (Figura 4).

AVALIAÇÃO POR IMAGEM

A radiografia simples do tornozelo pode ajudar no diagnóstico nos casos de fraturas, osteófitos, osteocondromas ou outras hipertrofias ósseas da fíbula proximal ou no tornozelo[9,10] (Figura 5).

A ressonância magnética (RM) tem uma excelente capacidade de avaliar as causas das patologias neurais ao identificar o nervo propriamente dito, e, quando presente, os territórios musculares denervados, auxiliando na identificação do ramo nervoso acometido[11] (Figuras 6 e 7).

A ultrassonografia (US) é uma técnica barata e não invasiva para avaliação e guiar o tratamento, tendo melhor capacidade que a RM de distinguir ramos nervosos menores dos vasos que geralmente os acompanham. Ao contrário dos exames eletrodiagnósticos, a US pode avaliar causas anatômicas da neuropatia, como processos fibrocicatriciais, lesões, espículas ósseas e compressões dinâmicas, bem como a identificação de denervação muscular. Também permite a avaliação contralateral para comparação nos casos de acometimento unilateral[12-14] (Figuras 8, 9 e 10 e Vídeo 1).

VOUCHER: neurografiaperi

VÍDEO 1. Técnica ultrassonográfica para avaliação do nervo fibular e seus ramos na perna proximal e trajeto pelo colo da fíbula.

Bignotti et al.,[12] comparando a US e a RM do nervo fibular comum, observaram sensibilidade e especificidade pouco maiores na US, com um leve aumento da sensibilidade na avaliação conjunta nas duas técnicas à custa de uma leve redução da especificidade. Eles atribuem essa redução da especificidade na avaliação conjunta das duas modalidades a um leve hipersinal neural nas sequências ponderadas em T2 em indivíduos assintomáticos, aspecto semelhante ao amplamente conhecido na literatura no nervo ulnar, e que induziu os avaliadores a considerarem neuropatia.

Os nervos fibulares superficial e profundo possuem maior conspicuidade à RM na porção proximal da perna, logo após a divisão do nervo fibular comum, e no tornozelo, sendo um pouco melhor nos pacientes idosos e obesos, pela maior quantidade de gordura subcutânea. No restante da perna, em razão do trajeto em meio aos ventres musculares e sua diminuta espessura, a identificação é reduzida. Protocolos de neurografia por RM

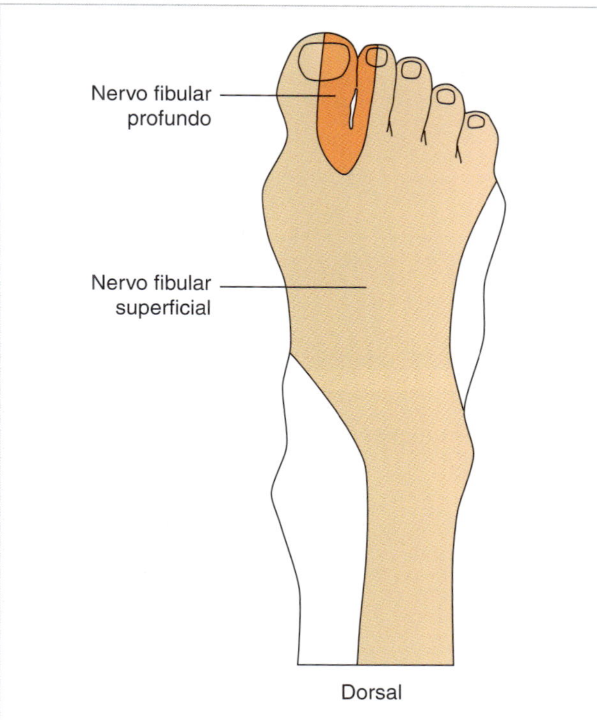

FIGURA 4
Inervação sensitiva do dorso do tornozelo e pé pelos ramos superficial e profundo do nervo fibular.

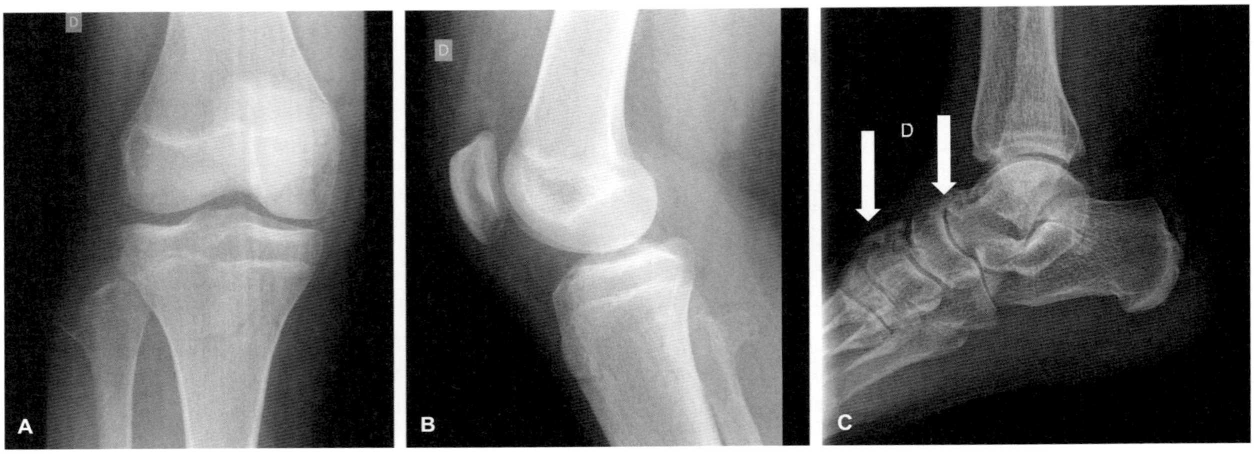

FIGURA 5
Radiografias de joelho em anteroposterior (A) e perfil (B) de paciente com osteocondroma na face posterolateral da fíbula proximal. C: radiografia em perfil de uma paciente com suspeita clínica de neuropatia do fibular profundo com histórico de dor e formigamento no dorso do pé estendendo-se à primeira comissura. Osteófitos dorsais (setas) talonaviculares ou do cuneiforme medial podem ser as possíveis causas da sintomatologia, se estiverem em contato com os ramos do nervo fibular profundo.

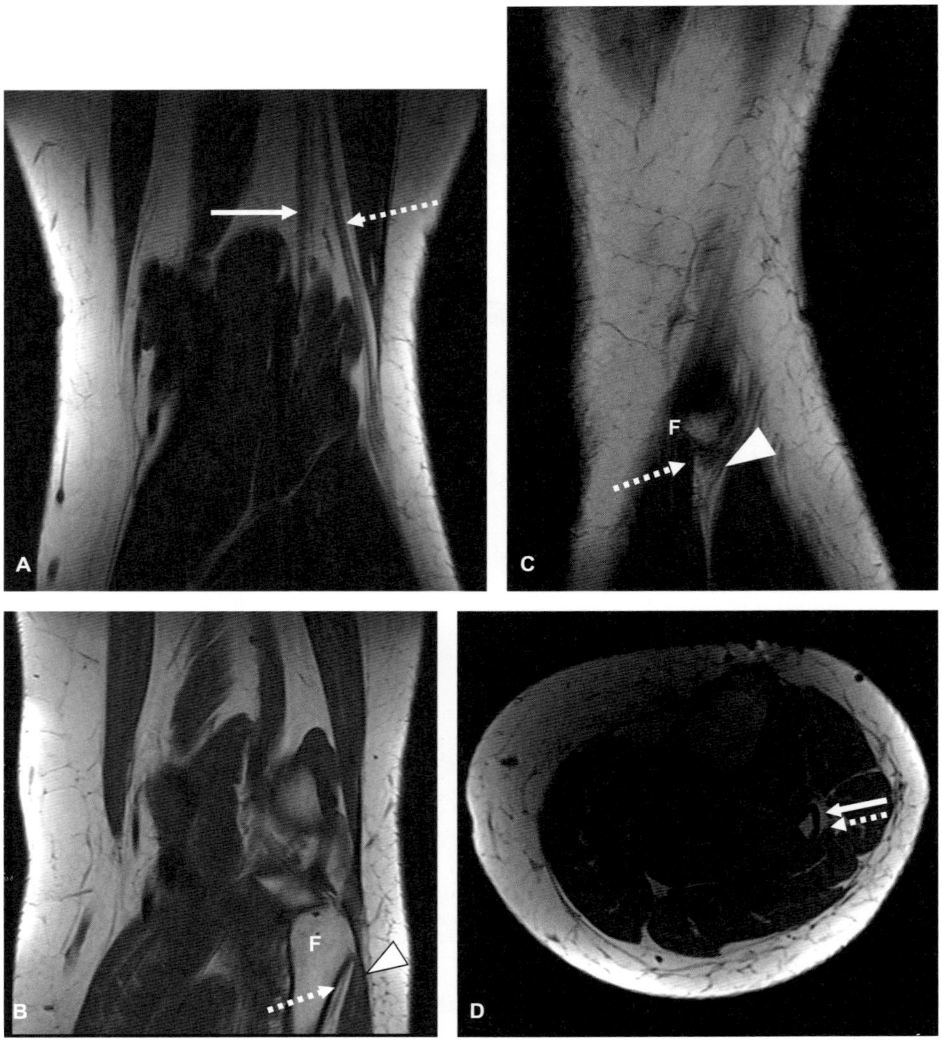

FIGURA 6
A: ressonância de joelho na sequência coronal T1 evidenciando os nervos tibial (seta sólida) e fibular comum (seta tracejada) após a bifurcação do ciático. B: ressonância na sequência coronal T1 mostra o nervo fibular comum (seta tracejada) no interior do túnel fibular formado pelo colo da fíbula (F) e pela origem do músculo fibular longo (cabeça de seta). C: ressonância na sequência sagital DP mostrando o nervo fibular comum (seta tracejada) no túnel fibular entre a fíbula e a origem do músculo fibular longo (cabeça de seta). D: ressonância na sequência axial T1 mostra a divisão do nervo fibular comum, no plano do colo da fíbula, nos nervos fibular superficial (seta tracejada) e profundo (seta sólida).

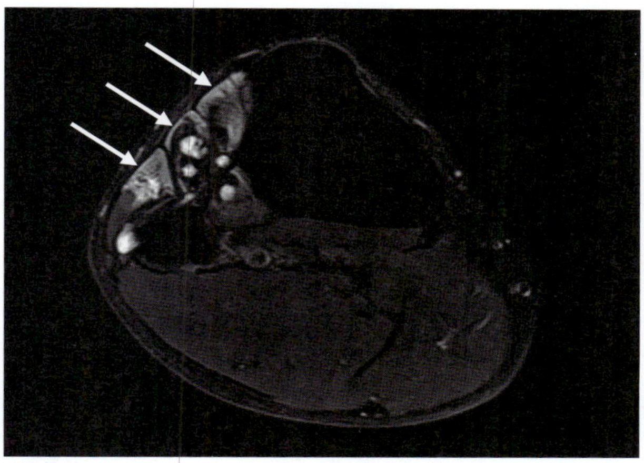

FIGURA 7
Ressonância na sequência axial T2 com saturação de gordura mostrando hipersinal dos ventres musculares dos compartimentos anterior e lateral da perna (setas), compatível com denervação.

aumentam a extensão da porção identificável desses nervos[15] (Figuras 11 e 12).

Canella et al.[16] identificaram o nervo fibular superficial em todo seu trajeto por meio da US linear convencional (5-13 MHz) tanto em cadáveres como em voluntários assintomáticos. Nwawka et al.[17] sugere o uso de transdutores lineares de alta frequência (15-18 MHz) para a avaliação do nervo ao longo do seu trajeto e eventuais patologias que o comprometem (Vídeo 2).

VOUCHER: neurografiaperi

VÍDEO 2. Ultrassonografia do nervo fibular superficial.

Na nossa experiência, as imagens isotrópicas de RM no joelho, na perna e no tornozelo são imprescindíveis para a adequada caracterização do trajeto e possíveis patologias do nervo fibular comum e dos fibulares superficial e profundo. A US linear convencional (7-15 MHz) é capaz de avaliar adequadamente o nervo fibular comum e os fibulares superficial e profundo. Já os ramos terminais dos nervos fibulares superficiais e profundo no tornozelo e pé são mais bem identificados com aparelhos de alta frequência (20-24 MHz) por sua espessura reduzida e localização superficial (Vídeo 3).

VOUCHER: neurografiaperi

VÍDEO 3. Ultrassonografia do nervo fibular profundo na região da perna distal e do pé.

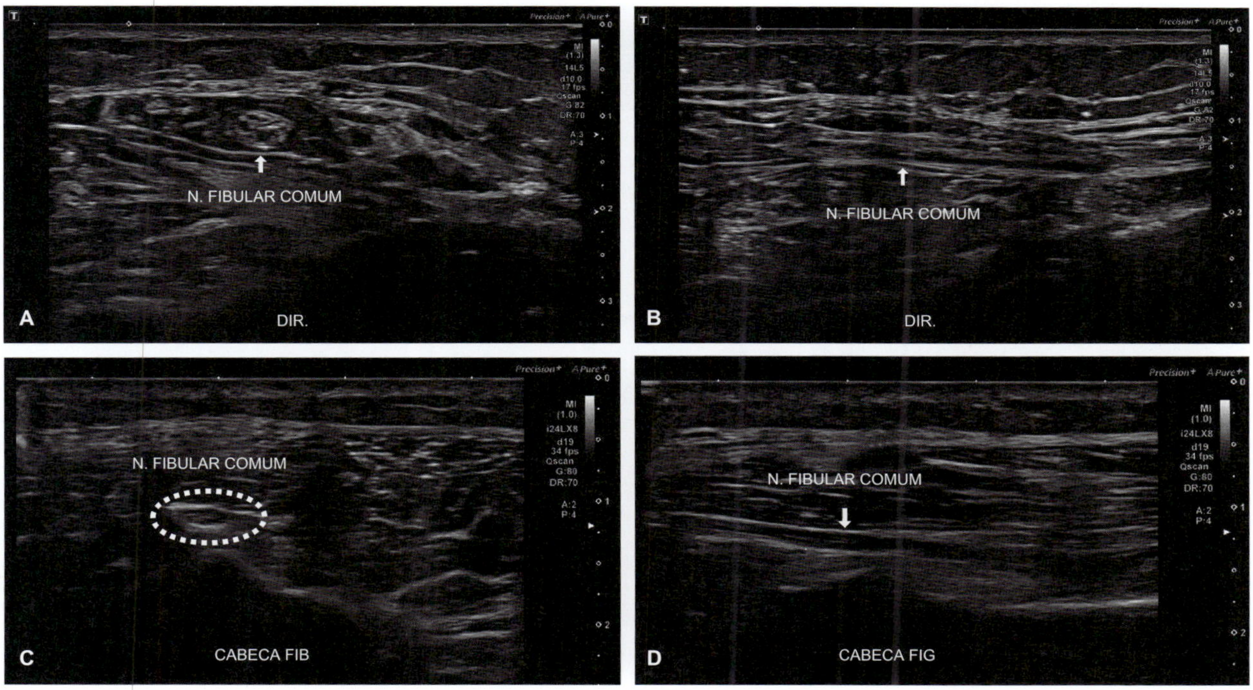

FIGURA 8
Avaliação ultrassonográfica normal do nervo fibular comum. Corte transversal (A) e corte longitudinal (B) no plano da fossa poplítea. Imagem transversa (C) e imagem longitudinal (D) no plano da cabeça da fíbula.

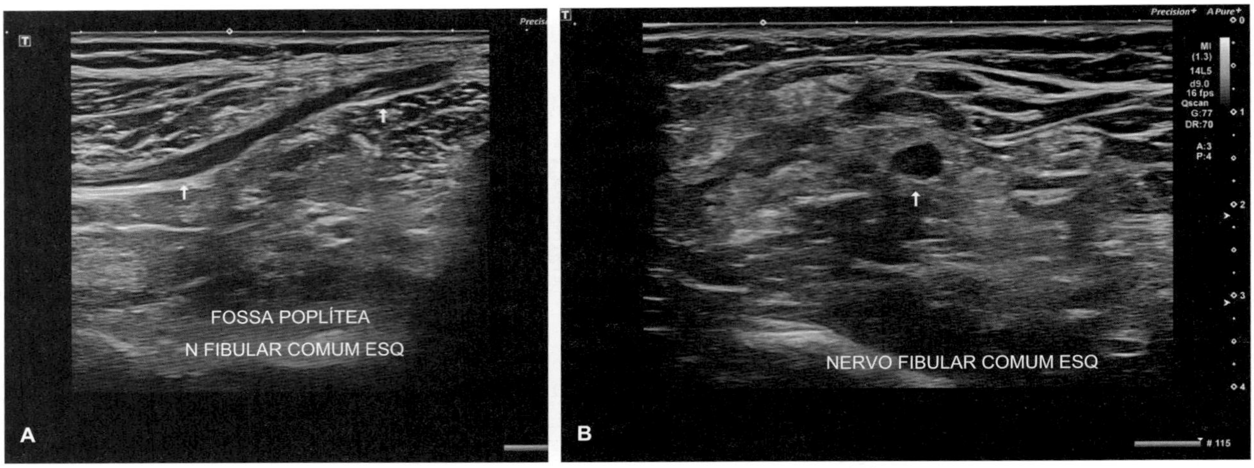

FIGURA 9
Ultrassonografia nos planos longitudinal (A) e transversal (B) do nervo fibular comum na fossa poplítea. Neste caso, o nervo fibular comum encontra-se espessado, com perda de seu aspecto fascicular habitual, compatível com neuropatia. Observa-se uma única estrutura hipoecogênica no corte transversal, sem identificação dos diversos fascículos neurais.

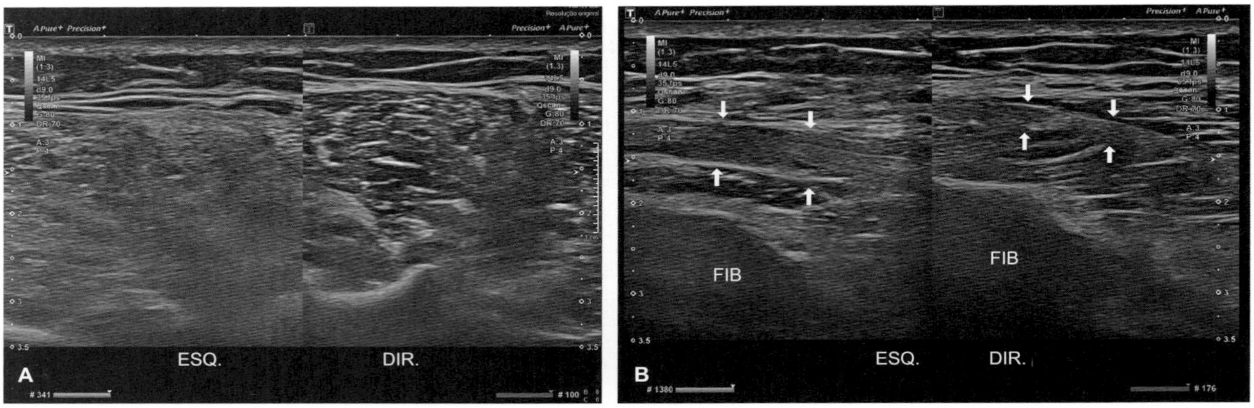

FIGURA 10
Caso ilustrativo do benefício da avaliação bilateral na ultrassonografia. A: sinais de denervação do compartimento anterior da perna esquerda, que apresenta ventres musculares (hiperecogênicos com perda de seu padrão habitual, como é observado na perna direita). B: imagem longitudinal do nervo fibular comum (setas) com espessamento à esquerda e normal à direita.

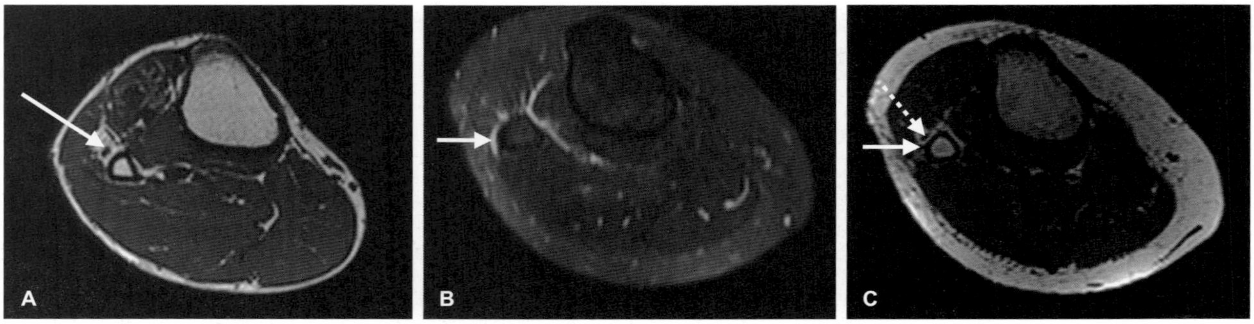

FIGURA 11
Imagens axiais neurográficas no protocolo 3D space de 1 mm ponderadas em T1 (A) e (C) e ponderada em STIR (B). A: nervo fibular comum levemente espessado no plano do colo da fíbula (seta sólida). B: nervo fibular comum (seta sólida) com leve espessamento e elevação de sinal no interior do túnel fibular. C: bifurcação do nervo fibular comum em superficial (seta sólida) e profundo (seta tracejada).

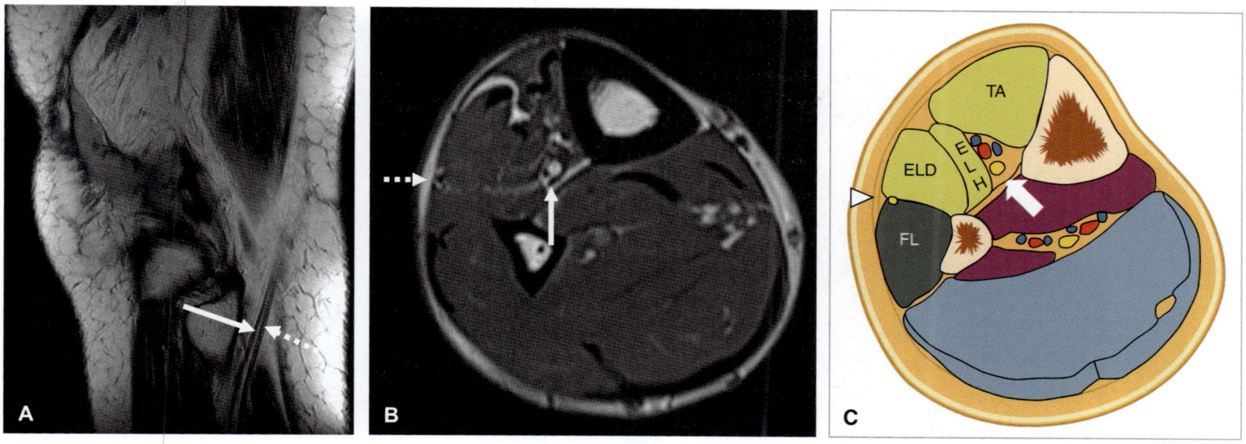

FIGURA 12
A: ressonância magnética na sequência sagital DP mostrando a bifurcação do nervo fibular comum antes do túnel osteofibroso com o nervo fibular profundo (seta sólida) anterior e o nervo fibular superficial (seta tracejada) posterior. B: ressonância magnética na sequência axial T1 no terço médio da perna com o nervo fibular profundo (seta sólida) lateral ao feixe arteriovenoso tibial anterior e o nervo fibular superficial (seta tracejada) subfascial entre os compartimentos musculares anterior e lateral. C: desenho esquemático de corte seccional axial da perna na mesma topografia de (B). Nervo fibular profundo (seta) e o nervo fibular superficial (cabeça de seta)

PATOLOGIAS

Neuropatia do fibular é a neuropatia compressiva mais comum do membro inferior e a terceira mais comum do corpo, depois dos nervos mediano e ulnar.[9,18]

Inúmeras patologias (Tabela 1) de origens traumáticas, compressivas, tumorais e infecciosas podem acometer o nervo fibular comum ou seus ramos. O conhecimento de sua função é importante para localizar topograficamente onde está a lesão. O diagnóstico rápido da neuropatia dos fibulares é importante para impedir a progressão da lesão e um eventual dano neural irreversível.

As lesões traumáticas são as causas mais prevalentes de neuropatia dos fibulares. As mais comuns são relacionadas à lesão ligamentar extensa do joelho (Figura 13) ou fratura da fíbula proximal (Figura 14), e o nervo fibular comum é o mais comumente acometido.[9,19] Ferimentos corto-contusos podem lesar as porções superficiais, notadamente o fibular comum no joelho, o fibular superficial no terço distal da perna e o nervo fibular profundo no tornozelo.

A compressão do fibular comum ou seus ramos pode ser externa ou interna.[7,20] A lesão compressiva frequentemente é secundária a fatores comportamentais como permanecer muito tempo com as pernas cruzadas ou movimentos repetitivos de agachamento e alongamento.[9,10] A topografia mais comum de compressão é no túnel osteofibroso formado pela cortical óssea lateral da fíbula profundamente e pela origem do músculo fibular longo superficialmente (Figura 15). Variações anatômicas dos músculos bíceps femoral e fibular longo podem contribuir para essas compressões (Figura 16).

TABELA 1 Causas de neuropatia fibular

Causas de neuropatia fibular
Compressão extrínseca
▪ Sentar-se com as pernas cruzadas
▪ Tempo prolongado de agachamento ou em posição de joelhos
▪ Imobilização gessada ou órteses
▪ Durante anestesia, coma ou sono
Trauma direto
▪ Contusões e lacerações
▪ Fraturas da cabeça da fíbula
▪ Lesões multiligamentares do joelho
▪ Cirurgias ou artroscopias do joelho e/ou fossa poplítea
Lesões por tração
▪ Entorses do tornozelo
Formações expansivas ou com efeito de massa
▪ Cistos gangliônicos, cistos de Baker, calo ósseo, tumores da fíbula, osteomas e hematomas
▪ Tumores neurais e/ou de bainha, cistos de bainha neural
▪ Lipoma ou variantes
Compressões intrínsecas
▪ No túnel osteofibroso entre o colo da fíbula e a origem do músculo fibular longo
▪ No túnel do tarso anterior
Vascular
▪ Vasculites, afecções vasculares locais
Diabetes mellitus
Hanseníase
Idiopáticas

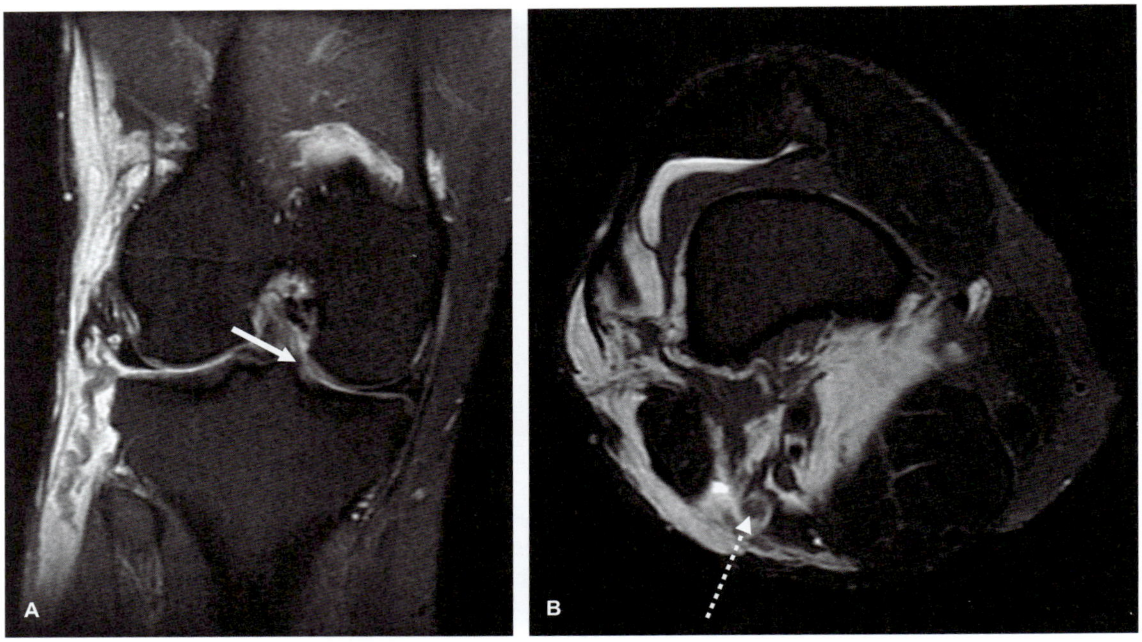

FIGURA 13
Ressonância magnética ponderada em T2 com saturação de gordura em (A) no plano coronal, evidenciando lesão ligamentar extensa (seta sólida) do canto posterolateral com acentuado edema e lâminas líquidas, e em (B) no plano axial, evidenciando o edema com lâminas líquidas estendendo-se para a fossa poplítea com espessamento e edema do nervo fibular comum (seta tracejada).

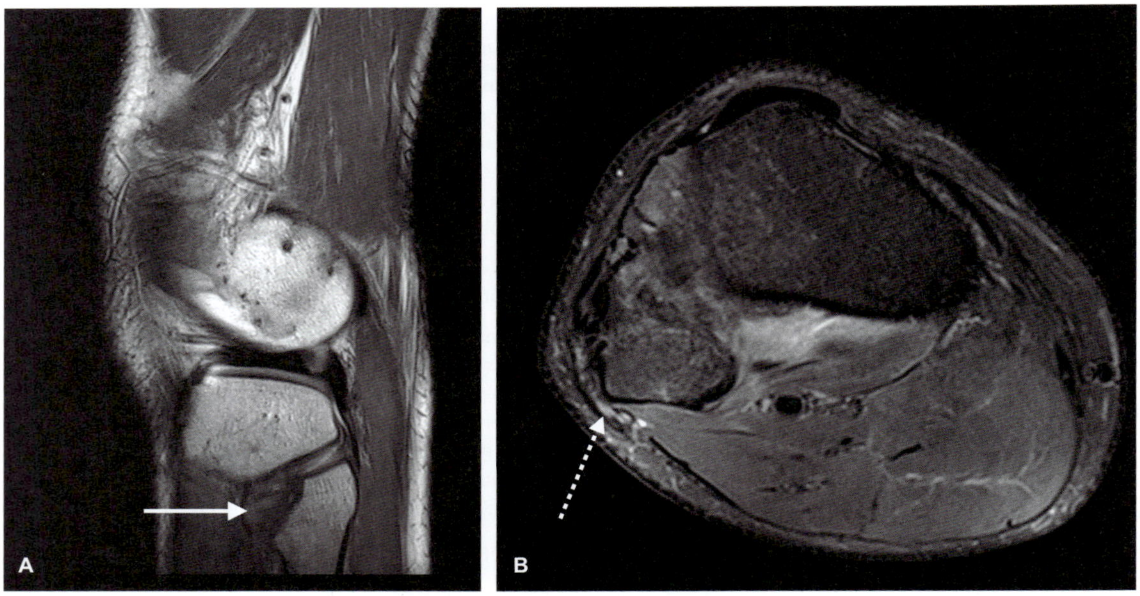

FIGURA 14
A: ressonância magnética na sequência sagital DP evidenciando uma fratura da porção anterior da cabeça da fíbula (seta sólida). B: sequência axial DP com saturação de gordura mostrando elevação de sinal do nervo fibular comum (seta tracejada) no plano do túnel osteofibroso fibular, compatível com neuropatia.

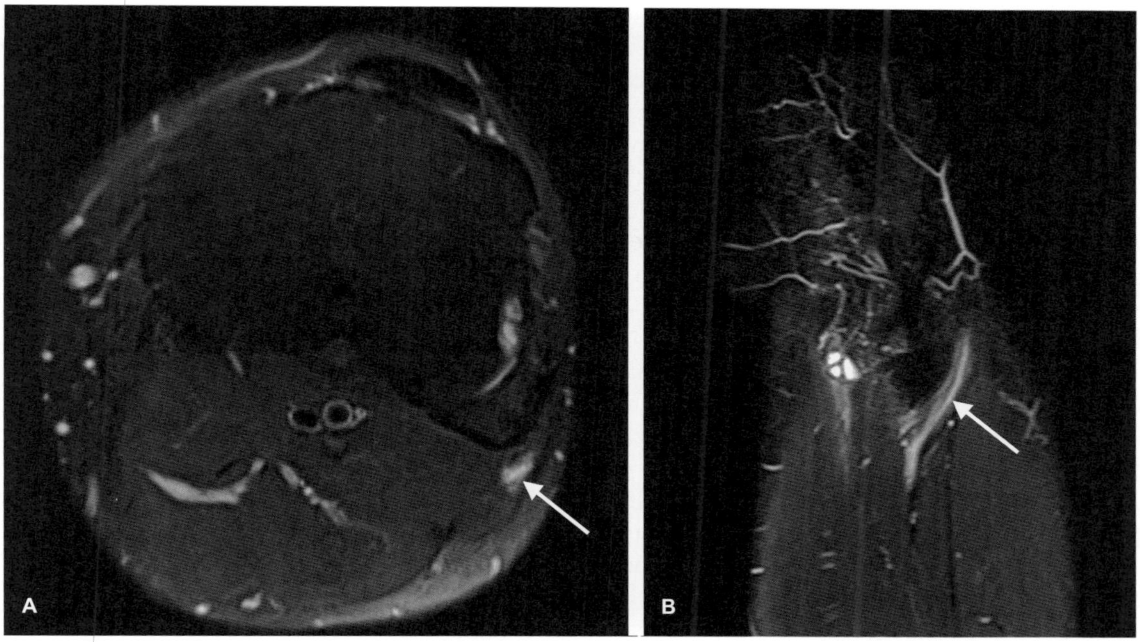

FIGURA 15
Neuropatia compressiva do fibular comum. Ressonância magnética ponderada em T2 com saturação de gordura em (A) no plano axial e em (B) no plano sagital evidenciando espessamento e elevação de sinal do nervo fibular comum (setas) na entrada e no interior do túnel osteofibroso fibular.

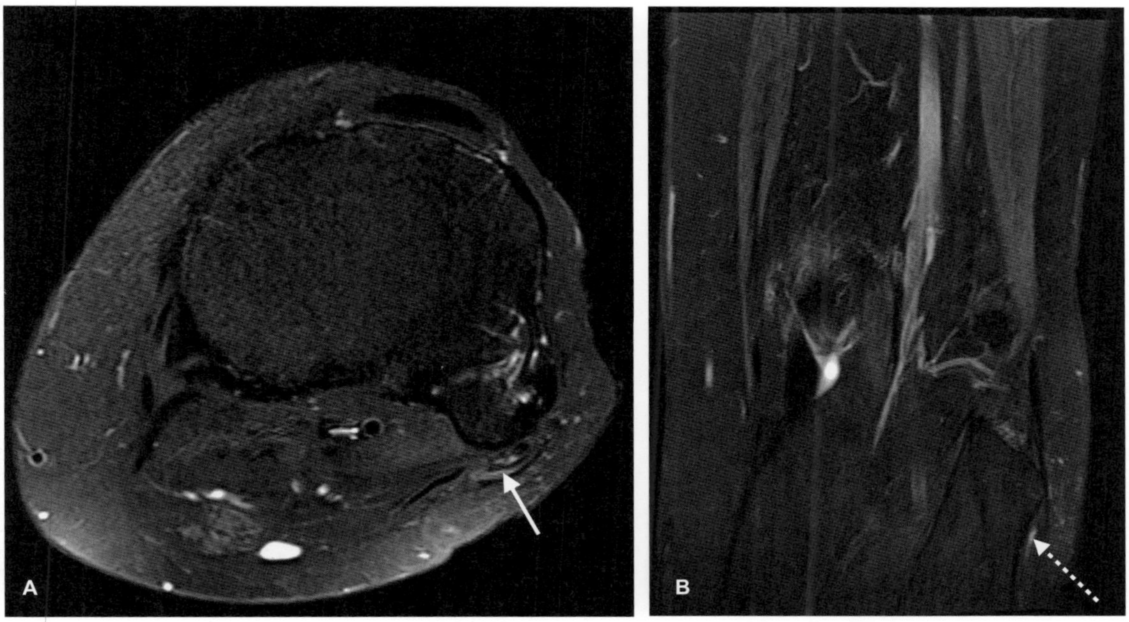

FIGURA 16
Variação anatômica da cabeça longa do bíceps (seta sólida) em (A) com neuropatia do fibular comum (seta tracejada) em (B).

O nervo fibular superficial tem seu principal ponto de compressão no terço distal da perna, onde atravessa a fáscia muscular para continuar seu trajeto no subcutâneo. Atletas e dançarinos são mais suscetíveis a esse tipo de neuropatia em razão dos movimentos repetitivos de inversão e flexão plantar do pé.[9]

A neuropatia do fibular profundo também é conhecida como síndrome do túnel tibial anterior porque seu principal local de acometimento é sob o retináculo dos extensores do tornozelo e superficial ao tálus e navicular. A causa mais comum é um trauma direto no dorso do pé, e eventual fibrose ou cicatriz podem contribuir ainda mais para essa compressão. Entre outras possíveis causas, há os osteófitos talonaviculares dorsais, edema localizado, uso de sapatos de salto alto e cistos[9] (Figura 17).

Cistos também gangliônicos podem ser causa de compressão do nervo fibular comum ou seus ramos, com destaque aos relacionados às articulações tibiofibular proximal e tibiotalar[21] (Figura 18).

Tumores mais comuns dos fibulares são os relacionados à bainha neural, como os schwannomas (Figura 19) e os neurofibromas. Outros tumores em planos adjacentes podem comprimir ou infiltrar os trajetos neurais ao longo da perna.

A hanseníase é a infecção neural mais comum, e particularmente no Brasil sempre deve ser lembrada. A sintomatologia geralmente é a perda sensitiva na área acometida, e nos exames de imagem o nervo encontra-se difusamente espessado.

Outras patologias sistêmicas também podem ter repercussões neurais, sendo a mais prevalente a neuropatia periférica do *diabetes mellitus*. Perda de peso acentuada também é associada à neuropatia do fibular, geralmente com redução maior de 10 kg no peso do indivíduo.[3,9]

O nervo fibular comum e seus ramos também podem apresentar alterações iatrogênicas,[20,22] geralmente relacionadas à artroplastia total do joelho e aos portais artroscópicos do joelho e tornozelo, bem como após osteotomias da tíbia proximal decorrentes de estiramento pelo realinhamento neural pós-operatório[9] (Figuras 20 e 21; Vídeo 4).

VOUCHER: neurografiaperi

VÍDEO 4. Avaliação de ponto doloroso no pós-operatório de reconstrução ligamentar do tornozelo, evidenciando-se lesão neural e neuromas iatrogênicos.

Compressões externas podem ser decorrentes do cruzamento de pernas, posicionamento durante procedimentos sob anestesia ou sono prolongado.

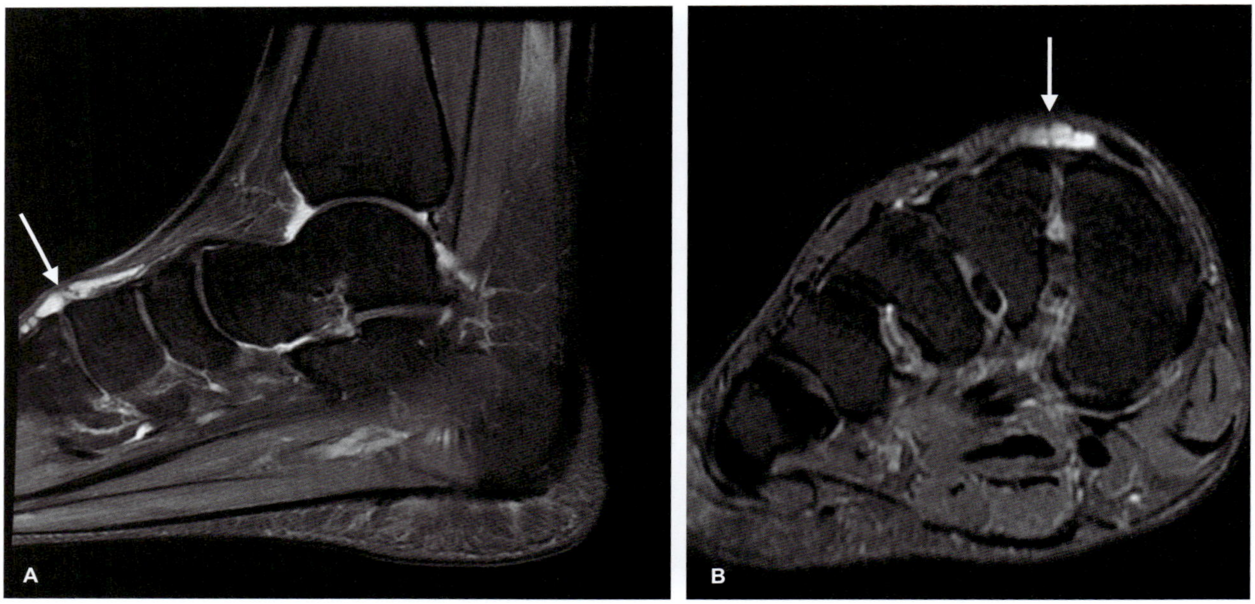

FIGURA 17
Ressonância magnética ponderada em T2 com saturação de gordura (A) no plano sagital e (B) no plano coronal, evidenciando um cisto artrossinovial dorsal (setas) no plano da primeira tarsometatársica insinuado no trajeto do ramo medial do nervo fibular profundo, compatível com a sintomatologia da paciente.

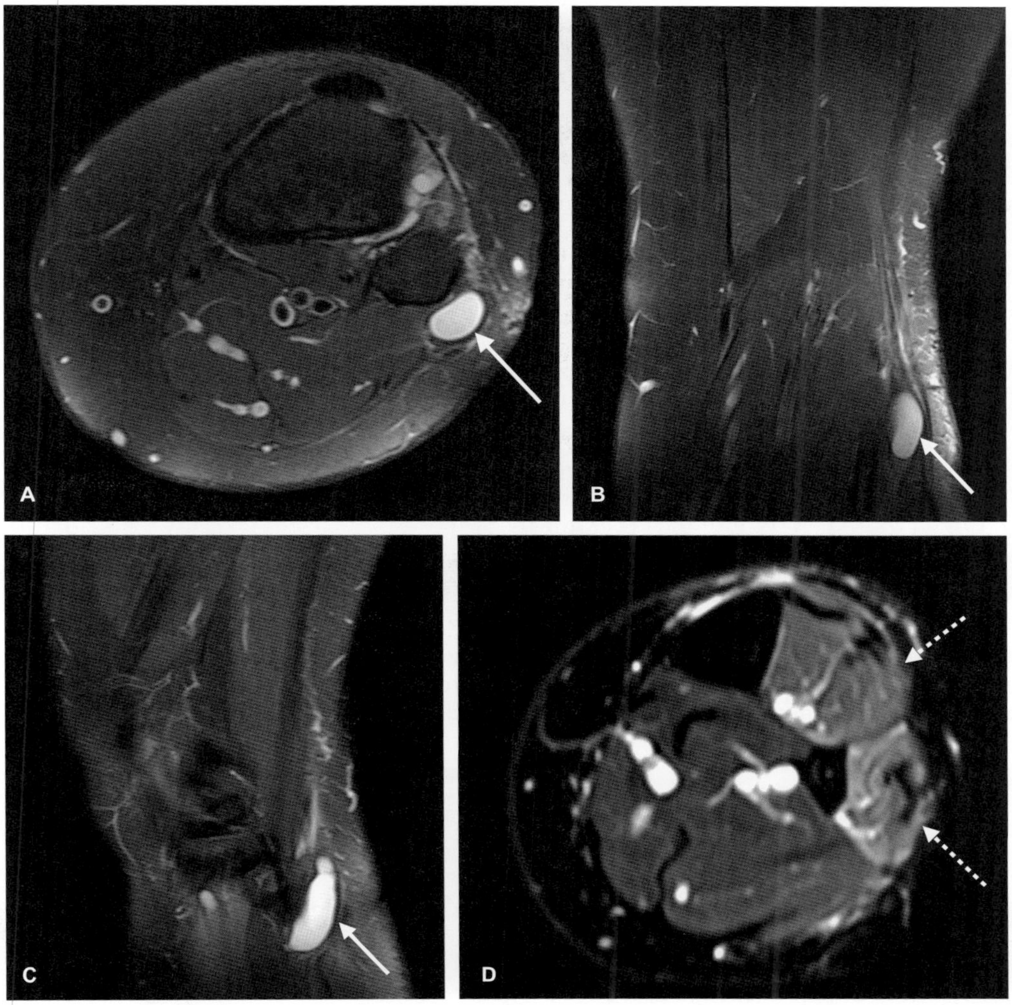

FIGURA 18
Ressonância magnética ponderada em T2 com saturação de gordura (A) no plano axial, (B) no plano coronal e (C) no plano sagital, evidenciando um cisto artrossinovial (setas sólidas) no trajeto do nervo fibular comum. D: axial da perna proximal evidencia leve aumento de sinal intersticial da musculatura dos compartimentos anterior e lateral da perna (setas tracejadas), compatível com denervação.

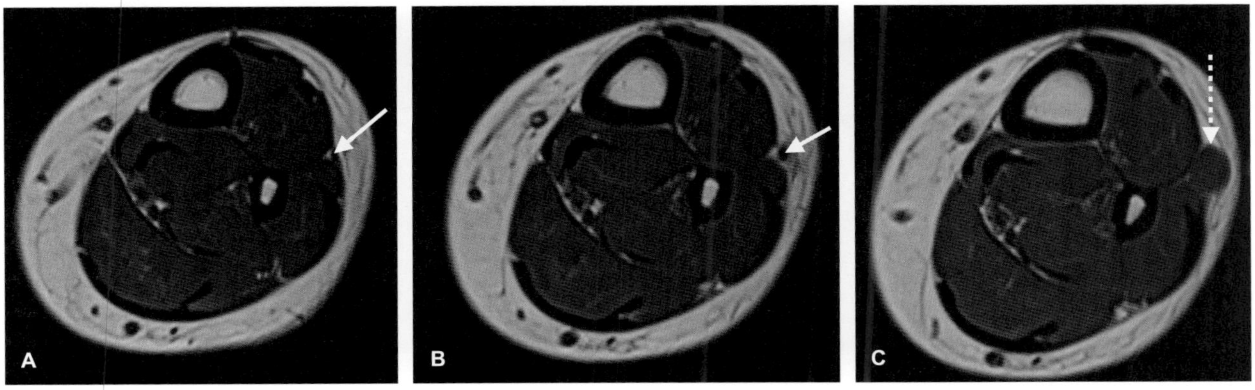

FIGURA 19
Ressonância magnética da perna no terço médio/distal em imagens axiais ponderadas em T1 evidenciando em (A) o nervo fibular superficial normal na sua porção subfascial, (B) levemente espessado no subcutâneo após passar pela fáscia muscular, e (C) nódulo no trajeto neural confirmado histologicamente como um schwannoma.

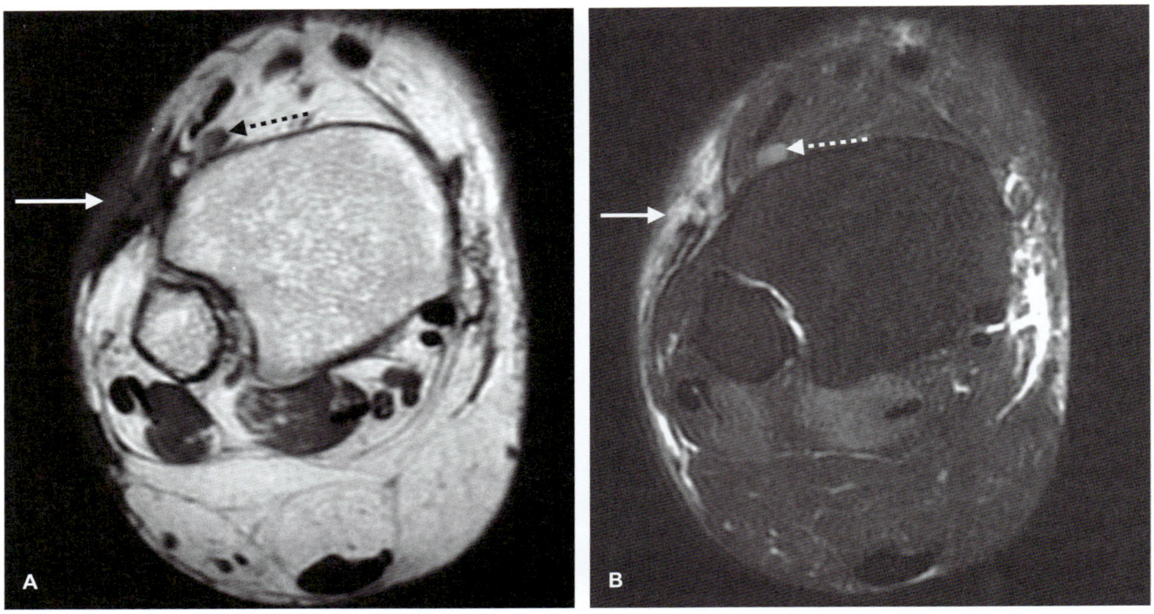

FIGURA 20
Paciente há 2 anos realizou uma artroscopia para reconstrução ligamentar do tornozelo. Ressonância magnética no plano axial ponderada em T1 (A) e em T2 com saturação de gordura em (B). Estrias cicatriciais superficiais anterolaterais do tornozelo (seta sólida) com neuroma no ramo lateral do fibular profundo (seta tracejada).

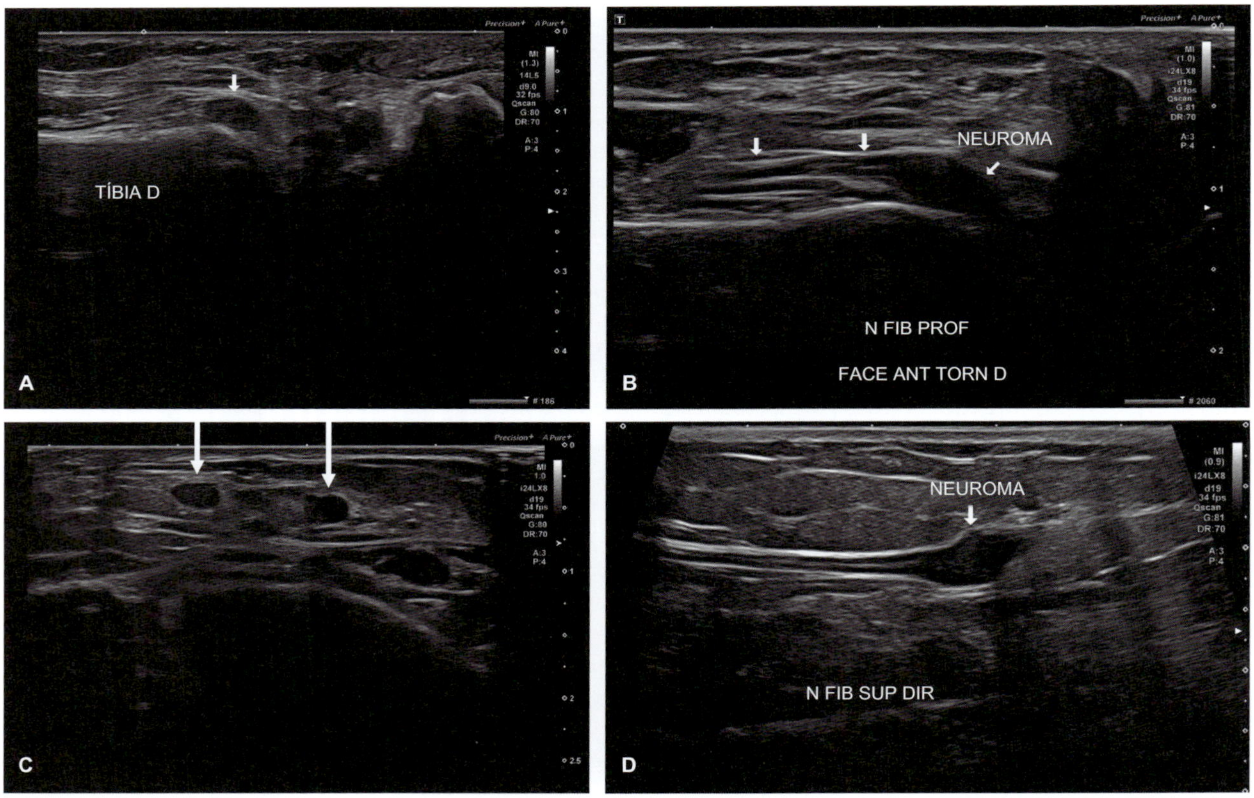

FIGURA 21
Paciente há 2 anos realizou uma artroscopia para reconstrução ligamentar do tornozelo. Ultrassonografias transversas (A) e (C) no plano do tornozelo e longitudinais (B) e (D) mostrando neuroma no ramo lateral do fibular profundo (seta em A e B), bem como neuromas nos ramos medial e intermédio do fibular superficial (setas em C e D), estes últimos não identificados na ressonância em razão do tecido fibrocicatricial no subcutâneo envolvendo os neuromas.

SINTOMATOLOGIA

Os sintomas das patologias dos nervos fibulares são variados, sendo estas as principais características:

- Pé caído (incapacidade de fazer a dorsiflexão do pé).
- Dor na perna, tornozelo e dorso do pé.
- Parestesia, formigamento e disestesias.
- Sinal de Tinel positivo.
- Marcha escavante (*steppage gait*).[3,9,18]

A apresentação clínica da neuropatia do fibular varia conforme o local de compressão ou lesão. A avaliação da força motora, sensibilidade tátil e marcha pode ajudar a determinar qual nervo foi acometido. Um bloqueio anestésico no possível ponto de acometimento pode auxiliar no diagnóstico preciso.[9]

O movimento de inversão do pé preservado é um sinal importante na diferenciação entre a neuropatia do fibular e a radiculopatia de L5, preservado no primeiro e comprometida nesta última.[3]

A neuropatia do fibular comum apresenta-se com dificuldade ou incapacidade de dorsiflexão do pé e de extensão do hálux, configurando uma apresentação conhecida como pé caído. Os sintomas podem surgir de forma abrupta ou progredir lentamente. Também há uma perda sensitiva no dorso do pé. As alterações sensitivas podem variar de queimação, dormência, formigamento e dor, estendendo-se da cabeça da fíbula pela face anterolateral da perna e dorso do pé.[9]

O acometimento do nervo fibular superficial apresenta-se com dificuldade ou incapacidade de eversão do pé pela sua função motora dos músculos fibulares. Alterações sensitivas predominam no terço distal da perna anterolateral e dorso do pé, poupando a primeira comissura e o quinto dedo. A neuropatia isolada do fibular superficial é uma condição rara, portanto é importante descartar acometimento do fibular comum, radiculopatia L5 ou síndrome compartimental lateral da perna.[9]

Já o nervo fibular profundo pode estar acometido e apresentar-se oligossintomático ou mesmo assintomático. Alterações motoras cursam com fraqueza dos músculos tibial anterior, extensor longo do hálux, extensor longo e extensor curto dos dedos. As alterações sensitivas limitam-se à primeira comissura. Os sintomas podem ser provocados por hiperflexão ou hiperextensão do pé ou mesmo uso de calçados, em virtude de o local principal de acometimento ser sob o retináculo dos extensores no tornozelo.[3,9]

TRATAMENTO

A primeira opção de tratamento é retirar qualquer fator externo de compressão, estabilizar articulações instáveis e reduzir processos inflamatórios. A grande maioria das neuropatias dos fibulares tem boa resolução com o tratamento conservador, sendo o tratamento cirúrgico indicado apenas nos casos refratários.[9,10]

Tratamento fisioterápico com manobras para ajudar a mobilizar o nervo e um coxim de apoio da cabeça da fíbula durante o sono são as opções com melhor resultado no tratamento da neuropatia do fibular comum. Calçado adequado, infiltração local e fisioterapia com reabilitação do tornozelo ou mesmo órteses são as primeiras opções na neuropatia do fibular superficial.[9]

Uma opção alternativa e menos invasiva antes de uma abordagem cirúrgica é realizar uma hidrodissecção guiada por US, pela administração de solução não irritante ao redor do nervo para diminuir o efeito compressivo das estruturas adjacentes sobre o nervo.[9]

A descompressão cirúrgica do nervo fibular comum é realizada com o auxílio de um microscópio para seccionar as camadas da fáscia muscular proximal e distal ao colo da fíbula, locais mais comuns de acometimento. O nervo fibular superficial é liberado na sua superficialização através da fáscia muscular no terço distal da perna. Já o nervo fibular profundo é descomprimido com a secção do retináculo inferior dos extensores no tornozelo e a remoção de osteófitos locais.[9] O tratamento cirúrgico também é indicado quando a causa é relacionada a massas tumorais, cistos ou proeminências ósseas.[10]

CONSIDERAÇÕES FINAIS

A neuropatia do fibular comum é a neuropatia mais frequente do membro inferior. O local mais acometido é o joelho, onde sua topografia é mais superficial e apresenta amplo contato com a cortical óssea do colo da fíbula, tornando-o suscetível às diferentes patologias intrínsecas e extrínsecas. Tanto a RM quanto a US possuem alta resolução para avaliação de seu trajeto, de seu aspecto normal e das possíveis patologias.

Os ramos superficial e profundo do nervo fibular e suas divisões subsequentes têm espessura bastante reduzida, sendo mais difícil sua visualização pela RM convencional. As técnicas de neurografia por RM e a US de alta frequência são mais indicadas na avaliação desses segmentos. É imprescindível o conhecimento da anatomia normal desses ramos para sua identificação na topografia habitual e para realizar um diagnóstico preciso de eventuais patologias.

REFERÊNCIAS

1. Lezak B, Massel D, Varacallo M. Peroneal nerve injury. In: StatPearls [Internet]. Treasure Island (FL): StatPearls Publishing; 2023 Jan-. Disponível em: https://www.ncbi.nlm.nih.gov/books/NBK549859.
2. Hardin JM, Devendra S. Anatomy, bony pelvis and lower limb: calf common peroneal nerve (common fibular nerve). 2022. In: StatPearls [Internet]. Treasure Island (FL): StatPearls Publishing; 2023 Jan–.
3. Arnold W, Elsheikh B. Entrapment neuropathies. Neurol Clin. 2013;31:405-25.
4. Garrett A, Geiger Z. Anatomy, bony pelvis and lower limb: calf deep peroneal nerve (deep fibular nerve). In: StatPearls [Internet]. Treasure Island (FL): StatPearls Publishing; 2023 Jan-. Disponível em: https://www.ncbi.nlm.nih.gov/books/NBK526033/.
5. De Maeseneer M, Madani H, Lenchik L, Kalume Brigido M, Shahabpour M, Marcelis S, et al. Normal anatomy and campression areas of nerves of the foot and ankle: US and MR imaging with anatomic correlation. Radiographics. 2015;35(5):1469-82.
6. Delfault E, Demondion X, Bieganski A, Thiron M, Mestdagh H, Cotten A. Imaging of foot and ankle nerve entrapment syndromes: from well-demonstrated to unfamiliar sites. Radiographics. 2003;23:613-23.
7. Van den Bergh FRA, Vanhoenacker FM, De Smet E, Huysse W, Verstraete KL. Peroneal nerve: normal anatomy and patologic findings on routine MRI of the knee. Insights Imaging. 2013;4(3):287-99.
8. Steward J. Foot drop: where, why and what to do. Pract Neurol. 2008;8:158-69.
9. Fortier LM, Markel M, Thomas BG, Sherman WF, Thomas BH, Kaye AD. An update on peroneal nerve entrapment and neuropathy. Orthop Rev (Pavia). 2021;13(2):24937.
10. Poage C, Roth C, Scott B. Peroneal nerve palsy: evaluation and management. J AM Acad Orthop Surg. 2016; 24:1-10.
11. Kim JY, Ihn YK, Kim JS, Chun KA, Sung MS, Cho KH. Non-traumatic peroneal nerve palsy: MRI findings. Clin Radiol. 2007;62:58-64.
12. Bignotti B, Assini A, Signori A, Martinoli C, Tagliafico A. Ultrasound versus MRI in common fibular neuropathy. Muscle Nerve. 2017;55(6):849-57.
13. Yablon C, Hammer M, Morag Y, Brandon C, Fessel D, Jacobson J. US of the peripheral nerves of the lower extremity: a landmark approach. Radiographics. 2016;36:464-78.
14. Maeseneer M, Madani H, Lenchik L, Brigido M, Shahabpour M, Marcelis S, et al. Normal anatomy and compression areas of nerves of the foot and ankle: US and MR imaging with anatomic correlation. Radiographics. 2015;35:1469-82.
15. Donovan A, Rosenberg Z, Cavalcanti C. MR Imaging of entrapment neuropathies of the lower extremity – Part 2. The knee, leg, ankle, and foot. Radiographics. 2010;30:1001-19.
16. Canella C, Demondion X, Guillin R, Boutry N, Peltier J, Cotten A. Anatomic study of the superficial peroneal nerve using sonography. AJR Am J Roentgenol. 2009;(193):174-9.
17. Nwawka OK, Lee S, Miller TT. Sonographic evaluation of superficial peroneal nerve abnormalities. AJR Am J Roentgenol. 2018;211:872-9.
18. Bowley MP, Doughty CT. Entrapment neuropathies of the lower extremity. Med Clin N Am. 2019;103(2):371-82.
19. Werner B, Norte G, Hadeed M, Park J, Miller M, Hart J. Peroneal nerve dysfunction due to multiligament knee injury: patient characteristics and comparative outcomes after posterior tibial tendon transfer. Clin J Sport Med. 2017;27.
20. Flanigan RM, DiGiovanni BF. Peripheral nerve entrapments of the lower leg, ankle, and foot. Foot Ankle Clin N. 2011; 16:255-74.
21. Kokkalis Z, Kalavrytinos D, Kokkineli S, Kouzelis A, Sioutis S, Mavrogenis A, et al. Intraneural ganflion cysts of the peroneal nerve. Eur J Orthop Surg Traumatol. 2021;31:1639-45.
22. Deutsch A, Wyzykowski RJ, Victoroff BN. Evaluation of the anatomy of the common peroneal nerve - defining nerve-at-risk in arthroscopically assisted lateral meniscus repair. Am J Sports Med. 1999;27(1):10-5.

19

Nervos sural e cutâneo dorsal

Luciana Carmen Zattar
Marcos Felippe de P. Corrêa

INTRODUÇÃO

Os nervos periféricos exclusivamente sensitivos dos membros inferiores têm importância diagnóstica e terapêutica – na neurologia, anestesia, endocrinologia, neurocirurgia, cirurgia plástica e reconstrutiva –, especialmente o nervo sural, pelo fácil acesso por sua localização superficial e por ser composto por fibras longas (Figura 1).[1,2]

Sua importância diagnóstica se deve à possibilidade de biópsia tecidual, para estudo histológico e neurofisiológico em casos de neuropatias periféricas, e a relevância terapêutica está relacionada ao seu uso em reconstruções ou retalhos neurais periféricos.[3-7]

Tais aplicações explicam o crescente e persistente interesse no estudo da anatomia e fisiopatologia do complexo do nervo sural, assim como sua real contribuição em casos de dor e alteração sensitiva após cirurgias de membros inferiores, nas quais é comumente afetado.[5,8,9] Sua correta caracterização e avaliação são imprescindíveis para o entendimento de sintomas e implicações em casos de lesão.

ANATOMIA E VARIAÇÕES ANATÔMICAS

Há uma grande variação na anatomia dos nervos sensitivos do membro inferior, referidos como o complexo do nervo sural (CNS), tanto no que se refere a sua formação, curso, distribuição e ramificação, como a sua possível ausência (até 36%).

O nervo sural, também conhecido como nervo safeno curto, é formado por contribuição variável dos nervos tibial (NT) e fibular comum (NFC), que se originam do nervo ciático. A formação mais prevalente ocorre da união do nervo cutâneo sural medial (NCSM) e do ramo sural comunicante (RSC), que se originam respectivamente do NT e do NFC (Figura 2). As variações anatômicas podem ser classificadas em diversos tipos morfológicos (Figura 3 e Tabela 1), e sua formação ou origem ocorre geralmente nos terços superior ou médio da perna (60%), com diâmetro entre 2,7 e 3,4 mm.[5-11]

Sua origem é geralmente subfascial, e seu trajeto é descendente entre as cabeças dos músculos gastrocnêmios, em paralelo e com proximidade variável da veia

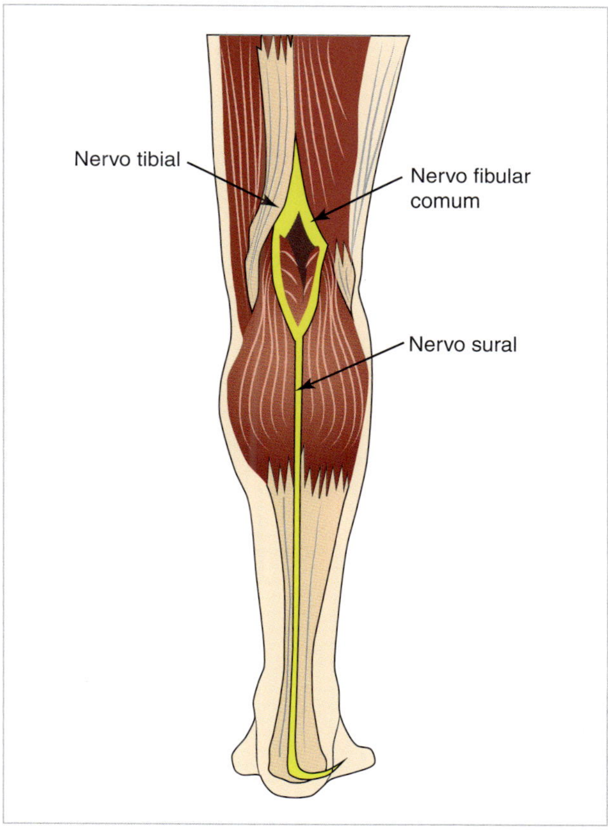

FIGURA 1
Distribuição do nervo sural no membro inferior.

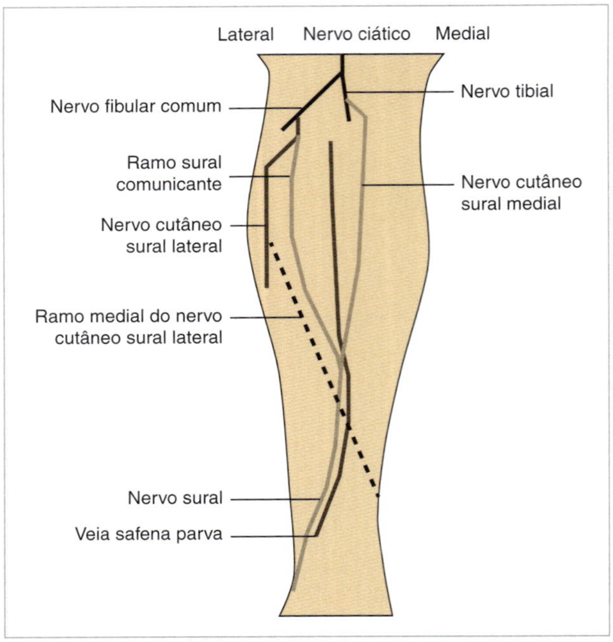

FIGURA 2
Típica formação e trajeto do nervo sural no membro inferior.

safena parva. No terço médio da perna ou panturrilha, perfura a fáscia crural e corre no subcutâneo próximo ao contorno lateral do tendão calcâneo, em direção ao intervalo entre o maléolo lateral e o calcâneo, posterior aos tendões fibulares. No tornozelo ou retropé, embaixo do maléolo lateral, assume trajeto anterior, formando o nervo cutâneo dorsal lateral, na face lateral do pé e quinto dedo, comunicando-se no dorso do pé com o nervo cutâneo dorsal intermédio, ramo do nervo fibular superficial. Na perna também se comunica com ramos do nervo cutâneo femoral posterior.[5-11]

FUNÇÃO

O nervo sural é um nervo periférico exclusivamente sensitivo que inerva o aspecto posterolateral do terço distal da perna, formando o nervo cutâneo dorsal lateral, que inerva a face lateral do pé e quinto dedo, comunicando-se no dorso do pé com o nervo cutâneo dorsal intermédio, ramo do nervo fibular superficial. Através de ramos calcâneos laterais, inerva também o aspecto lateral do tornozelo (Figura 4).[2,3]

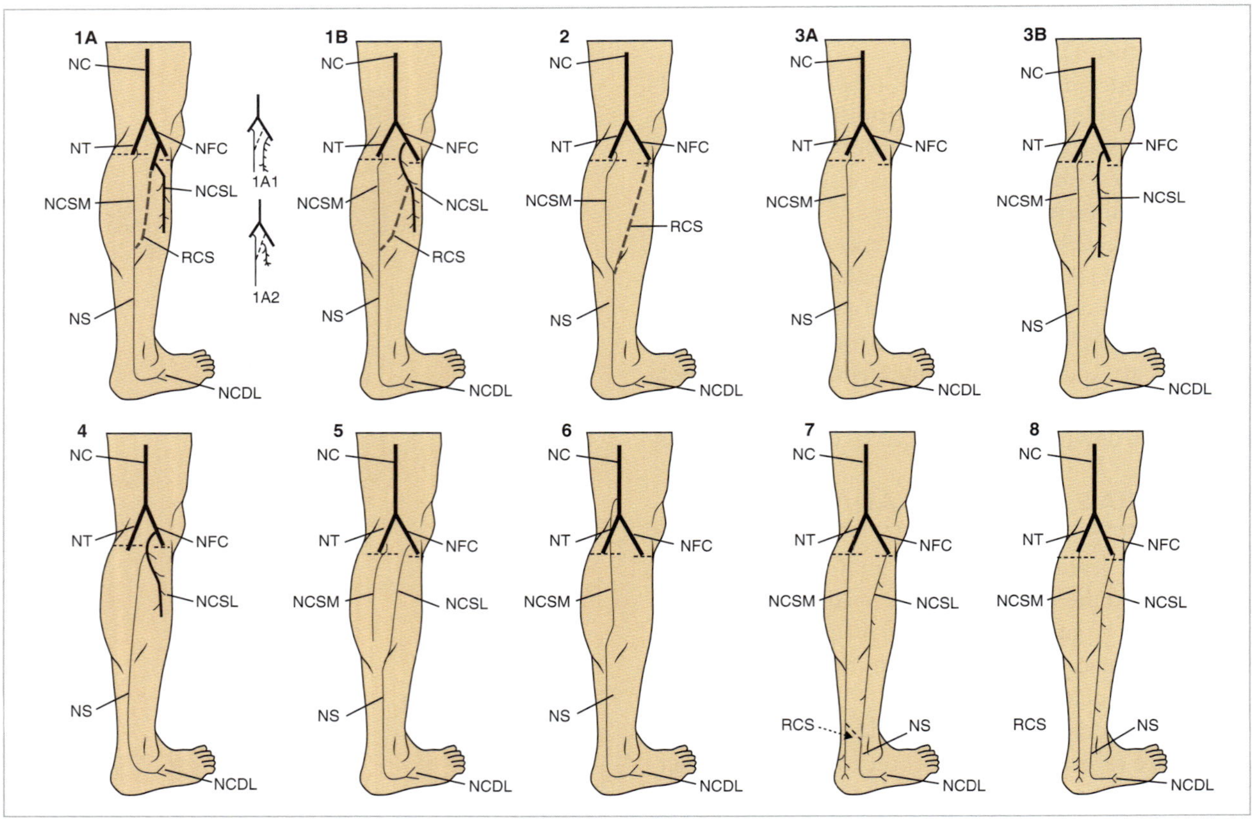

FIGURA 3
Diferentes tipos de formação do nervo sural. NC: nervo ciático; NCDL: nervo cutâneo dorsal lateral; NCSL: nervo cutâneo sural lateral; NCSM: nervo cutâneo sural medial; NFC: nervo fibular comum; NT: nervo tibial; RCS: ramo comunicante sural.

TABELA 1 Diferentes tipos de formação do nervo sural

Tipo	Descrição e subtipos	
1A	União do RCS (originado do NFC) e NCSM (originado do NT)	1A1: RCS originado proximal e separadamente do NCSL a partir do NFC
		1A2: RCS originado do NFC e dando origem ao NCSL
1B	União do RCS (originado do NCSL, ramo do NFC) e NCSM (originado do NT)	
2	União do NCSM (originado do NT) e NCSL (originado do NFC)	
3	Continuação do NCSM	3A: sem o RCS e NCSL
		3B: sem o RCS com presença independente do NCSL (originado do NFC)
4	Apenas do RCS	
5	Apenas do NCSL, sem ou independente do NCSM	
6	Direto do nervo ciático	
7	NCSM independente (termina como ramos calcâneos laterais) origina o RCS que se anastomosa a um NCSL paralelo	
8	NCSM independente (termina como ramos calcâneos laterais) paralelo e separado do NCSL, este denominado NS quando perfura a fáscia superficial	

NC: nervo ciático; NCDL: nervo cutâneo dorsal lateral; NCSL: nervo cutâneo sural lateral; NCSM: nervo cutâneo sural medial; NFC: nervo fibular comum; NT: nervo tibial; RCS: ramo comunicante sural.

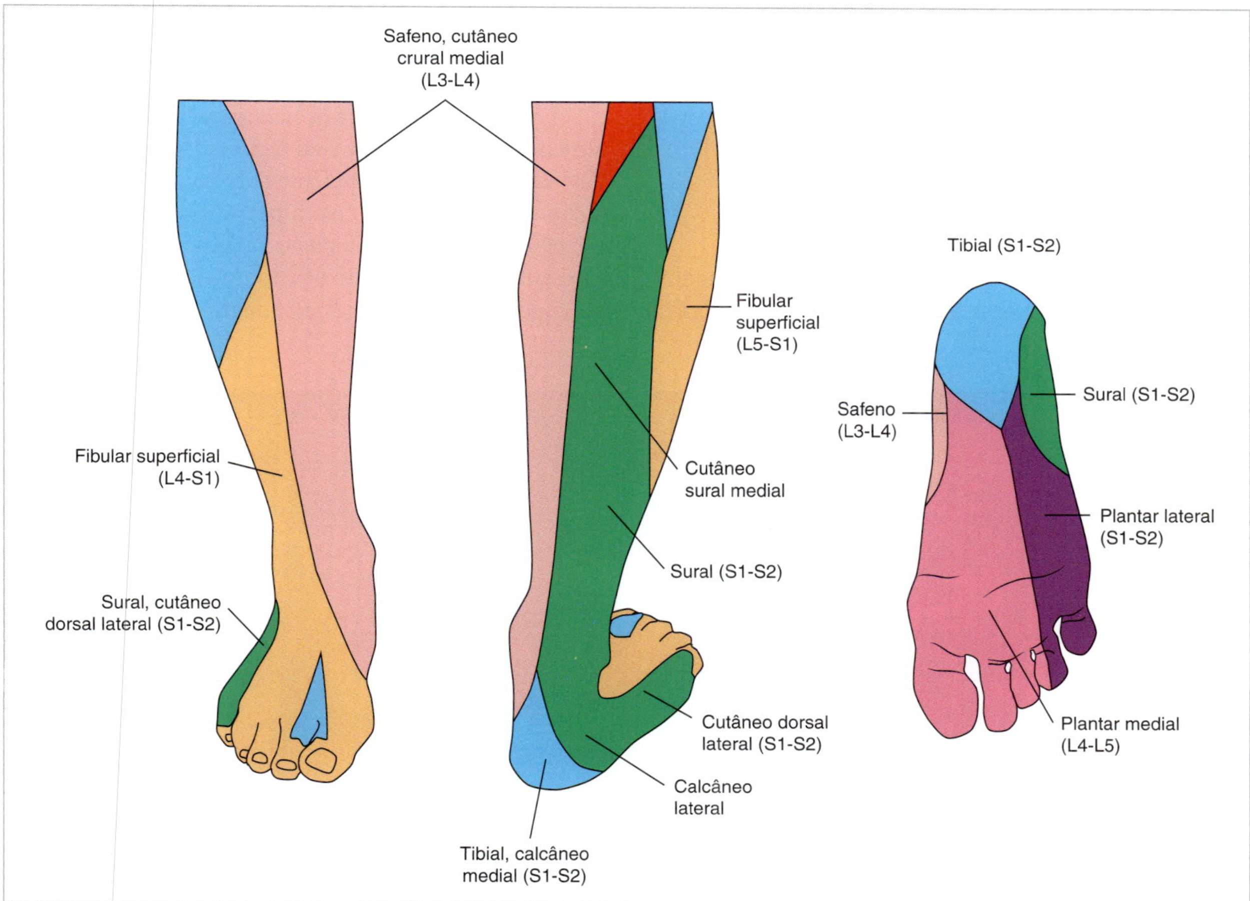

FIGURA 4
Representação da inervação sensitiva do membro inferior.

QUADRO CLÍNICO

As lesões dos feixes do complexo do nervo sural são em geral bem toleradas. Por essa razão, o nervo sural é utilizado em enxertos neurais e biópsias. Podem levar a quadros de parestesias leves a dolorosas, hipoestesia ou anestesia, formação de neuroma até distrofia simpática reflexa ou "neurite" irradiada, referidas como queimação e hipersensibilidade cutânea, nas faces laterais da perna, tornozelo e pé.

O nervo sural pode ter fibras que influenciam a adução e abdução do hálux, levando a déficits motores menores quando lesado.[12-14]

AVALIAÇÃO POR IMAGEM

Os nervos cutâneos dos membros inferiores possuem pequenas dimensões, e, por esse motivo, sua avaliação por imagem pode ser um desafio. Os feixes do complexo do nervo sural e ramos cutâneos do pé podem ser avaliados por meio da ultrassonografia (US) de alta resolução e da ressonância magnética (RM), e esses exames podem ser considerados complementares. A US possui melhor resolução especial e pode avaliar detalhes submilimétricos com melhor definição quando comparada à RM, enquanto esta possui boa resolução de tecidos e partes moles, avalia alterações de sinal e padrões de realce dos nervos, assim como permite avaliação da medular óssea.[2,13,15-17]

Ultrassonografia de alta resolução

O ultrassom vem se tornando a modalidade diagnóstica de primeira linha na avaliação dos nervos periféricos do membro inferior. Recentemente, com melhor pós-processamento e o advento dos transdutores lineares de ultra-alta frequência (> 20 MHz), o método permite ainda a avaliação de pequenos nervos cutâneos e subcutâneos. Além das já conhecidas vantagens, que incluem ser indolente, ter menor custo e permitir a avaliação dinâmica e em tempo real, o exame permite varredura de grandes extensões, com possibilidade de avaliação de todo o membro de forma rápida, com comparação contralateral. Pode ser realizado em pacientes que tenham contraindicações ou não sejam elegíveis à RM. É operador, técnica e tecnologia-dependente, mas permite ótima avaliação dos feixes do complexo do nervo sural.[2,13,15-17] O nervo sural pode ser facilmente localizado por meio da US, preferencialmente no plano transverso, e acompanhado em todo o seu trajeto no plano distal da perna, onde se situa superficial à aponeurose do gastrocnêmio medial e com trajeto junto à veia safena parva, ambos localizados lateralmente ao tendão calcâneo (Vídeo 1).

VÍDEO 1. Avaliação ultrassonográfica do nervo sural.

VOUCHER: neurografiaperi

Os nervos periféricos normais apresentam, na imagem ultrassonográfica transversal (eixo curto), o aspecto em "favo de mel", com os fascículos hipoecogênicos circundados por tecido conectivo hiperecogênico (epineuro e perineuro) (Figura 5). No plano longitudinal (eixo longo), apresentam padrão fascicular, contorno liso e textura hipoecogênica. São sinais ultrassonográficos de neuropatia

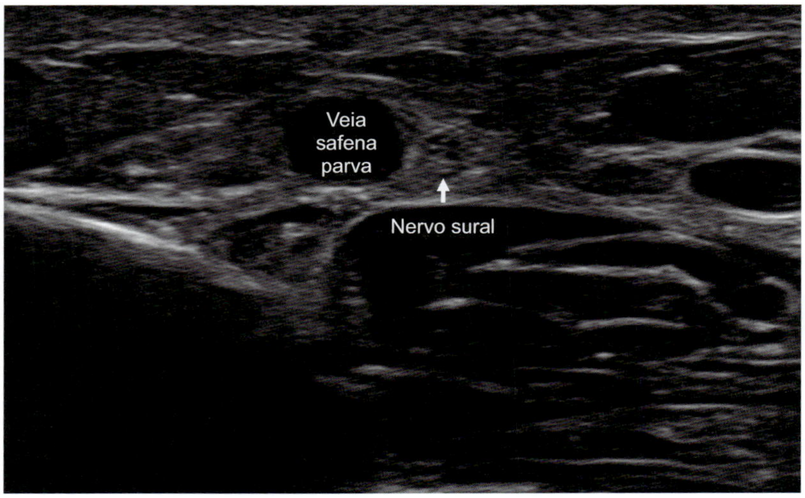

FIGURA 5
Imagem de ultrassonografia de alta resolução Modo B (24 MHz) demonstrando aspecto normal do nervo sural no plano transversal (eixo curto).

aumento do diâmetro ou área de secção transversa, redução da ecogenicidade e perda do padrão fascicular, podendo haver aumento de vascularização ao Doppler, descontinuidade, formação de neuromas, obliteração da gordura perineural e espessamento do epineuro.[1,2,6,9,17-20]

Ressonância magnética

A RM representa importante método para avaliação dos nervos periféricos, especialmente com a utilização de equipamentos de mais alto campo (3 Tesla) e com o advento de sequências neurográficas volumétricas, que aumentam a resolução tecidual e melhoram a relação sinal-ruído da imagem. Representa um exame de mais alto custo, menos disponível e com restrições ou não elegível a alguns pacientes, pelas contraindicações do campo eletromagnético ou pelo confinamento.

Os nervos periféricos normais também apresentam na imagem axial de RM o aspecto de "favo de mel" no plano transversal (eixo curto) e fascicular na imagem sagital ou coronal (eixo longo), com fascículos hiperintensos em T2 envoltos por tecido conjuntivo do perineuro e epineuro. Sinais de neuropatia incluem presença de espessamento focal, perda da arquitetura fascicular normal, elevação do sinal em T2 dos fascículos e obliteração da gordura perineural (Figura 6).[2,13,15-17]

APLICAÇÕES CLÍNICO-CIRÚRGICAS

Os feixes do complexo do nervo sural têm importância diagnóstica e terapêutica – na neurologia, anestesia, endocrinologia, neurocirurgia, ortopedia, cirurgia plástica e reconstrutiva –, sendo sítio de biópsias neurais, enxertos neurais autólogos, bloqueios e anestesias.[1,2]

Biópsias neurais

Preferencialmente se utiliza o nervo sural para estudo, por ser exclusivamente sensitivo e de fácil acesso por sua localização superficial e por ser composto por fibras longas. A biópsia pode ser útil no diagnóstico de doenças do sistema nervoso periférico e doenças neuromusculares, especialmente de neuropatias periféricas, quando não for possível determinar a causa por métodos convencionais como eletromiografia ou testes de sensibilidade. Deve ser considerada para as neuropatias inflamatórias, imunológicas, colagenoses e, possivelmente, para os casos de neuropatias hereditárias, podendo ser substituída por técnicas de genética molecular, menos invasiva e evitada nos casos de neuropatia de origem desconhecida.

A biópsia é realizada no aspecto posterior da fíbula, entre o tendão calcâneo e 5 a 7 cm do maléolo lateral (Figura 7). Após incisão de pele e subcutâneo, a veia safena

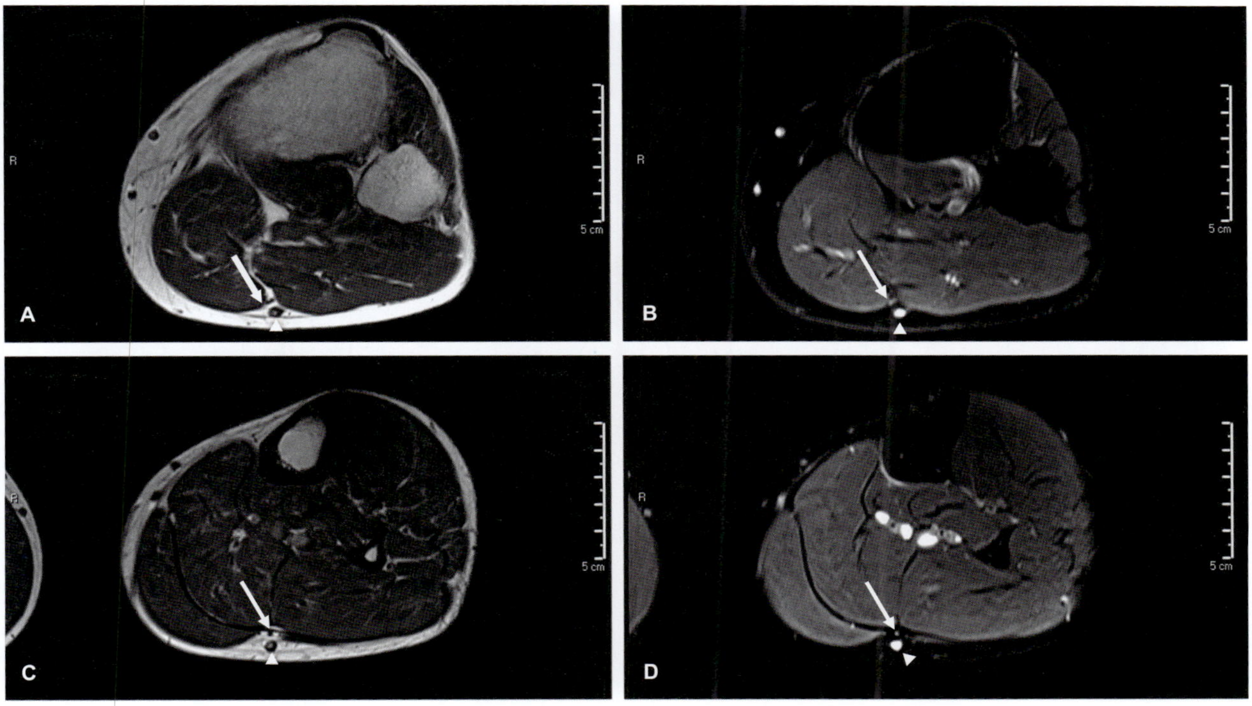

FIGURA 6
Imagens axiais de ressonância magnética ponderadas em T1 (A e C) e T2 (B e D), nos terços superior (A e B) e médio (C e D) da perna esquerda, demonstrando o aspecto normal do nervo sural (seta) e sua relação com a veia safena parva (cabeças de seta).

parva é identificada e retraída superficialmente para expor o nervo sural, onde há acesso ao nervo inteiro ou a fascículos, a depender da necessidade e planejamento.[4,5,7]

Enxertos neurais

Enxertos neurais autólogos podem ser necessários e utilizados em reparos do nervo facial, disfunção erétil pós-prostatectomia e reconstruções pós-traumáticas em membros superiores e inferiores, em lesões neurais associadas a situações em que os cotos não podem ser aproximados. Os segmentos nervosos danificados são então removidos e substituídos, utilizando nervos de menor importância funcional como doadores, por exemplo, o nervo sural da perna. Este é o nervo cutâneo mais utilizado como doador nas cirurgias de reconstrução de lesões de nervos com interposição de enxertos, por sua localização superficial e por ser composto por fibras longas, possibilitando o uso de 7 a 10 cm de enxerto. Por ter espessura semelhante à dos nervos intercostais, pode ser utilizado em reconstrução do plexo braquial, por exemplo. Em geral, sua retirada produz sintomas de repercussão clínica pouco intensa e de duração fugaz.[5-9]

Bloqueios e anestesias

Os bloqueios e anestesias do complexo do nervo sural são utilizados para a anestesia rápida da face lateral do tornozelo e pé durante reparos cirúrgicos, em procedimentos diagnósticos e perioperatórios, especialmente no contexto de excisão de lesões malignas acrais e urgências, como no trauma, com lacerações, fraturas e remoção de corpos estranhos. É realizada uma pequena pápula na pele lateralmente ao tendão calcâneo e logo acima do maléolo lateral (Figura 7), com injeção de 6 a 8 mL de anestésico local.[5,9]

PATOLOGIAS

Os feixes do complexo do nervo sural podem ser acometidos por inúmeras patologias, que incluem aprisionamento, contusão, lesões iatrogênicas, tumores de nervos e compressão de estruturas adjacentes a neuropatias periféricas.[2,11,14]

Aprisionamento

O aprisionamento do nervo sural é uma condição rara, que pode levar a dor debilitante ou parestesia. Em seu trajeto, há passagem por uma arcada anatômica fibrosa não extensível, espessa, larga e por vezes justa ao redor do nervo, que pode levar à fricção crônica com irritação na área em que se torna superficial no terço distal da perna. Outros dois locais possíveis são na face lateral do tornozelo e pé, próximo aos fibulares e junto do V metatarso (Figura 8). Sapatos, cadarços apertados, compressão com

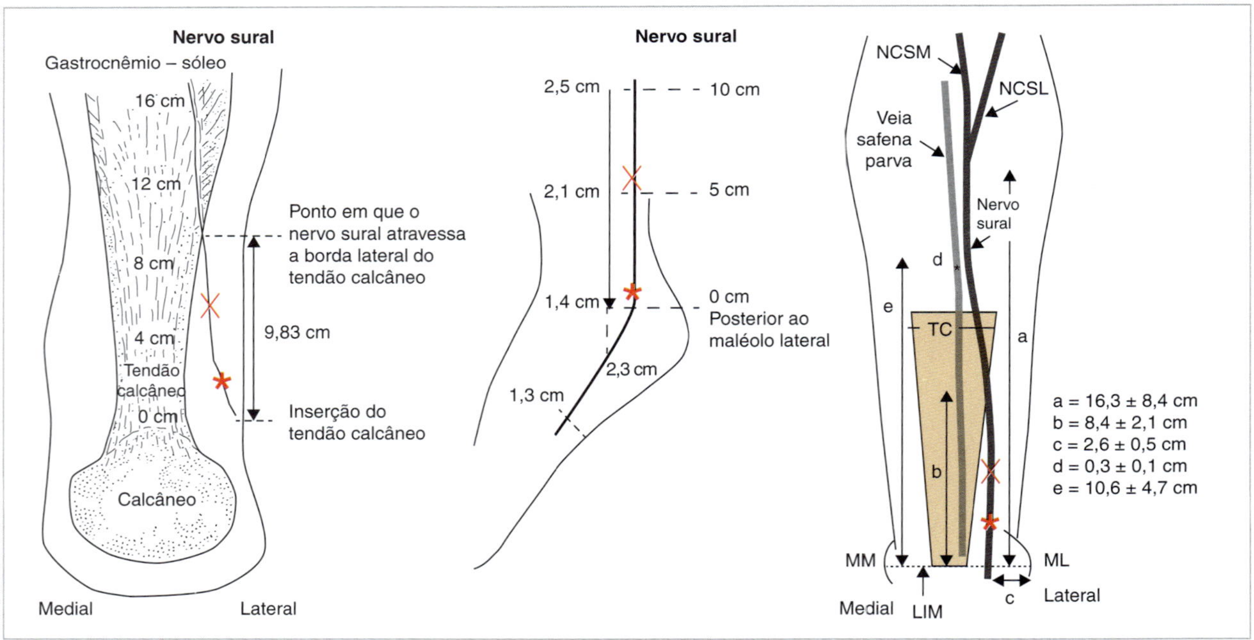

FIGURA 7

Marcos anatômicos do nervo sural em relação ao tendão calcâneo, fíbula e face posterior da perna, e o local de biópsia (X) e anestesia/bloqueio (asterisco). LIM: linha intermaleolar; ML: maléolo lateral; MM: maléolo medial; NCSL: nervo cutâneo sural lateral; NCSM: nervo cutâneo sural medial; TC: tendão calcâneo.

bandagens elásticas, meias, tiras e botas ou outras fontes de microtraumas repetidos podem determinar neuropatias dos nervos sensitivos do membro inferior.

Os achados de imagem são comuns às neuropatias com espessamento do nervo e redução da ecogenicidade ou elevação de sinal (Figura 9). Os sintomas são dor no aspecto posterior da perna, posterior e lateral à junção miotendínea do tendão calcâneo, exacerbado pelo exercício físico ou manobra de flexão plantar e inversão do pé, que pode ter irradiação distal ao pé e proximal ao gastrocnêmio com dor referida. O tratamento é realizado com liberação direta ativa ou miofascial até cirurgias.[2,12,15,21,22]

Trauma

Por sua localização superficial, os feixes do nervo sural podem ser lesionados por contusão direta ou lesões perfurocortantes na perna, tornozelo e pé (Figura 10). Podem ser acometidos ainda em torções do pé e tornozelo com lesões ligamentares, tendíneas e musculares ou por fraturas ósseas da fíbula distal, tálus, calcâneo ou base do V metatarso. Outras causas ou associações ortopédicas podem ser relacionadas a estrutura e função do tornozelo e pé, e incluem ainda roturas ou estiramentos do gastrocnêmio, tendinopatias e roturas do tendão calcâneo.

Tais condições podem levar a neuropatias ou neuropraxias, com dor e hipoestesias na face lateral da perna e pé, temporárias ou até permanentes. As alterações pós-traumáticas dependem da energia do trauma e dos tecidos ou partes moles adjacentes. Contusões ou estiramentos do nervo resultam em edema sem interrupção de fascículos. Lesões mais severas cursam com rotura parcial ou completa dos fascículos, e até associação com neuromas. Geralmente os sintomas são leves ou tolerados, não necessitando de reparos cirúrgicos.[1,6,9,11,19,20]

Iatrogenias e lesões pós-operatórias

Os feixes do complexo do nervo sural podem ser lesionados em cirurgias vasculares, como em safenectomias, na dissecção da junção safeno-poplítea ou ablações térmicas da veia safena parva, por sua proximidade e íntima relação no trajeto descendente na perna. Em cirurgias e reparos ortopédicos também podem ocorrer lesões, como no trajeto de artroscopias de tornozelo, fixação do calcâneo, maléolo lateral ou fíbula distal, reconstrução de ligamentos laterais do pé e tornozelo (Figura 11 e Vídeos 2 e 3), sindesmose tibiofibular (Figura 12 e Vídeos 4 e 5), tendão calcâneo (Figuras 13 e 14 e Vídeo 6) e dos tendões e retináculo dos fibulares (Figuras 15 e 16).[6,7,9,10,14,17,23]

VOUCHER: neurografiaperi

VÍDEO 2. Imagens dinâmicas de ultrassom Modo B da face lateral do tornozelo, notando-se sinais de manipulação cirúrgica com alterações fibrocicatriciais na pele e subcutâneo do aspecto dorsolateral do tornozelo na topografia do ligamento fibulotalar anterior.

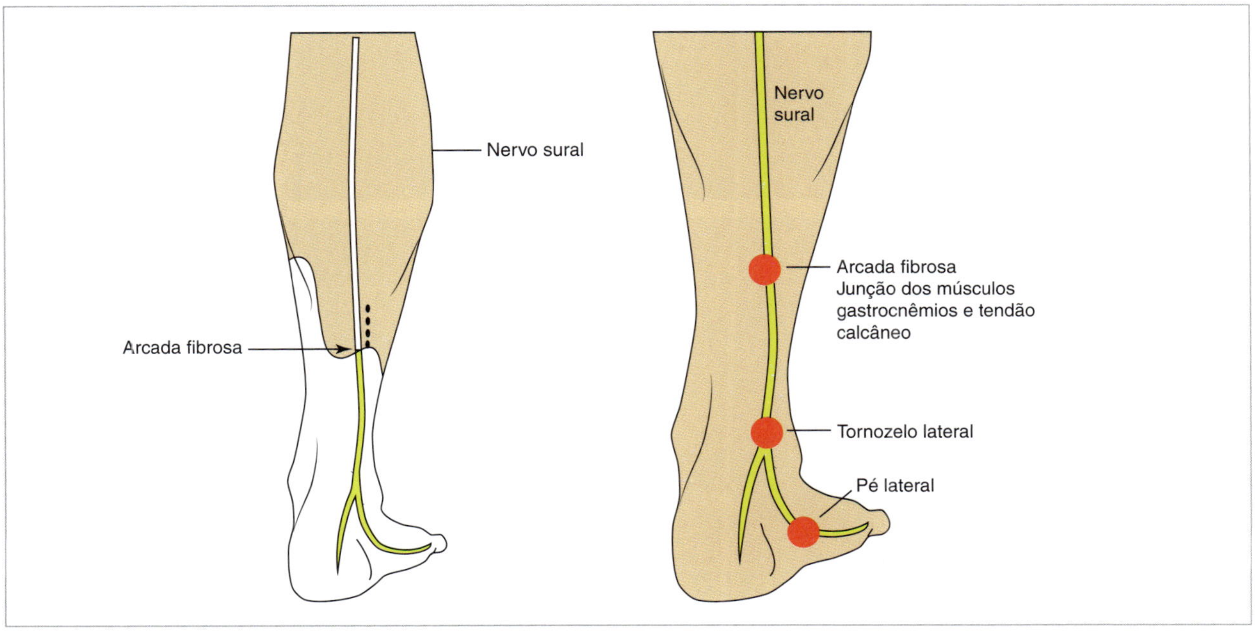

FIGURA 8
Local de aprisionamento do nervo sural junto à arcada fibrosa e aponeurose superficial (linha pontilhada) próximo à junção miofascial do tendão calcâneo.

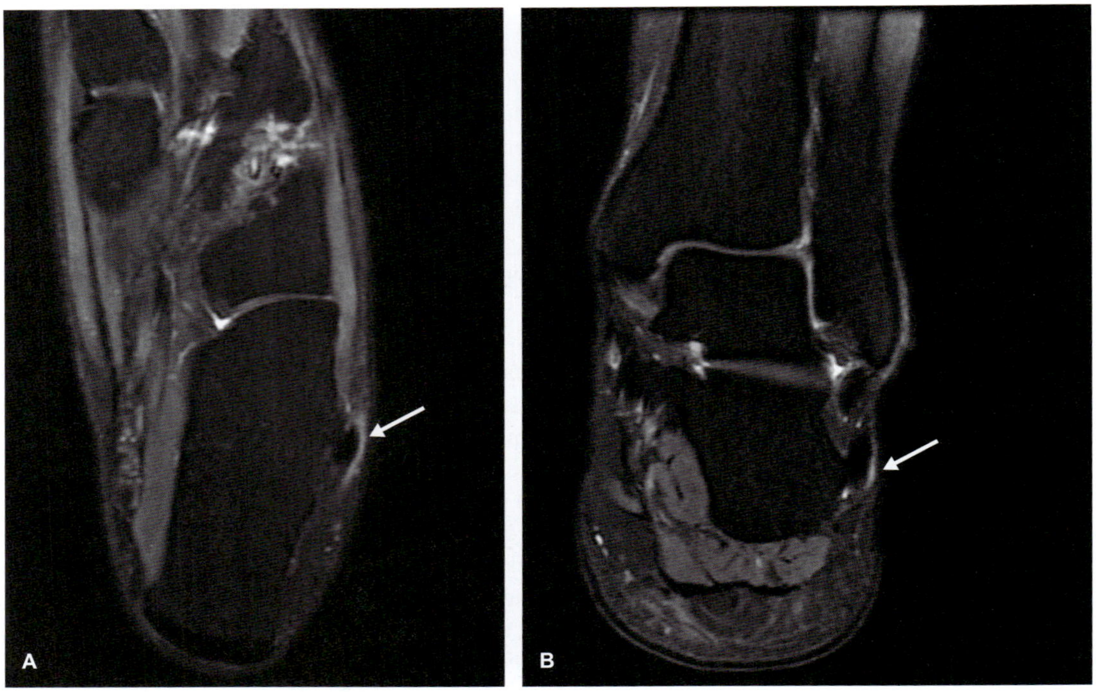

FIGURA 9
Imagens axial (A) e coronal (B) de ressonância magnética ponderadas em T2 do tornozelo esquerdo, demonstrando sinais de neuropatia do sural com espessamento e elevação de sinal (setas), junto aos tendões fibulares.

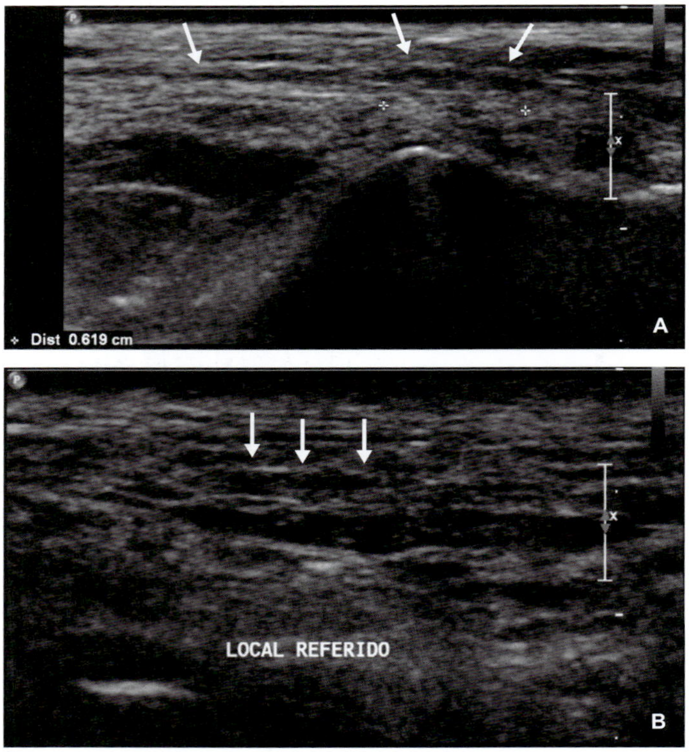

FIGURA 10
Imagens de ultrassom Modo B sagital do tornozelo, demonstrando espessamento (0,12 cm) e hipoecogenicidade segmentar (extensão: 0,6 cm) dos fascículos do nervo sural esquerdo, em seu trajeto retromaleolar, relacionado ao trauma perfurante referido (acupuntura), sem descontinuidades transfixantes.

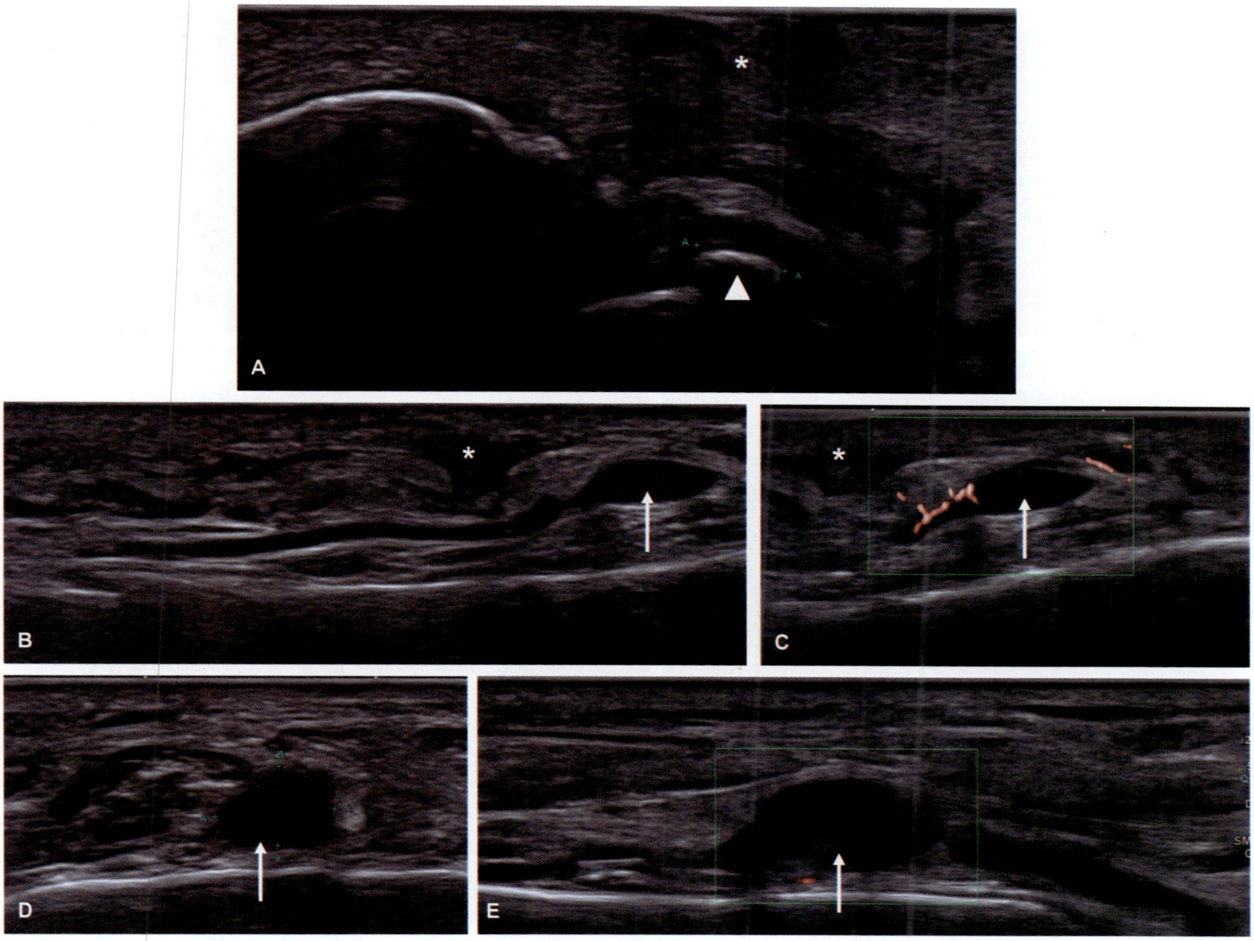

FIGURA 11

Imagem de ultrassom Modo B da face lateral do tornozelo, notando-se sinais de manipulação cirúrgica com alterações fibrocicatriciais na pele e subcutâneo do aspecto dorsolateral do tornozelo (A: asterisco), na topografia do ligamento fibulotalar anterior com pequena calcificação na sua inserção talar (cabeça de seta). B e C: imagens no eixo longo e curto do nervo cutâneo dorsal intermédio demonstrando formação nodular hipoecogênica (0,5 x 0,2 cm), sugestiva de neuroma, no plano da cicatriz cirúrgica lateral (asterisco). D e E: imagens no eixo longo e curto do nervo fibular profundo no plano do tarso, demonstrando formação nodular hipoecogênica (0,8 x 0,4 cm) compatível com neuroma, em continuidade com os fascículos neurais distais, que se encontra espessado.

VOUCHER: neurografiaperi

VÍDEO 3. Imagens no eixo curto dos nervos cutâneo dorsal intermédio e fibular profundo no plano do tarso, demonstrando formações nodulares hipoecogênicas compatíveis com neuromas.

VÍDEO 4. Imagens dinâmicas de ultrassom Modo B da face lateral do tornozelo demonstrando sinais de manipulação cirúrgica para estabilização da sindesmose tibiofibular e o nervo fibular superficial no eixo longo com sinais de descontinuidade transfixante associado a formações nodulares hipoecogênicas nos cotos (neuromas).

VÍDEO 5. Imagens dinâmicas de ultrassom Modo B da face lateral do tornozelo demonstrando sinais de manipulação cirúrgica para estabilização da sindesmose tibiofibular e o nervo fibular superficial no eixo curto com sinais de descontinuidade transfixante associado a formações nodulares hipoecogênicas nos cotos (neuromas).

VÍDEO 6. Imagens dinâmicas de ultrassom Modo B demonstrando descontinuidade transfixante no nervo sural no plano do terço distal da perna, espessamento dos fascículos neurais no segmento imediatamente proximal à rotura e formação de imagem nodular hipoecogênica/anecogênica em seu trajeto no plano da lesão.

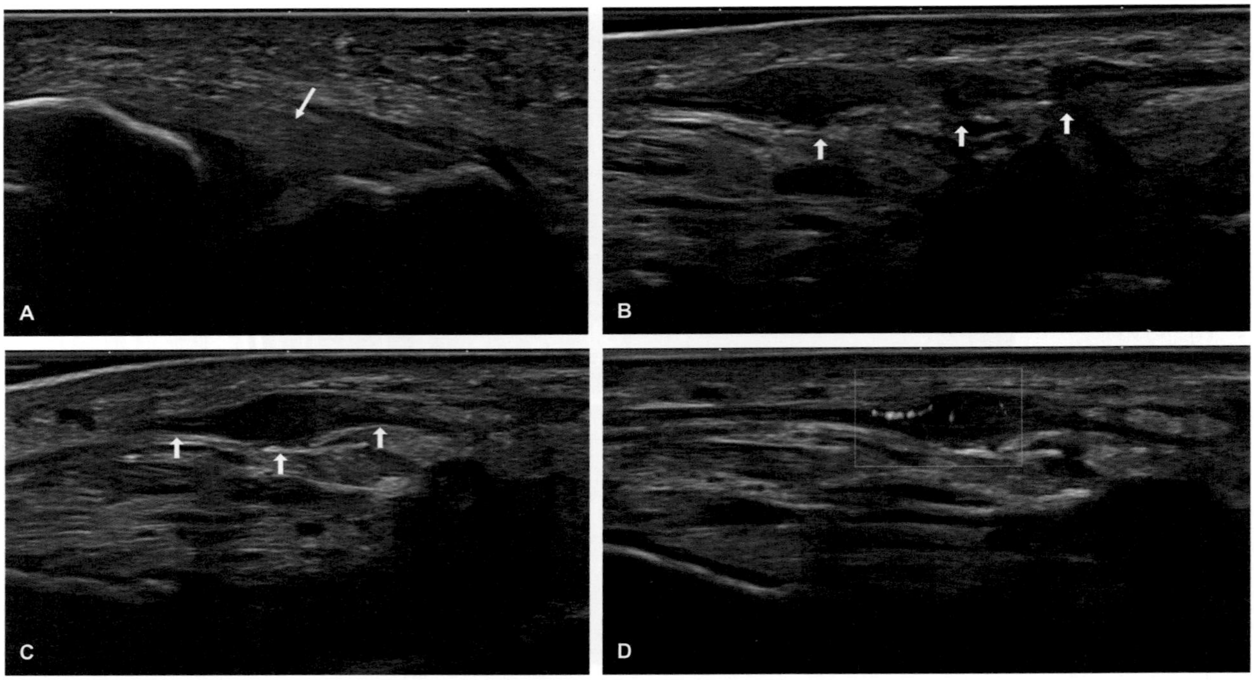

FIGURA 12
A: imagem de ultrassom Modo B da face lateral do tornozelo demonstrando sinais de manipulação cirúrgica para estabilização da sindesmose tibiofibular, com espessamento cicatricial/pós-manipulação do ligamento tibiofibular anterior (seta). B e C: imagens de ultrassom Modo B demonstrando descontinuidade transfixante do ramo cutâneo dorsal medial do nervo fibular superficial, associado a formações nodulares hipoecogênicas (setas) nos cotos (neuromas), hipervascularizadas ao Doppler (D).

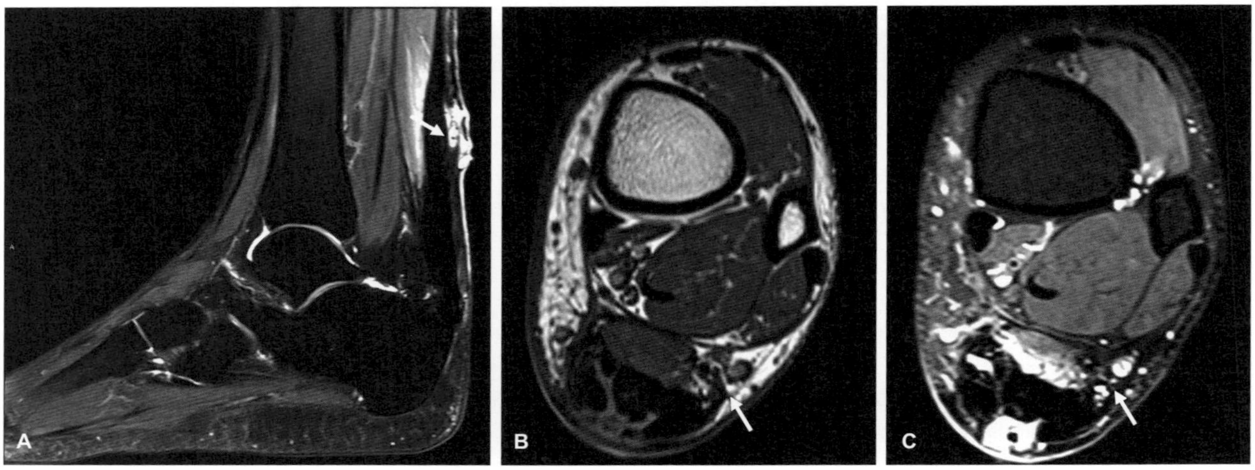

FIGURA 13
Imagens de ressonância (A) T2 coronal e axiais T1 (B) e T2 (C) demonstrando sinais de manipulação cirúrgica associada a espessamento fusiforme do tendão calcâneo com delaminações intrassubstanciais. Lâminas líquidas entre as fibras tendíneas no sítio de manipulação com bolhas gasosas no seu interior e estendendo-se ao subcutâneo posterior, onde há pequena solução de continuidade da superfície cutânea (setas). Obliteração junto ao feixe sural e difícil avaliação ao método (ver Figura 14).

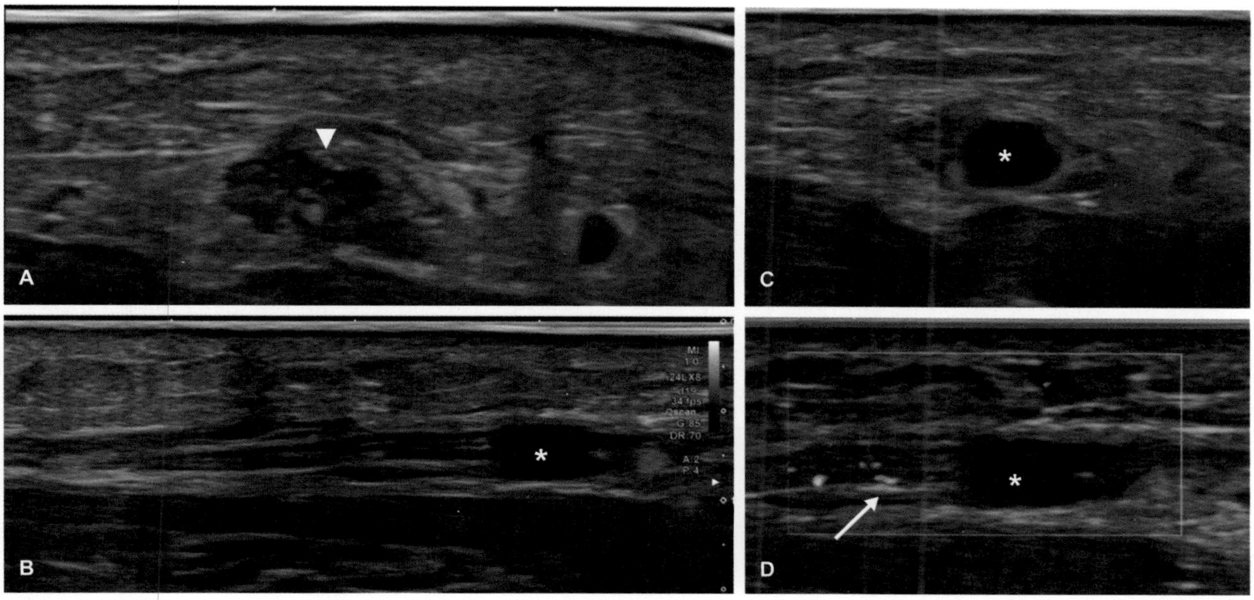

FIGURA 14

A: imagens de ultrassom demonstrando avaliação direcionada do nervo sural (Figura 13), destacando-se descontinuidade transfixante no plano do terço distal da perna, espessamento dos fascículos neurais no segmento imediatamente proximal à rotura (cabeça de seta). C e D: formação de imagem nodular hipoecogênica/anecogênica (0,7 cm) em seu trajeto no plano da lesão (asterisco). D: associa-se hiperfluxo da ***vasa nervorum*** no segmento proximal à rotura (seta).

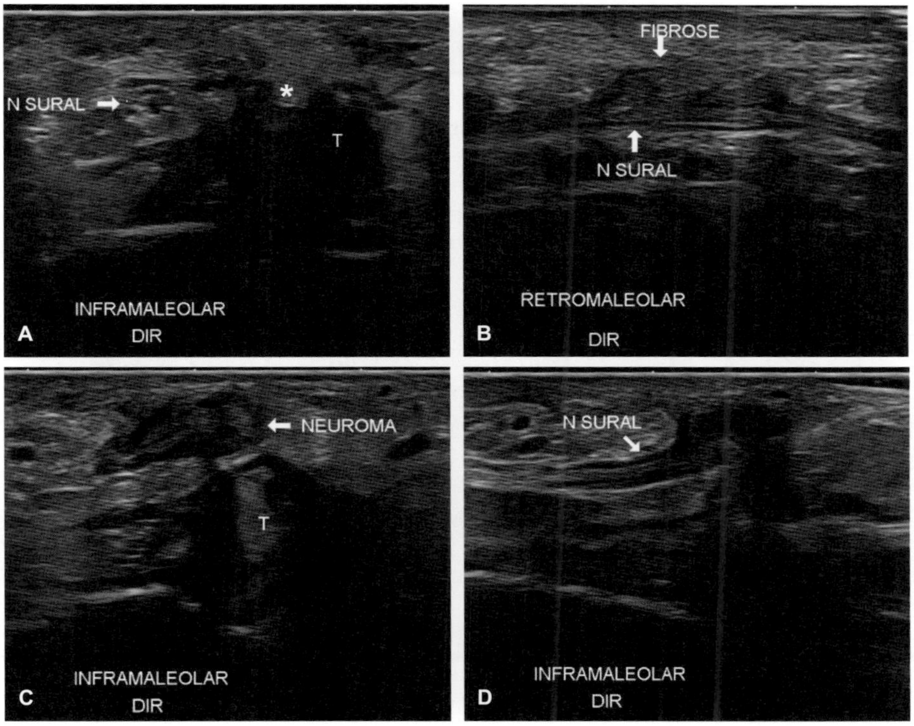

FIGURA 15

A: imagens de ultrassom Modo B demonstrando sinais de reconstrução do retináculo fibular (asterisco), que se mostra espessado e heterogêneo, associado a espessamento e hipoecogenicidade do tendão fibular curto (T). B a D: rotura transfixante do nervo sural em sua porção inframaleolar acompanhada por neuroma no coto proximal e fibrose envolvendo o nervo em sua porção retromaleolar (B). Os fascículos neurais encontram-se espessados, entremeados pelo tecido fibrocicatricial.

Como consequência do acometimento neural, podem surgir alterações de sensibilidade, com dormência e hipoestesia à anestesia da pele na face posterolateral da perna e pé. Em casos de associação com neuromas de coto ou por contiguidade, podem surgir parestesia dolorosa e hipersensibilidade irradiada.

Avaliação por imagem e delimitação do trajeto dos feixes do complexo do nervo sural podem prevenir lesões iatrogênicas com a demarcação de áreas, "zonas seguras" ou "zonas de risco" nas cirurgias vasculares e ortopédicas.[6,7,9,10,14,17,23]

Outros: neuropatias não compressivas, traumáticas ou iatrogênicas

As causas mais frequentes de neuropatias não compressivas, traumáticas ou iatrogênicas são inflamatórias, embora outras etiologias sejam relatadas. Em neuropatias sistêmicas (polineuropatias), como na forma simétrica distal do *diabetes mellitus*, as alterações do nervo sensitivo são consideradas mais precoces que as alterações da condução motora, daí a importância do estudo do nervo sural.

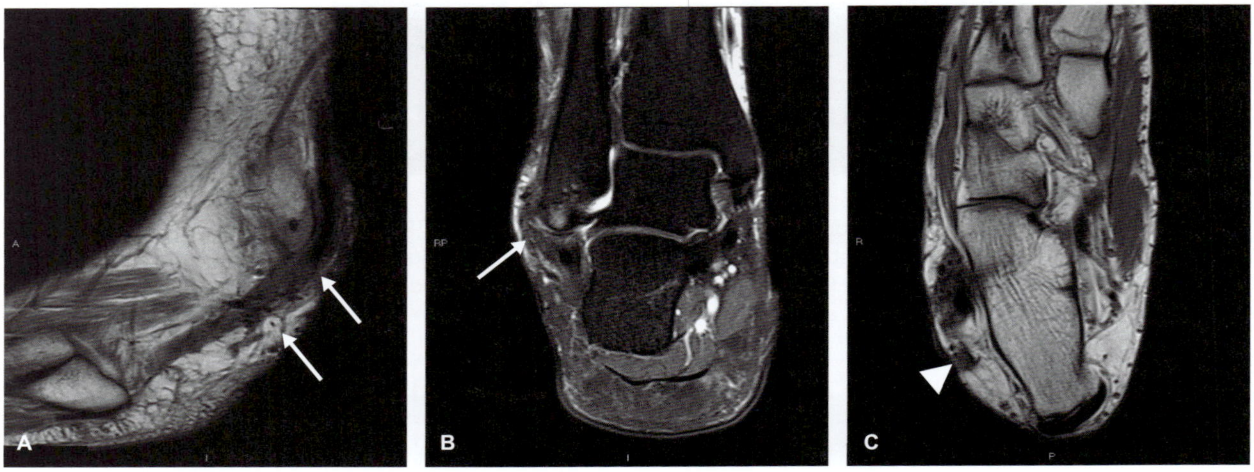

FIGURA 16
Imagens de ressonância magnética sagital T1 (A), coronal T2 (B) e axial T1 (C) demonstrando sinais de manipulação cirúrgica do tendão fibular curto em seu segmento distal, com artefatos de suscetibilidade magnética no subcutâneo/partes moles (setas em A) e manipulação cirúrgica na face posterolateral do tornozelo, com reconstrução do retináculo fibular, que se encontra espessado e heterogêneo na região perimaleolar lateral (seta em B). Espessamento dos fascículos do nervo sural, sem descontinuidades, evidenciando-se provável neuroma no plano inframaleolar (cabeça de seta em C).

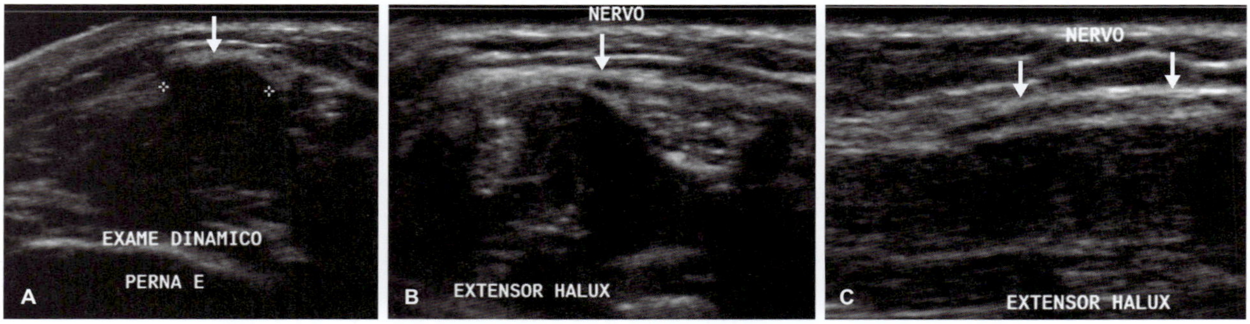

FIGURA 17
Imagens de ultrassom Modo B no eixo curto (A) e longo da perna (B e C) demonstrando a presença de hérnia muscular do extensor longo do hálux no terço inferior da perna, visualizada apenas após exercício com carga no membro inferior esquerdo, com falha na fáscia (A: marcador), determinando compressão do ramo medial do nervo fibular superficial (provável nervo cutâneo dorsal medial) durante o exame dinâmico, o qual se encontra discretamente espessado e hipoecoico (B e C).

Lesões com efeito de massa podem levar ao acometimento secundário de feixes do complexo do nervo sural e incluem hipertrofias, hérnias ou variantes musculares (Figura 17), tumores e cistos (Figura 18 e Vídeo 7). Lesões expansivas, tumorais ou neoplásicas também podem infiltrar e acometer os nervos periféricos sensitivos dos membros inferiores (Figura 19), destacando-se os tumores de bainha neural (Figura 20).[11,14,20,24]

VOUCHER: neurografiaperi

VÍDEO 7. Imagens dinâmicas de ultrassom Modo B da face lateral do tornozelo no eixo curto demonstrando formação cística simples, lobulada, de provável natureza artrossinovial, relacionada com a base do 4º e 5º metatarsos e insinuando-se ao subcutâneo dorsal, mantendo contato com o nervo cutâneo dorsal intermédio (NCDI), ramo do fibular superficial, deslocando-o medialmente.

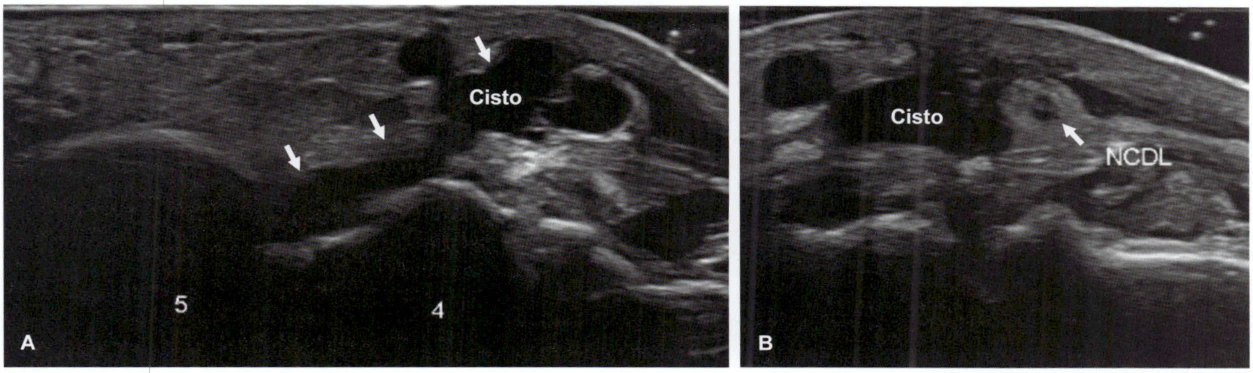

FIGURA 18
Imagens de ultrassom Modo B da face lateral do tornozelo no eixo longo (A) e curto (B) demonstrando formação cística simples, alongada, lobulada, de provável natureza artrossinovial (seta em A), relacionada com a base do 4º e 5º metatarsos e insinuando-se ao subcutâneo dorsal, mantendo contato com o nervo cutâneo dorsal intermédio (NCDL), ramo do fibular superficial, deslocando-o medialmente.

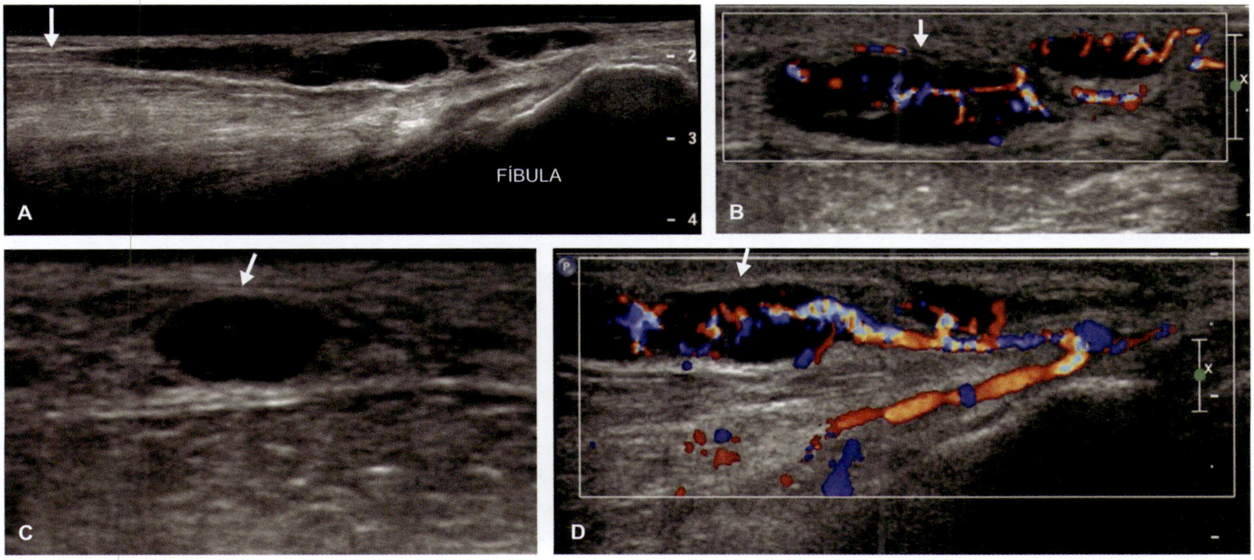

FIGURA 19
Imagens de ultrassom modo B (A e C) e Doppler colorido (B e D) demonstrando lesão expansiva hipoecoica, hipervascularizada, de contornos nítidos e regulares envolvendo o terço distal do nervo fibular superficial, os nervos cutâneo dorsal medial e cutâneo dorsal intermédio, devendo estar relacionada a envolvimento tumoral pela doença de base (mieloma múltiplo).

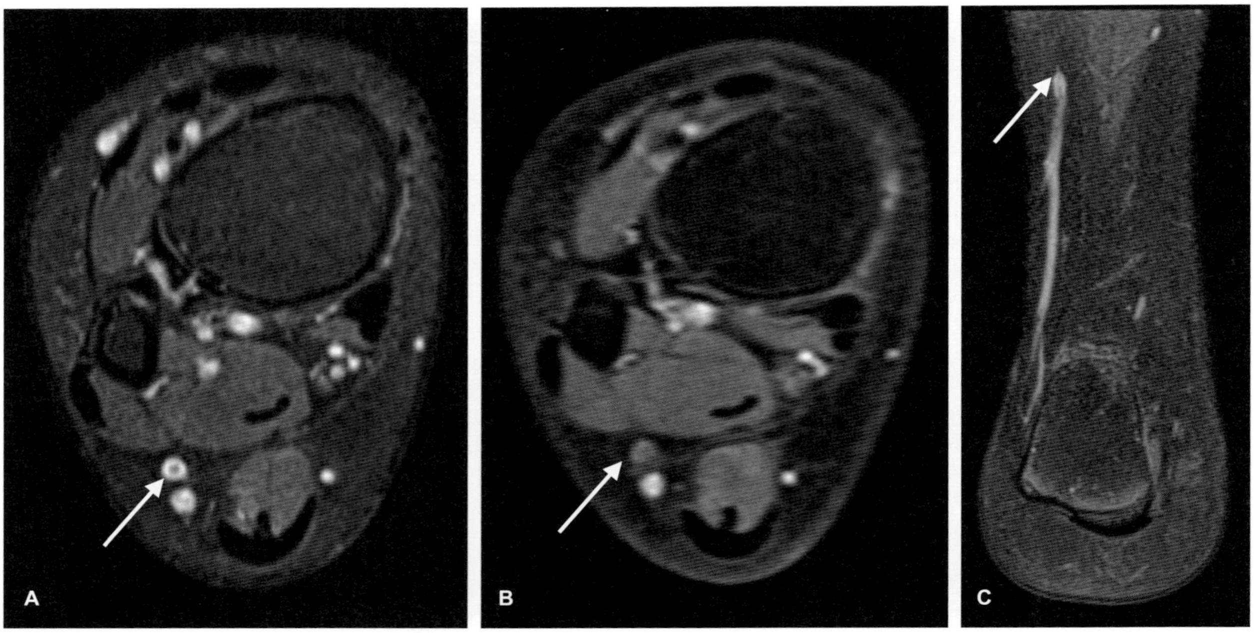

FIGURA 20
Imagens de RM axial T2 (A) e T1 pós-contraste (B) e coronal T2 (C) demonstrando formação nodular em trajeto neural compatível com neurofibroma do nervo sural (setas), possivelmente associado à doença de base (neurofibromatose tipo I).

CONSIDERAÇÕES FINAIS

A avaliação dos nervos sensitivos periféricos do membro inferior pode ser desafiadora, mas é possível com a US de alta frequência e a RM de alto campo, com o correto conhecimento de sua anatomia, trajeto e variações abordadas. É o que permite o diagnóstico mais seguro e preciso das principais patologias que podem acometer os feixes do complexo do nervo sural, sendo imprescindíveis na avaliação do membro inferior, especialmente em casos de alteração de sensibilidade na face lateral do tornozelo e pé.

REFERÊNCIAS

1. Bianchi S, Droz L, Deplaine CL, Dubois-Ferriere V, Delmi M. Ultrasonography of the sural nerve: normal and pathologic appearances. J Ultrasound Med. 2018;37(5):1257-65.
2. Gallardo E, Noto YI, Simon NG. Ultrasound in the diagnosis of peripheral neuropathy: structure meets function in the neuromuscular clinic. J Neurol Neurosurg Psychiatry. 2015;86(10):1066-74.
3. José R, Dias S, Pereira Carneiro A. Estudo eletrofisiológico do nervo cutâneo dorsal lateral aplicabilidade técnica e valores de referência. Arq Neuropsiquiatr. 2000;58.
4. Torres Batista K, De Araújo HJ, Campos Da Paz Júnior A. Biópsia do nervo sural: técnica, indicações e resultados. Rev Bras Cir Plast. 2009;24(2):158-61.
5. Eid EM, Hegazy AMS. Anatomical variations of the human sural nerve and its role in clinical and surgical procedures. Clin Anat. 2011;24(2):237-45.
6. Kim KH, Yoo JY, You BC. Ultrasonographic evaluation of sural nerve for nerve conduction study. Ann Rehabil Med. 2014;38(1):46-51.
7. Prado Reis F, Maria Bomfim Santos C, Prado Oliveira I, Dias Barreto D, Lúcia Correa Feitosa V, Aderval Aragão J. Anatomical study of the sural nerve complex in human fetuses. Annu Res Rev Biol. 2014;4.
8. Steele R, Coker C, Freed B, Wright B, Brauer P. Anatomy of the sural nerve complex: unaccounted anatomic variations and morphometric data. Ann Anat. 2021;238.
9. Popieluszko P, Mizia E, Henry BM, PĘkala PA, Sanna B, Roy J, et al. The surgical anatomy of the sural nerve: an ultrasound study. Clin Anat. 2018;31(4):450-5.
10. Ramakrishnan PK, Henry BM, Vikse J, Roy J, Saganiak K, Mizia E, et al. Anatomical variations of the formation and course of the sural nerve: a systematic review and meta-analysis. Ann Anat. 1 2015;202:36-44.
11. Lawrence SJ, Botte MJ, San Diego Md. The sural nerve in the foot and ankle: an anatomic study with clinical and surgical implications. Foot Ankle Int. 1994;15(9):490-4.
12. Fabre T, Montero C, Gaujard E, Gervais-Dellion F, Durandeau A. Chronic calf pain in athletes due to sural nerve entrapment a report of 18 cases. Am J Sports Med. 2000;28(5): 679-82.
13. Lin E, Gaur A, Jones M, Ahmed A. Sural nerve at the ankle. In: Sonoanatomy for anaesthetists. Cambridge University Press; 2013. p.70-1.

14. Inchai C, Vaseenon T, Tanaka Y, Mahakkanukrauh P. The distribution pattern of the dorsal cutaneous nerves of the foot and its clinical implications. Anat Cell Biol. 2020;53(2): 137-42.
15. Donovan A, Rosenberg ZS, Cavalcanti CF. MR imaging of entrapment neuropathies of the lower extremity: Part 2. The knee, leg, ankle, and foot. Radiographics. 2010;30(4): 1001-14.
16. Tachi N, Kozuka N, Ohya K, Chiba S, Naganuma M. MRI of peripheral nerves and pathology of sural nerves in hereditary motor and sensory neuropathy type III. Neuroradiology. 1995;37(6):196-9.
17. Ricci S, Moro L, Antonelli Incalzi R. Ultrasound imaging of the sural nerve: ultrasound anatomy and rationale for investigation. Eur J Vasc Endovasc Surg. 2010;39(5):636-41.
18. Zattar L, Cerri G, organizadores. Ultrassonografia dermatológica. Barueri: Manole; 2021.
19. Suk JI, Walker FO, Cartwright MS. Ultrasonography of peripheral nerves topical collection on nerve and muscle. Curr Neurol Neurosci Rep. 2013;13(2).
20. Kele H. Ultrasonography of the peripheral nervous system. Perspect Med. 2012;1(1-12):417-21.
21. Paraskevas GK, Natsis K, Tzika M, Ioannidis O. Fascial entrapment of the sural nerve and its clinical relevance. Anat Cell Biol. 2014;47(2):144-7.
22. Brown MN, Pearce BS, Vanetti TK. Sural nerve entrapment. In: Trescot AM, editor. Peripheral nerve entrapments: clinical diagnosis and management. Springer International Publishing; 2016. p.795-810.
23. Coert JH, Dellon AL. Clinical Implications of the surgical anatomy of the sural nerve. Plast Reconstr Surg. 1994;94(6):850-5.
24. Martins RS, Siqueira MG, Tedesco-Marchese AJ. Neuroma sintomático do nervo sural: uma complicação rara após a retirada do nervo. Arq Neuropsiquiatr. 2002; 60.

20

Bloqueios de nervos guiados por imagem

Diogo Guilherme Leão Edelmuth
Marcelo Bordalo

INTRODUÇÃO

Bloqueios de nervos periféricos são realizados pela infiltração perineural de anestésico local (com ou sem outras medicações adjuvantes), para redução da condução neural, com o principal objetivo de reduzir sua atividade nociceptiva, embora outros estímulos sensitivos e motores também sejam afetados dependendo do sítio de bloqueio, da concentração anestésica e do volume injetado. A imagem teve um papel fundamental na revolução da acurácia e segurança desses bloqueios, devendo fazer parte do arsenal diagnóstico e terapêutico do radiologista.

Para fins didáticos, neste capítulo dividimos os bloqueios neurais em dois grupos:

1. Bloqueios regionais utilizados para analgesia/anestesia perioperatória: dentro da radiologia intervencionista, são utilizados para redução da necessidade de anestesia geral/sedação durante procedimentos invasivos dolorosos, por exemplo, as ablações térmicas ou biópsias ósseas. Por visarem efeito apenas durante a duração do procedimento em questão, esses bloqueios podem englobar grandes nervos somáticos, com função tanto sensitiva quanto motora, garantindo grande conforto e maior segurança para os procedimentos intervencionistas.
2. Bloqueios diagnósticos e terapêuticos de pequenos nervos: pequenos nervos periféricos, muitas vezes puramente sensitivos, podem ser bloqueados para corroborar diagnósticos de dores neuropáticas específicas (p. ex., meralgia parestésica), além de serem passíveis de ablações térmicas (radioablação ou crioablação).

CONCEITOS GERAIS

Fármacos

Anestésicos locais (AL) são as medicações centrais nos bloqueios neurais. Atuam bloqueando canais de sódio e impedindo a despolarização neuronal. A Tabela 1 resume os principais anestésicos locais utilizados. O grau de duração de bloqueio dos anestésicos locais depende tanto da medicação escolhida quanto de sua concentração e volume. Anestésicos de longa duração como ropivacaína e bupivacaína têm duração maior do que os de curta duração. Quanto mais concentrado e maior o volume injetado ao longo do nervo, maior será o tempo de reabsorção e, portanto, maior a duração do bloqueio. Medicações adjuvantes como epinefrina, dexametasona e clonidina também podem ser utilizadas para potencializar o efeito e a duração do bloqueio regional.[1] Altas concentrações de anestésico local (p. ex., bupivacaína ou ropivacaína a 0,5-1%) tendem a promover

TABELA 1 Principais anestésicos utilizados nos bloqueios neurais

	Duração*	Dose tóxica
Lidocaína	1-2 horas	5 mg/kg
Lidocaína com epinefrina	2-4 horas	7 mg/kg
Ropivacaína	5-8 horas	3 mg/kg
Bupivacaína	5-8 horas	3 mg/kg

* A duração da anestesia é altamente dependente do local, concentração e volume da injeção, variando amplamente em relação a essas médias.

anestesia completa do território neural, com bloqueio motor frequente, enquanto concentrações menores (p. ex., bupivacaína ou ropivacaína a 0,1-0,3%) tendem a ter efeito analgésico com menor anestesia e menor frequência de bloqueio motor.

Atenção sempre deve ser dada à dose total injetada de cada anestésico local, garantindo que não ultrapasse limites de dose tóxica (Tabela 1). Bloqueios de grandes nervos (p. ex., ciático ou plexo braquial) e bloqueios de planos fasciais, por exigirem maior volume para adequada dispersão, podem necessitar de maior diluição das soluções para que a dose total se mantenha em faixas seguras.

Os corticóides podem ser utilizados para os bloqueios terapêuticos com objetivo de alívio a médio e longo prazo da dor resultante da injúria neural. Podem ser utilizados corticóides não particulados hidrossolúveis (dexametasona) ou particulados (metilprednisolona, betametasona e triamcinolona).

É importante destacar que a ropivacaína pode formar agregados de cristais quando combinada com um corticoide hidrossolúvel, como a dexametasona.

O uso de corticoides particulados promovem, na teoria, uma ação mais prolongada, mas não existem ensaios randomizados comparando a efetividade dos particulados em relação aos hidrossolúveis nas neuropatias compressivas.

Um princípio a ser destacado é que o bloqueio neural é efetuado por meio da administração dos fármacos ao redor dos nervos periféricos (perineural).

Contraindicações

QUADRO 1 Contraindicações ao uso de anestesia regional[2,3]

Absolutas	Relativas
Recusa do paciente Alergia ao anestésico local	Infecção ativa no local de injeção Coagulopatias Déficit neurológico prévio Inabilidade de cooperar

Visibilidade da agulha

A segurança trazida pela ultrassonografia (US) aos bloqueios regionais depende da constante caracterização da agulha (sobretudo de sua ponta) durante todo o procedimento. Várias técnicas são descritas para melhorar a visibilidade da agulha. O Quadro 2 lista as principais técnicas.[4]

BLOQUEIOS REGIONAIS PERIOPERATÓRIOS

Introdução

Os bloqueios neurais perioperatórios auxiliam na analgesia intra e pós-procedimento, sendo auxiliares importantes à sedação consciente para os principais procedimentos intervencionistas guiados por imagem nos membros.

Para a seleção do tipo de bloqueio regional a ser utilizado, é necessário conhecimento do suprimento neural para a área que é alvo da intervenção invasiva. Apesar de os dermátomos (áreas de inervação cutânea de cada nervo espinhal ou nervo periférico) serem mais amplamente estudados na medicina e de conhecimento geral (dada a relevância clínica das dores neuropáticas que se projetam sobre eles), a dor da pele representa um obstáculo pequeno durante os procedimentos minimamente invasivos, pois ela é facilmente anestesiada pela infiltração local. Já os planos miofasciais (e sobretudo ósseos) são de mais difícil cobertura consistente pela infiltração local de anestésico e mais frequentemente responsáveis pela maior necessidade de sedação profunda, tornando-se, portanto, os principais alvos dos bloqueios regionais perioperatórios. Para isso, é necessário familiarizar-se com os conceitos de miótomos e esclerótomos (ou osteótomos), que representam as áreas de inervação das estruturas musculares e ósseas. Certifique-se sobre a inervação dos músculos e ossos que sofrerão maior trauma e estímulo nociceptivo durante cada procedimento. A Figura 1 mostra a inervação dos principais ossos dos membros. A seguir serão discutidos os principais bloqueios regionais para procedimentos nos membros.

QUADRO 2 Técnicas para aumentar visibilização da agulha no US

Técnica	Detalhes
Usar agulha de maior calibre	Deve-se considerar, porém, o conforto do paciente relacionado a agulhas mais finas
Trajeto da agulha próximo a 90° em relação ao feixe de ultrassom	Pode ser obtido ao se introduzir a agulha na pele mais distante em relação ao alvo ou pressionando a margem mais distal do transdutor contra a pele, angulando-o
Agulhas ecogênicas	Agulhas especiais com chanfraduras em sua lateral, tornando-as mais ecogênicas, sobretudo em maiores angulações em relação ao transdutor
Bisel voltado para cima	Manter o bisel da agulha voltado para o transdutor facilita a identificação da ponta da agulha
Angulação virtual do feixe	Funções como imagem convexa/trapezoide virtual ou *steer*

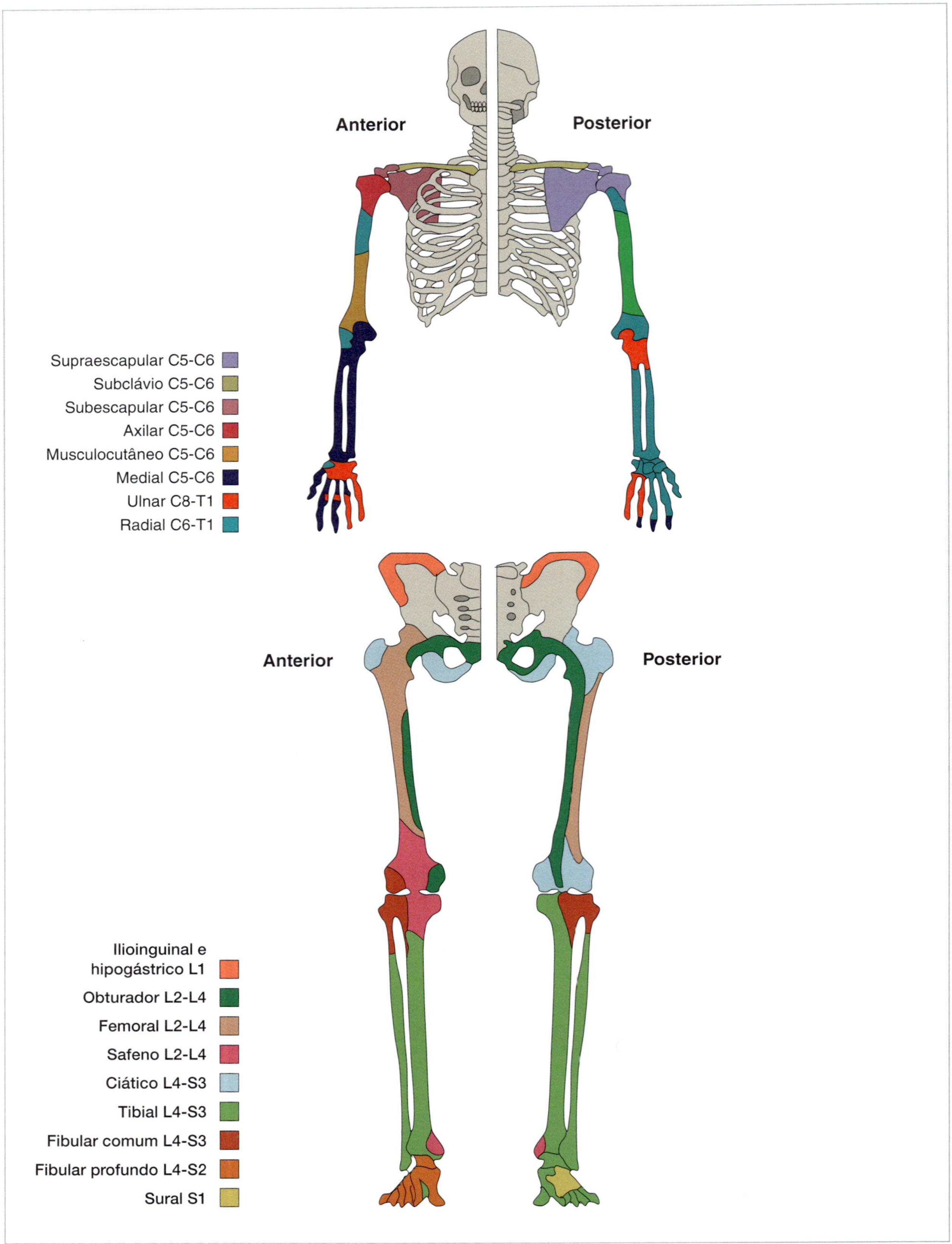

FIGURA 1
Ilustração em cores representando os esclerótomos, áreas de inervação de cada osso.

Bloqueio do plexo braquial supraclavicular

- **Indicações:** procedimentos no braço, antebraço e mão. Para procedimentos no ombro, o nervo supraescapular pode precisar ser bloqueado adicionalmente, pois a dispersão para esse nervo é inconsistente no bloqueio supraclavicular.
- **Agulhamento:** com o transdutor colocado no plano coronal/oblíquo acima da clavícula, o plexo braquial é encontrado no espaço costoclavicular ao nível das divisões, em íntimo contato com o 1º arco costal e a artéria subclávia. A agulha é avançada de lateral para medial e posterior para anterior. Mantenha sempre o 1º arco costal visível, principalmente quando mirando os fascículos mais profundos, para evitar punção pleural inadvertida (Figura 2).[5]
- **Volume de anestésico local:** cerca de 20 mL.
- **Particularidades:** os locais de bloqueio do plexo braquial incluem (de proximal para distal) os espaços interescalênico, supraclavicular, infraclavicular e axilar. Quanto mais proximal o bloqueio, maior sua cobertura proximal (incluindo anestesia do ombro), porém maior a chance de bloqueio do nervo frênico (com paralisia diafragmática unilateral) e do gânglio estrelado (com síndrome de Horner). Portanto, para pacientes que podem não tolerar uma perda de cerca de 30% da função respiratória, bloqueios mais distais são preferíveis.

Bloqueio do punho

- **Indicação:** procedimentos nas mãos e dedos.
- **Alvos:** nervo mediano, nervo ulnar e nervo radial superficial.
- **Agulhamento:** os nervos podem ser acessados em qualquer nível do antebraço. Acessos mais distais têm a vantagem de encontrar o nervo mais superficial, com menor passagem por musculatura e menor desconforto. O terço distal, no entanto, traz maior proximidade dos nervos radial e ulnar com as artérias correspondentes, cujos trajetos devem ser identificados (Figura 3).
- **Volume:** 5 mL por nervo.
- **Particularidades:** o bloqueio do punho no nível do antebraço é distal à emergência de vários nervos responsáveis pela inervação da cápsula articular do punho, como o antebraquial cutâneo lateral, o interósseo anterior e o interósseo posterior. Dessa forma, esse bloqueio pode não ser suficiente para procedimentos junto à articulação radiocárpica ou ossos carpais.[6] Para procedimentos nos dedos, pode-se preferir o bloqueio do punho aos bloqueios tronculares/digitais pela maior duração da analgesia pós-procedimento.

Bloqueio ciático

- **Indicações:** procedimentos na coxa, joelho e perna.
- **Agulhamento (transglúteo):** com o(a) paciente em decúbito ventral, o transdutor (habitualmente convexo, de baixa frequência) é posicionado no plano axial no nível da tuberosidade isquiática (aproximadamente na prega glútea). O nervo ciático é caracterizado superficialmente ao músculo quadrado femoral. A agulha é introduzida lateralmente e avançada em plano até a gordura circunjacente ao nervo (Figura 4).
- **Agulhamento (região poplítea):** com o paciente em decúbito ventral ou lateral (contralateral ao membro a ser bloqueado), o transdutor (habitualmente

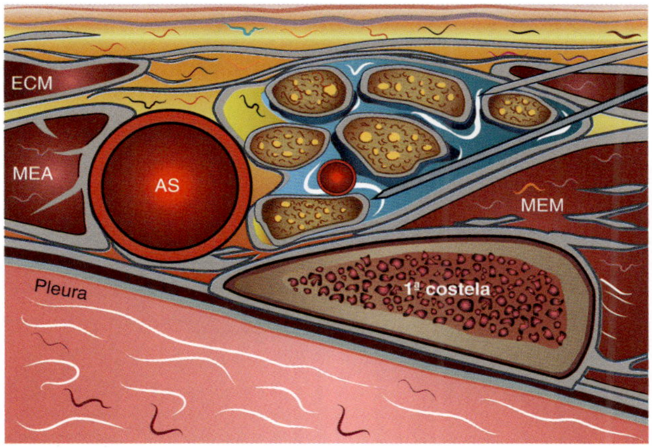

FIGURA 2
Fascículos do plexo braquial no espaço costoclavicular, junto à artéria subclávia (AS). Perceba como a primeira costela serve de anteparo contra o avanço mais profundo da agulha à pleura. ECM: músculo esternocleidomastóideo; MEA: músculo escaleno anterior; MEM: músculo escaleno médio.

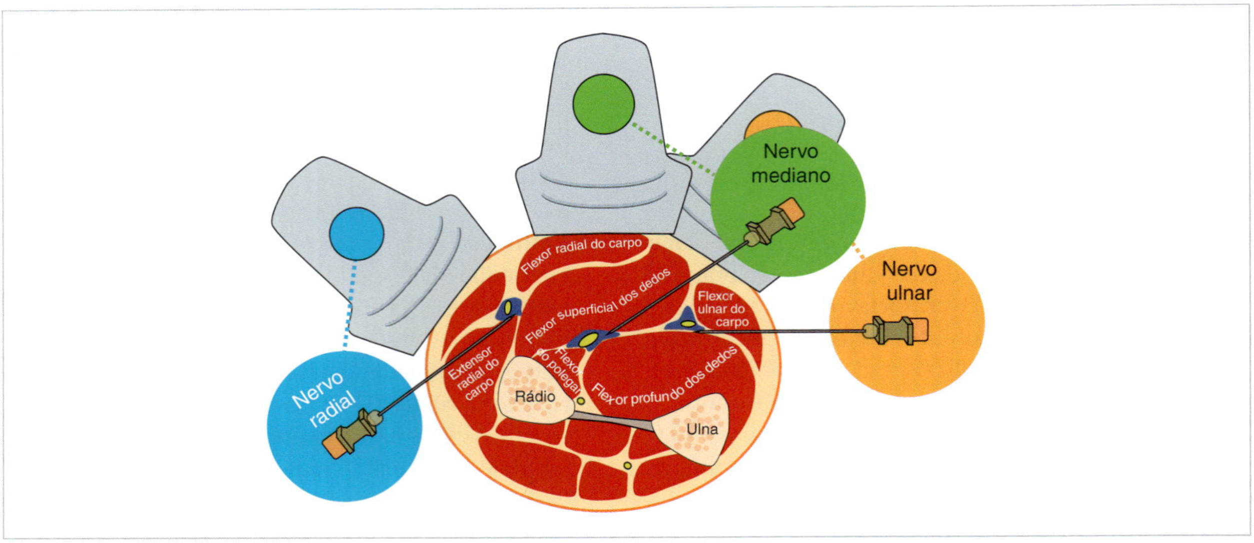

FIGURA 3
Posicionamento do transdutor e trajeto da agulha para o agulhamento junto aos nervos radial, mediano e ulnar no bloqueio do punho.

o linear) é posicionado no plano axial na região da coxa distal, encontrando o início da bifurcação do ciático em nervos tibial e fibular comum. Para a via lateral, a agulha é introduzida cerca de 3 cm lateral ao transdutor, de forma que faça um trajeto paralelo à superfície do transdutor, facilitando sua visualização. Para a via posterior, a agulha é introduzida imediatamente lateral ao transdutor, com um trajeto oblíquo até o nervo (Figura 5).

- **Volume:** 15-20 mL.
- **Particularidades:** para procedimentos envolvendo o fêmur, é necessário bloqueio no nível do glúteo/tuberosidade isquiática, podendo também ser necessária a associação de um bloqueio do nervo femoral, que contribui para esse esclerótomo. Para procedimentos na tíbia, o bloqueio do ciático ao nível da fossa poplítea é suficiente, pois a única contribuição do nervo femoral na perna é com seu ramo safeno, que inerva apenas a região superficial/pele.

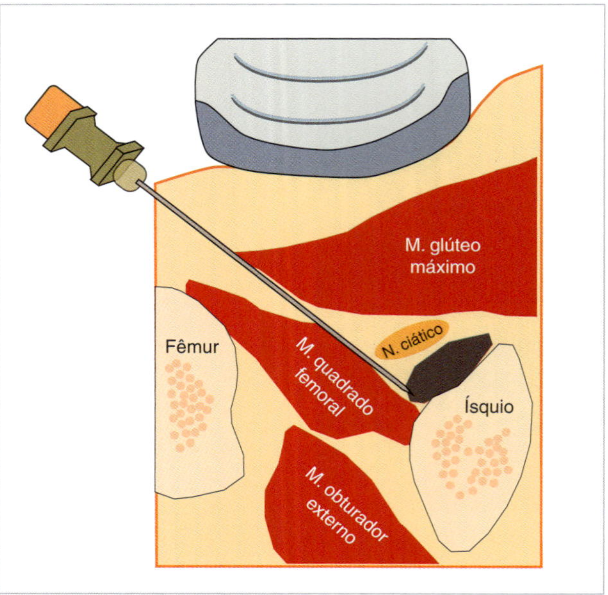

FIGURA 4
Bloqueio transglúteo do nervo ciático por via posterior.

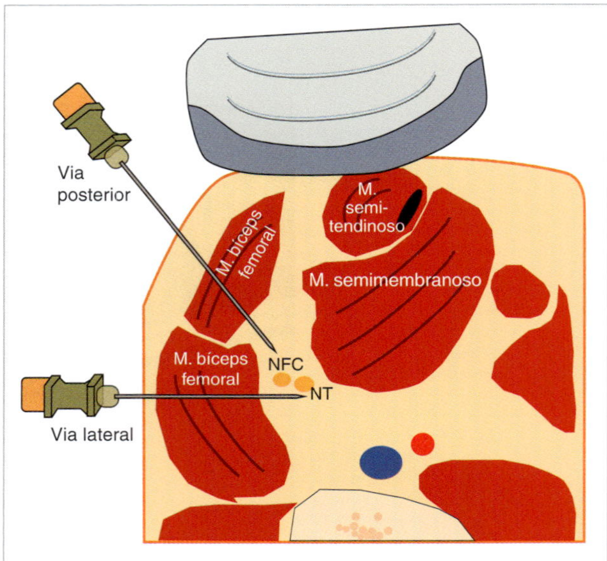

FIGURA 5
Bloqueio poplíteo do nervo ciático pelas vias posterior e lateral. NFC: nervo fibular comum, NT: nervo tibial.

Bloqueio do tornozelo

- **Indicações:** procedimentos no retropé e antepé/dedos.
- **Alvos:** nervos tibial, fibular profundo, fibular superficial, safeno e sural.
- **Volume:** 3-5 mL por nervo.
- **Agulhamento:** com transdutores de alta frequência, os nervos acima em geral são facilmente caracterizados no plano da epífise distal da tíbia. O nervo tibial é visto junto ao feixe vascular tibial posterior. O nervo fibular profundo é encontrado adjacente (habitualmente lateral) à artéria tibial anterior. O nervo fibular superficial é mais facilmente encontrado no terço distal da perna, cerca de 15 cm acima do plano articular, ao se superficializar pelo plano fascial entre os compartimentos musculares anterior e lateral. O nervo sural se encontra no tecido subcutâneo entre o tendão calcâneo e o compartimento muscular lateral, junto à porção distal da veia safena parva. O nervo safeno acompanha a veia safena magna no subcutâneo adjacente à margem anteromedial da tíbia distal (Figura 6).
- **Particularidades:** caso os nervos superficiais (safeno e sural) não sejam bem caracterizados, pode-se optar por infiltração do subcutâneo em suas topografias habituais. Embora o nervo fibular profundo se posicione habitualmente lateral à artéria tibial anterior no nível do pilão tibial, isso pode variar, por vezes se apresentando medial à artéria, ou mesmo tendo mais de um feixe, com trajeto tanto lateral quanto medial. Dessa forma, pode ser preferível cobrir circunferencialmente a artéria tibial anterior com anestésico local se o nervo não for caracterizado com segurança (Figura 7).

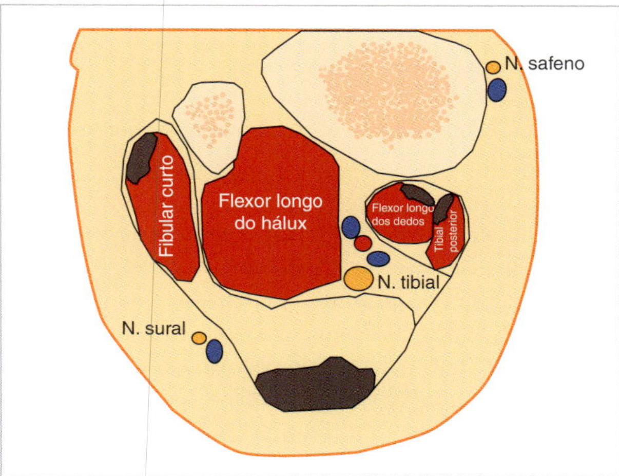

FIGURA 6
Ilustração esquemática de um corte axial mostrando a posição dos nervos sural, safeno e tibial.

Bloqueio do quadrado lombar

- **Indicação:** procedimentos na parede abdominal e região inguinal.
- **Volume:** 20 mL.
- **Alvos:** os alvos finais são os nervos ilioinguinais, ilio-hipogástrico e subcostal. Esses alvos são, porém, atingidos de forma indireta, ao se infiltrarem nos planos perifasciais do músculo quadrado lombar. O acesso indireto por via fascial tem a vantagem de permitir a infiltração de nervos pequenos demais para serem caracterizados à imagem, além de garantirem espalhamento por seus ramos secundários, garantindo boa cobertura analgésica. Três principais formas de

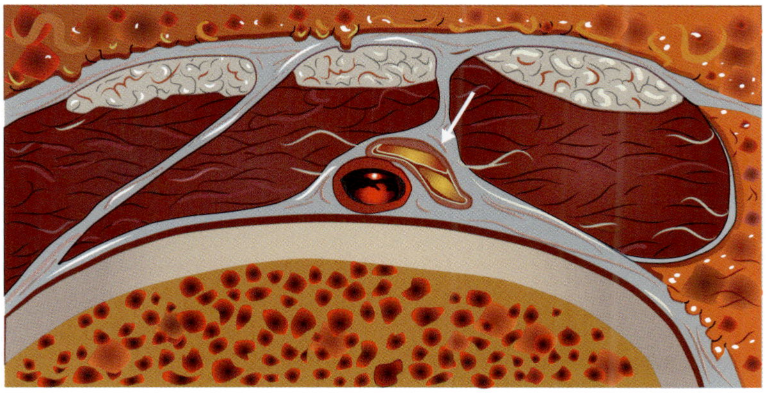

FIGURA 7
Ilustração esquemática do nervo fibular profundo na perna distal. Perceba que, no plano metafisário da tíbia, o nervo (seta) ainda apresenta localização medial em relação à artéria tibial anterior, com progressivo cruzamento para a margem lateral da artéria.

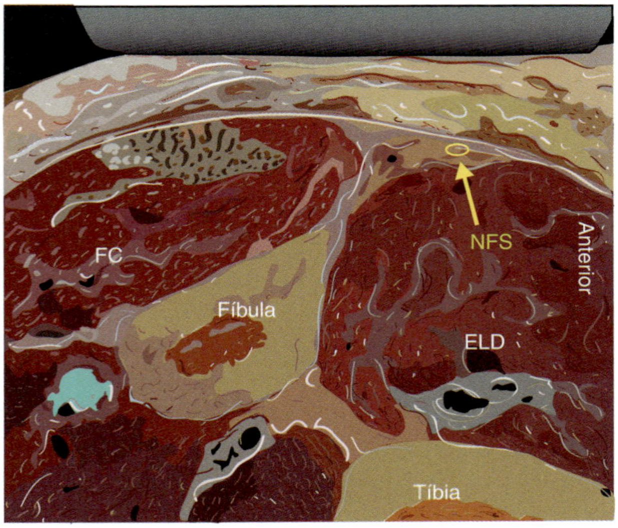

FIGURA 8
Ilustração esquemática da posição do nervo fibular superficial (seta amarela) no terço distal da perna. Nesse nível, o nervo já se encontra superficializado, entre os compartimentos musculares anterior e lateral. NFS: nervo fibular superficial, ELD: músculo extensor longo dos dedos, FC: músculo fibular curto.

infiltração do quadrado lombar são descritas: QL1 (na margem lateral profunda do quadrado lombar), QL2 (no triângulo formado pela fáscia superficial do quadrado lombar e pela fáscia da musculatura eretora da coluna) e QL3/transmuscular (entre a fáscia profunda do quadrado lombar e o músculo psoas).

- **Agulhamento:** pode-se optar pelo agulhamento por US (transdutor convexo de baixa frequência) ou por tomografia computadorizada (TC). As vias de acesso estão ilustradas na Figura 9.
- **Particularidades:** bloqueios de planos fasciais necessitam de altos volumes de anestésico local para garantir espalhamento junto aos nervos em questão. Associado à alta vascularização dos planos musculares/miofasciais, com consequente mais rápida absorção da solução, deve-se atentar às doses máximas de anestésico local para cada paciente, por vezes sendo necessárias maiores diluições.

BLOQUEIOS DIAGNÓSTICOS E TERAPÊUTICOS

Introdução

Embora possam por vezes ser indicados como opção terapêutica direta, por terem efeito de curta duração (efeito do anestésico local), os bloqueios discutidos nesta seção são mais comumente apropriados como testes terapêuticos/prognósticos para a seleção de pacientes elegíveis a ablação ou neuromodulação térmica dos nervos correspondentes. Por essa razão, o volume de anestésico local infiltrado deve ser idealmente baixo (1-3 mL), de forma a abranger com acurácia apenas a região esperada do nervo em questão. Bloqueios com altos volumes, embora tragam maior chance de resposta terapêutica imediata, por maior espalhamento e maior dose do anestésico local, trarão menor especificidade na identificação dos pacientes que responderão posteriormente à ablação daquela região, já que as agulhas de ablação habitualmente têm raios ativos pequenos (< 1 cm).

Bloqueio do nervo supraescapular

- **Indicações:** capsulite adesiva, osteoartrite (moderada/avançada); dor pós-artroplastia.
- **Agulhamento:** com o transdutor no plano coronal/oblíquo na porção posterossuperior do ombro, a crista superior da escápula é identificada anteriormente ao músculo supraespinhal e, lateralmente a ela, à base do processo coracoide. Entre a crista superior da escápula e a base do processo coracoide, a pequena incisura supraescapular pode ser caracterizada. Em pacientes maiores, o transdutor convexo de baixa frequência pode gerar imagens mais satisfatórias. A agulha é avançada de medial para lateral até a incisura supraescapular (Figura 10).
- **Volume:** 5 mL.
- **Particularidades:** o bloqueio do nervo supraescapular é classicamente realizado junto à incisura supraescapular, havendo técnicas descritas para sua

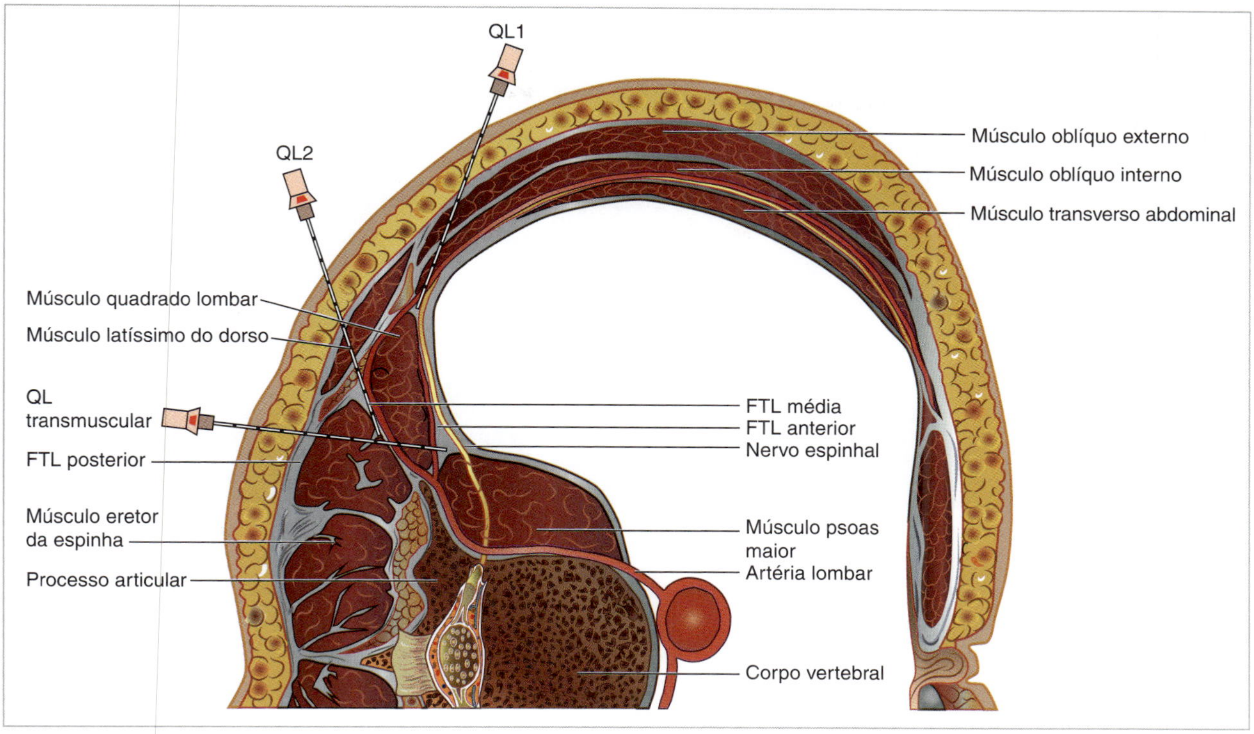

FIGURA 9
Ilustração das vias de acesso e áreas de infiltração perifascial do quadrado lombar. FTL: fáscia toracolombar; QL: quadrado lombar.

realização às cegas (baseada em marcos topográficos), guiado por fluoroscopia ou por ultrassonografia.[7] No entanto, nessa topografia, o nervo supraescapular ainda tem função tanto motora quanto sensitiva, sendo passível apenas de bloqueios fugazes que podem auxiliar na dessensibilização da dor crônica ou facilitar temporariamente a reabilitação motora.[8] Testes terapêuticos para alvos de ablação térmica (radiofrequência ou crioablação) devem ser realizados de maneira focada aos ramos articulares sensitivos do ombro, descritos a seguir.

Bloqueio dos ramos sensitivos do ombro

- **Indicações:** capsulite adesiva, osteoartrite (moderada/avançada); dor pós-artroplastia.
- **Alvos:** ramos sensitivos articulares dos nervos supraescapular, peitoral lateral e axilar.
- **Volume:** 1-3 mL por nervo.
- **Agulhamento:** técnicas foram descritas tanto por fluoroscopia quanto por TC,[9] esta última sendo descrita a seguir. Com o paciente em decúbito lateral ou dorsal/oblíquo, os seguintes marcos anatômicos devem ser reconhecidos: colo do processo coracoide (passagem do nervo peitoral lateral), tubérculo posterossuperior da glenoide (adjacente ao sulco espinoglenoidal, passagem do ramo articular do nervo supraescapular) e porção posterolateral do tubérculo umeral maior (passagem do ramo articular do nervo axilar). A depender do posicionamento do ombro, todos os três pontos podem se encontrar em uma mesma imagem, facilitando o procedimento. Agulhas são introduzidas de lateral para medial até o contato com a cortical óssea, conforme a Figura 11.
- **Particularidades:** esses alvos são passíveis de bloqueio anestésico teste e de rizotomia terapêutica por radiofrequência/crioablação.

Bloqueio dos ramos sensitivos do quadril

- **Indicações:** osteoartrite (moderada/avançada); dor pós-artroplastia.
- **Alvos:** ramos sensitivos articulares dos nervos femoral e obturatório.
- **Volume:** 1-3 mL por nervo.
- **Agulhamento:** técnicas foram descritas tanto por fluoroscopia quanto TC,[9] esta última sendo descrita a seguir. Com o paciente em decúbito dorsal, o ramo articular do nervo femoral é encontrado junto à parede anterossuperior do acetábulo (lateralmente à linha iliopectínea), que pode ser agulhado pela via anterolateral. O ramo articular do nervo obturatório

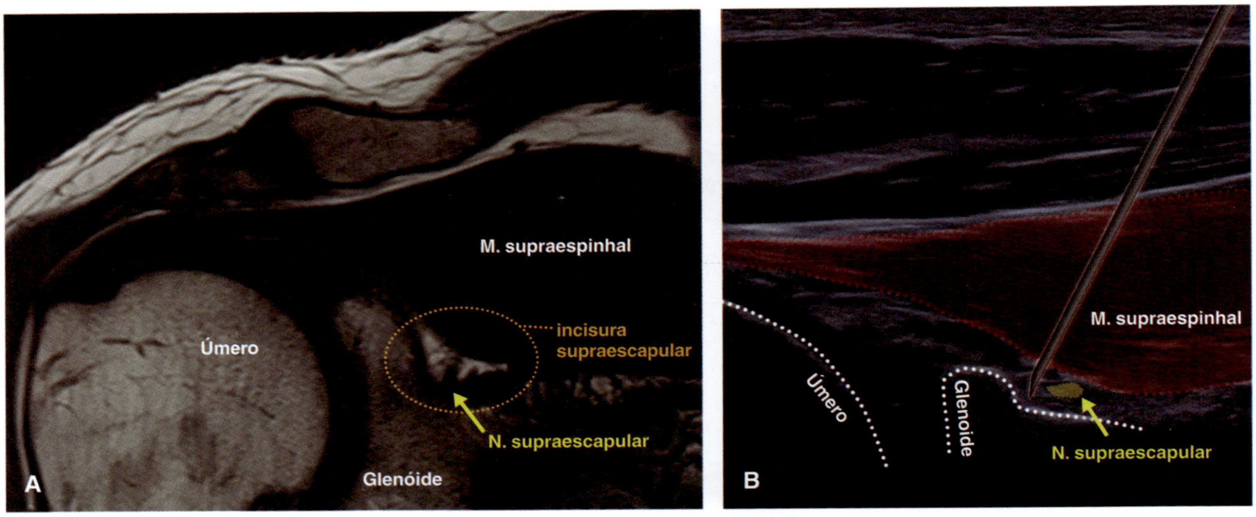

FIGURA 10
Nervo supraescapular. (A) Imagem de RM - coronal T2 do ombro mostra a incisura supraescapular e o nervo supraescapular em seu interior. (B) Imagem de US no mesmo plano coronal da RM – observe o contorno ósseo da glenoide e do úmero, o músculo supraespinhal e o nervo supraescapular na incisura supraescapular. Observe o posicionamento da agulha na incisura, com trajeto de medial para lateral.

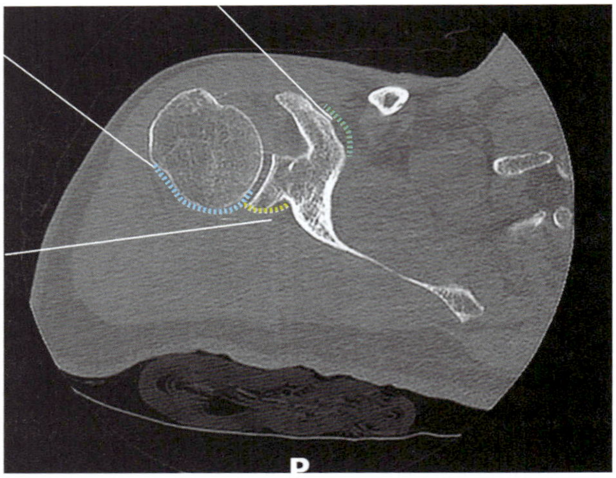

FIGURA 11
Imagem axial de tomografia computadorizada ilustra o agulhamento dos trajetos do nervo peitoral lateral (verde), ramo articular do nervo axilar (azul) e ramo articular do nervo supraescapular (amarelo).

é encontrado imediatamente lateral ao nervo obturatório, antes de sua bifurcação em ramos superficial e profundo. Isso ocorre junto ao limite inferior da parede medial do acetábulo, lateralmente ao forame obturador, podendo ser agulhado pelas vias lateral ou medial em relação aos vasos femorais comuns.

- **Particularidades:** esses alvos são passíveis de bloqueio anestésico teste e à rizotomia terapêutica por radiofrequência/crioablação. Embora outros nervos contribuam para a inervação do quadril, estudos mostram que a cápsula articular anterior (ligamento iliofemoral) tem maior contribuição nociceptiva, permitindo que técnicas anestésicas e ablativas foquem nos nervos responsáveis por essa região articular. Perceba, na Figura 12, a proximidade dos vasos femorais comuns com os trajetos das agulhas, tornando a punção vascular inadvertida uma preocupação quando esse bloqueio é realizado sob fluoroscopia.

Bloqueio dos nervos geniculares

- **Indicação:** osteoartrite (moderada/avançada); dor pós-artroplastia.
- **Alvos:** nervos geniculares superolateral, superomedial e inferomedial.
- **Volume:** 1-3 mL por nervo.
- **Agulhamento:** os nervos geniculares podem ser agulhados no plano coronal, com agulhas introduzidas no plano longitudinal do membro (agulhas introduzidas no sentido diáfise-metáfise) ou no plano axial (agulhas introduzidas no sentido anteroposterior), conforme ilustrado na Figura 13. Ambas as técnicas são aceitáveis para o bloqueio anestésico, porém o sentido anteroposterior é preferível para os casos de rizotomia/neuromodulação, pois esta é sempre mais efetiva quando a agulha tem trajeto paralelo ao do nervo. O agulhamento pode ser guiado por fluoroscopia, TC ou ultrassonografia. A TC e a fluoroscopia

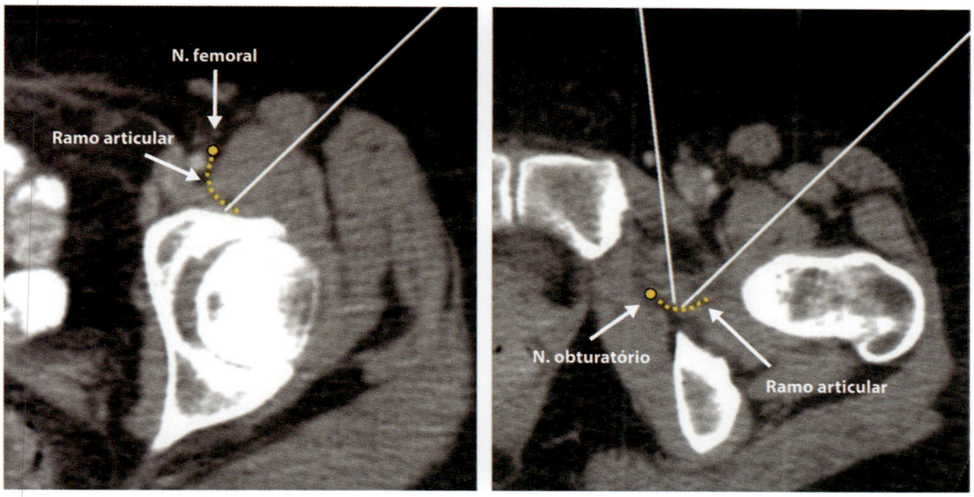

FIGURA 12
Cortes axiais de tomografia computadorizada demonstrando o trajeto dos ramos articulares dos nervos femoral e obturatório, com ilustração das vias de acesso para bloqueio.

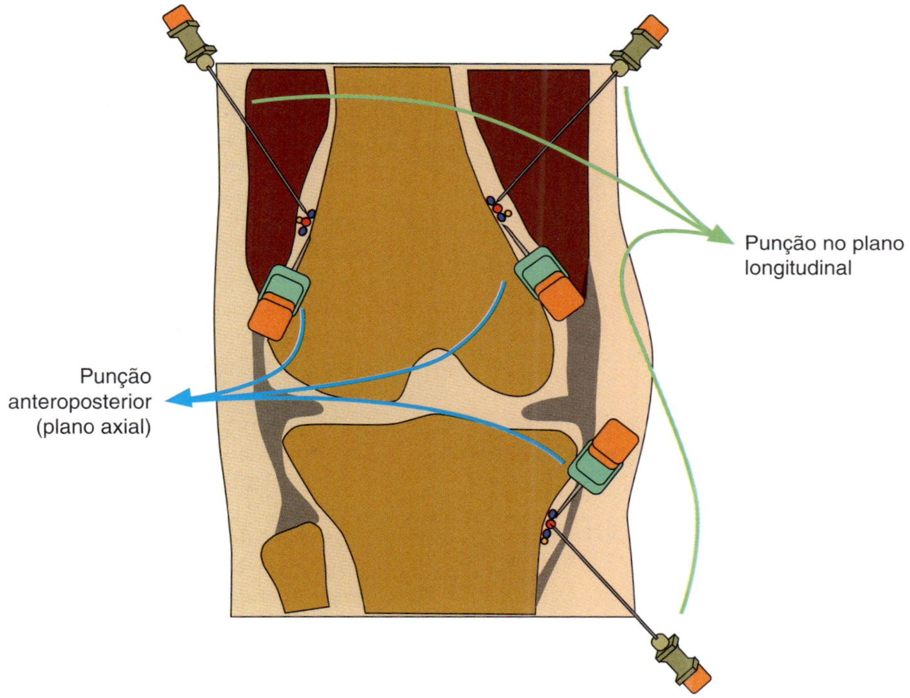

FIGURA 13
Ilustração esquemática dos acessos para bloqueio dos nervos geniculares nos planos longitudinal e transverso do membro.

contam com reparos ósseos de referência (faces medial e lateral da metáfise femoral distal e face medial da metáfise tibial proximal) e são mais facilmente agulhadas no sentido anteroposterior. A US permite caracterizar não apenas os reparos ósseos, mas também as artérias geniculares correspondentes que podem ser identificadas ao modo B e/ou Doppler colorido, permitindo o agulhamento em ambos os planos.

- **Particularidades:** o nervo genicular inferior lateral é habitualmente evitado nos procedimentos de ablação pelo risco de lesão do nervo fibular comum.

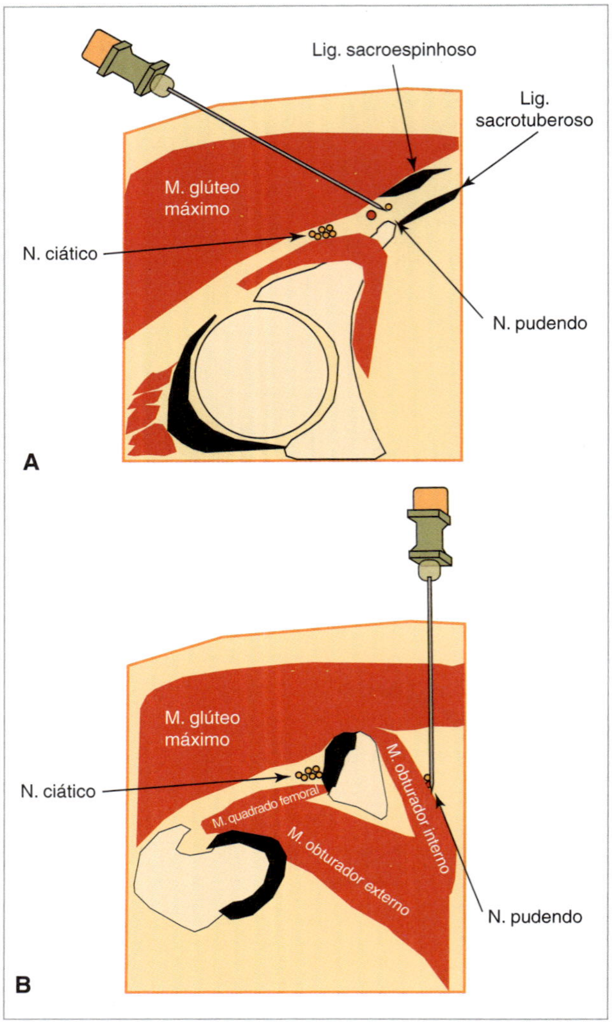

FIGURA 14
Ilustração do bloqueio do nervo pudendo (A) no plano interligamentar, mais cranial e (B) no interior do canal de Alcock.

Bloqueio do nervo pudendo

- **Indicações:** dor neuropática do pudendo.
- **Volume:** 5 mL.
- **Agulhamento:** o agulhamento no plano interespinhoso (ao nível da espinha isquiática, entre os ligamentos sacroespinhoso e sacrotuberoso) pode ser realizado guiado por US ou por TC, pois é mais superficial. O agulhamento no plano do canal de Alcock é idealmente realizado guiado por TC, por ser mais profundo.[10] Em ambos os casos, a caracterização do nervo pudendo propriamente dito pode ser difícil, no entanto os vasos pudendos, particularmente a artéria pudenda, são de mais fácil caracterização e indicam a posição do trajeto neural. Para o plano interligamentar, podem-se utilizar trajetos tanto lateral quanto medial, e pontos de entrada mais distantes ajudam a visualização da ponta da agulha nos planos mais profundos. O nervo ciático deve ser identificado para evitar sua lesão, assim como seu bloqueio concomitante (Figura 14).
- **Particularidades:** além do alívio álgico relacionado à ação do anestésico local, supõe-se que parte da resposta terapêutica ao bloqueio venha da distensão exercida pelo líquido injetado, sobretudo no canal de Alcock.

REFERÊNCIAS

1. Cummings KC, Napierkowski DE, Parra-Sanchez I, Kurz A, Dalton LE, Brems JJ, Sessler DI. Effect of dexamethasone on the duration of interscalene nerve blocks with ropivacaine or bupivacaine. Br J Anaesth. 2011;107(3).
2. Folino TB, Mahboobi SK. Regional anesthetic blocks. In: StatPearls [Internet]. Treasure Island (FL): StatPearls Publishing; 2023 Jan-. Disponível em: https://www.ncbi.nlm.nih.gov/books/NBK563238/.
3. Borgeat A, Ekatodramis G, Kalberer F, Benz C. Acute and nonacute complications associated with interscalene block and shoulder surgery: a prospective study. Anesthesiology. 2001;95(4).
4. Neal JM, Brull R, Horn JL, Liu SS, McCartney CJ, Perlas A, et al. The Second American Society of Regional Anesthesia and Pain Medicine evidence-based medicine assessment of ultrasound-guided regional anesthesia: executive summary. Reg Anesth Pain Med. 2016;41(2):181-94.
5. Roy M, Nadeau MJ, Levesque S, Dion N, Nicole PC, Turgeon AF. Comparison of a single- or double-injection technique for ultrasound-guided supraclavicular block: a prospective, randomized, blinded controlled study. Reg Anesth Pain Med. 2012;37(1).
6. Bonczar T, Bonczar M, Pekala JR, Mann MR, Walocha JA. Innervation of the wrist joint: literature review and clinical implications. Clin Anat. 2021;34(7):1081-6.
7. Dominic H, Hearty C. Ultrasound-guided suprascapular nerve block technique. Pain Physician. 2007;10.
8. Checchia SL, Fregoneze M, Miyazaki AN, Santos PD, Ossada A. Tratamento da capsulite adesiva com bloqueios seriados do nervo supra-escapular. Rev Bras Ortop. 2006;41(7).
9. Sag AA, Patel P. CT-guided cooled radiofrequency denervation for chronic arthritis pain of the hip and shoulder. Semin Intervent Radiol. 2022;39.
10. Mamlouk MD, van Sonnenberg E, Dehkharghani S. CT-guided nerve block for pudendal neuralgia: diagnostic and therapeutic implications. Am J Roentgenol. 2014;203.

21

Lesões tumorais e pseudotumorais dos nervos periféricos

Raul de Omena Martins
Paulo Victor Partezani Helito
Marcelo Bordalo

INTRODUÇÃO

As lesões tumorais de nervos periféricos são um subgrupo heterogêneo de tumores de partes moles que se localizam no nervo ou que demonstram diferenciação em algum tecido neural.[1]

Esse subgrupo corresponde a cerca de 12% das lesões benignas e 8% das neoplasias malignas de partes moles. As lesões benignas de bainha neural são compostas em sua maioria schwannomas e neurofibromas, cada um correspondendo a cerca de 5% dos tumores benignos de partes moles. A forma maligna das lesões de bainha neural periférica corresponde a 5-10% de todos os sarcomas de partes moles.

A ultrassonografia (US) e a ressonância magnética (RM) são as modalidades de escolha para o estudo de tumores de partes moles. A evolução desses métodos nos últimos anos com transdutores de US com frequência superior a 22 mHz e o aprimoramento de sequências avançadas de RM, como as sequências volumétricas, o DTI, a espectroscopia e o estudo de perfusão para tumores de partes moles, fornecem cada vez maior resolução e informações mais específicas acerca dessas lesões.[1-3]

O conhecimento adequado da aplicação dessas ferramentas e sobre as patologias se tornaram essenciais para o diagnóstico, estadiamento, acompanhamento e planejamento terapêutico dessas lesões, assim como para guiar procedimentos invasivos.[1]

ANATOMIA DO NERVO PERIFÉRICO

O nervo periférico é composto por fibras nervosas, endoneuro, fascículos nervosos, perineuro e epineuro (Figura 1).

As fibras nervosas, por sua vez, são constituídas por axônios, células de Schwann e pela bainha de mielina. O tecido conectivo que envolve essas fibras é denominado endoneuro. Os agrupamentos dessas fibras nervosas formam os fascículos nervosos, que são envoltos pelo perineuro e o epineuro, formando a camada externa de revestimento do conjunto de fascículos. Esses tecidos conectivos que formam as camadas de revestimento são compostos predominantemente por gordura, vasos (*vasa nervorum*) e as porções mais externas por tecido linfático.[4,5]

CLASSIFICAÇÃO DOS TUMORES PERIFÉRICOS DE BAINHA NEURAL

Os tumores de bainha neural são lesões de partes moles de natureza mesenquimal, classificados pela Organização Mundial da Saúde (OMS) de acordo com seu subtipo histológico, sendo divididas em tumores benignos, intermediários e malignos, baseadas no seu potencial biológico (Quadro 1).[6,7] As lesões pseudotumorais são proliferações que não exibem risco de transformação maligna, e representam as lesões mais comuns relacionadas aos nervos periféricos.[1,8,9]

QUANDO SE DEVE PENSAR EM LESÕES DE ORIGEM NEURAL (FIGURA 2)

- **Crescimento em um nervo:** uma lesão no trajeto, centrada ou em continuidade com um nervo. Principal sinal para o diagnóstico da natureza dessas lesões. As limitações estão em lesões de ramos pequenos/superficiais ou tumores de grandes dimensões em que a origem ou o envolvimento direto do nervo é difícil de documentar.

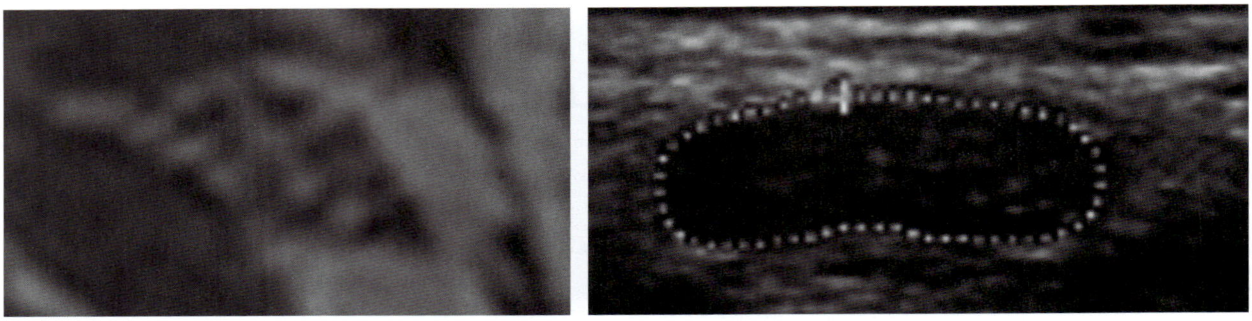

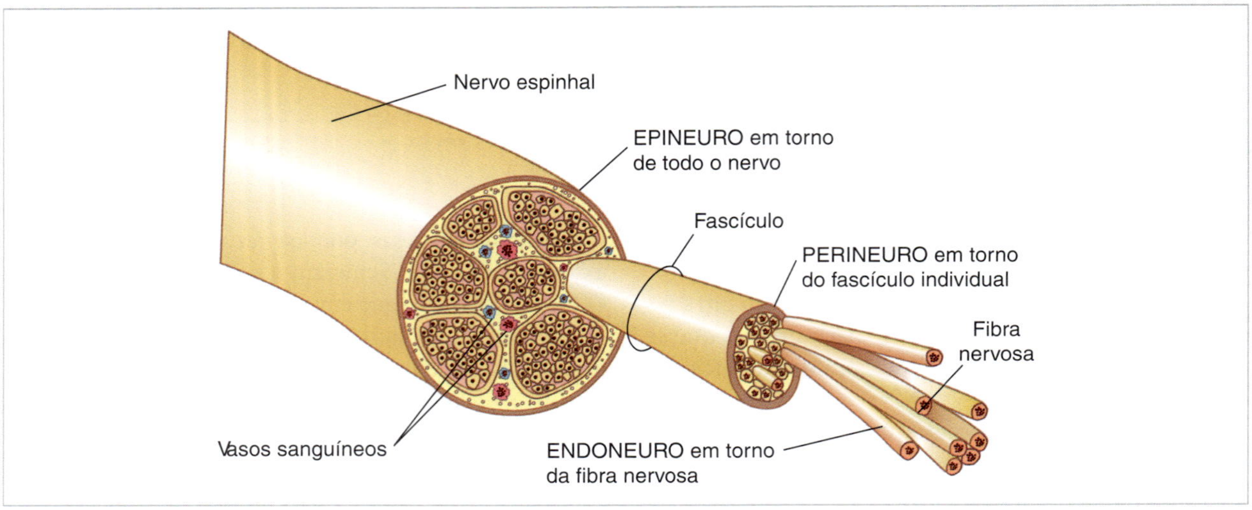

FIGURA 1
Anatomia normal do nervo periférico (cortes transversos).

QUADRO 1 Classificação de tumores ósseos e de partes moles segundo a OMS[6]

Pseudotumores	Neuroma traumático
	Neuroma de Morton
	Lipomatose neural/hamartoma lipofibromatoso
	Gânglios neurais
Benignos	Schwannoma (incluindo variantes)
	Neurofibroma (incluindo variantes)
	Perineurioma
	Tumor de células granulares
	Mixoma de bainha neural
	Neuroma solitário circunscrito
	Meningioma ectópico (incluindo variantes)
Malignos	Tumores malignos de bainha neural periféricos
	Tumor epitelioide maligno de bainha neural
	Pineurioma maligno
	Tumor maligno de células granulares

- **Formato fusiforme:** relacionado ao crescimento intraneural e bem delimitado da lesão, pois habitualmente possui cápsula. Ausente na maioria dos demais sarcomas de partes moles.
- **Sinal do alvo:** mais bem caracterizado nas imagens de RM sensíveis a líquido, demonstrando o hipersinal periférico com focos de baixo sinal central, correspondendo aos tecidos com conteúdo mixoide e fibroso, respectivamente.
- **Sinal da gordura (*split fat sign*):** pode ser visto em estudos de tomografia computadorizada (TC), RM e US, caracterizado pelo halo periférico de gordura nas extremidades de uma lesão, sendo mais comum em nervos de maior calibre.
- **Sinal do fascículo:** relacionado aos focos de baixo sinal nodulares ou em semicírculos no interior da lesão nas sequências sensíveis a líquido na RM, relacionados ao crescimento dos fascículos neurais no interior da lesão.
- **Denervação:** relacionada ao comprometimento neural. Menos específica, pois também pode ser vista em casos de compressão ou lesões do nervo por lesões de outra natureza.

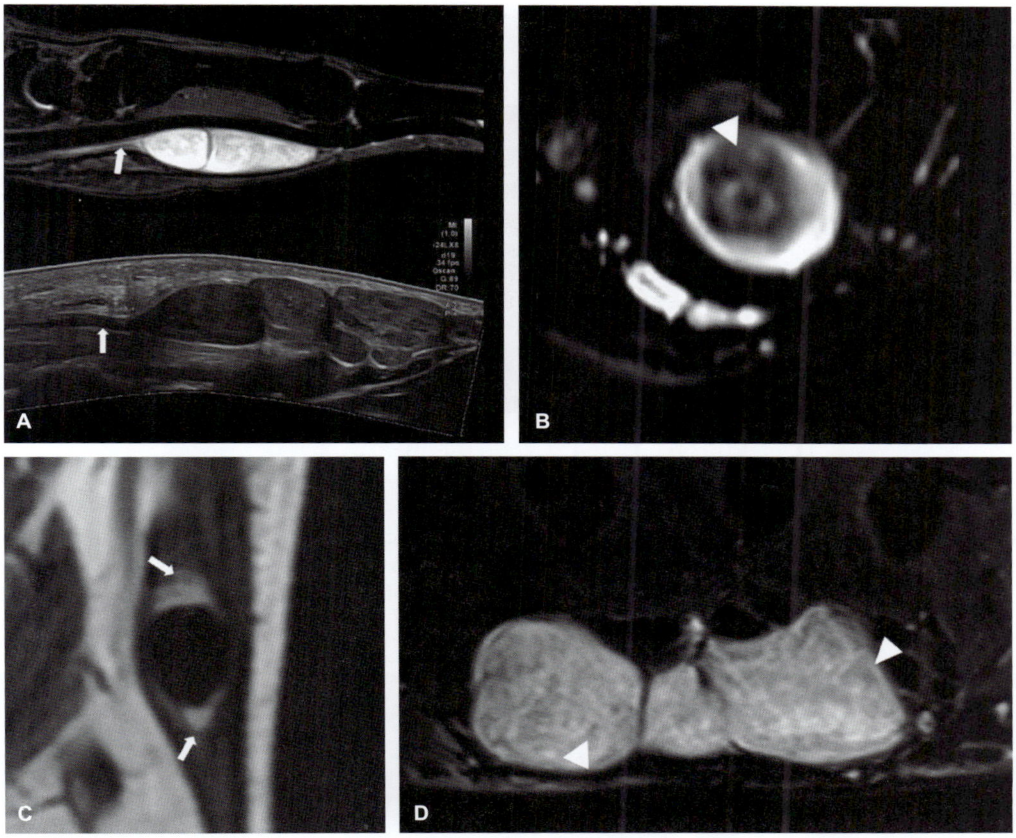

FIGURA 2
Sinais de lesão de natureza neural. A: lesão expansiva fusiforme na região palmar em continuidade com o nervo mediano (setas) "entrando" na lesão. B: sinal do alvo (cabeça de seta) – halos de alto sinal periférico e baixo sinal central em um neurofibroma. C: sinal da gordura – lesão com crescimento que desloca das fibras musculares demonstrando gordura circunjacente (***split fat sign***). D: sinal do fascículo – focos de baixo sinal puntiformes e semianelar (cabeças de seta) relacionados ao crescimento intracapsular dos componentes fasciculares.

TUMORES BENIGNOS

As lesões benignas de bainha neural, ao contrário dos outros tumores de partes moles, são envoltas pelo epineuro ou perineuro, apresentando em sua maioria cápsulas verdadeiras.[10] Não possuem quadro clínico bem definido, sendo por muitas vezes diagnósticos incidentais quando não associados a síndromes neurocutâneas (neurofibromatoses tipo 1 e 2 – NF1 e 2). Embora haja muitas classificações patológicas, neste capítulo trataremos das mais comuns em nossa prática clínica: o schwannoma, o neurofibroma e o perineurioma.

Schwannomas

Os schwannomas (neurilemomas) representam 5% das lesões benignas de partes moles e normalmente envolvem nervos espinhais, cabeça, pescoço e regiões flexoras dos membros superiores e inferiores, sobretudo os nervos ulnar e fibular.[11] São mais comuns em indivíduos entre 20 e 50 anos, sem predileção por gênero. Menos de 5% dos casos são múltiplos ou relacionados à NF2.[1]

São normalmente lesões únicas e de crescimento lento. Por se originarem nas células de Schwann da bainha neural, crescem excentricamente no nervo, em geral preservando os demais fascículos, o que facilita sua excisão durante o procedimento cirúrgico.[10]

Comumente se apresentam como lesões sólidas e bem definidas (envoltas pelo epineuro), fusiformes, e exibem realce homogêneo no estudo com contraste na RM. As lesões mais antigas ou de maiores dimensões podem exibir degeneração cística, calcificações ou hemorragias.[12] À US se apresentam como lesões hipoecogênicas, com reforço acústico posterior e de localização excêntrica no nervo, por vezes sendo possível individualizar fascículos preservados e deslocados perifericamente[1] (Figuras 3 e 4).

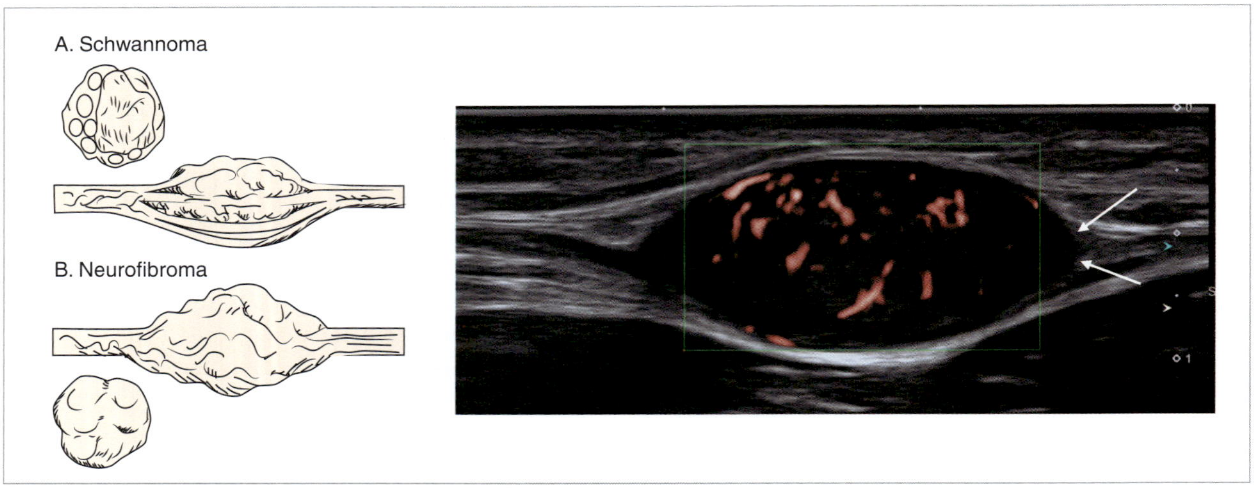

FIGURA 3

Diferença esquemática da relação das células tumorais com os fascículos neurais. Observe, na imagem de ultrassom (Doppler SMI 24 MHz), plano sagital/longitudinal, schwannoma caracterizado por lesão sólida hipoecogênica, excêntrica aos fascículos, com contornos e zona de transição bem definidos (setas) e hipervascularização ao Doppler.

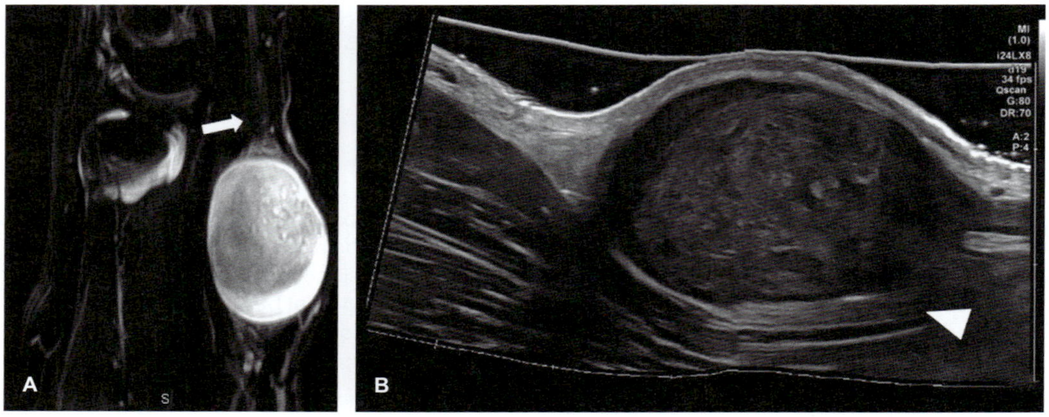

FIGURA 4 A.

Schwannoma do nervo ulnar. Reconstrução sagital de sequência volumétrica T2 STIR (A) demonstrando lesão expansiva relacionada ao nervo ulnar (seta). Imagem longitudinal da mesma lesão em ultrassonografia (B) demonstrando lesão hipoecogênica, contornos bem definidos (cápsula), leve reforço acústico posterior e aspecto excêntrico com fascículos íntegros periféricos à lesão (cabeça de seta).

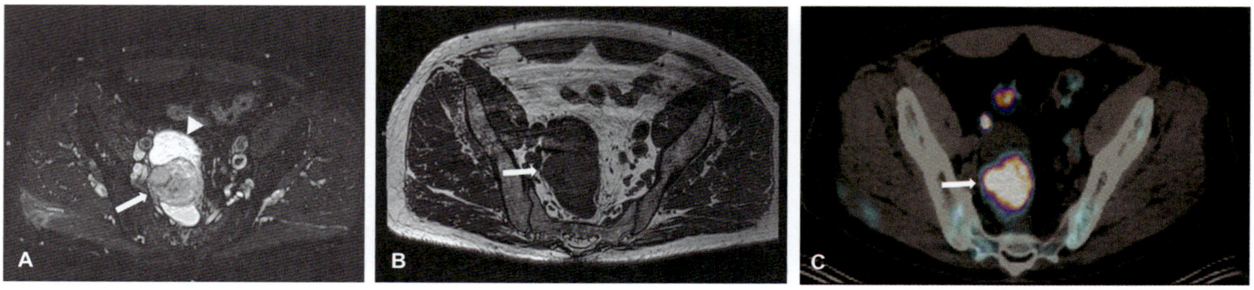

FIGURA 4 B

Schwannoma com degeneração cística. Sequências neurográficas axiais da bacia T2 STIR (A) e T1 (B), demonstrando componente cístico (cabeça de seta) associado a lesão sólida heterogênea, que exibe sinal intermediário nas sequências sensíveis a líquido (A). Imagem de PET-CT FDG[18] (C) demonstrando capitação na porção sólida da lesão.

Neurofibromas

Os neurofibromas também representam cerca de 5% dos tumores benignos de partes moles, sendo mais comumente encontrados na 2ª e 3ª décadas de vida e sem predileção por gêneros.[2]

São classicamente divididos em três subtipos: localizado, difuso e plexiforme.[3]

As lesões do subtipo localizado são as mais comuns, representando 90% dos neurofibromas. Caracterizam-se por lesões superficiais, solitárias e que acometem preferencialmente ramos nervosos da pele e da região subcutânea.[13] Quando profundos, apresentam características semelhantes às dos schwannomas nos exames de US e RM, não sendo possível, na maioria dos casos, sua diferenciação por imagem.[1,10] No Quadro 2, são listadas algumas possíveis diferenças entre schwannomas e neurofibromas localizados.

Os neurofibromas predominam na porção central do nervo, podendo exibir focos de hipossinal central nas imagens de RM ponderadas em T2 ou DP (sinal do alvo), representando em sua zona periférica tecido hidratado com conteúdo mixoide e na porção central fibras densas de colágeno. Embora esse sinal tenha sido descrito como patognomônico de neurofibromas, também pode ser encontrado em schwannomas e na forma maligna do tumor de bainha neural.[3,13]

A forma difusa do neurofibroma é um subtipo distinto que afeta primariamente crianças e adultos jovens, manifestando-se como lesões predominantemente subcutâneas na região da cabeça e do pescoço – denominadas lesões em placa (Figura 5).

O subtipo plexiforme é patognomônico da NF1, representando o envolvimento difuso e de longos segmentos dos nervos e seus ramos, determinando aumento volumétrico da região afetada, quando superficial. No estudo de RM, apresentam-se como massas e lesões coalescentes, com isossinal ao músculo nas imagens ponderadas em T1 e hipersinal das sequências sensíveis a líquido, incluindo o sinal do alvo (Figura 6). Essas lesões muitas vezes precedem os neurofibromas cutâneos.[3,14]

Imagem no acompanhamento de neurofibromatoses e schwannomatose

NF1, NF2 e schwannomatose são síndromes que predispõem ao desenvolvimento de tumores de bainha neural e no sistema nervoso central. A imagem tem um papel fundamental nesses pacientes, fornecendo dados para o diagnóstico das síndromes, assim como para o

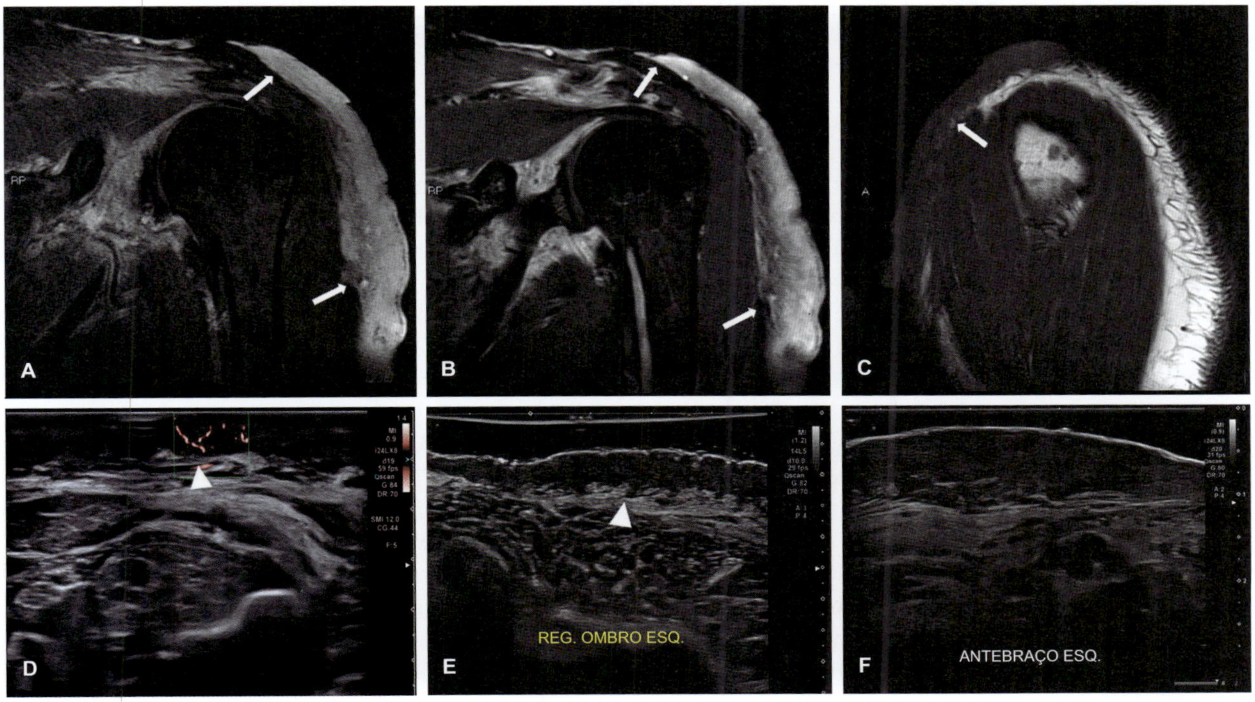

FIGURA 5
Neurofibroma difuso. Sequências coronais T2FS (A), T1FS pós-contraste (B) e sagital T1 (C), demonstrando extensa lesão dermoepidérmica (setas), em placa, com realce homogêneo. Não há extensão muscular. Imagens de ultrassonografia demonstrando a lesão no ombro (D e E) e no antebraço (F) como espessamento hipoecogênico (cabeças de setas) com discreta hipervascularização ao Doppler.

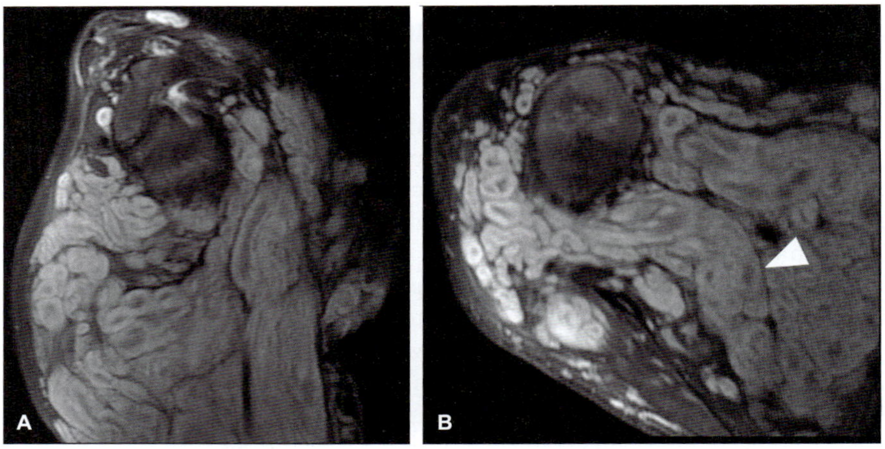

FIGURA 6
Neuroma plexiforme em paciente com NF1. Sequências ponderadas em T2 FS sagital (A) e axial (B) do ombro direito, demonstrando volumosa massa envolvendo a região do ombro. Notar o aspecto tubular e com lesões que exibem sinal do alvo (cabeça de seta) em seus eixos transversos. Achado patognomônico de NF1.

QUADRO 2 Resumo dos achados que podem ajudar na diferenciação entre schwannomas e neurofibromas

Achado de imagem	Schwannoma	Neurofibroma
Localização no nervo	Excêntrico	Central
Sinal do alvo	Menos frequente	Mais frequente
Fascículos	Parcialmente preservados	Indefinidos
Lesões mútiplas	Menos frequentes	Mais frequentes
Degeneração (cística, hemorrágica)	Mais frequente	Menos frequente

acompanhamento das lesões, porém não há um consenso ou *guidelines* que definam a periodicidade ou a modalidade de imagem que deve ser realizada.[15]

Estudos recentes vêm mostrando o papel da RM de corpo inteiro para rastreio e acompanhamento desses pacientes, sobretudo os assintomáticos e com NF1. A otimização de protocolos que utilizam sequências de difusão e processamento dos mapas de ADC são capazes de auxiliar no diagnóstico das lesões tumorais, sobretudo as de bainha neural, e identificar aquelas suspeitas para degeneração maligna. Essa ferramenta pode auxiliar e/ou servir como alternativa ao PET-CT, aumentando a especificidade na análise das lesões.[15,16]

Perineuriomas

Os perineuriomas são neoplasias benignas originárias das células do perineuro, mais comuns em pacientes jovens e acometendo preferencialmente os nervos ciático, radial, ulnar e componentes do plexo braquial.[9,10] Podem ser divididos em intra e extraneurais.

Manifestam-se como um espessamento segmentar do nervo, de dimensões e extensões variáveis, que levam a um quadro de mononeuropatia motora. A apresentação na RM é como lesão com hipersinal nas sequências sensíveis a líquido e realce variável pelo contraste. No US, é caracterizada como espessado hipoecoico do nervo e, pela alta resolução do método, é possível caracterizar fascículos neurais preservados de permeio à lesão[17] (Figuras 7 e 8).

Embora os achados sejam pouco específicos, o diagnóstico deve ser considerado em pacientes jovens com mononeuropatia do ciático ou membros superiores, progressiva e que exibe alteração segmentar do nervo nos estudos de imagem.

TUMORES MALIGNOS

Tumores malignos de bainha neural periférica são sarcomas agressivos que se originam mais comumente das células de Schwann. Embora sejam classificados em subtipos histológicos baseados pela OMS, como o perineuroma maligno e o tumor epitelioide, na prática clínica normalmente são divididos em tumores de alto e baixo grau. A importância de seu reconhecimento nas imagens reside em suas particularidades, pois são tumores intimamente relacionados a grandes vasos e troncos nervosos, e a recorrência e presença de lesões secundárias, sobretudo pulmonares, não são infrequentes.[1,3,18]

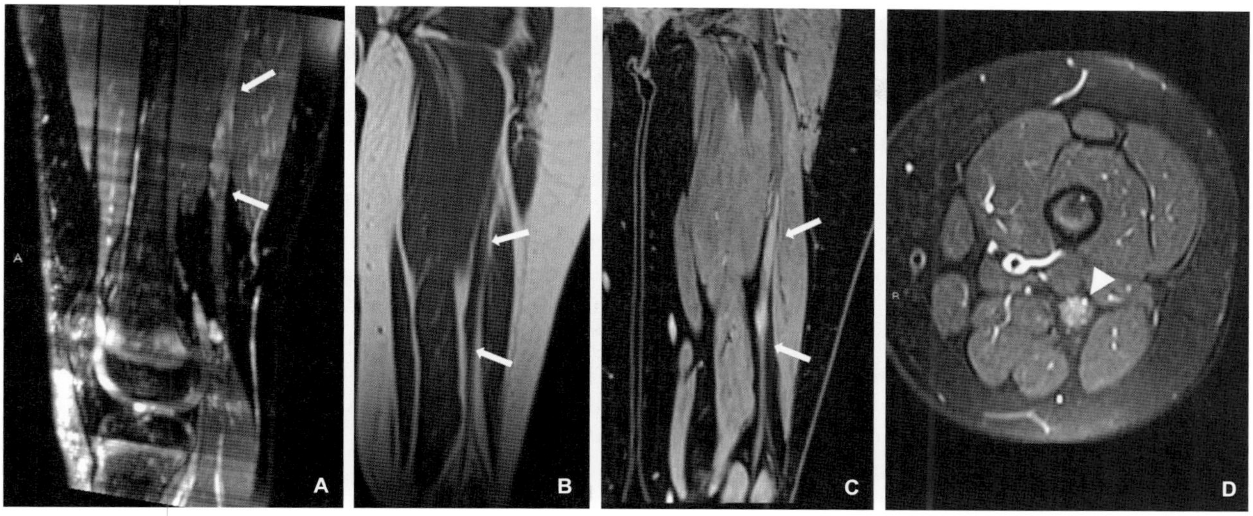

FIGURA 7
Perineurioma. Quadro clínico de pé cavo e assimetria dos membros. Sequências volumétrica T2 STIR com reconstrução sagital (A), coronais T1 (B) e T1 pós-contraste (C) da coxa demonstrando o espessamento de um longo segmento do nervo ciático (setas) com realce pós-contraste. Imagem axial T2FS (D) demonstrando o hipersinal do nervo em relação à musculatura e a perda de seu padrão fascicular (cabeça de seta).

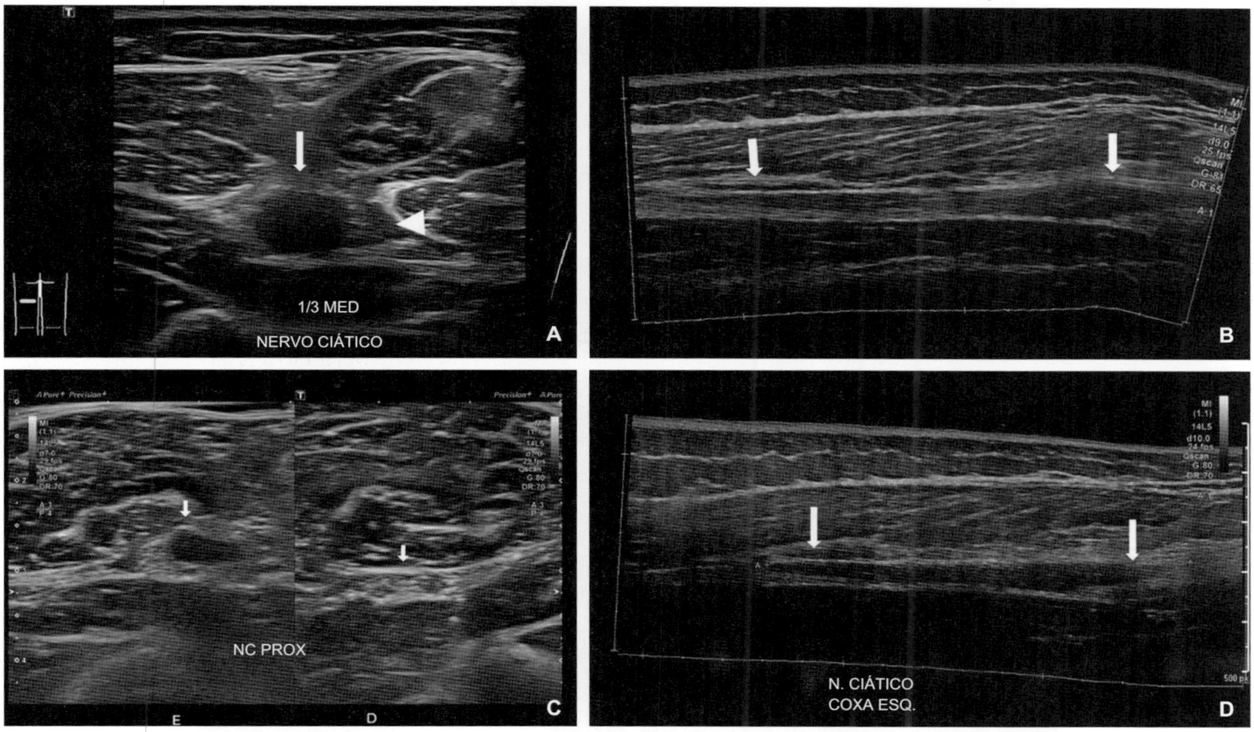

FIGURA 8
Perineurioma. Ultrassonografia com cortes transversais (A e B) e imagens panorâmicas longitudinais (C e D) demonstrando o espessamento hipoecogênico do nervo ciático (setas). Notam-se fascículos preservados de permeio à lesão (cabeça de seta em A). Em (B), imagens transversas do nervo comparando o lado direito (D) normal e esquerdo (E) com o espessamento. NC: nervo ciático.

Tumor maligno de bainha neural periférico

O tumor maligno de bainha neural periférico (TMBNP) é um sarcoma que se desenvolve de um nervo periférico, em um neurofibroma (sobretudo o plexiforme) ou que exibe diferenciação neural, sendo em sua maioria lesões de alto grau. Os tumores são mais frequentes no tronco e nas porções proximais dos membros.[10,13] Representam cerca de 5 a 10% dos sarcomas de partes moles, sendo que de 25 a 70% dessas lesões ocorrem em pacientes com NF1.[13,19]

São lesões que acometem mais frequentemente indivíduos após os 50 anos, sendo mais precoces em pacientes com NF1. Como outros sarcomas, podem ser secundários à radioterapia, normalmente muitos anos após a exposição.[9,10] Sintomas clínicos são mais frequentes do que em lesões benignas.

A diferenciação entre lesões benignas e malignas nos estudos de imagem representa um desafio diagnóstico, pois muitas delas guardam características de imagens semelhantes. Alguns achados que são suspeitos para tumores mais agressivos são: lesões maiores de 5 cm, margens irregulares, infiltração de estruturas adjacentes, áreas de hemorragia e presença de necrose central[1,20,21] (Figura 9).

Destaca-se que alguns achados de imagens, presentes em lesões benignas, como sinal do alvo, sinal da gordura e padrão fascicular, também podem ser visualizados nos TMBNP.[2,3,13] Nos casos em que a natureza neural da lesão avaliada não pode ser estabelecida, considerar outros sarcomas entre os diferenciais.

Nos últimos anos, estudos utilizando técnicas avançadas de RM vêm mostrando resultados promissores na diferenciação entre lesões benignas e malignas, entre elas imagens de tensores de difusão (DTI), estudos de permeabilidade e espectroscopia, assim como aprimoramento do uso da difusão e do mapa de coeficiente de difusão aparente (ADC) que podem ser

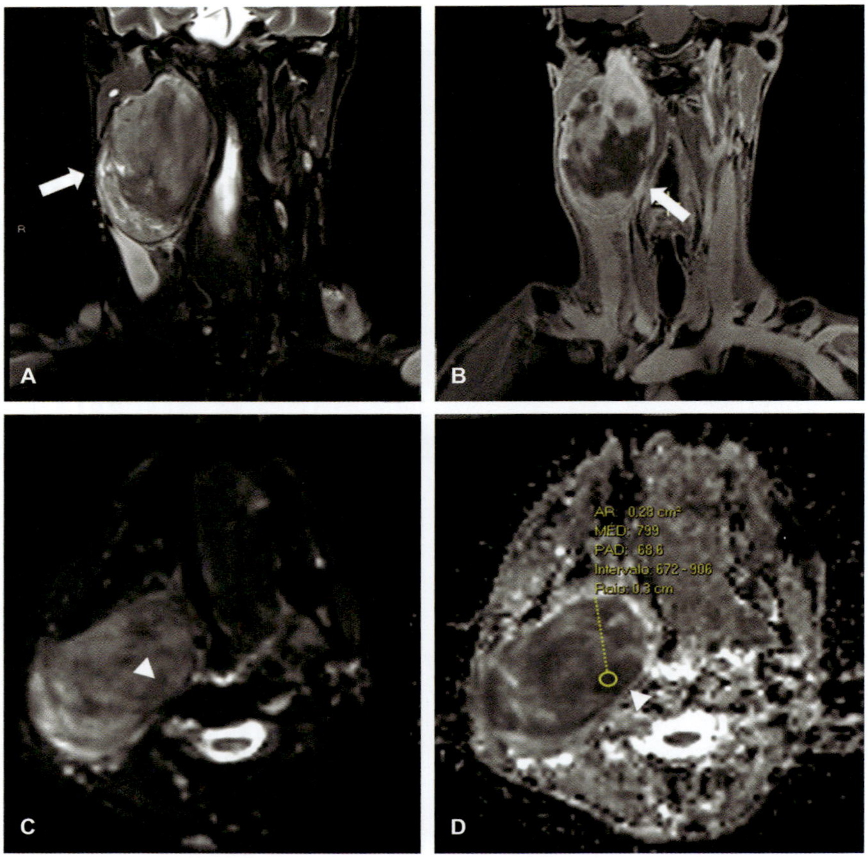

FIGURA 9
Tumor maligno de bainha neural periférico de alto grau. Paciente com NF1 exibindo lesão de crescimento progressivo na região cervical. A e B: sequências coronais T2 STIR e T1 FS pós-contraste, demonstrando volumosa lesão heterogênea (setas) na topografia do nervo vago, com áreas de necrose e realce parietal irregular. C e D: sequência de difusão e mapa de ADC demonstrando áreas de restrição à difusão de permeio à lesão. Coeficiente médio do mapa de ADC de 799.

utilizados na avaliação complementar dessas lesões[20] (Figura 10).

O PET-CT FDG é uma técnica de imagem muito utilizada no acompanhamento das lesões de bainha neural, sobretudo em pacientes com síndromes neurocutâneas. Possui alta sensibilidade e baixo valor preditivo negativo. Não há um consenso sobre o valor de corte ideal para o SUV_{max} para a diferenciação entre lesões benignas e malignas; embora alguns *trials* sugiram 3,5, ainda há taxas significativas de lesões falso-positivas (Quadro 3).[22]

Acometimento neoplásico secundário dos nervos periféricos

O acometimento secundário dos nervos periféricos é extremamente raro, sendo mais comum em neoplasias malignas como o linfoma e o cloroma. O envolvimento dos nervos por carcinomas normalmente ocorre por extensão direta, sendo mais comum em neoplasias de mama, pulmão e melanoma.[25,26]

O acometimento extranodal dos nervos periféricos no linfoma não Hodgkin é pouco usual, sendo mais comum em variantes de alto grau do linfoma difuso de grandes células B (LDGCB) e em estágios avançados da doença, sendo denominada neurolinfomatose (Figura 11). O envolvimento dos nervos periféricos no cloroma (sarcoma granulocítico) vem sendo descrito em recidivas de leucemias sem a coexistência de doenças epidurais ou leptomeníngeas.[27-29]

A apresentação de imagem mais comum é o espessamento neural de extensão e realce variáveis, em pacientes com doença conhecida.[30]

A presença de lesões expansivas, infiltrativas, associadas a doença linfonodal e óssea, é útil para a diferenciação entre acometimento primário ou secundário dos nervos periféricos.[30]

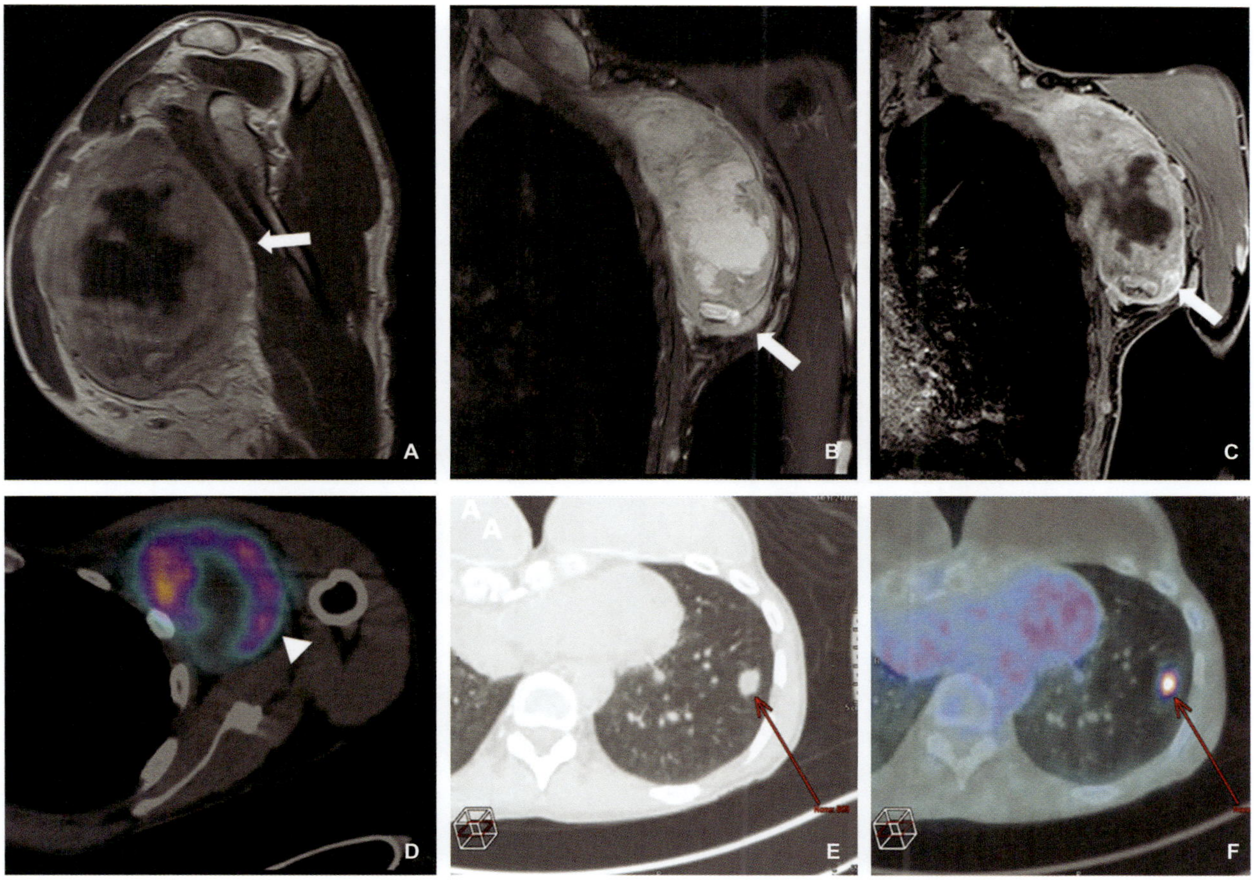

FIGURA 10
Tumor maligno de bainha neural periférico de alto grau. Paciente com NF1 exibindo lesão de crescimento progressivo na região axilar. Sequências sagital T1 (A) e coronal T2 STIR (B) e T1FS pós-contraste (C) demonstrando lesão heterogênea com áreas de necrose central. D, E e F: imagens de PET/CT-FDG[18] demonstrando aumento da captação na porção periférica da lesão e nódulo pulmonar (lesão secundária comprovada por biópsia). O pulmão é o sítio mais comum de metástase nos sarcomas de partes moles.

QUADRO 3 Resumo dos achados de imagem que podem ajudar a diferenciar as lesões benignas e malignas periféricas da bainha neural[23,24]

Achados de imagens	Tumores benignos	Tumores malignos
Ressonância magnética	**Homogêneo**, sinais do alvo, fascículo e da gordura presentes	**Heterogêneo**, sem os sinais típicos de lesões de natureza neural na maioria dos casos
Dimensões	< 5 cm	> 5 cm
Realce	Homogêneo	Heterogêneo, predominando na periferia
Margens	Bem definidas	Mal definidas
Lobulações internas	Ausentes	Presentes
Calcificações e hemorragias	Menos frequentes	Mais frequentes
Edema perilesional	Ausente	Presente na maioria
Estudo perfusional	Realce tardio	Realce precoce (arterial)
DTI	Tractografia normal ou com interrupção parcial	Tractografia com interrupção completa
ADC	Valores mínimos > 1.0-1.1 x 10^{-3}	Valores mínimos < 1.0-1.1 × 10^{-3}
Espectroscopia	Fração de trimetilamina < 50%	Fração de trimetilamina > 50%

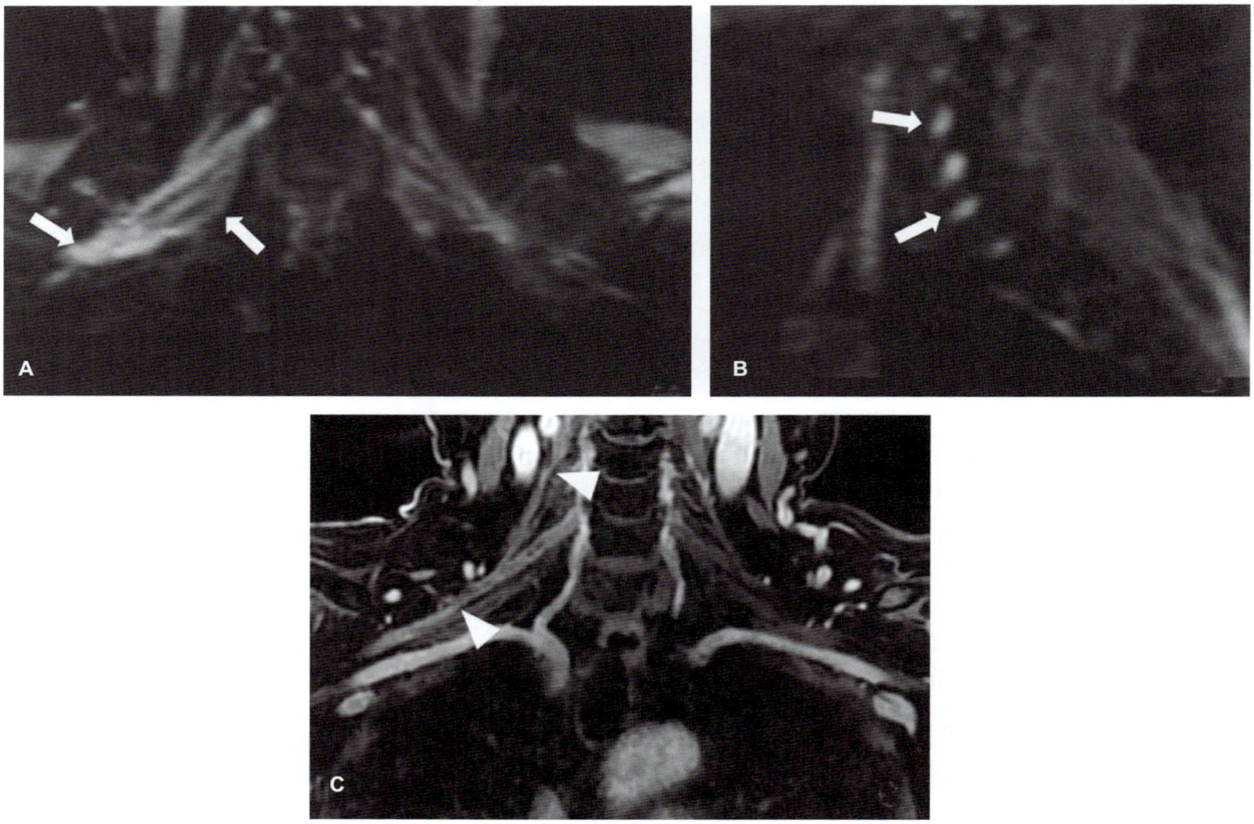

FIGURA 11
Neurolinfomatose. Paciente com recidiva de linfoma difuso de grandes células B exibindo acometimento leptomeníngeo e dos nervos cranianos. Reconstruções de sequências de difusão em coronal (A) e sagital (B) demonstrando espessamento e realce das raízes e troncos do plexo braquial direito (setas). C: nota-se o realce (cabeças de seta) das raízes e troncos na sequência T1 FS pós-contraste.

LESÕES PSEUDOTUMORAIS DOS NERVOS PERIFÉRICOS

Neuromas traumáticos

São proliferações não neoplásicas que se desenvolvem nas margens de lesões completas ou parciais dos nervos periféricos. Nesses casos, a história clínica é essencial para o correto diagnóstico.[11,12]

Os neuromas traumáticos têm uma apresentação nodular/bulbosa e crescem perifericamente no nervo, podendo exibir o aspecto em continuidade, proveniente de um crescimento desorganizado de tecido neural e fibrorreparativo nas lesões parciais (Figura 12).[13]

Nos estudos de US e RM, o neuroma tem um aspecto fusiforme, em continuidade com o nervo em lesões parciais ou como lesões nodulares bulbosas nos cotos em casos de neurotmeses. Exibe hipoecogenicidade homogênea, sem componentes císticos à US, e na RM se apresenta com isossinal ao músculo nas sequências em T1, sinal intermediário em T2 e realce pelo meio de contraste. No estudo de US, é possível reproduzir a dor do paciente nas lesões mais superficiais, o que pode auxiliar no diagnóstico (Figura 13).[3,10,11]

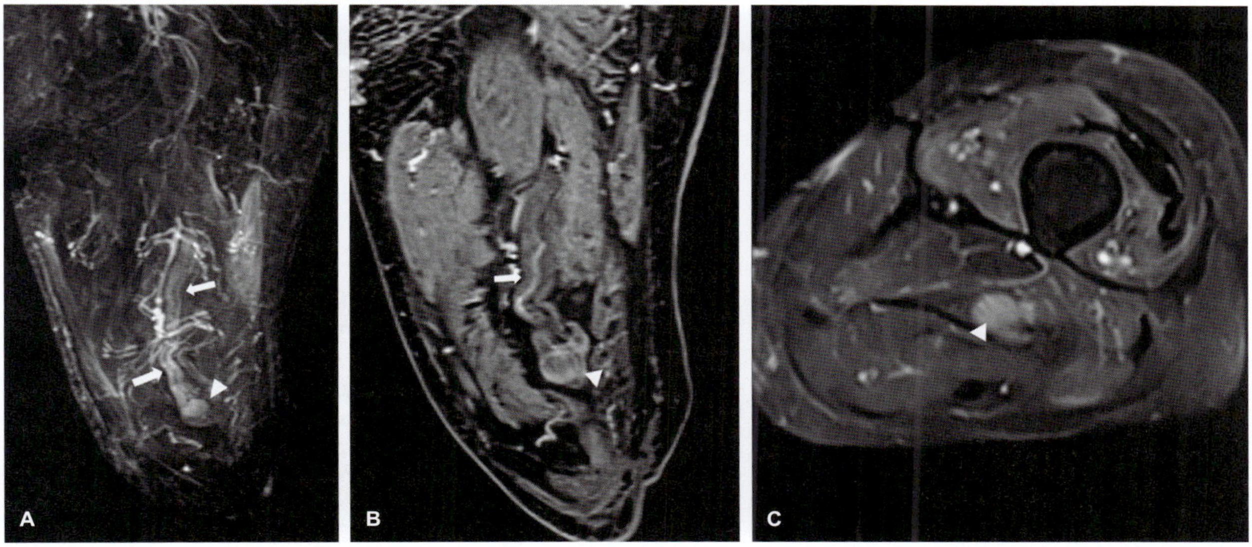

FIGURA 12
Neuroma de coto. Reconstruções coronais da coxa ponderadas em T2 STIR (A) e T1 FS pós-contraste (B) demonstrando o nervo ciático espessado (setas) e com espessamento nodular (bulboso) em sua extremidade distal (cabeça de seta). C: imagem axial T1 FS pós-contraste demonstrando o realce homogêneo.

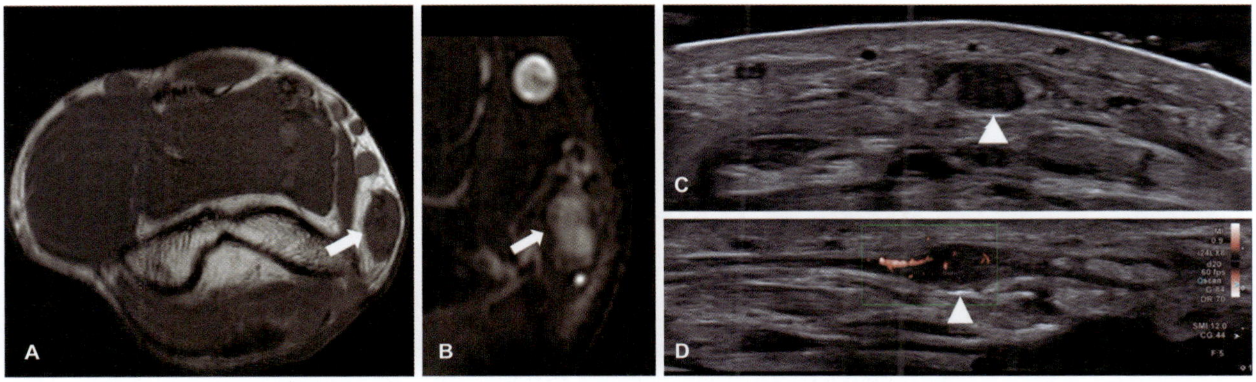

FIGURA 13
Neuromas. A e B: sequências axiais T1 e T2 FS demonstrando espessamento bulboso no coto proximal do nervo ulnar, exibindo isossinal ao músculo em T1 e hipersinal em T2. C e D: imagens de US com cortes transversal e longitudinal, demonstrando um neuroma em continuidade de uma lesão parcial do nervo fibular profundo, caracterizado por espessamento nodular hipoecogênico que exibe aumento de fluxo ao Doppler.

Neuroma de Morton

Lesão pseudotumoral comum que afeta o nervo digital plantar, representando uma proliferação de fibrose perineural associada a edema e degeneração axonal. É mais comum em mulheres entre 30 e 50 anos, em virtude da flexibilidade do pé, e tem relação com o uso de calçados de salto alto. Acomete mais frequentemente o 3º nervo digital, por ser o maior deles (Figura 14).[1]

É uma causa relativamente frequente de metatarsalgia, sendo a US e a RM ótimas ferramentas para sua avaliação. À US se apresenta como lesão nodular predominantemente hipoecoica no espaço intercapitometatársico, podendo ser avaliada por vias dorsais ou plantares, sobretudo com manobras de compressão laterolateral do antepé (Figura 15 e Vídeo 1). A visualização da relação do nervo digital plantar com a lesão aumenta a especificidade do estudo. O diagnóstico de neuroma de Morton na RM é relevante quando apresenta diâmetro transverso de 5 mm ou mais e se correlaciona com sintomas clínicos. Os critérios de diagnóstico de RM propostos por Zanetti et al. são listados no Quadro 4.[31-34]

VOUCHER: neurografiaperi

VÍDEO 1. Técnica ultrassonográfica para avaliação dinâmica de neuroma interdigital no pé.

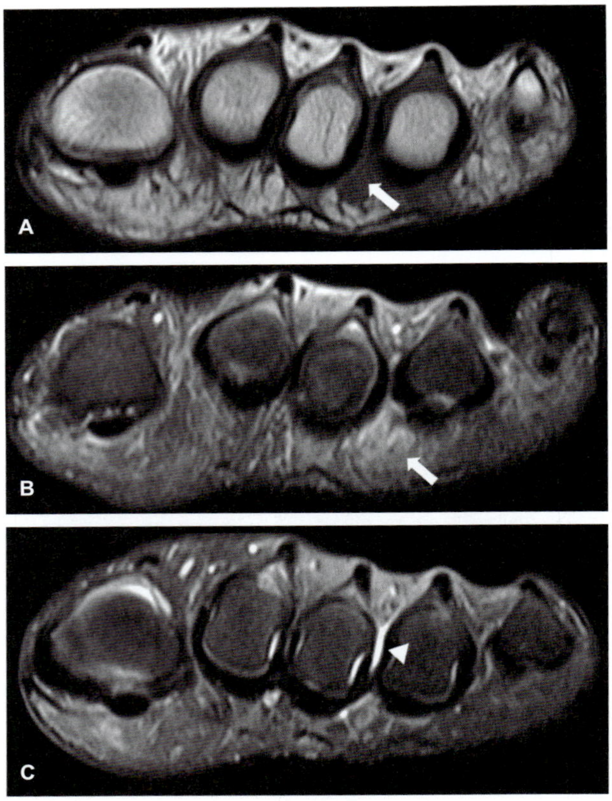

FIGURA 14
Neuroma de Morton. Sequências coronais ponderadas em T1 (A) e DP FS (B e C), demonstrando lesão expansiva no 3º espaço intercapitometatársico (setas), com sinal intermediário nas sequências sensíveis a líquido (B) e lâmina líquida na bursa intermetatarsiana adjacente (cabeça de seta).

QUADRO 4 Critérios de diagnóstico de ressonância magnética para neuroma de Morton segundo Zanetti et al.[31]

Lesão centrada no feixe neurovascular no espaço intercapitometatársico, plantar ao ligamento intermetatarsal transverso
Lesão com isossinal ao músculo nas imagens ponderadas em T1 e com discreto hipersinal em T2
São achados frequentes distensão líquida da bursa intermetatarsal, proximal e dorsal do neuroma, normalmente > 3 mm (medida transversa), ou líquido no espaço intermetatarsal

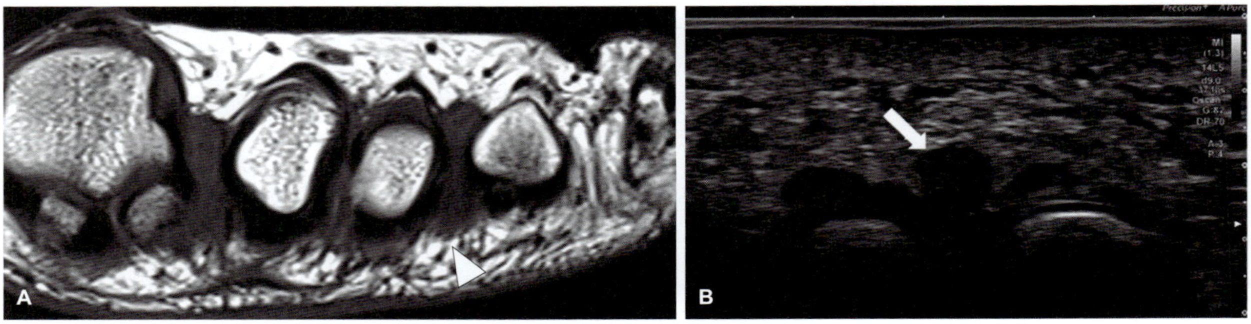

FIGURA 15
Neuroma de Morton. Sequência coronal T1 (A) e imagem de ultrassonografia (B) demonstrando lesão hipoecogênica e lobulada na região intercapitometatársica (seta), que se insinua na região plantar durante a manobra de compressão laterolateral do antepé. Relação da lesão com o nervo digital plantar (cabeça de seta em A).

Lipomatose neural

Também conhecida como hamartoma fibrolipomatoso ou fibrolipoma neural, é uma lesão caracterizada por infiltração lipomatosa nas regiões perineural e epineural, levando a um aumento volumétrico difuso do nervo. É mais comum nos nervos mediano e ulnar, e pode estar associada a macrodactilia e macrodistrofia lipomatosa em até um terço dos casos.[2,10]

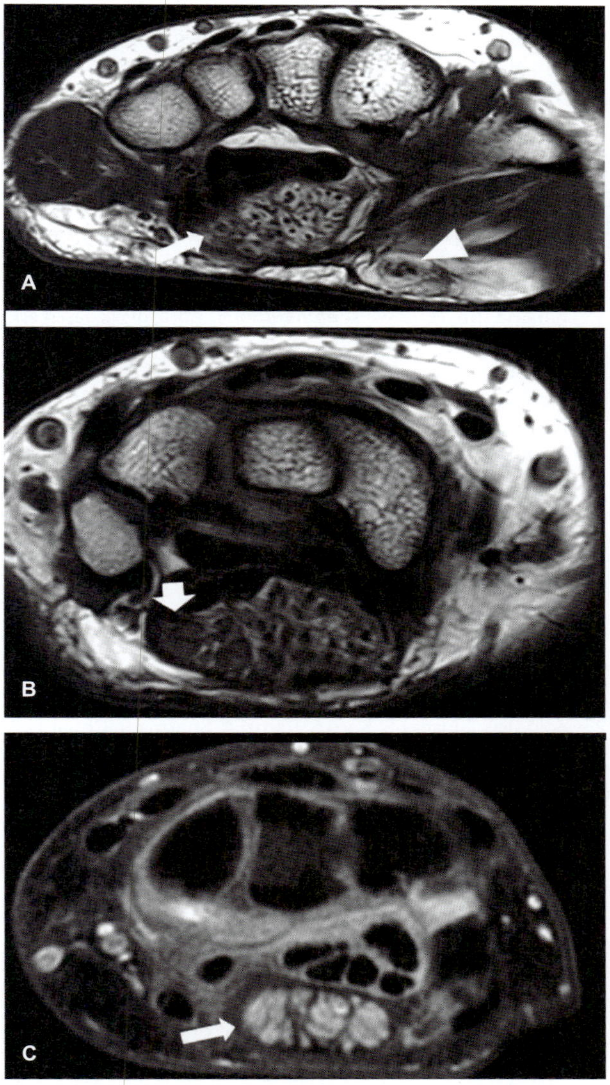

FIGURA 16
Lipomatose neural (hamartoma fibrolipomatoso) do mediano. Sequências ponderadas em T1 (A e B) e T1 FS pós-contraste (C) do punho demonstram importante espessamento do nervo mediano, com hipertrofia dos fascículos (seta curta) e do tecido gorduroso de permeio (setas longas) – aspecto em cabo coaxial. Em (C), nota-se o realce dos fascículos neurais. Destaca-se o acometimento do ramo recorrente motor do nervo mediano (cabeça de seta em A).

Essa lesão exibe crescimento lento e leva progressivamente a alterações sensitivas e motoras nas áreas de compressão anatômica do nervo. A RM é virtualmente patognomônica dessa lesão, demonstrando o espessamento difuso do nervo, com aspecto de "cabo coaxial" (corte transverso) ou de "espaguete" (corte longitudinal) em razão do tecido fibrolipomatoso envolvendo os fascículos neurais (Figuras 16 e 17). Esse mesmo aspecto é visualizado à US com os fascículos neurais hipoecoicos, espessados, envoltos por tecido hiperecogênico.[11,35,36]

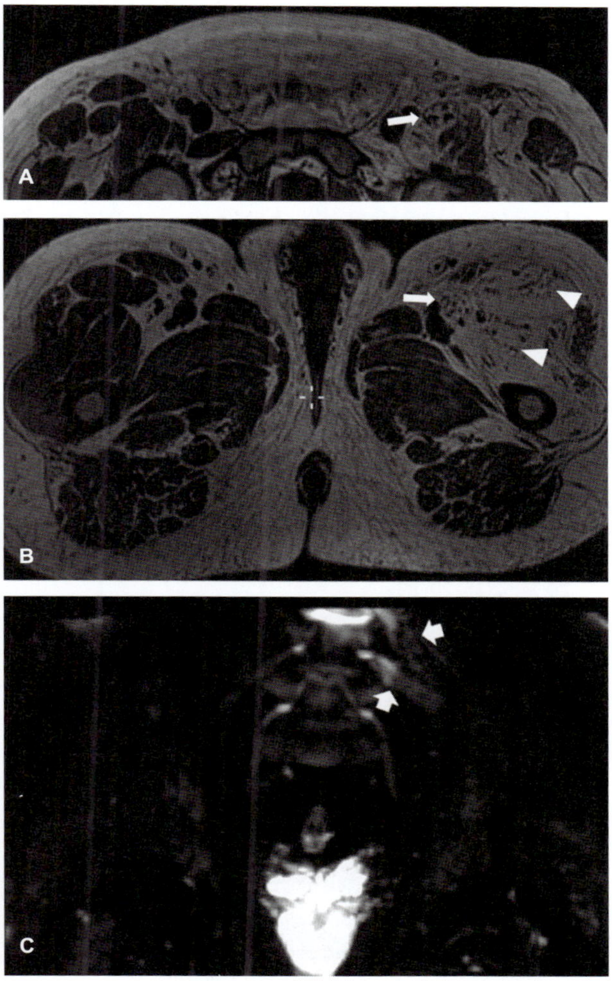

FIGURA 17
Lipomatose neural (hamartoma fibrolipomatoso). A e B: reconstruções axiais de sequências T1 volumétricas demonstrando o espessamento do nervo femoral esquerdo (setas longas) à custa de gordura envolvendo os fascículos neurais. Nota-se o acometimento dos ramos musculares do nervo femoral (cabeças de seta), onde se associa atrofia gordurosa dos ventres musculares. Reconstrução coronal da sequência de difusão da bacia demonstrando espessamento e hipersinal das raízes de L3 e L4 à esquerda (setas curtas).

CONSIDERAÇÕES FINAIS

A avaliação de lesões tumorais de partes moles é relativamente frequente em nossa prática clínica. A correta suspeição e reconhecimento da natureza neural de uma lesão é essencial para o manejo e tratamento adequados, sobretudo evitando procedimentos invasivos que possam acarretar perdas funcionais ou aumento da morbidade no paciente.

A diferenciação entre lesões benignas e malignas de bainha neural por muitas vezes é desafiadora. O desenvolvimento e a aplicação de técnicas avançadas de RM, como o DTI, estudo de perfusão e espectroscopia, vêm se mostrando promissores.

Por fim, uma equipe multidisciplinar com experiência em sarcomas de partes moles é de suma importância para o cuidado desses pacientes. Ressalta-se, aqui, que um radiologista com conhecimento nessas patologias pode ter papel fundamental para o melhor cuidado e desfecho nesses pacientes.

REFERÊNCIAS

1. Tagliafico AS, Isaac A, Bignotti B, Rossi F, Zaottini F, Martinoli C. Nerve tumors: what the msk radiologist should know. Semin Musculoskelet Radiol. 2019;23(01):76-84.
2. Abreu E, Aubert S, Wavreille G, Gheno R, Canella C, Cotten A. Peripheral tumor and tumor-like neurogenic lesions. Eur J Radiol. 2013;82(1):38-50.
3. Pilavaki M, Chourmouzi D, Kiziridou A, Skordalaki A, Zarampoukas T, Drevelengas A. Imaging of peripheral nerve sheath tumors with pathologic correlation. Eur J Radiol. 2004;52(3):229-39.
4. Chiou HJ, Chou YH, Chiou SY, Liu JB, Chang CY. Peripheral nerve lesions: role of high-resolution US. Radiographics. 2003;23(6):e15-e15.
5. Chiou HJ, Chou YH, Cheng SP, Hsu CC, Chan RC, Tiu CM, et al. Cubital tunnel syndrome: diagnosis by high-resolution ultrasonography. J Ultrasound Med. 1998;17(10):643-8.
6. Murphey MD, Kransdorf MJ. Staging and classification of primary musculoskeletal bone and soft-tissue tumors according to the 2020 WHO Update, from the AJR Special Series on Cancer Staging. AJR Am J Roentgenol. 2021;217(5):1038-52.
7. Edelmuth DGL, Helito PVP, Filippi RZ, Baptista AM, Bordalo M. Staging of primary and secondary solid musculoskeletal tumors. Skeletal Radiol. 2023;52(3):365-78.
8. Noebauer-Huhmann IM, Weber MA, Lalam RK, Trattnig S, Bohndorf K, Vanhoenacker F, et al. Soft tissue tumors in adults: ESSR-approved guidelines for diagnostic imaging. Semin Musculoskelet Radiol. 2015;19(5):475-82.
9. Belakhoua SM, Rodriguez FJ. Diagnostic pathology of tumors of peripheral nerve. Neurosurgery. 2021;88(3):443-56.
10. Woertler K. Tumors and tumor-like lesions of peripheral nerves. Semin Musculoskelet Radiol. 2010;14(5):547-58.
11. Abreu E, Aubert S, Wavreille G, Gheno R, Canella C, Cotten A. Peripheral tumor and tumor-like neurogenic lesions. Eur J Radiol. 2013;82(1):38-50.
12. Tagliafico A, Altafini L, Garello I, Marchetti A, Gennaro S, Martinoli C. Traumatic neuropathies: spectrum of imaging findings and postoperative assessment. Semin Musculoskelet Radiol. 2010;14(5):512-22.
13. Murphey MD, Smith WS, Smith SE, Kransdorf MJ, Temple HT. From the archives of the AFIP. Radiographics. 1999;19(5):1253-80.
14. Filler AG, Maravilla KR, Tsuruda JS. MR neurography and muscle MR imaging for image diagnosis of disorders affecting the peripheral nerves and musculature. Neurol Clin. 2004;22(3):643-82.
15. Ahlawat S, Fayad LM, Khan MS, Bredella MA, Harris GJ, Evans DG, et al. Current whole-body MRI applications in the neurofibromatoses. Neurology. 2016;87(7 Supplement 1):S31-9.
16. Ahlawat S, Blakeley JO, Langmead S, Belzberg AJ, Fayad LM. Current status and recommendations for imaging in neurofibromatosis type 1, neurofibromatosis type 2, and schwannomatosis. Skeletal Radiol. 2020;49(2):199-219.
17. Alkhaili J, Cambon-Binder A, Belkheyar Z. Intraneural perineurioma: a retrospective study of 19 patients. Pan Afr Med J. 2018;30:275.
18. Yu YH, Wu JT, Ye J, Chen MX. Radiological findings of malignant peripheral nerve sheath tumor: reports of six cases and review of literature. World J Surg Oncol. 2016;14(1).
19. Vilanova JC, Woertler K, Narváez JA, Barceló J, Martínez SJ, Villalón M, et al. Soft-tissue tumors update: MR imaging features according to the WHO classification. Eur Radiol. 2007;17(1):125-38.
20. Behzad B, Dianat S. Magnetic resonance imaging of nerve tumors. Semin Musculoskelet Radiol. 2022;26(2):172-81.
21. Ahlawat S, Chhabra A, Blakely J. Magnetic resonance neurography of peripheral nerve tumors and tumorlike conditions. Neuroimaging Clin N Am. 2014(1):171-92.
22. Tovmassian D, Abdul Razak M, London K. The role of [18F] FDG-PET/CT in predicting malignant transformation of plexiform neurofibromas in neurofibromatosis-1. Int J Surg Oncol. 2016;2016.
23. Soldatos T, Fisher S, Karri S, Ramzi A, Sharma R, Chhabra A. Advanced MR imaging of peripheral nerve sheath tumors including diffusion imaging. Semin Musculoskelet Radiol. 2015;19:179-90.
24. Yun JS, Lee MH, Lee SM, Lee JS, Kim HJ, Lee SJ, et al. Peripheral nerve sheath tumor: differentiation of malignant from benign tumors with conventional and diffusion-weighted MRI. Eur Radiol. 2021;31(3):1548-57.
25. Gwathmey KG. Plexus and peripheral nerve metastasis. Handb Clin Neurol. 2018;149:257-79.
26. Crush AB, Howe BM, Spinner RJ, Amrami KK, Hunt CH, Johnson GB, et al. Malignant involvement of the peripheral nervous system in patients with cancer: multimodality imaging and pathologic correlation. 2014;34(7):1987-2007.
27. Noh BW, Park SW, Chun JE, Kim JH, Kim HJ, Lim MK. Granulocytic sarcoma in the head and neck: CT and MR imaging findings. Clin Exp Otorhinolaryngol. 2009;2(2):66.
28. Misdraji J, Ino Y, Louis DN, Rosenberg AE, Chiocca EA, Harris NL. Primary lymphoma of peripheral nerve: report of four cases. Am J Surg Pathol. 2000;24(9):1257-65.
29. Quiñones-Hinojosa A, Friedlander RM, Boyer PJ, Batchelor TT, Chiocca EA. Solitary sciatic nerve lymphoma as an initial manifestation of diffuse neurolymphomatosis. Case report and review of the literature. J Neurosurg. 2000;92(1):165-9.

30. Woertler K. Tumors and tumor-like lesions of peripheral nerves. Semin Musculoskelet Radiol. 2010;14(5):547-58.
31. Zanetti M, Ledermann T, Zollinger H, Hodler J. Efficacy of MR imaging in patients suspected of having Morton's neuroma. Am J Roentgenol. 1997;168(2):529-32.
32. Bencardino J, Rosenberg ZS, Beltran J, Liu X, Marty-Delfaut E. Morton's neuroma. Am J Roentgenol. 2000;175(3):649-53.
33. Lee MJ, Kim S, Huh YM, Song HT, Lee SA, Lee JW, et al. Morton neuroma: evaluated with ultrasonography and MR imaging. Korean J Radiol. 2007;8(2):148.
34. Bignotti B, Signori A, Sormani MP, Molfetta L, Martinoli C, Tagliafico A. Ultrasound versus magnetic resonance imaging for Morton neuroma: systematic review and meta-analysis. Eur Radiol. 2015;25(8):2254-62.
35. Marom EM, Helms CA. Fibrolipomatous hamartoma: pathognomonic on MR imaging. Skeletal Radiol. 1999;28(5):260-4.
36. Van Breuseghem I, Sciot R, Pans S, Geusens E, Brys P, de Wever I. Fibrolipomatous hamartoma in the foot: atypical MR imaging findings. undefined. 2003;32(11):651-5.

22

Procedimentos cirúrgicos

Roberto Sergio Martins
Mario Gilberto Siqueira

INTRODUÇÃO

As lesões de nervos periféricos têm repercussão significativa na qualidade de vida por resultarem em dor e limitações físicas, afetando a rotina do indivíduo e de seus familiares e trazendo também custos sociais indiretos pelo afastamento do trabalho ou pela impossibilidade de retorno à atividade laborativa. Nos últimos 30 anos ocorreram mudanças significativas no manejo cirúrgico das lesões de nervos periféricos, como o uso de magnificação, coagulação bipolar, utilização de microinstrumentos e material delicado para sutura, além do advento de novas técnicas, como as transferências de nervos e a introdução de métodos eletrofisiológicos para avaliação intraoperatória de lesões nervosas. Esses avanços levaram a resultados funcionais mais efetivos, aumentando o número de explorações cirúrgicas e de tentativas de reconstrução de lesões que antes eram consideradas irreparáveis.

Dentro desse contexto, inovações nas técnicas de imagens trouxeram novas possibilidades para a caracterização dessas lesões, que afetam sobremaneira seu manejo. Este capítulo é dedicado à descrição das técnicas cirúrgicas comumente utilizadas para reparo das lesões de nervos periféricos, fornecendo aos radiologistas subsídios para o entendimento das necessidades do cirurgião diante dessas lesões.

ASPECTOS BÁSICOS

Ao contrário do sistema nervoso central, no sistema nervoso periférico (SNP) existe a possibilidade de regeneração espontânea efetiva, resultante da remielinização e/ou da progressão do axônio do local da lesão ao órgão-alvo, seja ele a placa motora, seja um órgão sensitivo. Dentro desse cenário, o conhecimento do grau da lesão é importante para caracterização das lesões de nervos periféricos. Classicamente, as lesões podem ser classificadas em três tipos, de acordo com a gravidade de comprometimento do nervo:[1]

- **Neurapraxia:** é o grau mais leve de lesão, em que há apenas desmielinização de determinado segmento do nervo, com preservação do axônio e do tecido conectivo, resultando em perda temporária da função, que é recuperada em dias a semanas (geralmente até 12 semanas). A mielina envolve o axônio e permite que a condução elétrica através dele ocorra de forma mais efetiva. Como a disfunção é apenas secundária à alteração da mielina, sem interferir no axônio, a recuperação ocorre rapidamente pela restituição da mielina, não havendo necessidade de progressão axonal. Um exemplo clássico é a paralisia de sábado à noite, consequente à compressão do nervo radial por pressão no sulco espiral do úmero, levando à mão caída.
- **Axonotmese:** a lesão é mais intensa em comparação com a neuropraxia, levando à interrupção do axônio, mas com preservação da estrutura de suporte dos nervos, como o perineuro, o endoneuro e, principalmente, os tubos endoneurais. A manutenção dessa estrutura de suporte permite que a recuperação seja possível, mas depende da taxa de progressão do axônio, que é de 1 a 3 mm/dia. Assim, a recuperação funcional ainda é possível, mas ocorre de forma mais lenta que a neurapraxia, em geral meses após a lesão.
- **Neurotmese:** é a lesão mais grave, caracterizada por rotura total do nervo ou substituição do tecido normal por tecido fibrocicatricial (fibrose), que impede a propagação de impulso elétrico e a regeneração axonal espontânea. Na presença de neurotmese, a única possibilidade de recuperação é o reparo cirúrgico do nervo, e é essa lesão que o cirurgião busca caracterizar nos exames subsidiários.

Outro conceito importante para entender as indicações dos procedimentos cirúrgicos nas lesões de nervos periféricos é a vulnerabilidade do tecido nervoso à isquemia. O nervo tem uma trama de suporte vascular muito efetiva, mas que apresenta limites em termos de suprimento sanguíneo aos nervos na presença de determinadas lesões. Assim, diante dos fatores compressivos que ocorrem em determinadas patologias (como na compressão do nervo mediano no punho – síndrome do túnel do carpo) e da fibrose que envolve o tecido perineural em lesões traumáticas, essa vascularização é prejudicada. Se o processo é progressivo, em um momento inicial ocorrerá desmielinização, que, até certo ponto, pode ser reversível desde que se interrompa a causa da lesão. Isso pode ser obtido, por exemplo, com a redução da pressão exercida sobre o nervo com a imobilização do punho ou com a abertura cirúrgica do retináculo dos flexores no carpo na síndrome do túnel do carpo. No entanto, com a manutenção da compressão, o processo de isquemia se intensifica, levando a perda axonal e perdas funcionais irreversíveis. Essa informação é essencial para o cirurgião determinar o momento em que a cirurgia é indicada, para prevenir déficits permanentes.

As lesões de nervos periféricos podem ser classificadas em três grandes grupos: neoplásicas, compressivas e traumáticas. Em cada grupo existe a possibilidade de tratamento cirúrgico, com particularidades distintas. A seguir, serão discutidos os principais procedimentos cirúrgicos utilizados no tratamento dessas lesões, destacando, sempre que possível, a contribuição do radiologista para auxiliar o cirurgião na conduta e tratamento dessas lesões.

NEOPLASIAS

Os tumores de nervos periféricos podem ser divididos naqueles de origem neural ou não. Nesta seção, serão discutidos os aspectos dos procedimentos cirúrgicos para os tumores benignos de bainha neural, que correspondem à maioria dessas lesões, representados principalmente pelos neurofibromas e schwannomas.[2] Um dos fatores que diferenciam os schwannomas dos neurofibromas é a organização tecidual: ambos são originados das células de Schwann, a célula de suporte do axônio no SNP, mas o neurofibroma mostra maior desorganização tecidual em relação ao schwannoma, com envolvimento de vários fascículos e de elementos da matriz extracelular.[3] Ao contrário, o schwannoma geralmente se origina de um só fascículo e apresenta crescimento extrínseco, deslocando os fascículos íntegros para a periferia (Figura 1). Consequentemente, o

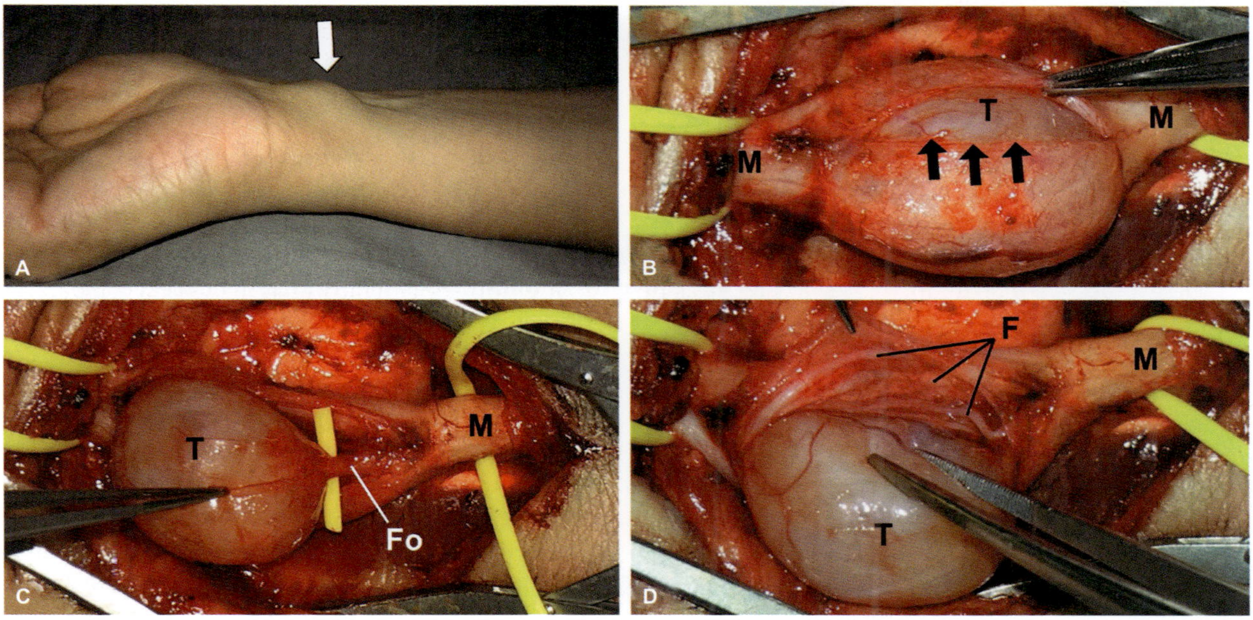

FIGURA 1
Paciente com queixa de crescimento progressivo de nodulação em face anterior do terço distal do antebraço, com sensação de choque ao tato. A: aspecto da nodulação de consistência fibroelástica e móvel no sentido laterolateral (seta). B: epineurotomia (abertura do epineuro) do nervo mediano (M) expondo o tumor intraneural (T). C: a dissecção com isolamento do tumor em relação aos fascículos íntegros permitiu a identificação do fascículo de origem (Fo) do tumor, que será seccionado, possibilitando sua exérese. D: o aspecto é característico de schwannoma, com crescimento da lesão de forma extrínseca em relação aos fascículos íntegros (F) que foram deslocados posteriormente pelo tumor. Setas pretas: margem medial do epineuro seccionado.

procedimento cirúrgico é distinto nesses dois tipos de lesões: enquanto nos schwannomas é possível a exérese do tumor de forma global e sem grandes prejuízos funcionais, nos neurofibromas frequentemente é necessária a exérese de toda a lesão, com o nervo de origem ou de vários fascículos, aumentando a possibilidade de déficit pós-operatório.[4,5] Por isso, é importante que a investigação radiológica possa, quando possível, sugerir ao cirurgião a distinção entre o neurofibroma e o schwannoma e avalie a relação de nervos mais calibrosos com a lesão (Figura 2).

No caso dos schwannomas, o ideal é que os exames subsidiários possam topografar o posicionamento dos fascículos em relação à superfície tumoral. Esse dado é importante, pois a exérese desses tumores ocorre após a abertura do epineuro (epineurotomia), que deve ser realizada em área livre de fascículos para evitar lesão[6] (Figuras 1B e 3).

Sempre que possível, componentes císticos dessas lesões também devem ser caracterizados topograficamente, permitindo sua localização e manipulação durante a cirurgia (Figura 4).

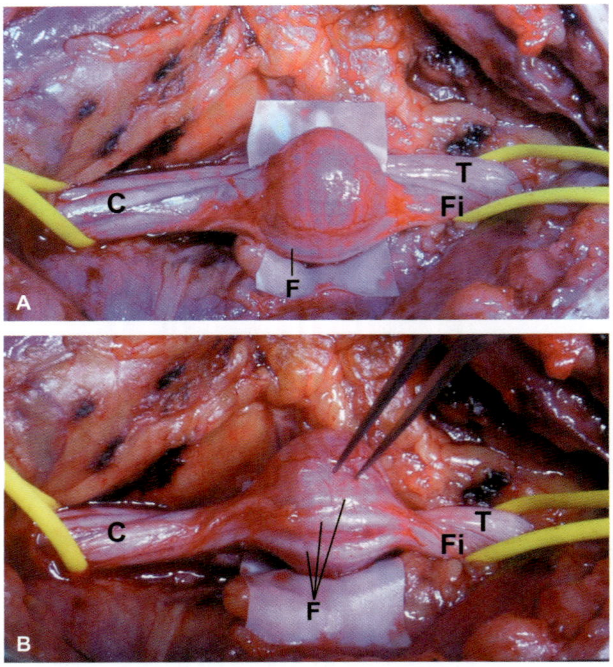

FIGURA 2
Acesso posterior no terço médio da coxa expondo tumor de bainha neural da divisão fibular (Fi) do nervo ciático (C). A: visão posterior observando-se o epineuro sem fascículos (F) adjacentes, local onde será realizada epineurectomia para a retirada do tumor. B: com a rotação do tumor, é possível notar os fascículos íntegros que foram deslocados anteriormente. O diagnóstico histológico foi schwannoma. T: divisão tibial do nervo ciático.

SÍNDROMES COMPRESSIVAS

A síndrome compressiva ocorre em decorrência da pressão sobre determinado nervo. Essa pressão pode ocorrer em qualquer local ao longo do trajeto do nervo, mas existem determinados locais onde os nervos apresentam maior vulnerabilidade anatômica, como na proximidade de superfície óssea (caso do nervo radial no sulco espiral do úmero) e no interior de canais ou túneis osteofibrosos (como o nervo mediano no túnel do carpo). Essa pressão pode ser externa, por apoio, como a que ocorre na neuropatia do radial no braço (paralisia do sábado à noite), ou ser exercida por diferentes tecidos ou patologias, como calosidades, bandas fibrosas, músculos normais ou aberrantes, gânglios ou tumores. Na síndrome de encarceramento (*entrapment syndrome*), a compressão do nervo ocorre em canais anatômicos, onde o nervo é mais suscetível à pressão, como o que ocorre com o nervo ulnar no túnel cubital.[7] Nesses casos, é comum que fatores dinâmicos estejam envolvidos na gênese da compressão. É importante recordar que o Brasil é um país endêmico para a hanseníase, e essa condição deve ser sempre lembrada na avaliação de pacientes com síndromes compressivas múltiplas, especialmente quando associadas à compressão do nervo ulnar na região do cotovelo.

O tratamento cirúrgico é indicado na presença de neuropatia moderada a grave, ou seja, quando há déficit sensitivo importante e/ou motor e/ou atrofia muscular. Nesses casos, o comprometimento de função é indicativo de que já há perda axonal e, portanto, indicação para resolução breve da compressão, a fim de que o quadro de déficit não se torne permanente. A indicação de cirurgia também ocorre nos casos de dor importante que não cede ao tratamento clínico, realizado por meio de medicamentos sintomáticos, afastamento de atividades ocupacionais e de lazer, imobilizações intermitentes e infiltrações. Importante ressaltar que, uma vez indicada, a cirurgia deve ser realizada o mais brevemente possível, já que a perda axonal ocorre de forma progressiva dependendo da intensidade e do tempo de instalação da compressão.[8]

Os seguintes procedimentos são utilizados no tratamento cirúrgico das síndromes compressivas: descompressão; descompressão associada com transposição do nervo; neurectomia.

Descompressões

As descompressões são procedimentos comuns no tratamento das síndromes compressivas.[9] Elas podem ser obtidas: por meio da retirada cirúrgica de qualquer fator secundário que leve à compressão, no caso das etiologias secundárias por lesões expansivas, por exemplo (Figura 5);

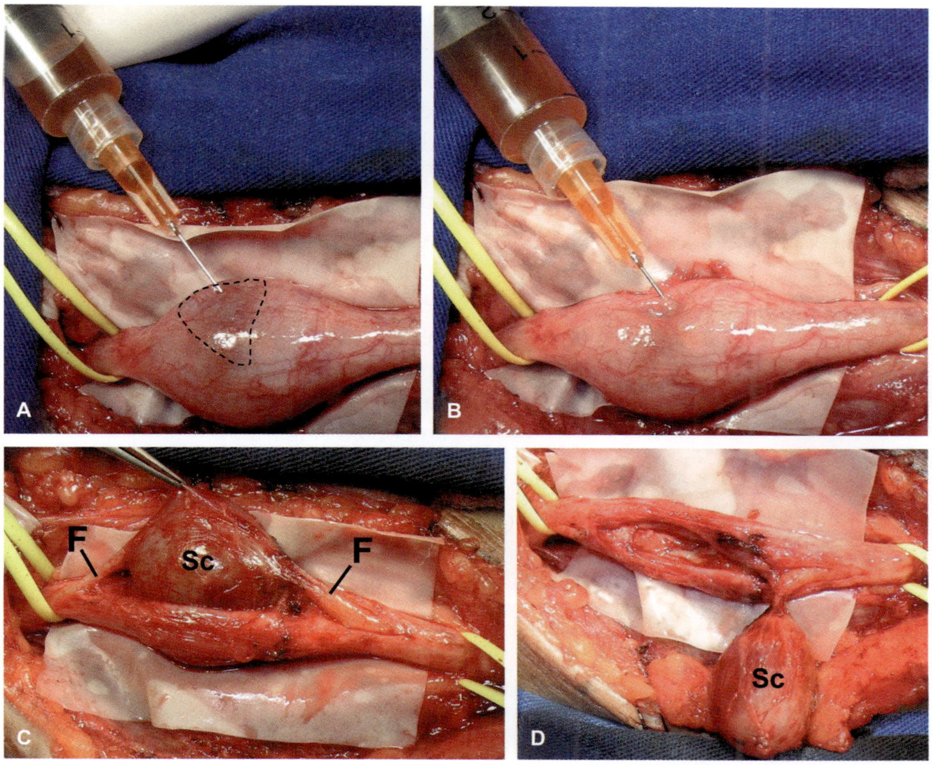

FIGURA 3

Paciente portador de tumor sugestivo de schwannoma (Sc) do nervo mediano no terço médio do braço. A ressonância permitiu a identificação de componente cístico intralesional. A e B: em virtude da extrema turgescência da lesão, optou-se pelo esvaziamento do cisto (área pontilhada no tumor), a fim de facilitar a dissecção intraneural e a identificação dos fascículos. C: os fascículos de origem (proximal e distal) (F) foram identificados após a epineurectomia. D: aspecto do tumor já separado do nervo após secção do fascículo de origem proximal (o fascículo de origem distal ainda permanece conectado ao tumor). Notar que os fascículos livres de tumor foram deslocados para a periferia do nervo e permanecem íntegros.

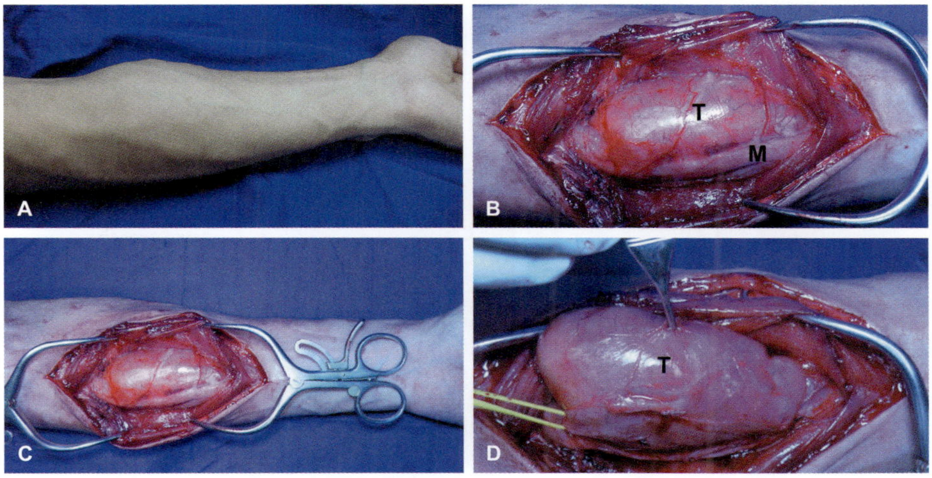

FIGURA 4

Paciente portador de neurofibromatose com queixa de crescimento progressivo de massa em terço proximal do antebraço esquerdo. A e B: tumor em terço proximal de antebraço e correspondente exposição cirúrgica. C: notar a íntima relação do nervo mediano (M) com o tumor (T). A determinação dessa relação em exames subsidiários auxilia na programação cirúrgica. D: apesar do diagnóstico de neurofibroma, a exérese total foi possível sem déficit significativo, pois o tumor originava-se de poucos fascículos do nervo interósseo anterior, ramo do nervo mediano. O cadarço vascular amarelo circunda um desses fascículos.

ou pela abertura de canais ou túneis osteofibrosos (Figura 6). Nas duas situações, os exames de imagem têm papel importante na definição etiológica e no estabelecimento das relações entre eventuais lesões secundárias e o nervo comprimido, além de demonstrarem sinais indiretos relacionados à gravidade da neuropatia, como denervação muscular. Importante ressaltar que algumas descompressões podem ser realizadas por acesso endoscópico.

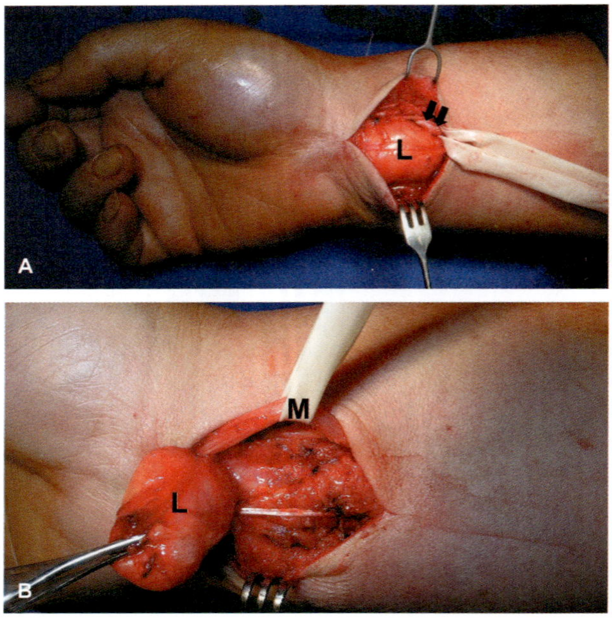

FIGURA 5
Paciente com lesão expansiva em terço distal do antebraço cursando com sintomas relacionados ao nervo mediano. A: acesso cirúrgico demonstrando lipoma (L) deslocando lateralmente o nervo mediano (setas pretas). B: a dissecção do lipoma permitiu a identificação e descompressão do nervo mediano (M).

Descompressão com transposição

Fatores dinâmicos podem atuar em diferentes nervos, contribuindo para a gênese da compressão.[7,8] Alguns nervos que atravessam articulações são suscetíveis a forças de tração de acordo com o movimento que podem ser intensificados com desvios ósseos. Estruturas vizinhas também podem atuar na compressão, deslocando determinado nervo durante o movimento, o que também contribui para a compressão. Um exemplo dessa situação ocorre com o nervo ulnar na região do cotovelo, que pode ser deslocado anteriormente pela cabeça medial do músculo tríceps durante a flexão do antebraço (Figura 7).

Considerando especificamente o nervo ulnar, alguns indivíduos apresentam o sulco retroepicondilar raso, levando à subluxação do nervo durante a flexão do antebraço, e, nesse caso, a descompressão simples agravaria a atuação de fatores dinâmicos por liberar a contenção do nervo e intensificar sua mobilidade, predispondo à compressão.[9] Adicionalmente, na necessidade de reintervenção, muitas vezes não é possível manter o nervo na sua posição original pelas alterações anatômicas regionais. Nesses casos, a descompressão isolada não atua sobre esses fatores, e há necessidade de mobilizar o nervo para um novo curso por meio da técnica denominada transposição (Figura 8).

Essa técnica é utilizada com certa frequência nos casos de compressão do nervo ulnar no cotovelo e, mais raramente, em outros nervos, como o cutâneo femoral lateral da coxa na região inguinal e o fibular na região da cabeça da fíbula. Especificamente em relação ao nervo ulnar, a transposição pode ser realizada posicionando-se o nervo no tecido subcutâneo (transposição subcutânea) ou sob a musculatura

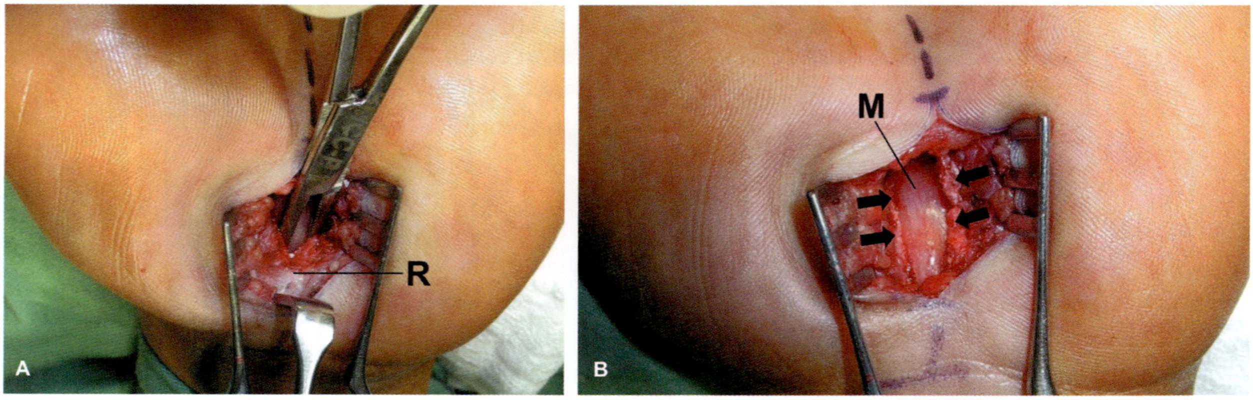

FIGURA 6
Paciente com compressão do nervo mediano no punho (síndrome do túnel do carpo) submetido a descompressão aberta. A: abertura parcial do retináculo dos flexores (R), que forma o teto do túnel do carpo. B: após secção do retináculo dos flexores, é possível a descompressão do nervo mediano (M). As setas pretas indicam as bordas do retináculo.

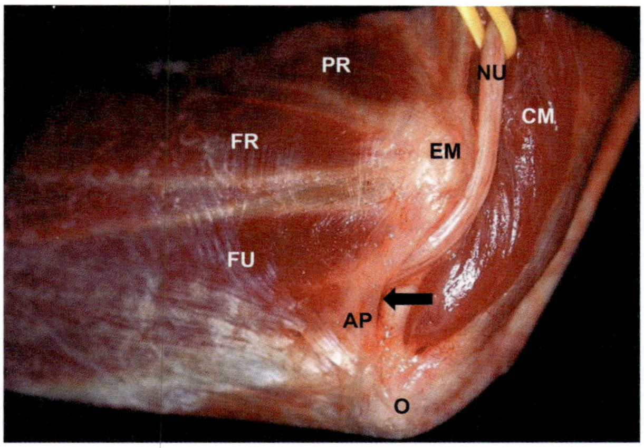

FIGURA 7
Fotografia obtida de dissecção anatômica de cadáver fresco. O nervo ulnar (NU) é exposto na região do cotovelo. Note a relação do nervo com a cabeça medial do tríceps (CM). Em alguns pacientes, essa estrutura pode atuar de forma dinâmica, deslocando anteriormente o nervo ulnar durante a flexão do antebraço, contribuindo para sua compressão. A seta indica a entrada do túnel cubital. AP: arcada aponeurótica umeroulnar; EM: epicôndilo medial; FR: músculo flexor radial do carpo; FU: músculo flexor ulnar do carpo; O: olécrano; PR: músculo pronador redondo.

flexo-pronadora (transposição submuscular) (Figura 8). É muito importante que o radiologista tenha ciência desses fatores dinâmicos que atuam na compressão e, em casos específicos, da possibilidade de que a transposição tenha sido realizada, pois, na necessidade de fazer nova investigação por imagem, o nervo não será identificado no seu trajeto habitual.

Neurectomia

Menos frequentemente, a neurectomia (retirada do nervo) pode ser utilizada no tratamento das síndromes compressivas.[9] Esse procedimento resulta em déficit permanente e é reservado apenas para nervos predominantemente sensitivos, como o cutâneo femoral lateral da coxa (acometido na síndrome denominada meralgia parestésica) e o interdigital do pé na patologia denominada neuroma de Morton (Figura 9). Nesses casos, a compressão leva a alterações estruturais do nervo, formando pseudoneuromas dolorosos cuja sintomatologia pode não se resolver apenas com a descompressão; por esse motivo, a retirada do nervo é indicada.

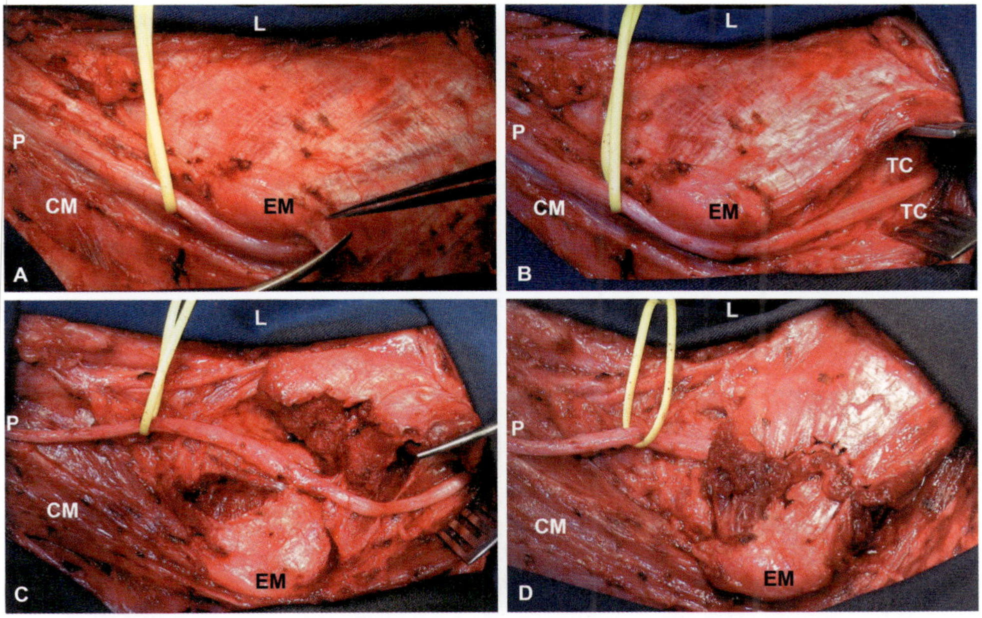

FIGURA 8
Paciente com compressão do nervo ulnar esquerdo (envolvido pelo cadarço plástico amarelo) na região do cotovelo. Neste caso, pela presença de fatores dinâmicos envolvidos na compressão, além da descompressão, foi realizada a transposição submuscular: a musculatura flexo-pronadora foi totalmente seccionada, permitindo o reposicionamento do nervo sob esses músculos. A: dissecção inicial do nervo ulnar. A lâmina inferior da tesoura é posicionada para secção da arcada aponeurótica umeroulnar para abertura do túnel cubital, fase da descompressão simples. B: aspecto após descompressão simples do nervo ulnar com abertura do túnel cubital. C: secção da musculatura flexo-pronadora, permitindo o reposicionamento com transposição submuscular do nervo ulnar; note a ausência de tensão no nervo ulnar. D: aspecto final com o nervo posicionado sob a musculatura flexo-pronadora após reaproximação e suturas. CM: cabeça medial do músculo tríceps; EM: epicôndilo medial; L: lateral; P: proximal; TC: túnel cubital aberto.

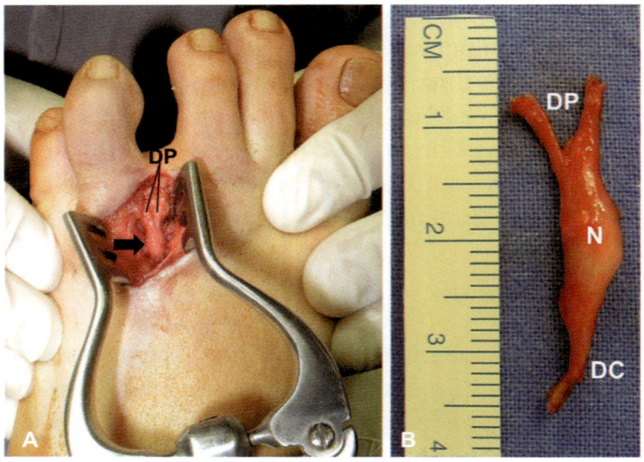

FIGURA 9
Paciente com diagnóstico de compressão do nervo digital plantar comum (neuroma de Morton) do terceiro espaço interdigital esquerdo submetido a neurectomia. A: acesso dorsal com dissecção e individualização do pseudoneuroma (indicado pela seta) e dos nervos digitais plantares. B: peça cirúrgica da neurectomia que inclui o nervo digital plantar comum, o pseudoneuroma e os dois nervos digitais plantares. DC: nervo digital plantar comum; DP: nervos digitais plantares; N: pseudoneuroma.

LESÕES TRAUMÁTICAS

As lesões traumáticas podem ocorrer por diversos mecanismos, incluindo secções por objetos cortantes ou corto-contusos, lacerações acompanhadas de perda tecidual, esmagamentos, tração, lesão por injeção, por energia térmica ou elétrica.[10]

O manejo das lesões traumáticas dependerá de a lesão ser aberta (com interrupção de continuidade cutânea) ou fechada. Nas lesões abertas há maior possibilidade de lesão por neurotmese (secção completa do nervo) (Figura 10), e, nesses casos, a conduta é realizar exploração cirúrgica para o reparo da lesão o mais precocemente possível desde que o ferimento esteja relacionado com o trajeto de determinado nervo e que haja congruência com o quadro neurológico.

Nas lesões fechadas, como as por tração, existe maior possibilidade de manutenção da continuidade do nervo, o que teoricamente permitiria a regeneração espontânea. De forma geral, nesses casos a conduta é expectante, com acompanhamento mensal do paciente até 3 a 4 meses do traumatismo.[1,11] Caso não haja melhora após esse período, a exploração cirúrgica é indicada para avaliação e eventual reconstrução do nervo. O problema dessa diretriz é que há casos em que a lesão é fechada, mas há neurotmese, seja por rotura total do nervo, seja pela substituição do tecido nervoso por fibrose (Figura 11).

Considerando que, com o passar do tempo, há degeneração progressiva da placa motora e que, quanto mais precocemente o axônio atingir essa estrutura, melhor é a recuperação funcional, o ideal é que se determine se, na lesão fechada, a lesão do nervo é ou não neurotmética o mais rápido possível. Nesse sentido, a investigação por imagem tem permitido estabelecer esse diagnóstico na fase aguda ou subaguda da lesão. Também é fundamental estabelecer se, nas lesões em que há continuidade do nervo, existe fibrose intraneural que impeça a regeneração/progressão axonal espontânea. Se isso ocorrer, é necessária a resseção dessa lesão (ou neuroma em continuidade) e proceder ao restabelecimento da continuidade do nervo (Figura 11). Essa definição pode ser obtida por meio de estudo eletrofisiológico intraoperatório (Figura 12), mas estudos de imagem (ultrassonografia ou neurografia)

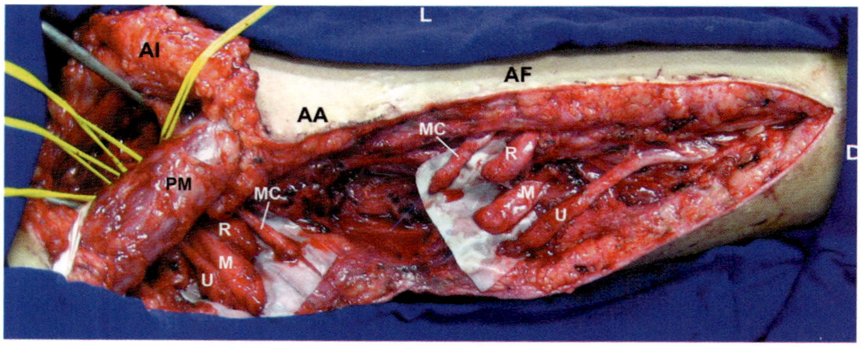

FIGURA 10
Paciente vítima de ferimento aberto na axila esquerda provocado por fragmentos de vaso sanitário quebrado após queda. Os acessos combinados infraclavicular, axilar e ao feixe vasculonervoso no braço permitiram a identificação de lesão cortante completa dos principais nervos do membro superior. AA: acesso axilar; AF: acesso ao feixe no braço; AI: acesso infraclavicular; D: distal; L: lateral; M: nervo mediano; MC: nervo musculocutâneo; PM: músculo peitoral maior; R: nervo radial; U: nervo ulnar.

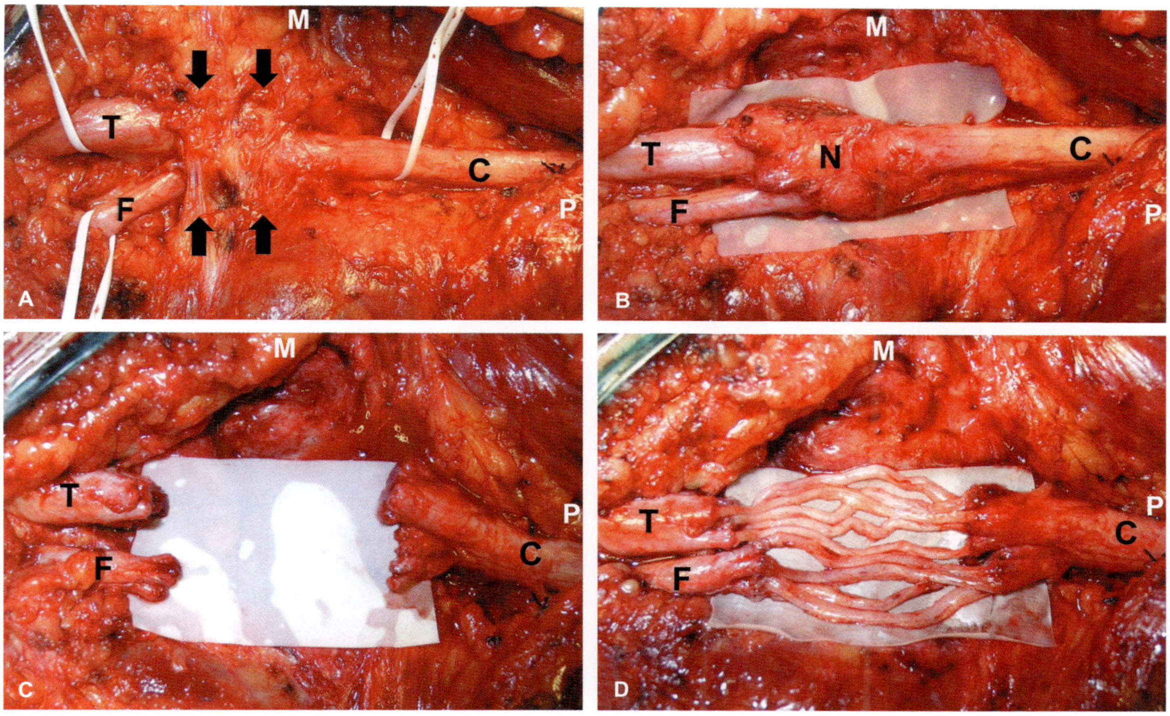

FIGURA 11
Paciente vítima de ferimento por arma de fogo transfixante em terço médio da coxa resultando em lesão do nervo ciático (C). O acesso ao nervo ciático foi realizado por incisão mediana posterior da coxa. A: aspecto da lesão, identificando-se aderências e fibrose (setas) envolvendo o nervo no trajeto do projétil. B: a realização da neurólise permitiu a identificação do neuroma em continuidade (N). C: o estudo eletrofisiológico intraoperatório mostrou que o neuroma não conduzia impulso, sendo ressecado para restabelecimento da continuidade. D: aspecto final após reconstrução microcirúrgica com interposição de 9 enxertos autólogos obtidos após retirada dos dois nervos surais. F: divisão fibular do nervo ciático; M: medial; P: proximal; T: divisão tibial do nervo ciático.

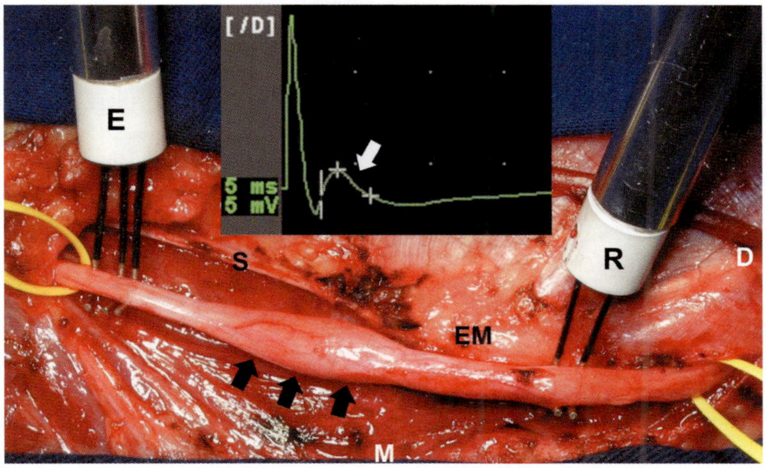

FIGURA 12
Fotografia cirúrgica. Paciente com lesão corto-contusa em terço distal do braço esquerdo com déficit completo relacionado ao nervo ulnar. A exposição do nervo ulnar na região do cotovelo evidencia neuroma em continuidade (setas pretas). A avaliação do potencial de ação translesional (PAN) é realizada para definir se há axônios funcionais ultrapassando a lesão e, caso positivo, o neuroma não é ressecado pela possibilidade de regeneração espontânea. Dois eletródios, um estimulador (E) – proximal – e um receptor (R) – distal, são posicionados proximal e distal à lesão e, após estímulo, é avaliada a presença do PAN no registro. Neste caso, o quadro superior mostra que há registro de PAN (seta branca): a lesão não será ressecada e a cirurgia será limitada à neurólise. D: distal; EM: epicôndilo medial; M: medial; S: septo intermuscular medial.

podem determinar se, na lesão em continuidade, há integridade do padrão fascicular e, consequentemente, se existe a possibilidade de regeneração espontânea, contribuindo para que a conduta adequada seja adotada de forma mais precoce.[1]

Os procedimentos cirúrgicos nas lesões traumáticas visam sobretudo ao restabelecimento da continuidade dos nervos para que os axônios em regeneração atinjam os órgãos-alvo.[12] Para esse objetivo, é frequente que haja necessidade de preparo adequado da lesão, o que é obtido pela realização da neurólise.

Neurólise

A neurólise foi definida como a remoção das aderências e tecido cicatricial que circundam o nervo, permitindo a mobilização e inspeção da lesão. Esse procedimento também é chamado de neurólise externa, pois é limitado ao epineuro externo, o envoltório mais periférico do nervo, e é o primeiro passo em quase todos os procedimentos para o reparo de lesões de nervo periférico.[12,13] O nervo é dissecado cuidadosamente do tecido cicatricial de forma circunferencial em 360°, possibilitando que se identifique a lesão, seja ela representada por um neuroma em continuidade, seja por lesões totais ou parciais do nervo (Figura 11 A e B). Em situações específicas, a neurólise externa é utilizada como tratamento único, principalmente nas lesões que cursam com dor importante sem que haja perda significativa da função relacionada (Figura 13).

A neurólise interna consiste na liberação dos fascículos ou grupo de fascículos do tecido epineural interfascicular, incluindo o tecido cicatricial. O objetivo do procedimento é a ressecção do tecido cicatricial presente no interior do nervo até que um padrão fascicular normal possa ser observado. A indicação da neurólise interna é controversa. Os resultados são difíceis de avaliar, e há fortes argumentos contra esse tipo de procedimento:

A. A manipulação interfascicular pode levar à lesão da vascularização e causar hemorragia e isquemia intraneural, que também reduz o suprimento sanguíneo e pode contribuir para a formação de fibrose.

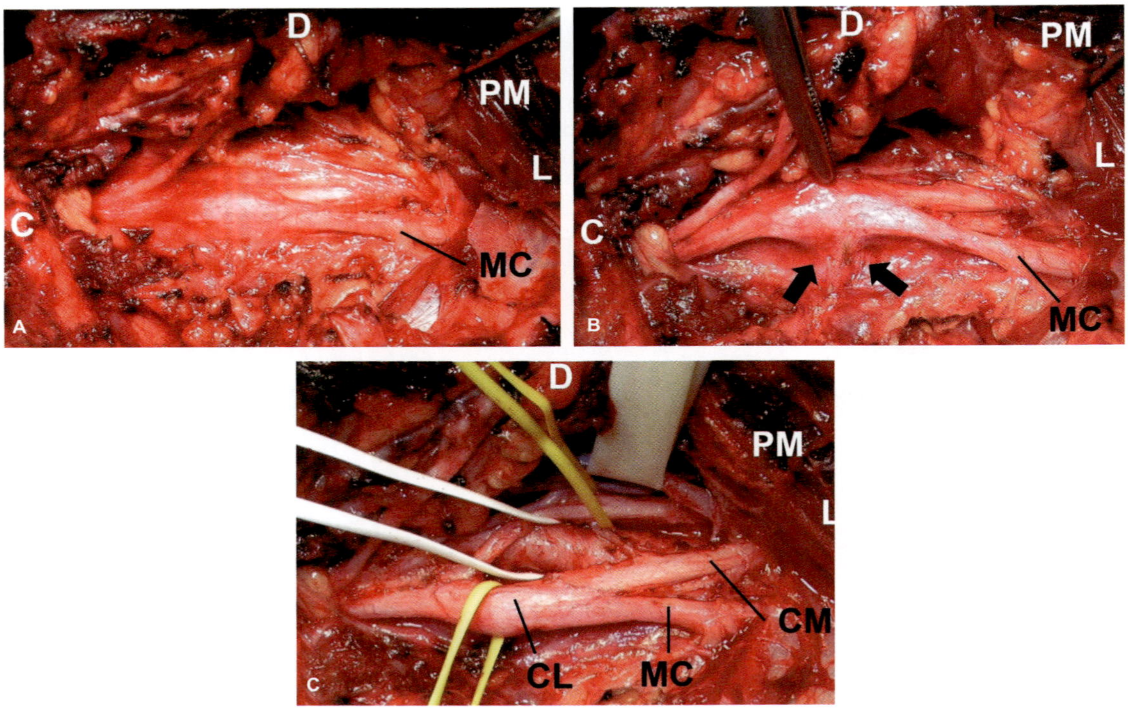

FIGURA 13
Paciente vítima de lesão por arma de fogo infraclavicular resultando em quadro de dor neuropática resistente ao uso de medicamentos. Fotografia cirúrgica de acesso infraclavicular ao plexo braquial direito. A: após acesso, as estruturas do plexo braquial estavam envolvidas por tecido fibrótico. Lateralmente, é possível observar aspecto mais próximo do normal do nervo musculocutâneo (MC). B: após neurólise parcial, é possível identificar aderências envolvendo o cordão lateral (setas). C: aspecto após a finalização da neurólise. A fita elástica branca envolve a artéria axilar. C: clavícula; CL: cordão lateral; CM: contribuição medial do cordão lateral para o nervo mediano; D: distal; L: lateral; PM: músculo peitoral maior.

B. A própria manipulação cirúrgica pode levar à formação de mais fibrose.
C. As conexões interfasciculares, que muitas vezes são confundidas com aderências, podem ser rompidas com possível formação de neuroma doloroso dentro do nervo.[14]

Apesar dessas considerações, a neurólise interna é parte essencial de três procedimentos principais: separação de fascículos intactos na lesão parcial do nervo (Figura 14); isolamento de fascículos durante a transferência parcial do nervo (como as transferências nervosas em que há necessidade de separação de fascículos do nervo doador) (Figura 15); manipulação de fascículos durante a excisão de tumores intrínsecos dos nervos (Figura 3).

Restabelecimento da continuidade

De forma geral, as lesões com perda da continuidade podem resultar em três apresentações: a lesão completa com rotura ou secção, a lesão incompleta com rotura ou secção e a lesão em continuidade que ocorre por substituição de segmento do nervo por tecido fibrocicatricial ou fibrose. Nas lesões em que há perda de continuidade, na extremidade proximal do nervo roto ocorre a formação de neuroma. Essa formação bulbosa, frequentemente dolorosa, é decorrente da contínua progressão desordenada dos axônios em regeneração em associação à proliferação de fibroblastos, células inflamatórias, células de Schwann e vasos sanguíneos.[15]

Nos raros casos de rotura incompleta, a cirurgia inicia-se com a retirada de todo o tecido cicatricial na área lesada, com o cuidado de manter a integridade dos fascículos sadios (Figura 14). Nas lesões por rotura ou secção completa, o primeiro passo para o reparo é a regularização dos cotos pela ressecção de todo o tecido fibrocicatricial dos neuromas das extremidades com a realização de secções seriadas a partir das extremidades dos cotos até que fascículos íntegros sejam identificados (Figura 16). Nas lesões ou neuromas em continuidade, uma vez estabelecida a ocorrência de neurotmese, o neuroma é ressecado até que sejam identificados fascículos viáveis nas suas extremidades, e, a partir desse ponto, é realizado o restabelecimento da continuidade do nervo[1,10] (Figura 11).

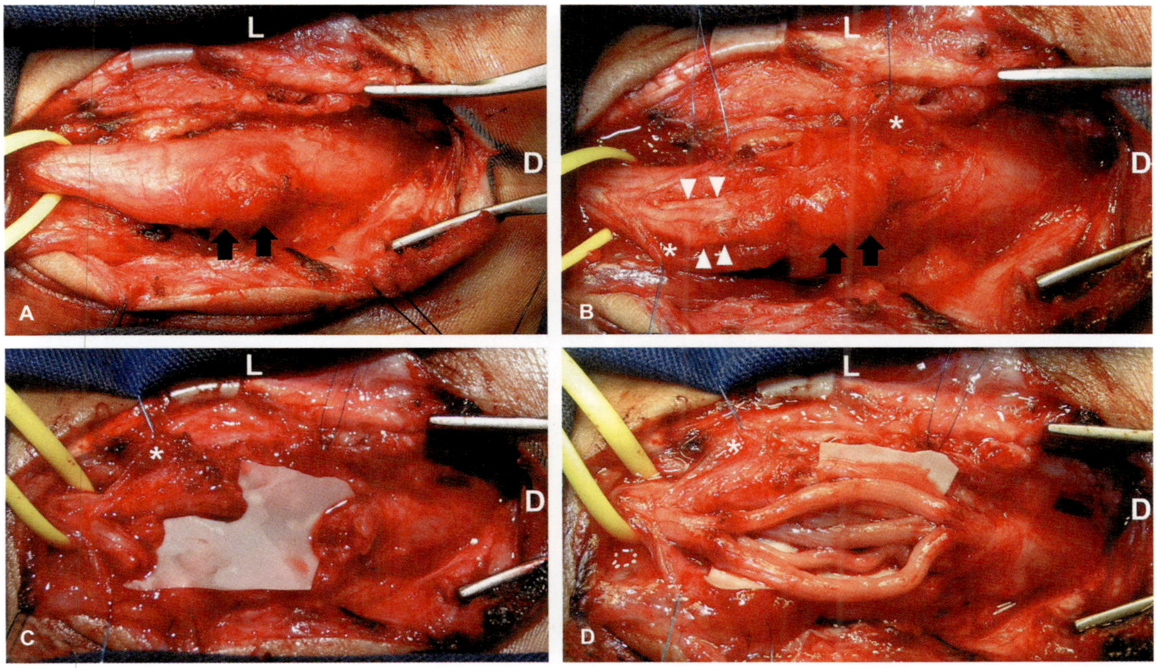

FIGURA 14
Fotografia cirúrgica de exposição do nervo mediano (envolvido por cadarço plástico amarelo) em paciente portador de lesão corto-contusa na região do punho esquerdo. A: aspecto inicial após neurólise com identificação de lesão parcial com neuroma em continuidade (indicado pelas setas pretas) acometendo grupos de fascículos mais anteriores. B: epineurotomia e neurólise interna delimitando o grupo de fascículos (delimitados pelas pontas de setas brancas) comprometidos pela lesão. Os fascículos posteriores estavam preservados. C: após ressecção do neuroma em continuidade. D: restabelecimento da continuidade por meio da interposição de enxertos autólogos. D: distal; L: lateral; *: epineuro rebatido.

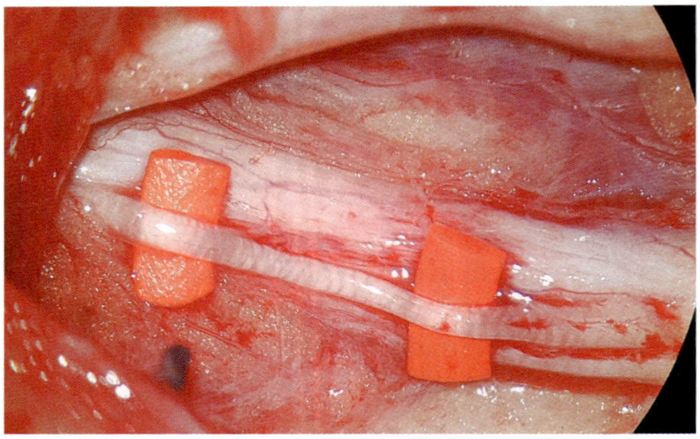

FIGURA 15
Fotografia cirúrgica sob visão do microscópio evidenciando a dissecção de um fascículo do nervo ulnar (sobre dois segmentos de fita de silicone vermelha) após epineurotomia. Esse fascículo será utilizado como nervo doador para reinervação do músculo bíceps.

Após realizar a regularização dos cotos ou a ressecção do neuroma em continuidade, o reparo geralmente é obtido pela coaptação direta dos cotos com neurorrafia ou pela coaptação indireta com a interposição de enxertos de nervos autólogos.[14] Sempre que possível, a coaptação direta deve ser realizada, pois, nesse caso, o axônio em regeneração precisa ultrapassar apenas uma linha de sutura/reparo. Na reconstrução com enxertos, os axônios precisam transpor dois locais de coaptação, cada um deles com certo grau de processo inflamatório que leva à perda axonal (Figuras 11 e 16). No entanto, a coaptação direta só pode ser realizada se não houver tensão na aproximação dos cotos do nervo (Figura 17). A tensão na linha de sutura resulta em processo inflamatório, isquemia e formação de tecido cicatricial local, que impede a progressão axonal. Assim, a sutura sob muita tensão levará a resultados inferiores em relação à reconstrução com enxertos.[1] Em casos específicos, como nas lesões do nervo ulnar, a transposição do nervo pode encurtar a distância entre os cotos, permitindo a aproximação sem tensão e a realização da coaptação direta (Figura 17).

A técnica cirúrgica mais utilizada para manter a coaptação, de forma direta ou por meio da interposição de enxertos, é a neurorrafia com o uso de suturas simples interrompidas realizadas através do tecido conjuntivo, geralmente no epineuro.[16] Adesivos de fibrina também podem ser utilizados para a coaptação, com a vantagem de provocarem menos processo inflamatório em relação

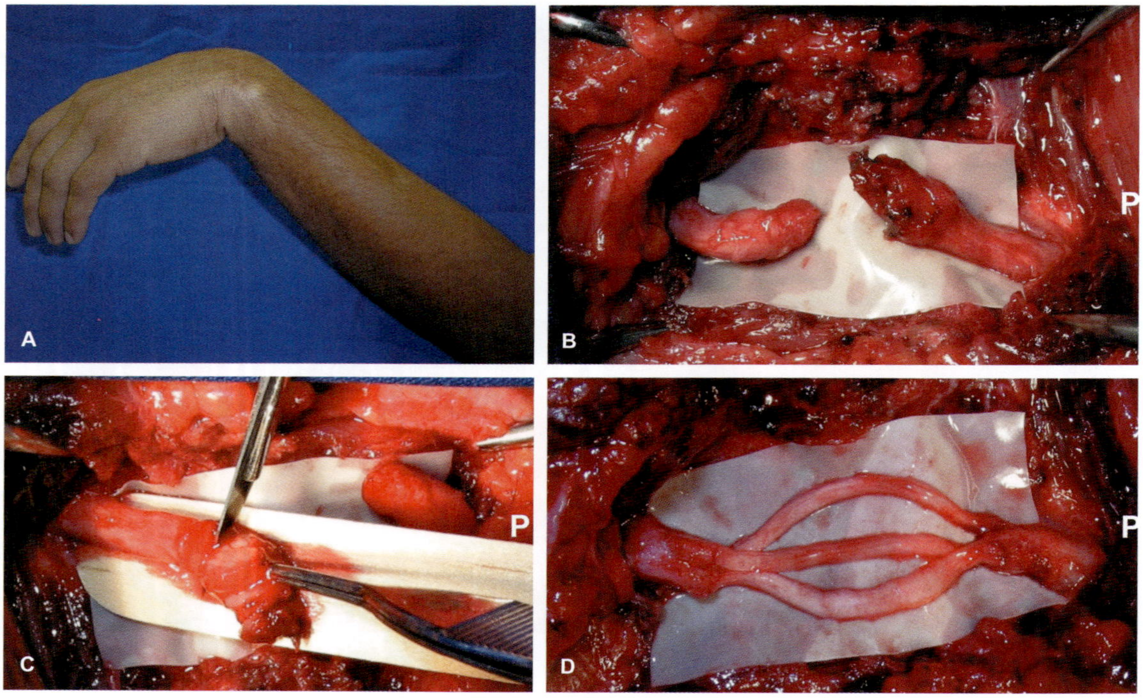

FIGURA 16
A: paciente vítima de ferimento cortante por arma branca em terço médio do braço esquerdo com déficit de extensão de punho e dedos (mão caída) há 3 meses. B: a exploração cirúrgica do nervo radial evidenciou lesão cortante do nervo radial com neuroma de extremidade. C: preparação dos cotos com retirada da fibrose através de secção seriada até a identificação de padrão fascicular normal; D: restabelecimento da continuidade pela interposição de enxertos autólogos. P: proximal.

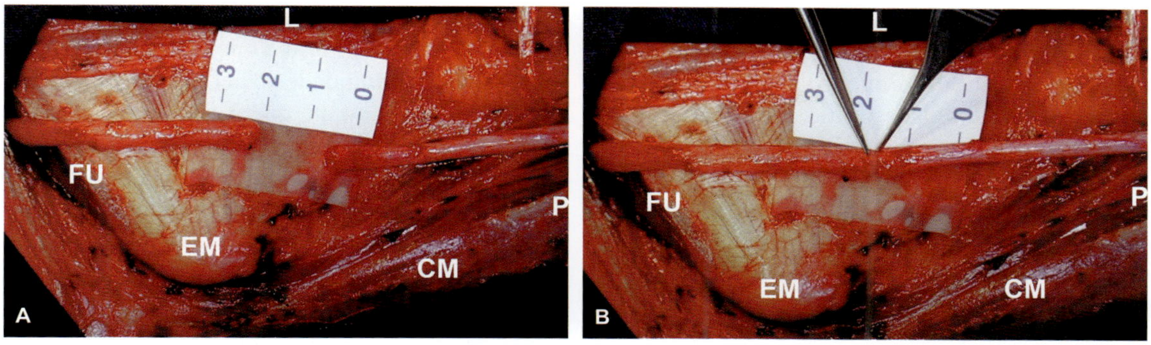

FIGURA 17
Paciente portador de lesão cortante do nervo ulnar na região do cotovelo direito. A e B: a transposição anterior do nervo ulnar, situado anteriormente à goteira retroepicondilar, permitiu que a aproximação dos cotos do nervo ocorresse sem tensão, possibilitando a realização de coaptação (neurorrafia) direta sem enxertos. CM: cabeça medial do músculo tríceps; EM: epicôndilo medial; FU: músculo flexor ulnar do carpo; L: lateral; P: proximal.

à sutura, mas com a desvantagem de resultarem em coaptação com menor tensão e maior possibilidade de rompimento.[17-19] O reparo utilizando as duas técnicas, um ou dois pontos de sutura associados ao adesivo, equilibra as vantagens e desvantagens das duas técnicas.[18]

Uma alternativa ao enxerto de nervos é o uso de tubos condutores, estruturas tubulares de material absorvível (como ácido poliglicólico ou colágeno)[20,21] (Figura 18). A vantagem é evitar a retirada de enxerto autólogo e sua consequente morbidade, como complicações locais (infecção e deiscência) e déficits relacionados ao nervo retirado.[22] As desvantagens são o custo e a limitação em relação à distância entre os cotos.

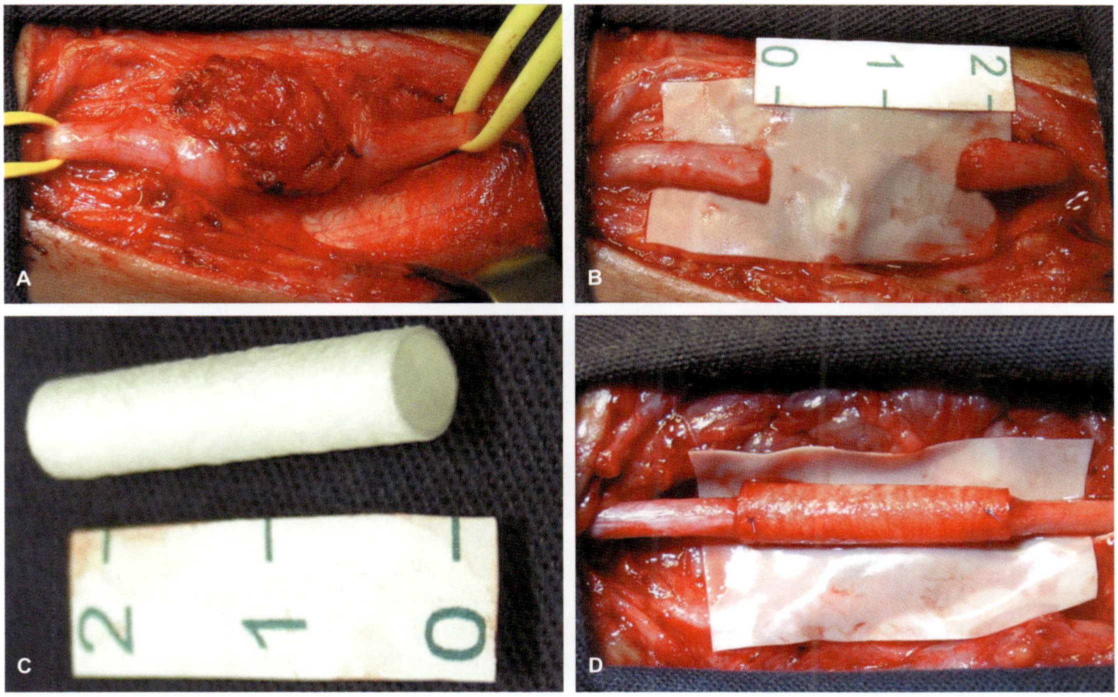

FIGURA 18
Paciente vítima de ferimento corto-contuso em terço médio do antebraço direito. A: neuroma em continuidade do nervo radial superficial envolvido em intensa fibrose. B: após neurólise e ressecação do neuroma, a distância entre os cotos impedia a aproximação sem tensão, mas permitia a utilização de um condutor em substituição ao uso de enxertos autólogos. C: tubo condutor absorvível de colágeno. D: aspecto final com a interposição do condutor entre os cotos do nervo.

Os condutores só podem ser utilizados quando a distância entre os cotos é limitada a 3 cm.[20,21] Essa limitação decorre da necessidade da formação de matriz no interior do condutor, cuja quantidade é crítica para o processo de regeneração e progressão axonal. Se o comprimento do condutor for excessivo, não há formação dessa matriz ou a matriz formada apresenta-se deficiente nos seus elementos principais, como a laminina e a fibronectina. Essa limitação restringe o uso dos condutores a lesões agudas ou em lesões em que não há grande perda tecidual.

Transferência de nervos

A técnica de transferência de nervos consiste na utilização de um nervo, ramo ou fascículo íntegro que será seccionado e utilizado como doador de axônios para outro nervo lesionado de forma definitiva cuja função é mais importante que o nervo doador.[23,24] Essa técnica é frequentemente utilizada nas lesões de plexo braquial com múltiplas avulsões radiculares em que não há possibilidade de uso da raiz como fonte doadora de axônios, e é cada vez mais empregada para a correção de lesões de nervos proximais[25] (Figura 19).

Como a taxa de progressão axonal é constante em cerca de 1 mm/dia, mesmo que se proceda ao restabelecimento da continuidade do nervo, nas lesões proximais o tempo decorrido até que o axônio em regeneração atinja o órgão-alvo é muito longo, fazendo com que a degeneração do órgão-alvo (p. ex., placa motora) ocorra de forma definitiva. Nesses casos, a transferência de nervos possibilita que se leve o axônio em regeneração mais próximo ao órgão-alvo, aumentando a chance de reinervação efetiva.

CONSIDERAÇÕES FINAIS

Neste capítulo, discorremos sobre os principais procedimentos cirúrgicos utilizados nas cirurgias de nervos periféricos. Fica claro que a complexidade do manejo desses pacientes exige que a acurácia dos exames solicitados na investigação por imagem seja a melhor possível. Nesse sentido, a relação de reciprocidade entre o médico assistente e o radiologista deve ser cada vez mais estreita, visando ao aprimoramento do planejamento cirúrgico e à excelência dos cuidados aos pacientes.

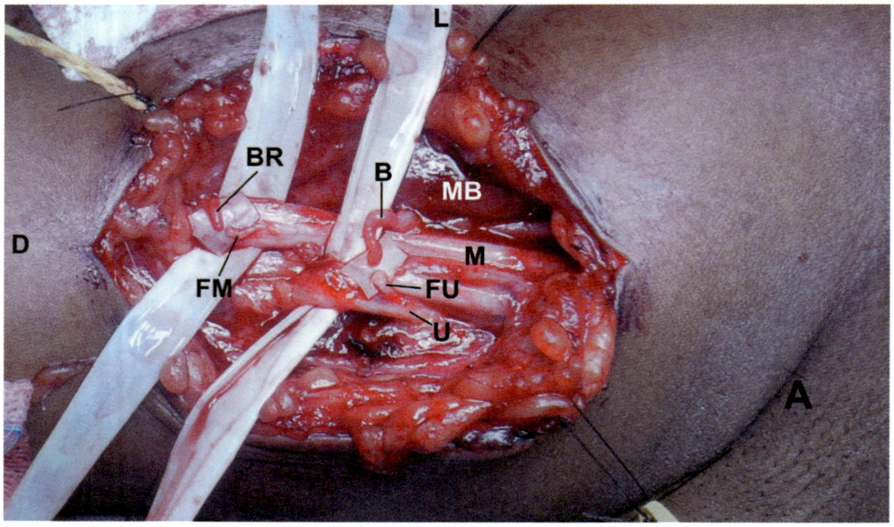

FIGURA 19
Fotografia cirúrgica ilustrando uma transferência de nervos após exposição do feixe vasculonervoso na face medial do terço proximal do braço. O paciente era portador de lesão do plexo braquial direito relacionada ao tronco superior com perda da função dos músculos bíceps (MB) e braquial e manutenção da integridade funcional dos nervos mediano (M) e ulnar (U), os nervos utilizados como doadores. Os elementos doadores (um fascículo do nervo ulnar e um fascículo do nervo mediano) foram seccionados e aproximados aos elementos receptores (ramo para o músculo bíceps e ramo para o músculo braquial), também seccionados e posicionados para coaptação. A: axila; B: ramo motor para o músculo bíceps; BR: ramo motor para o músculo braquial; D: distal; FM: fascículo do nervo mediano; FU: fascículo do nervo ulnar; L: lateral.

REFERÊNCIAS

1. Martins RS, Bastos D, Siqueira MG, Heise CO, Teixeira MJ. Traumatic injuries of peripheral nerves: a review with emphasis on surgical indication. Arq Neuropsiquiatr. 2013;71(10):811-4.
2. Farma JM, Porpiglia AS, Vo ET. Benign neurogenic tumors. Surg Clin North Am. 2022;102(4):679-93.
3. Matić S, Lepić M, Kovačević V, Grujić J, Vitošević F, Savić A, Rasulić L. Peripheral nerve tumors as an ongoing challenge in neuro-oncology: an overview of their biological and technical nuances. Acta Med Acad. 2020;49 Suppl 1:54-62.
4. Kim DH, Murovic JA, Tiel RL, Moes G, Kline DG. A series of 397 peripheral neural sheath tumors: 30-year experience at Louisiana State University Health Sciences Center. J Neurosurg. 2005;102(2):246-55.
5. Pantaleoni F, Petrella G, Colopi S, Adani R. Update on peripheral nerve sheath tumors in upper extremity: a descriptive review. J Hand Surg Asian Pac Vol. 2021;26(3):309-18.
6. Desai KI. The surgical management of symptomatic benign peripheral nerve sheath tumors of the neck and extremities: an experience of 442 cases. Neurosurgery. 2017;81(4):568-80.
7. Jacobson L, Dengler J, Moore AM. Nerve entrapments. Clin Plast Surg. 2020;47(2):267-78.
8. Malek E, Salameh JS. Common entrapment neuropathies. Semin Neurol. 2019; 39(5):549-59.
9. Kao DS, Cheng J. Peripheral neuropathy: surgical approaches simplified for the imagers. Semin Musculoskelet Radiol. 2015;19(2):121-9.
10. Pan D, Mackinnon SE, Wood MD. Advances in the repair of segmental nerve injuries and trends in reconstruction. Muscle Nerve. 2020;61(6):726-39.
11. Huayllani MT, Boczar D, Forte AJ, Rinker B. Evidence-based approach to nerve gap repair in the upper extremity: a review of the literature and current algorithm for surgical management. Ann Plast Surg. 2020;84(6S Suppl 5):S369-S374.
12. Ray WZ, Mackinnon SE. Management of nerve gaps: autografts, allografts, nerve transfers, and end-to-side neurorrhaphy. Exp Neurol. 2010;223(1):77-85.
13. Singh VK, Haq A, Tiwari M, Saxena AK. Approach to management of nerve gaps in peripheral nerve injuries. Injury. 2022;53(4):1308-18.
14. Bassilios Habre S, Bond G, Jing XL, Kostopoulos E, Wallace RD, Konofaos P. The surgical management of nerve gaps: present and future. Ann Plast Surg. 2018;80(3):252-61.
15. Neumeister MW, Winters JN. Neuroma. Clin Plast Surg. 2020;47:279-83.
16. Beris A, Gkiatas I, Gelalis I, Papadopoulos D, Kostas-Agnantis I. Current concepts in peripheral nerve surgery. Eur J Orthop Surg Traumatol. 2019;29(2):263-9.
17. Martins RS, Siqueira MG, Da Silva CF, Plese JP. Overall assessment of regeneration in peripheral nerve lesion repair using fibrin glue, suture, or a combination of the 2 techniques in a rat model. Which is the ideal choice? Surg Neurol. 2005;64 Suppl 1:S1:10-6.
18. Martins RS, Teodoro WR, Simplicio H, Capellozi VL, Siqueira MG, Yoshinari NH, et al. Influence of suture on peripheral nerve regeneration and collagen production at the site of neurorrhaphy: an experimental study. Neurosurgery. 2011;68:765-72.
19. Koopman JE, Duraku LS, de Jong T, de Vries RBM, Michiel Zuidam J, Hundepool CA. A systematic review and meta-analysis on the use of fibrin glue in peripheral nerve repair: can we just glue it? J Plast Reconstr Aesthet Surg. 2022;75(3): 1018-33.
20. Safa B, Buncke G. Autograft substitutes: conduits and processed nerve allografts. Hand Clin. 2016;32(2):127-40.
21. Braga Silva J, Marchese GM, Cauduro CG, Debiasi M. Nerve conduits for treating peripheral nerve injuries: a systematic literature review. Hand Surg Rehabil. 2017;36(2):71-85.
22. Martins RS, Barbosa RA, Siqueira MG, Soares MS, Heise CO, Foroni L, Teixeira MJ. Morbidity following sural nerve harvesting: a prospective study. Clin Neurol Neurosurg. 2012;114(8):1149-52.
23. Wilson TJ. Novel uses of nerve transfers. Neurotherapeutics. 2019;16(1):26-35.
24. Ray WZ, Chang J, Hawasli A, Wilson TJ, Yang L. Motor nerve transfers: a comprehensive review. Neurosurgery. 2016; 78(1):1-26.
25. Martins RS, Siqueira MG, Heise CO, Foroni L, Neto HS, Teixeira MJ. The nerve to the levator scapulae muscle as donor in brachial plexus surgery: an anatomical study and case series. J Neurosurg. 2021;29:1-8.

23

Avaliação pós-operatória dos nervos periféricos

Afrânio dos Reis Teixeira Neto
Marcelo Bordalo

INTRODUÇÃO

Após uma cirurgia de nervo periférico, os sintomas podem permanecer, aumentar e até recidivar. Um sintoma diferente daquele que levou a cirurgia também pode aparecer. Nestes casos, a decisão terapêutica depende da avaliação clínica e eletromiográfica. Os exames por imagem podem fornecer informações importantes referentes ao estado do nervo e auxiliar na decisão terapêutica final. O conhecimento das principais técnicas cirúrgicas e o aspecto pós-operatório normal é essencial para a interpretação adequada dos exames de imagem. Nesse capítulo, abordaremos os achados pós-operatórios normais e anormais das cirurgias de alguns dos principais nervos.

AVALIAÇÃO PÓS-OPERATÓRIA DE NEUROPATIAS DO NERVO RADIAL NO BRAÇO

O nervo radial cursa no compartimento posterior do braço, entre as cabeças medial e lateral do tríceps braquial nos dois terços proximais do úmero, quando se direciona profundamente até o sulco espiralado que fica na região posterior e lateral da diáfise umeral. Nesse ponto, ele perfura o septo intermuscular lateral em direção ao compartimento anterior do braço, próximo à cortical óssea, onde o nervo apresenta uma mobilidade reduzida e, consequentemente, é o local mais comum de lesões e compressões. Já no compartimento anterior, ele cursa no septo intermuscular, formado pelo braquial e braquiorradial, conhecido como túnel radial.

O braço é o principal local de lesões neurais do radial (cerca de 75% dos casos), sendo a principal etiologia pós-traumática (72%), associada a fraturas da diáfise umeral. Cerca de 25% das neuropraxias são iatrogênicas, relacionadas à manipulação cirúrgica de correção das fraturas, ou compressões pelo material de síntese, sendo que a maioria dos casos está relacionada à fibrose perineural (69%). Mais raramente, a retirada do material de síntese e a compressão pelo próprio calo ósseo podem causar lesão do nervo radial.

De forma geral, as neuropatias do radial de origem traumática, por lesões abertas ou fechadas, ou casos em que haja um importante déficit neurológico, são operados o mais rápido possível.

Nos casos de complicação cirúrgica secundária a compressão extrínseca, o tratamento de escolha é a retirada do material de síntese e a liberação do septo intermuscular. Nos casos de fibrose, é indicada a exploração cirúrgica com retirada da fibrose e liberação do septo intermuscular. Na maioria dos casos, o tratamento clínico atinge cerca de 92% de melhora dos sintomas em até quatro meses. A técnica cirúrgica é realizada pela via lateral com liberação de todo o septo intermuscular ao redor do nervo radial em seu trajeto no terço distal do braço. Nos casos de trauma com laceração focal do nervo, é possível realizar sutura término-terminal. Nos casos de lesão extensa, o enxerto com nervo sural pode ser uma opção. De maneira geral, os resultados clínicos são bons, influenciados pela gravidade da lesão inicial, nervo contínuo ou não, e pelo tempo de tratamento, antes ou após seis meses da lesão inicial. A literatura é escassa em relação à avaliação pós-operatória do nervo radial. Em virtude da presença de implantes metálicos ortopédicos, a ultrassonografia é o melhor método de imagem, demonstrando o edema axonal, com espessamento e hipoecogenicidade dos fascículos, sendo que a comparação com o lado contralateral pode ser útil. Também pode demonstrar descontinuidade, formação de neuromas e até a relação do nervo com os implantes ortopédicos, como as placas e parafusos (Figuras 1 e 2).

AVALIAÇÃO PÓS-OPERATÓRIA DO NERVO INTERÓSSEO POSTERIOR DO COTOVELO

O nervo interósseo posterior (NIP) é um ramo motor do radial no cotovelo, responsável pela inervação no antebraço dos ventres musculares do compartimento superficial (extensor radial curto do carpo, extensor do dedo mínimo, extensor ulnar do carpo, extensor dos dedos) e compartimento profundo (supinador, extensor do indicador, abdutor longo do polegar, extensor longo e curto do polegar). Geralmente sua compressão ocorre distal ao túnel radial, após a emergência do componente sensorial radial superficial. A compressão do NIP pode ocorrer por compressão extrínseca, como tumores e formações císticas, casos em que o tratamento de escolha é a ressecção da lesão primária. O NIP também pode ser comprimido por estruturas anatômicas do cotovelo, sendo as principais delas a margem do ventre extensor radial curto do carpo, a arcada de Frohse, no interior do próprio ventre do supinador entre suas duas cabeças, e mais raramente na região distal ao supinador antes da bifurcação em ramos medial e lateral. Outras causas de neuropatia do NIP são neuralgia amiotrófica, a constrição focal associada a torção dos fascículos e fibrose segmentar.

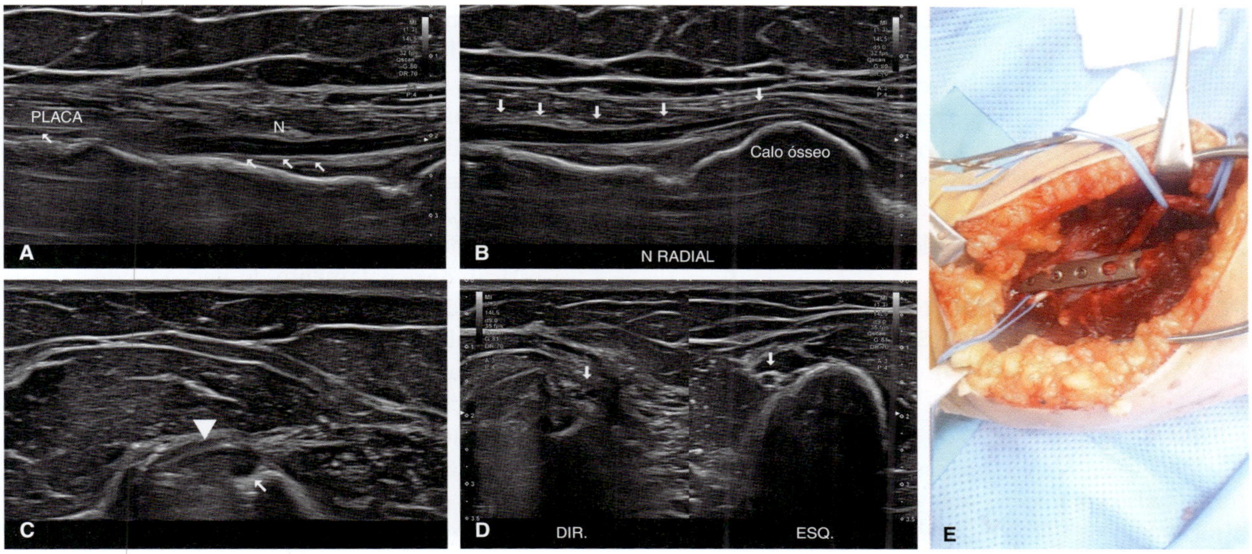

FIGURA 1
Pós-operatório tardio de fratura do úmero que evoluiu com neuropraxia avançada do radial. A e B: longitudinais contíguos (proximal-distal) mostra o nervo radial distal à placa espessado, hipoecogênico e com perineuro intacto (setas brancas) e sua relação com o calo ósseo distal. C: imagem de USG transversal mostra sobreposição da placa (cabeça de seta) em relação ao nervo (seta), D: imagens USG transversais comparativas do braço direito (operado) e o esquerdo (normal) mostra afilamento do nervo do lado operado (setas). E: imagem pós-operatória mostra o nervo radial interposto entre a placa cirúrgica e o osso.

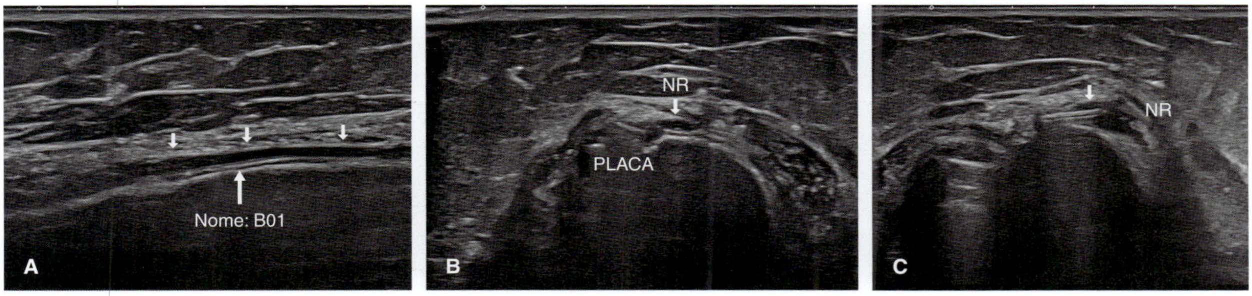

FIGURA 2
Pós-operatório de fratura do úmero com neuropraxia do radial. A: imagem USG longitudinal mostra o nervo radial distal à placa com padrão fibrilar mantido (setas brancas), com espessamento e perda do padrão fibrilar do nervo proximal e adjacente à margem da placa, melhor observado na imagem USG transversal em (B). C: imagem USG transversal mostra o fio metálico (seta) transfixando o nervo radial (NR).

Se a causa compressiva não for identificada, o tratamento clínico proposto deve ocorrer por cerca de seis semanas; caso não haja sinais de recuperação, a exploração cirúrgica é indicada. Geralmente é utilizada uma técnica de acesso via posterolateral no intervalo entre o braquiorradial e o extensor radial longo do carpo, sendo realizada a liberação completa do NIP pela dissecção do extensor radial curto do carpo, da arcada de Frohse e da cabeça superficial do supinador, seguida de neurólise externa ou neurólise interfascicular. Nos casos em que se observa uma transecção do nervo, geralmente quadros clínicos que surgem após traumas com ou sem fratura, a sutura terminoterminal do nervo pode ser realizada; já nas situações em que o ponto de constrição e a fibrose neural são muito grandes, a neurorrafia com enxerto está indicada.

Na literatura, os resultados são bastante satisfatórios, com cerca de 90% dos pacientes apresentando algum grau de melhora e satisfação com o resultado e permitindo o retorno às atividades laborais. A recorrência de dor ocorre em cerca de 25% dos pacientes no primeiro ano de pós-operatório. As demais complicações são muito baixas, ocorrendo em cerca de 1% dos pacientes.

PÓS-OPERATÓRIO DO NERVO MEDIANO NO CARPO (SÍNDROME DO TÚNEL DO CARPO)

A cirurgia de liberação do nervo mediano é a opção terapêutica considerada nos casos de falha no tratamento conservador para a síndrome do túnel do carpo (STC). A incidência de STC é estimada em 3,1% da população entre 18 e 64 anos, e cerca de 400 a 600 mil cirurgias para STC são realizadas ao ano nos Estados Unidos.[1,2]

Ela é realizada pela transecção completa do ligamento transverso ao nível do túnel do carpo, por diferentes técnicas, que vão de cirurgia aberta, *mini-open*, endoscópica ou mesmo guiada por ultrassom.

O objetivo da liberação do nervo mediano é a completa secção do ligamento transverso do carpo (LTC), permitindo aumento do espaço no túnel do carpo e, assim, redução da pressão sobre o nervo mediano e menor congestão (Figura 3). Dentre as diferentes técnicas, as taxas de sucesso variam de 80 a 90%.[3]

Comparada à ultrassonografia (US), a ressonância magnética (RM) tem maior acurácia na avaliação pós-operatória do nervo mediano, que pode permanecer edematoso e de calibre aumentado por um longo período mesmo nos casos com melhora dos sintomas. Por vezes, pode ser observado um efeito rebote nos primeiros meses, com aumento do edema, refletindo aumento do sinal nas sequências sensíveis a líquido à RM.[4]

Redução do calibre indica redução da congestão e é esperada no pós-operatório, principalmente entre 3 e 12 meses. Entretanto, o calibre geralmente não retorna aos valores normais.[5]

A relação de achatamento do nervo tende a diminuir em 50% dos pacientes. Porém, nos casos em que o processo de fibrose neural já está estabelecido, o nervo tende a permanecer de forma mais achatada.

Com relação ao comportamento do nervo mediano na avaliação ultrassonográfica pós-operatória, pode haver uma maior redução da área seccional do nervo mediano com seis semanas de pós-operatório, sendo a redução mais pronunciada na técnica endoscópica (média de $-1{,}9\ mm^2$) quando comparada à técnica *mini-open* (média de $-0{,}6\ mm^2$). Entretanto, essas

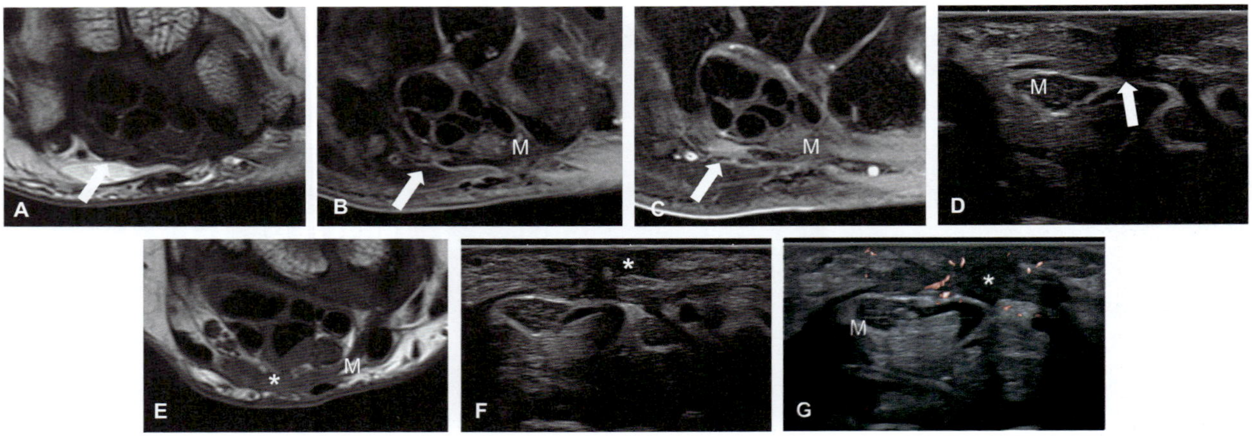

FIGURA 3

Pós-operatório de 7 meses de liberação completa do retináculo dos flexores com tecido cicatricial na topografia do retináculo (setas) em T1 (A), T2 com saturação de gordura (B), T1-GD (C) e na ultrassonografia em D. Observa-se fibrose superficial (*), distante do nervo mediano (M) em T1 (E) e na ultrassonografia em (F) e (G), com fluxo aumentado.

diferenças nas reduções dos calibres do nervo podem ser pouco relevantes clinicamente.[6]

Em diversos estudos, as alterações de calibre, relação de achatamento, abaulamento do retináculo e vascularização do nervo evidenciaram alterações mais substanciais na saída do que na entrada do túnel do carpo. Isso sugere que o maior componente de compressão do nervo mediano na STC ocorre na saída do túnel do carpo. Porém, de forma geral, permanecem alterados em algum grau no pós-operatório, mesmo nos pacientes que apresentam melhora clínica, devendo esses parâmetros ser interpretados com cuidado na indicação de insucesso do procedimento cirúrgico (Figura 4).[7]

A transecção do LTC permite que o nervo mediano e os tendões flexores se expandam, abaulando além do limite do túnel do carpo. No processo de cicatrização, o retináculo tende a se reconstituir em até 80% dos casos, independentemente da técnica utilizada, em geral de forma abaulada e alongada, permitindo um aumento na área do túnel do carpo. O *gap* criado pela transecção inicialmente tende a ser de 0,5 cm, permanecendo aberto em apenas 20% dos casos após 12 meses de pós-operatório.[4,5]

Apesar das alterações do nervo mediano permanecerem no pós-operatório, os pacientes tendem a apresentar melhoras nos escores clínicos e exame físico após a cirurgia, independentemente da técnica utilizada.[6]

Cerca de 20% dos pacientes podem apresentar insucesso com o tratamento cirúrgico. Por vezes a queixa clínica e o exame físico são difíceis de serem interpretados, pois dor subjetiva e desconforto relacionados à cicatriz são comuns e precisam ser diferenciados de recorrência. Estudos de condução eletrofisiológica não colaboram para essa avaliação, uma vez que alterações na condução podem permanecer mesmo após liberações bem-sucedidas.[7]

Pode-se classificar esses pacientes, conforme a cronologia dos sintomas, em:

1. Persistência dos sintomas, geralmente relacionada à liberação incompleta do retináculo ou a diagnóstico inicial equivocado.
2. Recorrência, que surge de meses a anos após a cirurgia, geralmente multifatorial e de etiologia incerta.
3. Sintomas novos, relacionados a lesões do nervo mediano ou outros ramos no ato operatório.

Zieske et al. observaram que 43% dos pacientes apresentavam persistência dos sintomas, 20% recorrência dos sintomas, e 37% sintomas novos, em 97 casos de revisão cirúrgica de liberação do túnel do carpo.[8]

Os estudos de imagem, US e RM, têm papel fundamental na avaliação desses pacientes que por algum motivo apresentam persistência ou recorrência dos sintomas.

Cerca de 6% dos pacientes podem persistir com os sintomas relacionados à STC, sendo a principal causa de

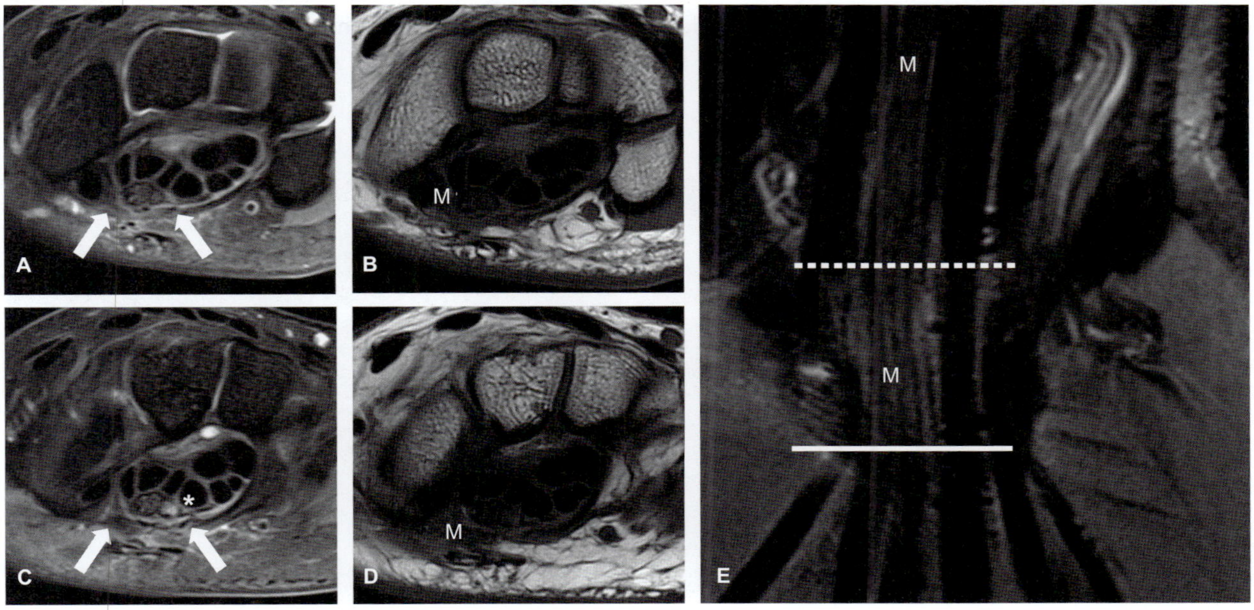

FIGURA 4
Pós-operatório de liberação completa do retináculo dos flexores (setas) com tecido cicatricial no subcutâneo superficial (A e B) ao nível proximal do túnel do carpo (linha tracejada em E) e (C e D) ao nível distal do túnel do carpo (linha contínua em E). Nervo mediano (M). Note, em (C), a persistência da alteração de sinal no nervo mediano nos fascículos mais ulnares (*). A, C e E: T2-FS; B e D: T1.

insucesso a transecção incompleta do LTC, observada em cerca de 47% dos casos, a maioria deles na margem distal (66%) e o restante na margem proximal do ligamento (33%). Outro achado observado por Jones et al. foi que os nervos com liberação incompleta apresentavam trajeto sinuoso e que, após a revisão cirúrgica, a taxa de sucesso foi próxima de 100% (Figura 5).[9]

Enquanto a persistência dos sintomas na maioria dos casos está relacionada à liberação incompleta do LTC (Figura 6), as recorrências estão relacionadas principalmente à fibrose perineural (Figura 7). Outras causas de recorrência observadas foram subluxação palmar do nervo mediano, compressão pelo palmar longo, proliferação sinovial e tenossinovites, além de compressão por cistos gangliônicos.[9]

Tecido fibroso perineural pode ser definido ao estudo de RM como áreas extensas de baixo sinal em T1 nos planos adiposos superficiais ou profundos ao nervo mediano, de limites imprecisos, localizados no LTC. Dois padrões de fibrose podem ser observados:

1. Superficial, entre o tendão palmar longo e o aspecto volar do nervo mediano.
2. Profunda, situada dorsal ao nervo mediano, com efeito de massa adjacente aos tendões flexores.

Campagna et al. observaram fibrose perineural em 60% dos pacientes com recorrência de STC *versus* 17% do grupo controle, entretanto a presença de fibrose profunda foi observada apenas nos casos de recorrência (28% dos casos) (Figura 8). O uso do gadolínio intravenoso pode ajudar a diferenciar o nervo mediano da área de fibrose.[10]

Lesões neurais também são causa de recidiva dos sintomas, sendo as mais comuns a transecção do ramo motor do nervo mediano e neuromas em contiguidade com o ramo digital comum do segundo dedo.[9]

Com relação aos resultados clínicos pelas diferentes técnicas cirúrgicas, Jones et al. observaram que a técnica endoscópica está mais relacionada a persistência dos sintomas e a técnica aberta mais relacionada a recidiva dos sintomas, corroborando que a técnica endoscópica apresenta piores resultados em relação à liberação do LTC, enquanto a técnica aberta está mais relacionada à fibrose.

Outra característica da técnica endoscópica é a melhora funcional na força de apreensão e retorno mais precoce ao trabalho, o que pode estar relacionado a menor trauma dos tecidos adjacentes ao nervo. Entretanto, há maior risco de lesão pela cânula endoscópica.

Dados de 28 estudos (2.320 pacientes) demostraram melhores escores clínicos e funcionais, retorno precoce ao trabalho e menores taxas de complicação relacionadas a cicatriz, hipertrofia, hiperestesia ou dor, nos pacientes operados por via endoscópica. Nessa mesma metanálise não foram observadas diferenças nas taxas

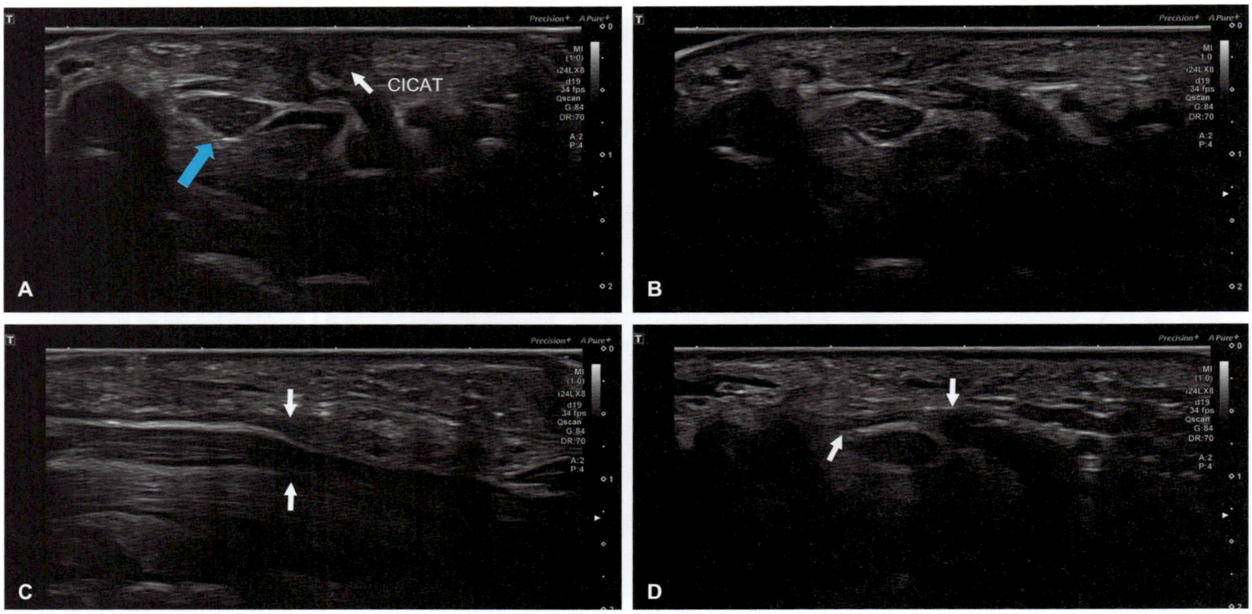

FIGURA 5

A e B: plano transversal; liberação incompleta do retináculo dos flexores com tecido cicatricial na topografia do retináculo proximal (seta branca). C: no plano longitudinal; observa-se o tecido fibroso cicatricial determinando impressão sobre o mediano (entre setas brancas). D: retináculo distal com liberação incompleta (entre setas brancas). Seta azul em A: nervo mediano.

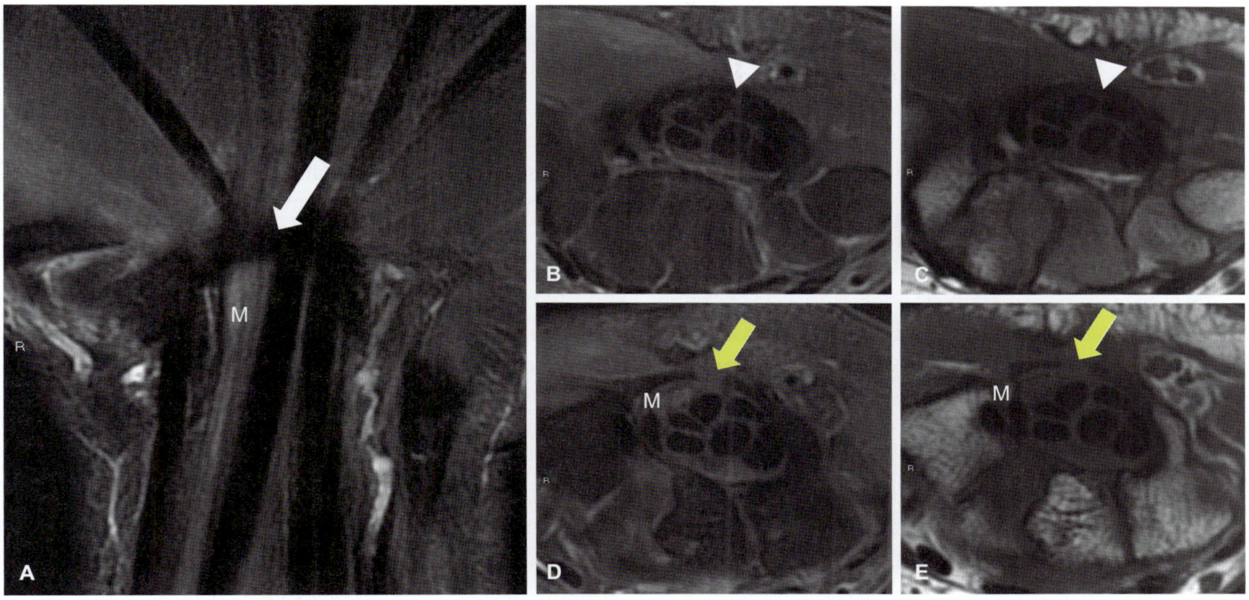

FIGURA 6
Liberação incompleta distal do retináculo dos flexores. A: T2 coronal mostra o retináculo intacto (seta branca). B: T2 com saturação de gordura e C (T1): imagens axiais, persistência do retináculo flexor (cabeças de seta). D (T2 com saturação de gordura) e E (T1) demonstram a liberação proximal do retináculo flexor (setas amarelas). M: mediano.

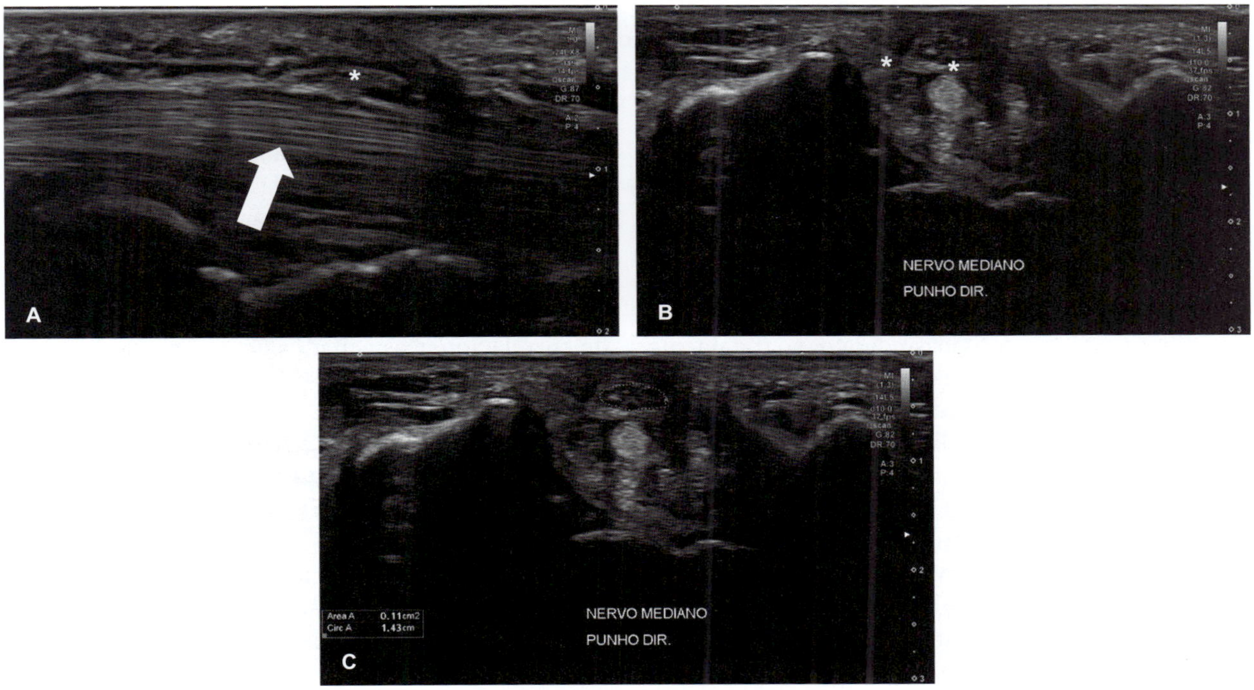

FIGURA 7
Fibrose circunferencial do nervo mediano após liberação do retináculo dos flexores. (A) Imagem USG longitudinal; nervo mediano (seta) irregular e heterogêneo com fibrose superficial (*) (B) e (C) imagens USG transversais demonstram fibrose (*) ao redor do nervo mediano. Em (C) observar a área seccional do nervo mediano delimitada pelo cursor de 0,11 cm^2.

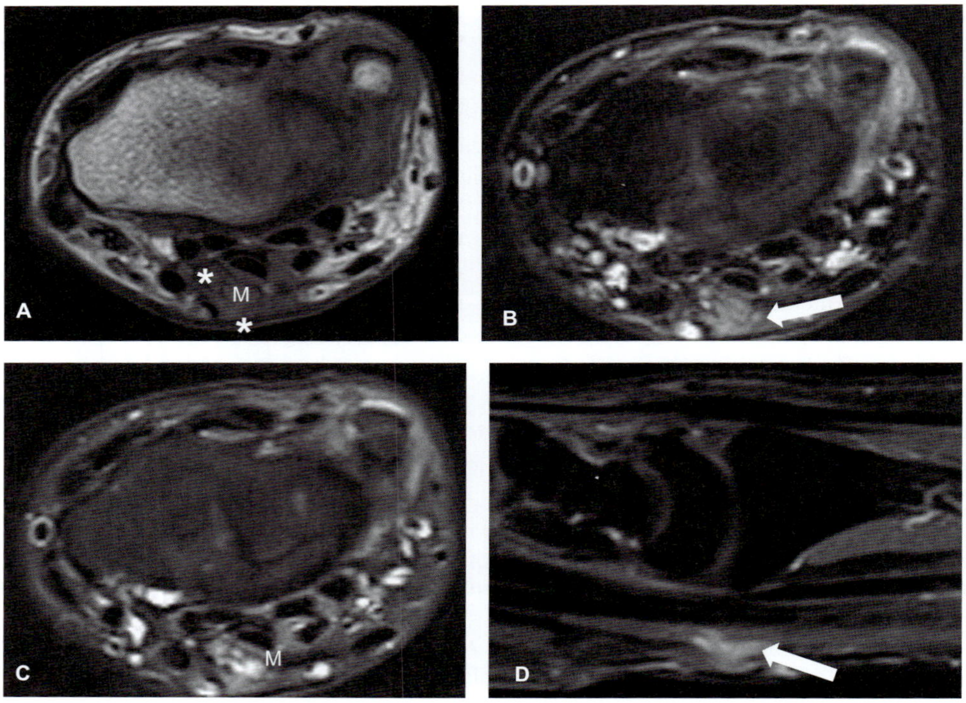

FIGURA 8
Pós-operatório de liberação do nervo mediano com recorrência dos sintomas após 9 meses demonstra fibrose (*) circunferencial ao nervo mediano após liberação do retináculo dos flexores, na entrada e no interior do túnel do carpo, de aspecto circunferencial em (A) e (B) (seta), axial T1 e T2 com saturação de gordura, respectivamente. Em (C) – T2 com saturação de gordura axial e (D) – T1 com saturação de gordura sagital pós-contraste, nota-se realce do nervo e do tecido cicatricial (seta). M: nervo mediano.

de complicações entre as técnicas aberta e endoscópica, exceto pela lesão transitória do nervo mediano, que foi maior na técnica endoscópica. As taxas de lesão permanente foram semelhantes.[11]

Em resumo, os pacientes que apresentam sintomas relacionados à STC e que não apresentam resposta ao tratamento conservador são candidatos ao tratamento cirúrgico, que pode ser realizado por via aberta ou endoscópica, com resultados semelhantes entre as técnicas relacionados à melhora dos sintomas e escores clínicos, com a particularidade de complicações e cicatriz de cada técnica. Os parâmetros de imagem que corroboram o diagnóstico da STC (espessamento e alteração de sinal do nervo mediano, perda do padrão fibrilar, aumento do calibre do nervo na entrada, achatamento na saída do túnel do carpo e aumento da vascularização) apresentam algum grau de melhora no pós-operatório imediato e ao longo dos primeiros 12 meses. Porém, devem ser interpretados com cautela nos casos em que não houver melhora dessas alterações, uma vez que a literatura demonstra melhora clínica apesar de parâmetros alterados. Os casos de insucesso devem ser avaliados com relação à cronologia dos sintomas, sendo a persistência dos sintomas geralmente relacionada à transecção incompleta do LTC e a recidiva relacionada à fibrose perineural. A US e a RM podem ser utilizadas para a avaliação pós-operatória, sendo que a RM é a mais recomendada na literatura, uma vez que tem maior capacidade de avaliação da fibrose. Entretanto, a US tem a vantagem de correlacionar os achados em tempo real com os sintomas clínicos e realizar manobras dinâmicas.

PÓS-OPERATÓRIO DO NERVO ULNAR NO COTOVELO (SÍNDROME DO TÚNEL CUBITAL)

O tratamento cirúrgico da descompressão do nervo ulnar ao redor do cotovelo, semelhante ao observado nas descompressões do nervo mediano ao nível do retináculo dos flexores no carpo, está indicado nos casos de falha do tratamento conservador. A síndrome do túnel cubital é a segunda causa de compressão neural nos membros superiores. Sua incidência aumenta com a faixa etária da população, e pouco mais de 40% dos casos são tratados cirurgicamente.[12,13]

Apesar do nome síndrome do túnel cubital, podemos observar diferentes locais de compressão do nervo ulnar, os quais serão divididos em proximal ao cotovelo, na região do cotovelo e distal ao cotovelo.

Na região proximal ao cotovelo, o nervo ulnar pode ser comprimido na região da arcada de Struthers, que se situa a cerca 8 cm proximal ao epicôndilo umeral e na região do septo intermuscular, que fica entre as fáscias dos ventres musculares do coracobraquial e a cabeça medial do tríceps.

Na região do cotovelo, a compressão pode ocorrer no sulco posterior ao epicôndilo medial, que consiste em um túnel osteofibroso formado pela banda posterior do ligamento colateral ulnar, a fáscia entre o olécrano e a ulna e o epicôndilo umeral. Outro local consiste no próprio túnel cubital, que se situa cerca de 1 cm distal ao sulco posterior ao epicôndilo medial, formado pelas cabeças umeral e ulnar do flexor ulnar do carpo e a fáscia superficial.[14]

Com a flexão do cotovelo, o túnel cubital apresenta redução superior a 50% da sua área em relação ao cotovelo estendido e a pressão em seu interior aumenta em sete vezes. Outra característica do nervo ulnar é a grande excursão que ele apresenta aos movimentos do cotovelo. Subluxações e luxações do nervo ulnar em relação ao túnel cubital podem ocorrer de maneira fisiológica, entretanto pacientes que tenham atividades repetitivas de flexoextensão podem desenvolver neuropatia. A luxação dolorosa ou sintomática sempre é considerada patológica.

Alterações estruturais, como desvios em valgo do úmero distal, congênitas ou pós-traumáticas, ventres musculares acessórios (tríceps ou ancôneo epitroclear), hipertrofia da cabeça medial do tríceps, osteófitos ulnotrocleares, derrame articular com sinovite, corpos livres e cistos gangliônicos, podem ocupar parcialmente o túnel cubital e ocasionar neuropatia compressiva do nervo ulnar (Figura 9).[14]

A cirurgia de descompressão do nervo ulnar tem como objetivo reduzir a tração e a compressão sobre o nervo na flexão do cotovelo. Está indicada nos casos de alterações sensoriais, que não melhoram com o tratamento clínico, atrofia progressiva e perda de força da musculatura inervada.

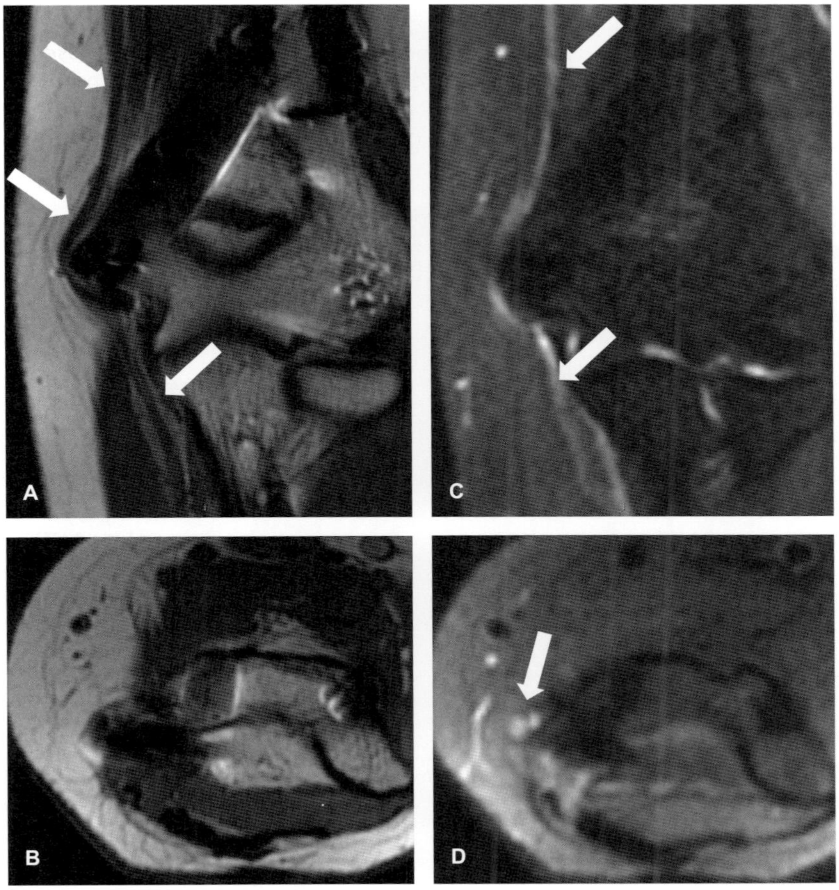

FIGURA 9
Compressão do nervo ulnar pelo material de síntese após correção de fratura do número distal. Imagens (A) coronal e (B) axial T1, (C) coronal e (D) axial T2 com saturação de gordura demonstram subluxação do nervo ulnar e espessamento/perda do padrão fibrilar, anterior ao epicôndilo medial (setas).

Entre as opções cirúrgicas estão a descompressão simples, com ou sem epicondilectomia, e as transposições do nervo ulnar, subcutânea, intra/submuscular.

A descompressão simples consiste na liberação do retináculo e na separação da fáscia das cabeças do flexor ulnar do carpo. A liberação proximal ao nível do septo intermuscular não é uma rotina, mas pode ser feita no mesmo tempo; tal procedimento é mais simples, mas pode levar a uma descompressão insuficiente, ou pode piorar a instabilidade do nervo aos movimentos de flexão do cotovelo. As técnicas endoscópica e aberta apresentam resultados semelhantes com relação à melhora clínica e complicações, sendo a satisfação do paciente um pouco maior nos casos da técnica endoscópica se comparada com a técnica aberta (79 *vs.* 60%). Dentre as causas de recidiva ou persistência dos sintomas, estão a descompressão incompleta, a persistência da tensão sobre o nervo à flexão do cotovelo e a instabilidade do nervo.[15]

Nos casos de epicondilectomia, a margem posterior do epicôndilo medial é ressecada com o objetivo de aumentar o espaço no túnel cubital e remover deformidades ou osteófitos que estejam determinando compressão sobre o nervo. Nesse procedimento, a reconstrução da origem do tendão comum dos flexores, assim como do ligamento colateral medial, se faz necessária. São complicações comuns à descompressão inadequada: lesão do ligamento colateral medial, perda de força ou dor no ponto de ancoragem óssea.[14]

As transposições do nervo ulnar estão indicadas nos casos mais severos de compressão e tração do nervo ulnar removendo-o do interior do túnel cubital, transpondo o nervo anteriormente no subcutâneo, intra ou submuscular. Tais procedimentos podem produzir acotovelamento proximal ou distal do nervo. A liberação do nervo ulnar ocorre desde a arcada de Struthers, passando pelo septo intermuscular, retináculo cubital e plano fascial distal das duas cabeças do flexor ulnar do carpo, sendo o nervo contido anteriormente por um *flap* fascial ou muscular.

A transposição subcutânea (Figura 10) é indicada para casos pós-traumáticos do cotovelo em que o nervo fica exposto a deformidades e fibroses. Como ponto negativo dessa técnica, destaca-se a posição bastante superficial do nervo, o que o torna vulnerável a traumas diretos na região anterior ao epicôndilo, sobretudo em pacientes com pouco tecido subcutâneo.

Nas transposições intra/submusculares (Figuras 11 e 12), o nervo tende a ter um trajeto mais reto e mais protegido, sendo a técnica submuscular um pouco mais complexa, demandando mais técnica do cirurgião. Além disso, como há uma pequena incisão

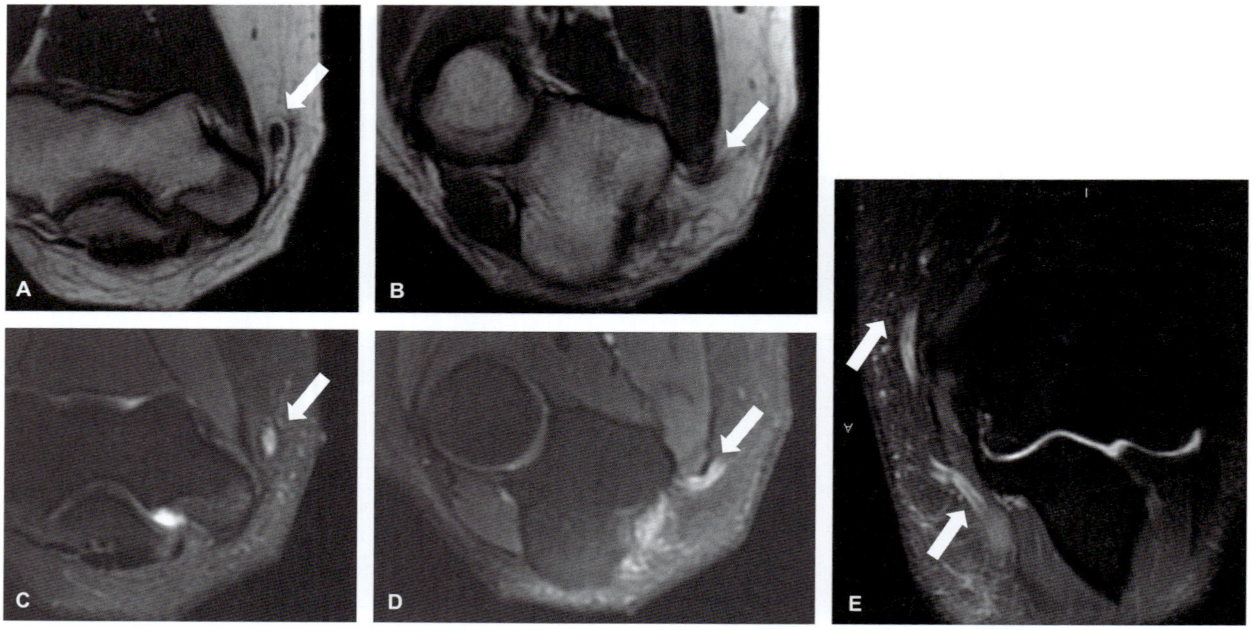

FIGURA 10
Transposição anterior do neuro ulnar no subcutâneo, com o nervo apresentando espessura habitual, com discreta alteração de sinal e discreta perda do padrão fibrilar, achado habitual no pós-operatório. Nota-se discreto acotovelamento do nervo distal ao retornar para o trajeto subfascial/muscular entre os flexores do carpo (seta em C, D e E), achado este que não necessariamente está relacionado a recidiva. Imagens de RM axiais do cotovelo (A e C) T1 e (B e D) T2 com saturação de gordura, e coronal T2 com saturação de gordura (E).

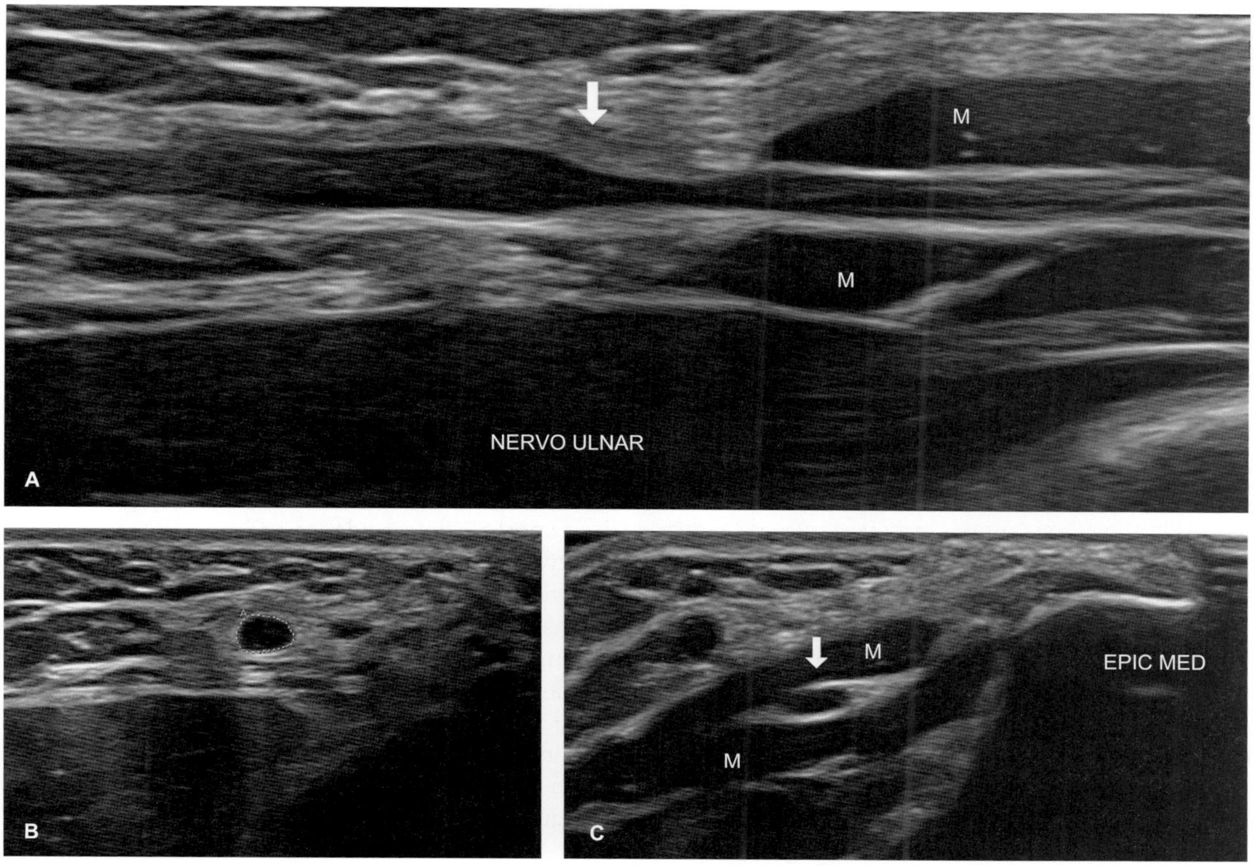

FIGURA 11
Transposição anterior submuscular vista à ultrassonografia. A imagem USG (longitudinal): pequeno adelgaçamento do nervo (seta), decorrente da fibrose, ao entrar no trajeto intramuscular (M) . B (imagem USG transversal): espessamento proximal do nervo ulnar (linha pontilhada). C: (imagem USG transversal): nervo ulnar distal ao epicôndilo umeral medial (seta), no interior do túnel muscular (M).

do pronador, pode haver uma perda de função deste músculo. Essa técnica é reservada aos casos de revisão, com melhores resultados.[14,15]

Recorrência ou persistência dos sintomas podem ocorrer em 20 a 35% dos pacientes de forma geral. As causas mais frequentes são o diagnóstico incompleto do ponto de compressão inicial, descompressão incompleta, acotovelamentos no nervo, seromas/hematomas e tecidos reparativos/cicatriciais.[13] Recorrência ou persistência dos sintomas podem ocorrer em 10 a 20% dos casos operados com a técnica de transposição subcutânea/submuscular do nervo ulnar. Os achados de imagem de aumento do calibre, alteração de sinal, pontos de constrição, perda do padrão fibrilar e até mesmo áreas de fibrose ao redor do nervo são comuns no pós-operatório e podem ser observados em pacientes sem sintomas de recidiva. Apesar de não haver um valor preditivo estatisticamente significativo na literatura, tais achados devem levantar a suspeita de possível local de compressão. Diferentemente do que se observa na recidiva da neuropatia do mediano no túnel do carpo, onde a presença da fibrose aumenta o risco para recidiva dos sintomas, nos casos de transposição do nervo ulnar, a fibrose é um achado frequente nos pacientes com e sem sintomas de recidiva. Além disso, apesar de a prevalência de fibrose circunferencial ter sido maior entre os pacientes com sintomas, os resultados não foram estatisticamente significativos.[15] Entre os principais achados intraoperatórios estão: fibrose perineural, observada em 79% dos casos, seguida de neuroma do nervo cutâneo braquial anteromedial em 73%, e acotovelamento distal em 57%, seguido por compressão do nervo no septo intermuscular, em 33% dos casos.[15]

Poucos trabalhos científicos avaliaram a causa de recorrência/recidiva dos sintomas no pós-operatório da síndrome do túnel cubital. Mais estudos são necessários para a avaliação pós-operatória com técnicas avançadas de difusão, mapa ADC e tensor de difusão, considerando que essas técnicas já se mostraram viáveis em relação a tempo, sensibilidade e acurácia na avaliação de nervos.

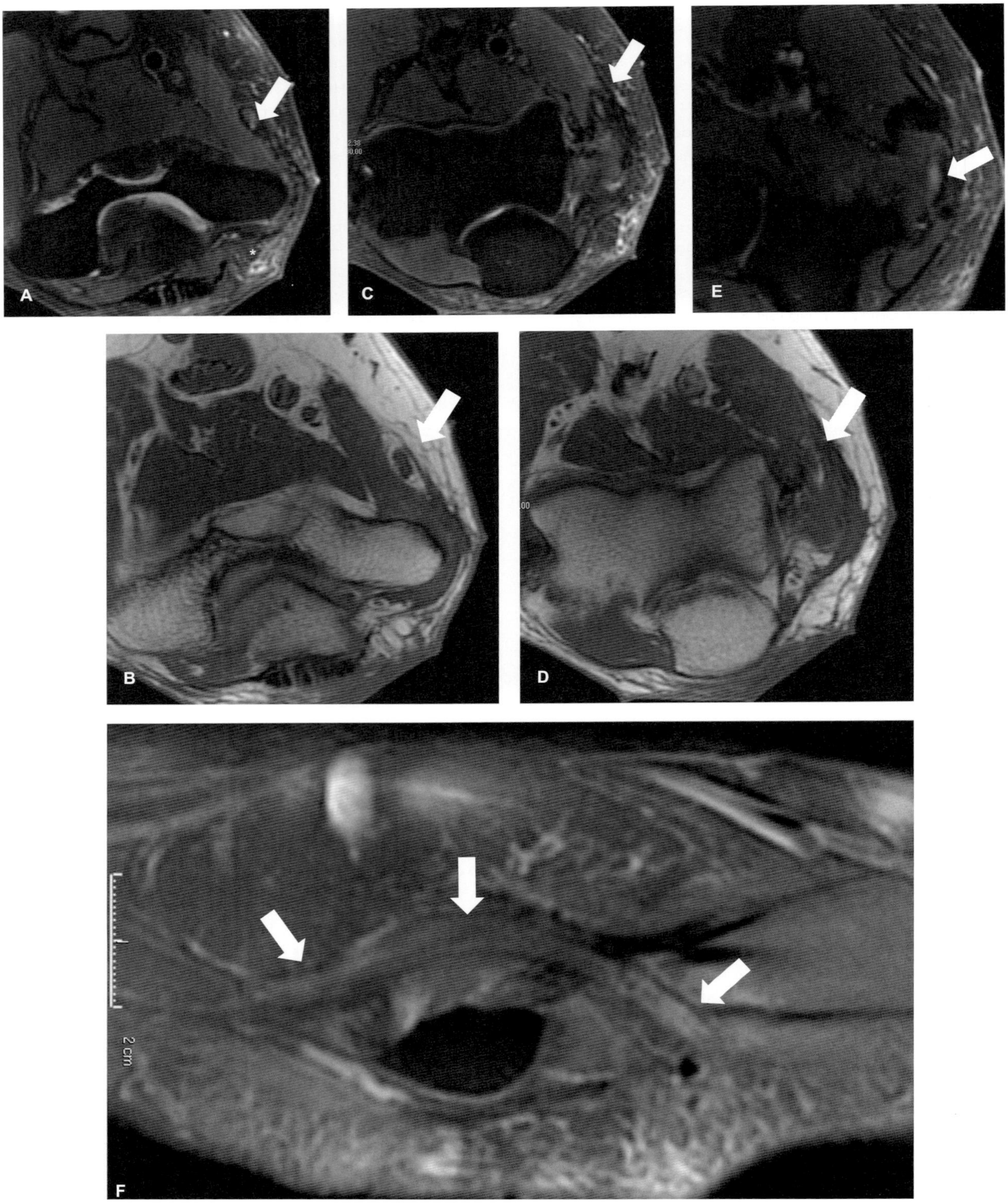

FIGURA 12
Transposição do nervo ulnar (seta), técnica submuscular (A, B e C, axiais T2 com saturação de gordura). D e E (imagens axiais T1) e F (sagital T2 com saturação de gordura). observa-se o túnel cubital (*) sem a presença do nervo ulnar (seta), que está situado anterior ao epicôndilo medial (A e B). Distal ao epicôndilo, o nervo está recoberto por fibras musculares, evidenciando certo grau de fibrose na interface do músculo com o subcutâneo. Note o fino halo de tecido adiposo ao redor do nervo em D. E: nervo de espessura e sinal mantidos, voltando ao trajeto entre os flexores. F: reconstrução sagital com todo o trajeto da transposição do nervo.

REFERÊNCIAS

1. Tulipan JE, Ilyas AM. Carpal tunnel syndrome surgery: what you should know. Plast Reconstr Surg Glob Open. 2020; 8(3):e2692.
2. Fajardo M, Kim SH, Szabo RM. Incidence of carpal tunnel release: trends and implications within the United States ambulatory care setting. J Hand Surg Am. 2012;37(8): 1599-605.
3. Jansen MC, Duraku LS, Hundepool CA, Power DM, Rajaratnam V, Selles RW, Zuidam JM. Management of recurrent carpal tunnel syndrome: systematic review and meta-analysis. J Hand Surg Am. 2022;47(4):388.e1-388.e19.
4. Ng AWH, Griffith JF, Ng ISH. MRI of carpal tunnel syndrome: before and after carpal tunnel release. 2021;76(12):940. e29-940.e35.
5. Ng AWH, Griffith JF, Tsai CSC, Tse WL, Mak M, Ho PC. MRI of the carpal tunnel 3 and 12 months after endoscopic carpal tunnel release. AJR Am J Roentgenol. 2021;216(2): 464-70.
6. Smith WR, Hirsch DC, Osei-Hwedieh DO, Goitz RJ, Fowler J. A comparison of changes in median nerve cross-sectional area between endoscopic and mini-open carpal tunnel release. J Hand Surg Glob Online. 2019;2(2):80-3.
7. Ng AWH, Griffith JF, Tsoi C, Fong RCW, Mak MCK, Tse WL, Ho PC. Ultrasonography findings of the carpal tunnel after endoscopic carpal tunnel release for carpal tunnel syndrome. Korean J Radiol. 2021;22(7):1132-41.
8. Zieske L, Ebersole GC, Davidge K, Fox I, Mackinnon SE. Revision carpal tunnel surgery: a 10-year review of intraoperative findings and outcomes. J Hand Surg Am. 2013;38(8):1530-9.
9. Jones NF, Ahn HC, Eo S. Revision surgery for persistent and recurrent carpal tunnel syndrome and for failed carpal tunnel release. Plast Reconstr Surg. 2012;129(3):683-92.
10. Campagna R, Pessis E, Feydy A, Guerini H, Le Viet D, Corlobé P, Drapé JL. MRI assessment of recurrent carpal tunnel syndrome after open surgical release of the median nerve. AJR Am J Roentgenol. 2009;193(3):644-50.
11. Jansen MC, Duraku LS, Hundepool CA, Power DM, Rajaratnam V, Selles RW, Zuidam JM. Management of recurrent carpal tunnel syndrome: systematic review and meta-analysis. J Hand Surg Am. 2022;47(4):388.e1-388.e19.
12. Osei DA, Groves AP, Bommarito K, Ray WZ. Cubital tunnel syndrome: incidence and demographics in a national administrative database. Neurosurgery. 2017;80(3):417-20.
13. Said J, Van Nest D, Foltz C, Ilyas AM. Ulnar nerve in situ decompression versus transposition for idiopathic cubital tunnel syndrome: an updated meta-analysis. J Hand Microsurg. 2019;11(1):18-27.
14. Rhodes NG, Howe BM, Frick MA, Moran SL. MR imaging of the postsurgical cubital tunnel: an imaging review of the cubital tunnel, cubital tunnel syndrome, and associated surgical techniques. Skeletal Radiol. 2019;48(10):1541-54.
15. Graf A, Ahmed AS, Roundy R, Gottschalk MB, Dempsey A. Modern treatment of cubital tunnel syndrome: evidence and controversy. J Hand Surg Glob Online. 2022;5(4):547-60.

Índice remissivo

U

V

W